新世纪全国高等中医药院校规划教材

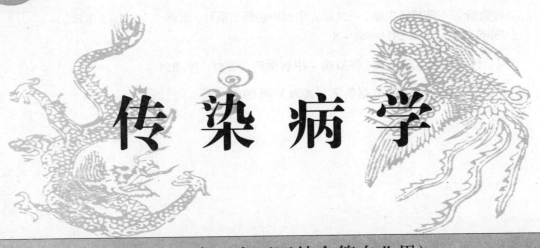

传 染 病 学

（供中医类、中西医结合等专业用）

主　编　陈盛铎（湖北中医学院）

副主编　孔　立（山东中医药大学）

　　　　朱肖鸿（浙江中医药大学）

　　　　钟　森（成都中医药大学）

　　　　黄象安（北京中医药大学）

U0336758

中国中医药出版社

·北 京·

图书在版编目（CIP）数据

传染病学／陈盛铎主编 . —北京：中国中医药出版社，2009.7（2016.8重印）
ISBN 978 - 7 - 80231 - 663 - 8

Ⅰ. 传… Ⅱ. 陈… Ⅲ. 传染病 - 中医学院 - 教材 Ⅳ. R51

中国版本图书馆 CIP 数据核字（2009）第 091726 号

中 国 中 医 药 出 版 社 出 版
北京市朝阳区北三环东路 28 号易亨大厦 16 层
邮政编码　100013
传真　010 64405750
河北欣航测绘院印刷厂印刷
各地新华书店经销
*
开本 850 × 1168　1/16　印张 23.5　字数 556 千字
2009 年 7 月第 1 版　2016 年 8 月第 6 次印刷
书　号　ISBN 978 - 7 - 80231 - 663 - 8
*
定价 31.00 元
网址　www.cptcm.com

全国高等中医药教材建设

专家指导委员会

肖培根（中国医学科学院研究员　中国工程院院士）

吴咸中（天津中西医结合医院主任医师　中国工程院院士）

吴勉华（南京中医药大学校长　教授）

张伯礼（天津中医药大学校长　教授　中国工程院院士）

陈可冀（中国中医科学院研究员　中国科学院院士）

陈立典（福建中医学院院长　教授）

范永升（浙江中医药大学校长　教授）

范昕建（成都中医药大学校长　教授）

周　然（山西中医学院院长　教授）

周永学（陕西中医学院院长　教授）

周仲瑛（南京中医药大学　教授）

郑玉玲（河南中医学院院长　教授）

胡之璧（上海中医药大学教授　中国工程院院士）

洪　净（国家中医药管理局人事教育司副司长）

贺兴东（世界中医药学会联合会　副秘书长）

耿　直（新疆医科大学副校长　教授）

徐志伟（广州中医药大学校长　教授）

高思华（北京中医药大学校长　教授）

曹洪欣（中国中医科学院院长　教授）

梁光义（贵阳中医学院院长　教授）

程莘农（中国中医科学院研究员　中国工程院院士）

谢建群（上海中医药大学常务副校长　教授）

路志正（中国中医科学院　研究员）

颜德馨（上海铁路医院　主任医师）

秘 书 长　王　键（安徽中医学院院长　教授）

洪　净（国家中医药管理局人事教育司副司长）

办公室主任　王国辰（中国中医药出版社社长）

办公室副主任　林超岱（中国中医药出版社副社长）

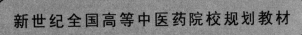

《传染病学》编委会

主　编　　陈盛铎（湖北中医学院）

副主编　　（以姓氏笔画为序）

孔　立（山东中医药大学）

朱肖鸿（浙江中医药大学）

钟　森（成都中医药大学）

黄象安（北京中医药大学）

编　委　　（以姓氏笔画为序）

孔　立（山东中医药大学）

叶　放（南京中医药大学）

朱肖鸿（浙江中医药大学）

李长秦（陕西中医学院）

陈盛铎（湖北中医学院）

苗宇船（山西中医学院）

房　莉（长春中医药大学）

钟　森（成都中医药大学）

黄　彬（广西中医学院）

黄象安（北京中医药大学）

程良斌（湖北中医学院）

温伟波（云南中医学院）

前　　言

　　"新世纪全国高等中医药院校规划教材"是依据教育部有关普通高等教育教材建设与改革的文件精神，在国家中医药管理局规划指导下，由全国中医药高等教育学会组织、全国高等中医药院校联合编写、中国中医药出版社出版的高等中医药院校本科系列教材。

　　本系列教材采用了"政府指导、学会主办、院校联办、出版社协办"的运作机制。为确保教材的质量，在教育部和国家中医药管理局指导下，建立了系统完善的教材管理体制，成立了全国高等中医药专业教材建设专家指导委员会、全国高等中医药教材建设研究会，对本系列教材进行了整体规划，在主编遴选、教学大纲和教材编写大纲、教材质量等方面进行了严格的审查、审定。

　　本系列教材立足改革，更新观念，以新的专业目录为依据，以国家规划教材为重点，按主干教材、配套教材、改革创新教材分类，以宽基础、重实践为原则，是一套以国家规划教材为重点，门类齐全，适应培养新世纪中医药高素质、创造性人才需要的系列教材。在教材组织编写的过程中引入了竞争机制，教材主编和参编人员全国招标，按照条件严格遴选，专家指导委员会审议，择优确定，形成了一支以一线专家为主体，以老带新的高水平的教材编写队伍，并实行主编负责制，以确保教材质量。

　　本系列教材编写实施"精品战略"，从教材规划到教材编写、专家审稿、编辑加工、出版，都有计划、有步骤实施，层层把关，步步强化，使"精品意识"、"质量意识"贯彻全过程。每种教材的教学大纲、编写大纲、样稿、全稿，都经过专家指导委员会审定，都经历了编写会、审稿会、定稿会的反复论证，不断完善，重点提高内在质量。尤其是根据中医药教材的特点，在继承与发扬、传统与现代、理论与实践、中医与西医等方面进行了重点论证，并在继承传统精髓的基础上择优吸收现代研究成果；在写作方法上，大胆创新，使教材内容更为系统化、科学化、合理化，更便于教学，更利于学生系统掌握基本理论、基本知识和基本技能；注意体现素质教育和创新能力与实践能力的培养，为学生知识、能力、素质协调发展创造条件。

在出版方面，出版社全面提高"精品意识"、"质量意识"，在编辑、设计、印刷、装帧各个环节都精心组织、精心施工，力争出版高水平的精品教材，使中医药教材的出版质量上一个新台阶。

本系列教材目前已出版或正在出版的有中医专业、针灸推拿专业、中药专业、药学专业、制药工程专业、药物制剂专业、中西医结合专业、管理专业、护理专业及计算机课程教材，共计 250 余种，其中 121 种被教育部评选为"普通高等教育'十一五'国家级规划教材"。

为适应中医类别中医、中西医结合执业医师和中医药专业技术资格考试要求，根据全国中医药院校教学需要，我们特别组织编写了与之配套的规划教材，包括《医学心理学》《医学伦理学》《传染病学》《卫生法规》4 种。这 4 种教材均按照中医药专业培养目标和中医类别中医、中西医结合执业医师资格考试大纲和中医药专业技术资格考试大纲要求编写，适合全国各高等中医药院校中医学专业、针灸推拿学专业、中药学专业本科教学使用。

本套教材的编写出版，得到了中国中医药出版社和全国高等中医药院校在人力、物力上的大力支持，为教材的编写出版创造了有利条件。各高等中医药院校，既是教材的使用单位，又是教材编写任务的承担单位，在本套教材建设中起到了主体作用。在此一并致谢！

本系列教材在继承的基础上进行了一定力度的改革与创新，在探索的过程中难免有不足之处，甚或错漏之处，敬请各教学单位、各位教学人员在使用中发现问题，及时提出批评指正，以便我们重印或再版时予以修改，使教材质量不断提高，更好地适应新世纪中医药人才培养需要。

全国中医药高等教育学会

全国高等中医药教材建设研究会

2009 年 7 月

编写说明

　　为适应新世纪高等中医药教学的需要，全国高等中医药教材建设研究会在国家中医药管理局的宏观指导下，结合目前传染病流行形势和防治现状，组织了12名长期从事传染病临床与教学工作的有关专家编写了《传染病学》。

　　本教材主要介绍传染病的流行过程、发病机制、临床特征、诊断和防治原则。编写过程中注重基本理论、基本知识和基本技能，强调临床实用性，注意与基础学科的衔接，兼顾研究进展。中医药治疗只介绍辨治思路和治疗原则，以启发学生思维。编写本教材的目的是让学生掌握传染病学理论基础知识，学会运用所学知识思考、分析和解决传染病临床问题。

　　本教材共分九章。按总论、病毒感染、细菌感染、立克次体感染、螺旋体感染、原虫感染、蠕虫感染、朊毒体病、消毒、隔离与医院感染的顺序编写。编入常见传染病、急性重大传染病和地方流行性传染病共50个病种。

　　本教材初稿完成后还征求了部分高校教师和在校学生的意见，并参考他们的意见进行了修改。在编写本书和制订教学大纲、编写大纲过程中得到了中山大学夏瑾瑜教授和湖北中医学院张赤志教授、罗欣拉教授、胡肃平副教授以及各编写单位同仁的支持和帮助，在此一并致以衷心的感谢。

　　由于本书为中医药院校第一版国家级传染病教材，受到编写经验和水平的限制，错漏之处在所难免，祈望得到同道们的批评与斧正，以便再版时修订。

《传染病学》编委会

2009 年 3 月

目 录

第一章
总 论

传染病（communicable diseases）是由各种病原微生物和寄生虫感染人体后产生的有传染性的疾病。病原微生物包括病毒、衣原体、立克次体、支原体、细菌、真菌、螺旋体、朊毒体等。寄生虫包括原虫和蠕虫。感染性疾病（infectious diseases）也是由病原微生物和寄生虫所引起，较之传染病不同点在于感染性疾病所指范围更广泛，且不一定具有传染性。

传染病是常见病、多发病，曾造成人类历史上巨大的灾难，是人类早期导致死亡的主要疾病。公元 211～266 年传染病大流行（可能是鼠疫）导致罗马帝国的衰落；中世纪欧洲的"黑死病"流行，也波及我国，导致约两千万人死亡；1918 年亚洲、欧洲、美洲和非洲流感大流行使约 5000 万人丧失了生命。在旧中国，各种自然灾害此起彼伏，民不聊生，天花、霍乱、鼠疫、黑热病、疟疾、血吸虫病等频繁流行或广泛存在，大量吞噬着劳动人民的生命。1793 年清朝诗人师道南在《鼠死行》中写道："东死鼠，西死鼠，人见死鼠如见虎，鼠死不几日，人死如圻堵，昼死人，莫问数，日色惨淡愁云护。三人行未十步，忽死两人横截路。"对当时鼠疫流行作了生动描述。新中国成立前长江中下游血吸虫病疫情十分严重，毛泽东主席《送瘟神》中"千村薜荔人遗矢，万户萧疏鬼唱歌"不失为旧中国血吸虫病疫情的生动写照。

随着医学科学的发展，人类战胜传染病的能力极大地增强了。在传染病诊断、治疗和预防方面，新技术不断涌现和发展。新中国成立后，在"预防为主"的卫生方针指引下，我国传染病发病率明显下降，许多传染病和寄生虫病被消灭或基本消灭、控制或减少，因传染病死亡者占全部死因的比例由 20% 现降到不足 1%，不再是引起死亡的首位病因。但由于国际交往日益频繁，国外新发传染病可能随时传入；不良社会现象的抬头使一些原已被消灭的传染病死灰复燃；新的传染病原不断被发现以及原本尚未控制的传染病流行形势仍然严峻（如病毒性肝炎、结核病、狂犬病）等，因此，传染病防治任务仍然很艰巨，更需我们加倍努力。

传染病学是一门临床学科，是研究传染病在人体发生、发展、传播、诊断、治疗和预防的科学。传染病学与其邻近学科如微生物学、免疫学、流行病学、内科学和儿科学等有密切联系，传染病工作者对这些学科要认真学习，同时还要学习中医学防治传染病所积累的丰富经验，只有这样才能更好地做好传染病防治工作。

第一节　中医学与传染病防治

一、中医学对传染病的认识

(一) 对传染性的认识

中医学中无"传染病"名称。先辈们在同疾病作斗争过程中，逐步认识到某些疾病具有传染性，并作了相应的记载，将具有传染性的疾病称之为"疫"、"瘟疫"、"疫疠"等。周代《礼记》指出："孟春行秋令，则民大疫"，"季春行夏令，则民多疾疫"，还认识到传染病具有发病急骤、症状相似、传染性强、易于流行等特点。《素问·刺法论》说到："五疫之至，皆相染易，无问大小，病状相似。"易，即移的意思，染易指病邪可以在人群中传染。《诸病源候论》称："人感乖戾之气而生病，则病气转相染易，乃至灭门。"其后刘河间《伤寒标本》称"疫疠"为"传染"，并列有传染专节。明代吴又可《温疫论》描述传染途径为"邪之所着，有天授，有传染"。天授指通过空气传播，传染指通过接触传播。《温疫论》被喻为我国第一部传染病专著。

(二) 对流行性的认识

流行性古代用"时行"、"天行"表示。晋代王叔和《伤寒例》中说："非其时而有其气，是以一岁之中长幼之病多相似者，此则时行之气也"。宋代庞安常在《伤寒总病论》中说："天行之病，大则流毒天下，次则一方，次则一乡，次则偏着一家。"对传染病流行的特点和程度进行了描述。

(三) 对季节性和地域性的认识

中医学认为温病发病有明显的季节性，又将温病称为"四时温病"。实际上风温、春温、暑温、伏暑、秋燥等中医疾病大多分别代表不同临床特征的感染性疾病，也包括部分传染性疾病。清代叶天士说："夫疟、痢皆起夏秋，都因湿热郁蒸"（《温热经纬·叶香岩三时伏气外感篇》）。清代王孟英《霍乱论》指出："凡霍乱盛行，多在夏热亢旱酷暑之年，则其证必剧。自夏末秋初而起，直至立秋后始息。"说明疟疾、痢疾、霍乱发病有明显的季节性。叶天士云："吾吴湿邪害人最广"，说明"吴"地（苏州一带）水网密布，当地人们易患"湿温"性质的热病。清代陈平伯说："西北风高土燥，风寒之为病居多。东南地卑水湿，湿热伤人独甚"（《温热经纬·陈平伯外感温病篇》）。说明地区不同所患疾病性质不同。

二、中医学对传染病病原的认识

中医学认为，传染病的病原是一种肉眼看不到的物质，称为"杂气"、"时气"、"乖戾之气"。一千多年前，巢元方对病原的认识，除传统六淫、七情、饮食、劳倦外，突破前人见解，提出新的论点："伤寒之病，但人有自触冒寒毒之气生病者，此则不染着他人。若因岁时不和，温凉失节，人感乖戾之气而发病者，此则多相染易，故须预服药及为法术以防之"。认为"乖戾之气"是造成传染病流行的原因，提倡用预先服药或消毒的方法来预防和控制传染源。同时巢氏还提出"沙虱"病原之说："山内水间有沙虱，其虫甚细，不可见人，人水浴及汲水沐浴，此虫着身，及阴雨日行草间，亦着人，便钻入皮肤"。这与血吸虫病的感染方式相似。

明代吴又可《温疫论》认识到传染病发病是一种肉眼看不见、鼻子嗅不着、耳朵听不到的物质，称为"戾气"，可通过空气传染，多从口鼻侵入人体，这是一件了不起的发现。《温疫论》首开其道称："夫温疫之为病非风、非寒、非暑、非温，乃天地间别有一种异气所感"，并对"戾气"的特性描述为：①"为病种种，是知气之不一也，众人触之者，各随其气而为诸病焉"，说明戾气不是单一的病原；②"盖当其特适，有某气专人某脏腑经络，专发为某病"，说明戾气对人体选择性致病；③"偏中于动物者，如牛瘟……鸭瘟，岂当人疫已哉？然牛病而羊不病，鸡病而鸭不病，人病而禽兽不病。究其所伤不同，因其各异也"。说明戾气还有种族特异性。以上观点突破了前人将传染病的病因局限于气候失常的观念。

三、中医学对传染病的辨治方法

中医将内科疾病主要分为外感与内伤两类。外感病在病因、临床特点等方面与内伤疾病有着显著的不同。张仲景的《伤寒论》成书于东汉，专论外感热病，现在看来其中大部分是感染性疾病，因此，可以把《伤寒论》称为我国第一部感染病专著，他创立的六经辨证至今对感染性疾病临床实践仍有指导意义。到了清代，由于传染病的广泛流行和中医药防治传染病的经验不断丰富，对传染病有了更多的认识。温病学派的建立使外感病的理法方药更趋完善，涌现出许多著名的中医温病学家，其中叶天士的卫气营血辨证、吴鞠通的三焦辨证，从不同角度描述了外感病的临床特点、传变规律、治疗手段及预后转归，形成了一套完整的理论体系。薛生白在湿热病辨治方面研究较深，对湿热之邪在上、中、下三焦的辨证和治疗进行了系统论述，进一步充实和完善了温病学内容。吴鞠通《温病条辨》还收集整理和创立了许多治疗温病的有效方剂（如桑菊饮、银翘散、清燥救肺汤、普济消毒饮等），为遏制传染病的流行作出了重要贡献。

四、中医学在传染病预防方面的认识

《内经》云："圣人不治已病治未病"，"上工治未病"。《金匮要略》云："夫治未病者，见肝之病，知肝传脾，当先实脾"。强调未病先防、已病早治和防传变的思想。"治未病"的指导思想同样也适应于传染病的防治。

在强体防病方面，《内经》提出"法于阴阳，和于术数，食饮有节，起居有常，不妄作劳"，达到"形与神俱"，使"正气存内，邪不可干"。《内经》还认为，"虚邪贼风，避之有时，恬淡虚无，真气从之，精神内守，病安从来？"可见良好的饮食、生活习惯和精神状态对增强体质、提高非特异性免疫功能的重要性。告诫"以酒为乐，以妄为常，醉以入房……不知持满，不时御神，务快其心，逆于生乐，起居无节"这些不良生活习惯会耗散人体正气，使人体抗病能力下降。

在特异性免疫方面，东晋《肘后备急方》载"疗犬咬人方，乃杀所咬犬，取脑敷之，后不复发"，这与狂犬疫苗原理有相似之处。我国人痘接种术预防天花历史悠久，与英国琴纳的牛痘苗相比仅文字记载就早一百多年。它不仅在我国广泛应用，还曾流传到国外。人痘接种术可谓人工免疫法的先驱。十八世纪法国启蒙思想家、哲学家伏尔泰就曾对我国人痘接种术倍加赞扬："我听说一百年来，中国人就有这种习惯，这是被认为全世界最聪明最讲礼貌的一个民族的伟大先例和榜样。"

几千年来中医学以防为主、防治结合的指导思想和方法为中华民族的繁荣昌盛作出了重要贡献。

第二节　感染与免疫

一、感染的概念

感染（infection）是病原体与人体相互作用的过程。某些微生物和寄生虫（如寄生在肠道的大肠杆菌和某些真菌）感染人体后与人体相互适应，互不损害对方，形成共生状态。只有当机体免疫功能下降（如患艾滋病、肿瘤放疗或化疗）和机械损伤使寄生物异位寄生时，才导致疾病的发生。正常情况下不致病的寄生物在一定条件下异位寄生引起宿主的损伤称为机会性感染（opportunistic infection）。

病原体指感染人体后可引起疾病的微生物和寄生虫。大多数病原体与人体是不适应的，会引起双方之间的斗争。每个人由于适应程度不同，感染同一病原体后可出现多种不同表现，轻者可无症状，重者可致死亡。在感染过程中出现的各种不同表现称为感染谱（infection spectrum）。

根据病原体感染的次数、时间先后和种数，感染可分为四种。①原发感染（primary infection）：即初次感染某种病原体。某些病原体很少出现再次感染，如麻疹、水痘、流行性腮腺炎、伤寒、甲型病毒性肝炎、肾综合征出血热等一般一生只患1次。②重复感染（re-infection）：在感染某种病原体基础上再次感染同一病原体。如血吸虫病、疟疾等寄生虫病常可重复感染。③混合感染（co-infection）：人体同时感染两种或两种以上的病原体。如吸毒者使用被艾滋病病毒和丙型肝炎病毒污染的注射器而感染。④重叠感染（super infection）：在感染某种病原体基础上又被其他病原体感染。如慢性乙型肝炎患者重叠丙型肝炎病毒或戊型肝炎病毒感染。原发感染后出现的病原体感染称继发性感染（secondary infection），如艾滋病患者继发弓形虫感染，肝炎肝硬化患者继发细菌、真菌感染等。继发性感染属于重叠感染。

二、感染过程的表现

病原体经过不同途径进入人体就开始了感染过程。感染是否导致疾病取决于病原体的致病力和人体的抗病能力，好比中医学"正气"与"邪气"之间的辩证关系。对上述两个方面的影响因素都可影响到感染过程。病原体在体内有两种结局，即被清除和定植下来。

（一）清除病原体

清除病原体（elimination of pathogen）方式主要有：①非特异性免疫屏障作用，如胃酸的杀菌作用；②特异性免疫清除，如从母体获得的特异性抗体、人工注射的抗体和通过预防接种或感染后获得的特异性免疫；③治疗也是清除病原体的有效方法，如在血吸虫感染潜伏期内服用蒿甲醚可杀死血吸虫童虫。

（二）隐性感染

隐性感染（covert infection）又称亚临床感染，病原体只引起特异性免疫应答，不引起或只引起轻微的组织损伤，无临床症状，只能通过免疫学检查才发现。隐性感染者数量大约是显性感染者的10倍，其结束后大多产生特异性抗体，因此隐性感染有天然疫苗之称。但少数人可转变为病原携带状态，病原体在体内持续存在成为无症状携带者，如乙型肝炎病毒、伤寒杆菌等。

（三）显性感染

显性感染（overt infection）又称临床感染，感染后不但引起机体免疫应答，还通过病原体本身的作用或机体的变态反应导致组织损伤，引起病理改变和临床表现。人体感染病原体后只有少部分人出现显性感染，因此显性感染只是感染者中冰山一角。但是部分病原体如麻疹、风疹很少有隐性感染者。大多数显性感染后病原体被清除并形成一定的免疫力，有些病原体（如伤寒杆菌、麻疹病毒、甲型肝炎病毒、汉坦病毒等）感染结束后机体可获得巩固持久的免疫力，甚至终身不第二次患病。也有一些病原体感染后免疫力并不持久，易再次感染（如血吸虫、钩虫、疟原虫、痢疾杆菌等）。少部分患者病原体不能被彻底清除，转变为病原携带者，称为恢复期携带者。

（四）病原携带状态

病原携带状态（carrier state）包括带病毒者、带菌者和带虫者。携带病原在3个月之内为急性携带者，超过3个月为慢性携带者；发生于显性感染之后为恢复期携带者；发生于隐性感染之后为健康携带者；发生于显性感染临床症状出现之前为潜伏期携带者。携带者所具有的共性是不出现临床症状而能排出病原体。但并非所有传染病都有携带者，如麻疹、流感携带者极为罕见。

（五）潜伏性感染

潜伏性感染（latent infection）指机体免疫系统将病原体局限化，但又不能清除病原体。机体免疫功能下降时潜伏的病原体才引起显性感染，如单纯疱疹、带状疱疹、疟疾、结核等。潜伏性感染者不排出病原体。

一般隐性感染者最多见，病原携带者次之，显性感染者比率最低，但一旦出现最易识别。潜伏性感染者仅少数传染病存在。

三、感染过程中病原体的作用

病原体作用于宿主，其是否致病取决于病原体的致病作用、宿主的免疫机能和外界环境因素三个方面。其中病原体的致病作用包括以下四个方面：

（一）侵袭力

病原体侵入机体并在体内生长、繁殖的能力称侵袭力（invasiveness）。病原体侵入人体和扩散的主要方式有：①病原体主动侵袭并穿透细胞膜直接进入人体，如血吸虫的尾蚴、钩虫丝状蚴、钩端螺旋体通过宿主的皮肤或黏膜进入人体。②病原体借助昆虫或其他动物介导进入，如疟原虫通过蚊虫介导侵入。③病原体借宿主防御机能损伤而侵入人体，如破伤风芽孢杆菌从皮肤破损处侵入，麻疹病毒可以使呼吸道产生病理损害，利于多种病原体侵入。④病原体与宿主细胞的特异性结合，如引起腹泻的大肠杆菌与小肠上皮细胞以类似于抗原抗体结合的方式结合（定植因子方式），在肠壁定居并繁殖产生毒素。病毒也常通过靶细胞表面的受体或配基进入细胞内。⑤病原体释放某些酶溶解组织便于侵入与扩散，如阿米巴原虫分泌的溶组织酶。⑥某些病原体的表面成分有防止免疫攻击的作用，如伤寒杆菌的 Vi 抗原有抗吞噬作用，血吸虫利用宿主抗原覆盖其表面逃避排斥免疫反应。此外细菌的菌毛、荚膜及病原体的黏附能力都是影响病原体侵入和扩散的重要因素。有些病原体一旦侵入人体后只停留在原位置，不扩散到其他部位，如白喉杆菌。

（二）毒力

毒力（virulence）是指病原体释放毒素和毒力因子的能力。毒素主要包括外毒素（exotoxin）和内毒素（endotoxin）。外毒素由革兰阳性菌产生，通过靶细胞上的受体而起作用，其毒性强，如 1g 肉毒杆菌外毒素就可使 2×10^{11} 只小鼠致死。痢疾杆菌释放的志贺毒素、霍乱弧菌释放的肠毒素等都属于外毒素。内毒素为革兰阴性菌的脂多糖，是细菌裂解后的产物，通过激活单核 - 吞噬细胞系统，导致炎症和免疫损伤致病。一些细菌还能分泌抑制其他细菌生长的细菌素（bacteriocin），利于自身的生长。某些寄生虫也因毒素引起，如血吸虫卵释放的可溶性虫卵抗原（SEA）是血吸虫病组织损伤的主要因素。SEA 既不是内毒素也非外毒素。

（三）数量

相同病原体感染，致病力与病原体数量（quantity）成正比，但不同病原体最低致病量有很大的差别。如引起疾病的最低病原体数量伤寒是 10 万个，而细菌性痢疾只需要 10 个，相差 1 万倍。最低致病量与感染者免疫功能状况等多种影响因素有关。

（四）变异性

病原体在与宿主斗争过程中，通过抗原基因的变异、遗传信息的交换、耐药性的形成，逃避免疫系统的攻击，使机体对病原体的清除作用减低或消失，从而使疾病继续或慢性化。如艾滋病、丙型肝炎、流行性感冒等。病原体在宿主之间反复传播可使其致病力增强或减弱，如肺鼠疫可使致病力增强，而流行性感冒多为减低。病原体的变异性（variability）可用于制作疫苗，如卡介苗就是通过人工培养多次传代后，使结核杆菌致病力减弱，而免疫原性得以保留。

四、感染过程中的免疫应答作用

机体的防御机能和免疫反应在感染的发生与转归过程中起着重要作用。免疫反应分保护性免疫反应和变态反应，前者有利于机体抵抗病原体入侵与破坏，后者能促进病理生理过程和组织损伤。保护性免疫反应又可分特异性免疫反应与非特异性免疫反应。变态反应都是特异性免疫反应。

（一）非特异性免疫

非特异性免疫（nonspecific immunity）指人体对体内异物的一种非特异性清除方式，是生物个体先天遗传而来，对多种病原体均可引起的一种免疫反应，又称先天性免疫或自然免疫。非特异性免疫包括以下几个方面。

1. 天然屏障（natural barrier） 外部屏障包括皮肤和黏膜及其分泌物脂肪酸、汗腺分泌的乳酸、唾液中的溶菌酶、附属于气管黏膜上的纤毛等；内部屏障包括血脑屏障和胎盘屏障等。

2. 吞噬作用（phagocytosis） 吞噬作用主要由单核 - 吞噬细胞系统和粒细胞（特别是中性粒细胞）完成。吞噬细胞内含大量溶酶体，可杀灭并消化被吞噬的病原体。

3. 体液因子（humoral factors） 存在于体液中的补体、溶菌酶、纤维连接蛋白和各种细胞因子可直接或通过免疫调节作用清除病原体。细胞因子主要是单核 - 吞噬细胞系统和淋巴细胞激活后释放的一类有生物活性的肽类物质，如白细胞介素、肿瘤坏死因子、γ 干扰素、粒细胞 - 巨噬细胞集落刺激因子等。细胞因子有利于病原体清除，也可以导致组织器官的炎症损伤。

（二）特异性免疫

特异性免疫（specific immunity）指宿主对抗原具有特异性识别能力并产生应答免疫反应，包括细胞免疫（cell - mediated immunity）和体液免疫（humoral immunity）。细胞免疫由 T 淋巴细胞介导，体液免疫由 B 淋巴细胞介导。

1. 细胞免疫 致敏 T 细胞与相应抗原再次相遇时，通过细胞毒性淋巴细胞和淋巴因子来杀伤、清除病原体及其所寄生的细胞。对细胞内寄生的病原体主要依赖细胞免疫清除。细胞免疫还具有调节体液免疫功能。

2. 体液免疫 致敏的 B 淋巴细胞受抗原刺激后，转化为浆细胞，并产生与相应抗原结合的抗体，即免疫球蛋白（immunoglobulin，Ig），抗体主要作用于细胞外的微生物。在化学结构上抗体可分为 IgG、IgA、IgM、IgD 和 IgE 五类，各具不同功能。IgM 抗体最先出现，是近期感染的标志，持续时间不长；IgG 为恢复期抗体，持续时间长，多用于回顾性诊断和流行病学调查；IgA 主要是在呼吸道、消化道局部产生的抗体；IgE 主要作用于原虫和蠕虫；IgD 的功能尚不十分明确。抗体与相应的抗原在体外结合发生反应，称血清免疫学反应，如凝集试验、沉淀反应和补体结合试验等，在传染病的诊断和流行病学调查时常用。

五、感染病的发病机制

（一）病原体及其代谢产物对机体的损伤

病原体的黏附和定居过程、对宿主防御机能的逃避使病原体得以寄生。不同病原体有不同的侵入途径，侵入途径适当病原体才能定植、生长、繁殖而引起病变。一些病原体在入侵部位就可引起病理损伤，如恙虫病的焦痂、血吸虫病的尾蚴膜皮炎等。有的病原体则通过组织间隙淋巴管或进入血液循环到达靶组织和器官引起病变，如淋巴结炎、肝炎等。病原体也可以在受染细胞内生长、繁殖或复制，直接破坏受染细胞或影响受染细胞功能，如人类免疫缺陷病毒、脊髓灰质炎病毒、志贺菌等。病原体还可以释放毒素引起组织损伤，毒素主要包括外毒素和内毒素。外毒素可选择性损伤靶器官或引起功能紊乱，如肉毒杆菌释放的神经毒素和霍乱弧菌释放的霍乱肠毒素都是毒力很强的外毒素。内毒素则通过激活单核 - 吞噬细胞系统导致白细胞介素和肿瘤坏死因子等细胞因子的释放，出现严重的临床表现，如发热、休克及弥漫性血管内凝血等。

（二）炎症反应所致机体损伤

病原体对机体的损伤和免疫应答反应可导致炎性因子释放增加，如肥大细胞和嗜碱性粒细胞释放的组胺、血小板释放的 5 - 羟色胺、血浆和组织激肽释放酶原激活后激肽生成增多、花生四烯酸代谢产物、白细胞释放的集落刺激因子、氧化亚氮（NO）生成增加等。炎性介质与免疫因子（TNFα、IL - 1 等）可导致组织细胞的充血、水肿、坏死、炎性细胞浸润、细胞外基质增生等炎症反应。急性期主要表现为渗出性炎症，慢性期则以增生性炎症反应多见。

免疫应答与传染病发病机制密切相关，免疫细胞与免疫分子在清除病原体同时，对组织细胞也产生了损伤，诱发和促进炎症反应。病原体感染可引起机体的 I 型、II 型、III 型、IV 型变态反应，其中以 III 型和 IV 型变态反应最为常见。

第三节 传染病的流行过程

传染病的流行过程指传染病在人群中发生、发展和转归的过程。流行过程的发生需要具备三个基本条件，且受到自然和社会因素的影响。

一、流行过程的三个基本条件

传染源、传播途径和人群易感性是传染病发生与流行的三个基本条件，缺少其中任一条件，传染病就不会发生；切断其中任一环节，就可控制传染病的流行。

（一）传染源

传染源（source of infection）指体内有病原体生长、繁殖或复制并能排出体外的人和动物。

1. 病人 轻型患者易被忽视，作为传染源的意义重大。慢性病人长期排出病原体是重要的传染源。

2. 隐性感染者 隐性感染者数量多，且不易被发现。对于某些传染病，如肠道病毒（脊髓灰质炎病毒、柯萨奇病毒、埃可病毒等）感染，隐性感染者是主要传染源。

3. 病原携带者 包括慢性病原携带者、恢复期病原携带者和健康病原携带者。病原携带者无临床症状而长期排出病原体，有重要的流行病学意义。

4. 受感染的动物 如狂犬病、鼠疫、血吸虫病、恙虫病、钩端螺旋体病、绦虫病等都可由动物传染给人类。

（二）传播途径

传染源排出的病原体到达另一个易感者所经过的途径称传播途径（route of transmission）。主要有呼吸道、消化道、皮肤黏膜直接接触、虫媒、母婴、血液及体液途径。某些传染病有多种传播途径（如疟疾），有些传染病只有单一传播途径（如伤寒）。

1. 消化道传播 常因食物、水、苍蝇和蟑螂等因素引起，如霍乱、伤寒、细菌性痢疾和一些寄生虫病（钩虫病、蛔虫病等）等。食物传播可造成流行，水源传播可形成暴发流行。

2. 呼吸道传播 因吸入含有病原体的空气、飞沫或尘埃引起，如肺结核、麻疹、传染性非典型肺炎、流行性脑脊髓膜炎、白喉等。

3. 接触传播 与传染源接触而感染，如炭疽、破伤风通过破损的皮肤、黏膜接触传播，血吸虫病通过接触含血吸虫尾蚴的疫水传播，艾滋病可通过性接触传播，布氏杆菌常因挤奶而感染。

4. 虫媒传播 通过节肢动物叮咬吸血传播病原体给人，如蚊子传播疟疾、恙螨传播恙虫病、人虱传播流行性斑疹伤寒、鼠蚤传播地方性斑疹伤寒、白蛉传播黑热病、蜱传播森林脑炎（伐木工人易患此病）等。

5. 血液和体液传播 存在于血液或体液中的病原体通过输血、使用血制品、分娩、性交而传播，如疟疾、乙型病毒性肝炎、丙型病毒性肝炎、艾滋病、梅毒等。

由母亲传给婴儿称母婴传播，母婴传播属于垂直传播（vertical transmission），其他途径统称水平传播（horizontal transmission）。出生前在宫内获得的感染称先天性感染，如梅毒等。垂直传播和水平传播是从立体描述的传播方式。

（三）人群易感性

对某一传染病缺乏特异性免疫力的人群为易感者（susceptible person），易感者在某一特定人群中的比例决定该人群的易感性（susceptibility of the crowd）。当某种传染病经过一次流行之后，人群对该传染病的免疫力水平较高，过几年之后待易感者数量达到一定水平时，才会再次出现流行，因此传染病的流行具有周期性。坚持长期人工自动免疫干预，可以阻止传染病的周期性流行，甚至可以消灭该传染病（如天花、脊髓灰质炎等）。传染病流行的周期性提示我们与传染病的斗争具有长期性和艰巨性。

二、影响流行过程的因素

（一）自然因素

自然环境的各种因素，包括地理、气象、生态环境等，对传染病的发生与发展影响极大。例如，流行性乙型脑炎、疟疾有明显的发病季节；血吸虫病仅限于有钉螺地区，这与气温、湿度、雨量等有密切关系；炎热的天气人体胃酸分泌减少，又有利于细菌繁殖，因此，夏秋季节感染性腹泻病人较多；寒冷可以降低呼吸道抵抗力，所以冬季呼吸道感染性疾病发病率高；洪涝灾害后由于水源和食物污染，肠道传染病发病率上升；全球气候变暖可带来更多的自然灾害和生物种群的改变，有利于某些病原体扩散和流行区域扩大。在一定自然生态环境下，某些传染病只在动物间传播，如鼠疫、钩端螺旋体病等，人类进入该地区易被感染，这类疾病称自然疫源性传染病或人畜共患病（zoonosis）。

（二）社会因素

社会制度、经济与生活条件、文化水平等，对传染病的流行过程有决定性影响作用。优越的社会制度使人民逐步摆脱贫困，使生活水平、经济与文化水平不断提高，不少传染病逐渐被控制，说明社会因素可以影响自然因素。但现代文明进程中也夹杂着一些负面影响。人类工业化进程加重了环境破坏和污染；人类城市化过程使人口流动增加，居住密集化；饮食方式改变，生吃野生动物和海鲜；药物滥用，血制品污染；人工重组微生物进行恐怖主义威胁；人为灾害，如战争与难民安置管理不善；突发公共卫生事件应急体系不健全等，这些因素可以使某些传染病发病率升高，或出现新的和变异的病原体，所以应该引起我们的重视。

第四节　传染病的特征

一、传染病的基本特征

（一）病原体

传染病都是由特异性病原体（pathogen）所引起的。对病原体的认识是逐步深化的，如一些传染病先认识其临床表现和流行规律，而后才认识其病原体。对已知病原体也是先了解其一般生物学性状，而后才认识其结构。随着科学技术的发展，一些新的病原体还会不断被发现。确诊传染病一定要有病原学依据。

（二）传染性

传染性（infectivity）是传染病与非传染性疾病的最主要区别。不同传染病其传染性有很大差别，有传染性的时期称为传染期，传染期是确定传染病患者隔离期的主要依据。病原体从病者体内排出，污染环境，通过不同途径传染给他人，所以，病人需隔离治疗，其分泌物、排泄物应该无害化处理。

（三）流行病学特征

流行病学特征（epidemiologic feature）主要指传染病的流行性、季节性和地方性。流行性指传染病在人群中连续发生造成不同程度蔓延的特性，包括：①散发：在一地区的年发病率为一般水平；②流行：在一地区明显高于散发水平；③大流行：流行范围广，超过国界或洲界；④暴发：病例集中发生于一个短时间内。季节性是指传染病发病率在时间上的分布，如流行性乙型脑炎只在夏秋季节发病流行。地方性是指传染病发病率在空间（地区分布）中的分布，如血吸虫病只是一种地方流行的传染病。此外，传染病流行病学特征还包括传染病在不同人群（年龄、性别、职业）中的分布特点。

（四）免疫性（immunity）

传染病患者病后能产生不同程度的特异性保护免疫。不同传染病和不同个体，病后获得的保护性免疫力水平不同，持续时间长短也有很大差别。如麻疹、白喉、风疹、肾综合征出血热等，病后可获得持久的免疫力；有的持续数年或数月，如戊型肝炎病毒感染后保护性免疫一般不超过 2 年；也有的感染后不产生保护性免疫或仅产生有限的保护性免疫，容易重复感染，如血吸虫病、蛔虫病、艾滋病等。

二、传染病的临床特征

（一）病程发展的阶段性

急性传染病具有发生、发展和转归过程，通常分为四个阶段。

1. 潜伏期　潜伏期（incubation period）是指从病原体侵入人体起，至开始出现临床症状为止的时期。潜伏期有一范围（最短、最长），潜伏期的曲线呈常态分布，是检疫工作者和传染病医师诊断、追溯传染源、确定检疫期、选择免疫方式的重要依据。潜伏期的长短与病原体感染的量成反比，狂犬病的潜伏期与病毒进入人体的部位与中枢神经系统的距离成正比。霍乱、菌痢、鼠疫的潜伏期短，不超过 7 天；麻疹、乙脑、肾综合征出血热、破伤风的潜伏期为 1~3 周；麻风、狂犬病、艾滋病的潜伏期可长达 10 年以上。

2. 前驱期　从起病至症状明显开始为止的时期称为前驱期（prodromal period）。其临床表现无特异性，为很多传染病所共有，持续 1~3 天，起病急骤者可很短暂或无。前驱期的临床表现通常是非特异性的，如头痛、发热、乏力、肌肉及关节痛等。

3. 症状明显期（period of apparent manifestation）　在此期间该传染病所特有的症状和体征通常都获得充分表达，如具有特征性的皮疹、肝脾肿大和脑膜刺激征、黄疸、器官功能衰竭等，是病情最重阶段。大多数急性传染病患者经过前驱期后很快进入恢复期（顿挫型），只有少数患者进入症状明显期。

4. 恢复期　机体免疫力增长到一定程度，体内病理生理过程基本终止，患者的症状及体征基本消失，临床上称为恢复期（convalescent period）。此期体内可能有残余病原体，病理改变和生化改变尚未完全恢复。

传染病患者进入恢复期后，大多可完全恢复健康，但有些传染病的少数患者病情可反复或出现后遗症。如果病情已稳定，完全退热一段时间后，由于潜伏于组织内的病原体再次繁殖至一定程度，发热等症状再度出现者称为复发（relapse）。如果体温未稳定下降至正常，又再发热时，则称为再燃（recrudescence）。复发和再燃现象在伤寒、疟疾、菌痢等疾病时较为常见。后遗症（sequela）是传染病患者在恢复期结束后，机体功能仍长期未能复常者，多见于中枢神经系统传染病，如脊髓灰质炎、脑炎、脑膜炎等。

（二）常见的症状与体征

1. 发热（pyrexia，fever）　传染病的发热过程可分为三个阶段，即体温上升期、极期和体温下降期。体温急剧上升到 39℃ 以上时常伴有畏寒。极期发热可以持续较长时间，亦可在 1 天之内降至正常，退热时常见有大量出汗，如间日疟和败血症。以口腔温度为标准，根据发热程度将发热分为低热（37.5℃～37.9℃）、中度发热（38℃～38.9℃）、高热（39℃～40.9℃）和超高热（41℃及以上）。许多传染病可以出现短期（不超过2周）的高热，如麻疹、猩红热、水痘、登革热、伤寒、败血症等。超过2周的发热常见于结核病、布氏菌病、黑热病、慢性疟疾、急性血吸虫病、立克次体病等。发热时间越长，感染性疾病的可能性越小，如高热持续3个月以上者，在感染性疾病范围之内一般只考虑结核病、布氏菌病、黑热病和慢性疟疾四种。低热持续1个月以上者称长期低热，常见于慢性感染性疾病，如结核病、艾滋病、蛔虫病、华支睾吸虫病、慢性布氏菌病等。发热也常见于非感染性疾病，如肿瘤、结缔组织病、代谢性疾病等，临床须注意鉴别。

热型是传染病的重要特征之一，具有鉴别诊断意义。常见热型有：①稽留热（sustained fever）：指体温升高达39℃以上，24小时变化不超过1℃，如伤寒和斑疹伤寒症状明显期。②弛张热（remittent fever）：24小时体温相差超过1℃，但最低温度未达正常水平，如败血症、肾综合征出血热、伤寒缓解期。③间歇热（intermittent fever）：24小时之内体温波动于高热与正常体温之间，如疟疾和败血症。④回归热（relapsing fever）：高热骤起持续数日后自行消退数日，后又再次出现，如回归热包柔体（螺旋体类病原体）所致回归热病。登革热也可以见到类似发热。⑤波浪热（undulant fever）：发热逐渐上升，达高峰后又逐渐下降至低热或正常，此后又多次重复，可持续数月，如布氏菌病。⑥不规则热（irregular fever）：指发热病人体温曲线没有规律，可见于败血症、流行性感冒等。

发热仅是发热性疾病过程中机体的反应之一。发热的高低和长短以及体温的形式，取决于机体的反应性和治疗（抗菌药物、解热药物、肾上腺皮质激素类药物等）的影响，因此未经治疗的典型病例，才可能有典型的热型。临床上不规则热较为常见。

2. 发疹（eruption） 许多传染病在发热的同时伴有皮疹，称发疹性传染病，发疹包括皮疹（exanthem，外疹）和黏膜疹（enanthem，内疹）两大类。

皮疹的类型：①斑丘疹（maculopapule）：斑丘疹为红色充血性皮疹，斑疹（macula）与皮肤表面相平，丘疹（papule）略高于皮肤，可以孤立存在或相互融合存在。如斑疹伤寒见斑疹，麻疹、恙虫病见丘疹，伤寒见玫瑰疹（属丘疹），麻疹、风疹、登革热、猩红热见斑丘疹混合存在。②出血疹（petechia）：亦称瘀点，为散在或相互融合成片（瘀斑）的皮下出血。多见于肾综合征出血热、登革热、流行性脑脊髓膜炎、流行性斑疹伤寒等。③疱疹（vesicle）、脓疱疹（pustule）：指表面隆起，内含浆液或脓液的皮疹。见于水痘、带状疱疹、单纯疱疹、金黄色葡萄球菌败血症、立克次体痘等。已被消灭的天花见脓疱疹。④荨麻疹（urticaria）：为不规则的片块状丘疹。见于血吸虫病、蠕虫移行症、丝虫病和血清病。

黏膜疹指体内黏膜的出疹现象，如麻疹的Koplik spot。黏膜疹发生在体内，不易被发现。

疹子出现的时间、分布部位和先后顺序对诊断和鉴别诊断有重要参考价值。如麻疹先见于耳后、面部，然后向躯干、四肢蔓延到手足心。水痘集中于躯干，呈向心性分布。伤寒玫瑰疹数量少，主要见于胸腹部。水痘、风疹多在病程的第1天出疹，猩红热于第2天，天花于第3天，麻疹于第4天，斑疹伤寒于第5天，伤寒于第6天出疹。

3. 毒血症状（toxemic symptoms） 病原体的代谢产物和毒素可引起多种临床症状，

如乏力、全身不适、厌食、头痛、肌肉痛、关节骨骼疼痛，严重者可出现神经精神症状，有时还可引起肝、肾损害和多器官功能衰竭。临床常见有：①毒血症：由毒素进入血液引起，如伤寒杆菌释放内毒素入血。②菌（病毒、螺旋体）血症：由不在血液中繁殖的病原体进入血液引起，许多传染病感染过程中可以出现。③败血症：由病原体进入血液并在血液中大量繁殖所致，如伤寒、钩端螺旋体病等。④脓毒血症：化脓性细菌败血症后病原体到达其他组织器官引起迁徙性化脓病变，如金黄色葡萄球菌感染、副伤寒丙等。

4. 单核－吞噬细胞系统反应（reaction of mononuclear phagocyte system） 在病原体及其代谢产物的作用下，单核－吞噬细胞系统可出现充血、增生等反应，出现肝、脾和淋巴结的肿大。

（三）临床类型

根据传染病临床过程的长短分为急性、亚急性和慢性；根据病情的轻重分为轻型、中型、重型及暴发型；根据临床特征分为典型和非典型。典型相当于中型或普通型，是各种传染病中最常见的一型。

第五节 传染病的诊断

传染病应早期、正确诊断。早期、正确诊断不仅可以及时治疗病人，还能早期发现传染源，及时隔离，防止其扩散。特别是对鼠疫、霍乱等烈性传染病首例病人的诊断具有重要意义。传染病的诊断要收集流行病学资料、临床资料、实验室检查和其他检查资料，进行综合分析和判断。

一、流行病学资料

病者的年龄、职业、流行季节与地区、免疫接种史与既往患传染病史、与传染病病人接触史、有无向下传传染病病例等都有助于诊断，是不可缺少的资料。如血吸虫病目前只在川、渝、长江中下游地区和云南省流行，在北方地区生活不会染上本病；流行性乙型脑炎有严格的发病时段，南方地区为6~9月份，北方地区为7~9月份；艾滋病在吸毒人员中发病率高；布氏菌病以牧民多见；炭疽病多发生于从事与家畜及其皮毛、肉类密切接触的职业；患过伤寒、麻疹或接种过麻疹疫苗的人一般不易再患该病。

二、临床资料

从询问病史、体格检查中获得病者的临床资料是诊断的重要基础。一些特殊症状和体征对诊断有很大帮助。

（一）病史及症状

如潜伏期长短、起病的缓急与诱发因素、发热与皮疹的特点、中毒症状、特殊症状等。其中特殊症状意义重大，如菌痢的里急后重、脓血便；脊髓灰质炎的肢体弛缓性瘫痪；肾综合征出血热的"三痛"症等。

（二）体格检查

应认真检查，不要有遗漏，特殊体征应特别关注，如猩红热的红斑疹、麻疹的科普利克斑（Koplik spot）、百日咳的痉挛性咳嗽、白喉的假膜、流行性脑脊髓膜炎的皮肤瘀斑、伤寒的玫瑰疹、狂犬病的"恐水"征等。

三、实验室检查与其他检查资料

实验室检查与其他检查资料在传染病的诊断中占有重要地位，有些检测结果可直接确诊，如病原体的检出和培养阳性。但大多数检查只能给临床诊断提供参考，须结合流行病学资料、临床资料综合分析，才能获得正确诊断。

（一）常规检查

常规检查（ordinary laboratory examination）包括血、尿、粪三大常规检查和生化检查。

血常规检查中白细胞计数与分类应用最广。白细胞总数增高主要见于球菌感染，如流行性脑脊髓膜炎、猩红热、金黄色葡萄球菌感染等。白细胞总数正常或升高不明显或减低主要见于：①革兰阴性杆菌感染，如布氏菌病、伤寒与副伤寒。②病毒感染，如流行性感冒、传染性非典型肺炎、高致病性禽流感病毒感染、登革热等。③原虫感染，如疟疾、黑热病等。嗜酸性粒细胞增多见于蠕虫感染，如血吸虫病、钩虫病、并殖吸虫病等，而嗜酸性粒细胞减少则见于伤寒、流行性脑脊髓膜炎等。

尿常规检查有助于肾综合征出血热、钩端螺旋体病的诊断；大便常规检查有助于蠕虫感染和感染性腹泻的诊断；肝肾功能等生化检查有助于判断传染病的病情，肝功能检查还有助于病毒性肝炎的诊断。

常规化验检查的重要性在于给传染病的诊断指明方向。

（二）病原学检查

1. 病原体的直接检出或分离培养　一些病原体可采用病者的体液、组织、分泌物与排泄物直接检出，如血片或骨髓片找疟原虫或微丝蚴，涂片染色法检查各种细菌，大便检测寄生虫卵，直接免疫荧光法检测白喉杆菌和军团杆菌等。一些病原体可采用血液、尿液、粪便、脑脊液、痰、骨髓和皮疹内含物进行人工分离培养检出，如细菌、螺旋体、真菌采用人工培养基培养，立克次体采用动物接种或组织培养，病毒的分离采用细胞培养等。

病原体的直接检出或分离培养出病原体是传染病病原学诊断的"金指标"。

2. 分子生物学检测　目前越来越多的分子生物学检测方法在临床上得到应用，其中大多新技术是在分子杂交和体外基因扩增原理基础上发展而来的。

（1）分子杂交技术：可用 DNA 印迹法（southern blot）、RNA 印迹法（northern blot）分别检测样品中病原体的 DNA 或 RNA，用原位杂交法检测组织中病原体核酸。

（2）聚合酶链反应（PCR）技术：用于检测病原体的 RNA 或 DNA。本方法有很高的特异性，在体外可大量扩增病原体核酸，增加了检测敏感性，但要防止标本污染。

分子生物学诊断是传染病病原学诊断发展的方向。

3. 免疫学检测 原理是应用已知的抗原、抗体检测患者血清或体液中相应的抗体或抗原。常用的方法有各种凝集试验、补体结合试验、酶联免疫吸附试验（ELISA）、放射免疫法（RIA）、荧光抗体技术（FAT）等。

病原体的特异性抗原一般在感染早期（相应抗体出现之前）或慢性感染状态下出现，特异性抗原是病原体存在的证据。如乙型肝炎病毒的表面抗原（HBsAg）、血吸虫循环抗原等。检测特异性抗原比特异性抗体更为可靠，但抗原大多容易被抗体中和，或慢性感染期抗原量少，达不到检测试剂的最低检测量，是抗原检测试剂研究的难点。

检测特异性抗体是临床常用的诊断方法。IgM 是较早出现的抗体，一般发病 1 周即可检出，持续时间 3~6 个月，因此特异性 IgM 常作为早期诊断和诊断现症患者的依据，如流行性乙型脑炎、肾综合征出血热等。IgG 出现较晚，一般在发病后 2 周开始出现，3~4 周达到高峰，但持续时间长，可达数年或更长时间。因此 IgG 不能作为疾病早期诊断指标。如果诊断现症患者需检测急性期和恢复期双份血清 IgG 水平，抗体效价增加 4 倍以上才可以诊断。使用病原体抗原物质进行皮内试验具有简便易行、适合基层开展的优点，但由于可引起过敏反应和特异性相对较低的原因，已较少应用。如血吸虫尾蚴膜皮试仅在疫区作为扩大化疗（减少传染源的一种方法）筛选治疗对象时使用。

免疫学检查大大地增加了传染病患者病原体检出率，起"补漏"作用。免疫学诊断指标大多属条件确诊指标，需结合流行病学资料和临床资料综合分析才能得出正确的诊断。

4. 其他检查 包括 B 型超声波、胃肠镜、支气管镜、X 线、CT 及活组织病理检查等，均有助于诊断与鉴别诊断。这些检查为传染病的诊断提供重要参考。

第六节 传染病的治疗

传染病的治疗目的，首先是病者康复，同时还在于控制传染源，防止其进一步传播。要坚持综合治疗的原则，即治疗、护理与隔离、消毒并重，一般治疗、对症治疗与特效治疗结合，中医中药积极参与的治疗原则。

一、一般治疗

一般治疗（general treatment）包括隔离、护理及心理治疗。患者的隔离按其传播途径和病原体排出方式及时间而异（参阅附录Ⅰ：传染病的潜伏期、隔离期与接触者观察期），并包括随时消毒在内（参阅第九章：消毒、隔离与医院感染）。保持病房及居室良好的卫生环境，做好口腔、皮肤护理，防止并发症的出现，密切观察病人的血压、呼吸、脉搏及一般情况，确保各项诊疗措施得以正确实施。医务人员良好的服务态度、工作作风可以增强患者战胜疾病的信心，对患者的恢复有着重要作用。

一般治疗还包括支持治疗。保持足够的热量、足量维生素摄入，维持水、电解质平衡和酸碱平衡，必要时应用各种血液和免疫制品，这些均可增强患者体质和免疫功能。

二、对症治疗

对症治疗（symptomatic treatment）包括降温、镇静、强心、改善微循环、脱水、肾上腺皮质激素的应用以及血液透析和血浆置换等。对症治疗是一些传染病极期的常用治疗方法，能减轻病者的痛苦，减少机体的消耗，减轻重要脏器的负担，改善和稳定内环境，使机体的损伤降至最低，从而安全度过危险期。

三、病原治疗

病原治疗（etiologic treatment）是针对病原体的疗法，具有清除病原体的作用，达到根治和控制传染病的目的。常用的治疗药物有抗生素、化学制剂和血清免疫制剂等。

（一）抗生素治疗

抗生素治疗发展较快，临床应用广泛，且新的抗生素不断出现。主要用于细菌、立克次体、支原体、真菌、螺旋体的治疗。应用抗生素应遵守以下原则：①严格掌握适应证，使用针对性强的抗生素。②病毒感染性疾病不宜使用抗生素。③不明原因发热患者如果多种抗生素治疗无效应停用或改用适合的抗生素，避免继续使用带来的菌群失调和毒副反应。④应用抗生素前最好做病原体培养，按药敏试验用药。⑤预防性应用抗生素应有明确的目的。⑥对于免疫功能低下的病人和疑似细菌感染的患者可试用抗生素治疗。

（二）化学治疗

传染病的治疗中化学制剂也有重要地位，现主要用于蠕虫病和原虫病的治疗。如吡喹酮治疗血吸虫病、并殖吸虫病和华支睾吸虫病，甲硝唑治疗阿米巴病，氯喹、奎宁治疗疟疾，锑剂治疗黑热病，磺胺类药物治疗流行性脑脊髓膜炎等。

（三）抗病毒药治疗

针对病毒的药物除少数外，大多疗效不理想。临床应用较多的有干扰素治疗乙型肝炎和丙型肝炎，阿糖腺苷、无环鸟苷治疗疱疹病毒感染，利巴韦林治疗肾综合征出血热等。核苷类似物抗病毒药能有效地抑制乙型肝炎病毒的复制，逆转病情。

（四）血清免疫制剂治疗

有直接中和毒素和清除病原体的作用。如白喉和破伤风抗毒素、乙型肝炎免疫球蛋白、抗狂犬病血清、人丙种球蛋白等。使用抗毒素前须做过敏试验，对过敏者应采用小剂量开始、逐渐递增的脱敏疗法。

四、康复治疗

某些传染病如脊髓灰质炎、脑炎和脑膜炎可有肢体瘫痪和语言障碍等后遗症，需进行针灸治疗、理疗等康复治疗（rehabilitation therapy），以促进机体康复。

五、中医药治疗

中医药治疗（traditonal chinese medicine treatment）在传染性疾病防治方面，尤其是病毒性疾病防治方面已显示出较好的疗效，如鱼腥草、板蓝根等。中医药在减轻症状、缓解病情进展方面有一定的作用，如治疗传染性非典型肺炎疗效得到了世界卫生组织的承认，其精华为辨证施治。但对细菌感染和寄生虫病的病原体直接清除作用不理想，中医药宝库还有待进一步去探索和发掘，希望有更多的像青蒿素类药物一样问世，为世界医学的发展作出贡献。

第七节　传染病的预防

传染病的预防也是一项重要任务，及时报告和隔离患者是临床工作者义不容辞的责任，同时应当掌握针对构成传染病流行的三个基本环节（传染源、传播途径、易感人群）采取相应的措施。

一、管理传染源

为了有效地管理好传染源，首先应严格执行传染病报告制度。传染病报告制度是早期发现传染病的重要措施，必须严格遵守。《中华人民共和国传染病防治法》把传染病分为甲类、乙类和丙类。

甲类包括鼠疫和霍乱两种。

乙类包括传染性非典型肺炎、艾滋病、病毒性肝炎、脊髓灰质炎、人感染高致病性禽流感、麻疹、流行性出血热、狂犬病、流行性乙型脑炎、登革热、炭疽、细菌性和阿米巴性痢疾、伤寒和副伤寒、流行性脑脊髓膜炎、百日咳、白喉、猩红热、布氏菌病、淋病、梅毒、钩端螺旋体病、疟疾、肺结核、新生儿破伤风、血吸虫病，共27种。

丙类包括流行性感冒、流行性腮腺炎、风疹、急性出血性结膜炎、麻风病、流行性和地方性斑疹伤寒、黑热病、包虫病、丝虫病，除霍乱、细菌性和阿米巴性痢疾、伤寒和副伤寒以外的感染性腹泻病，共11种。

甲类传染病属强制管理传染病。根据国务院卫生行政部门的规定，乙类传染病中传染性非典型肺炎、肺炭疽、人感染高致病性禽流感和脊髓灰质炎按甲类传染病报告和处理。国务院卫生行政部门对甲、乙类传染病上报时间依法进行了规定：甲类传染病城镇要求2小时内上报，农村不超过6小时；乙类传染病城镇要求6小时内上报，农村不超过12小时；丙类传染病按传染病防治法定为监测管理传染病，确诊后应在24小时内填写传染病报告卡。

管理好传染源除了严格执行传染病报告制度之外，还应做到对病人早发现、早诊断、早报告、早隔离、早治疗（做到"五早"）；对病者的密切接触者，进行检疫、医学观察、药物预防和应急接种；对病原携带者应随访、给予治疗、管理、观察并适当调整工作；对患者或带菌动物，给予隔离治疗、检疫，有害动物（如鼠类、病犬等）则坚决捕杀。

二、切断传播途径

对于传染病，尤其是经消化道传播、虫媒传播的传染病以及许多寄生虫病，切断传播途径通常是起主导作用的预防措施。对消化道传染病应搞好个人及环境卫生，加强饮食、水源及粪便管理；对呼吸道传染病应搞好居室卫生并保持空气流通；对虫媒传播传染病应消灭动物媒介，如消灭苍蝇、蟑螂、蚊子及灭虱、灭蚤等；对寄生虫病应努力消灭中间宿主，如消灭钉螺控制血吸虫病等。

切断传播途径的重点是做好消毒与隔离工作。消毒是应用物理、化学和生物学方法清除或杀灭体外环境中病原微生物，使其达到无害化程度的过程，重点是做好病人排泄物和被污染环境的消毒工作。隔离是将释放病原体的感染者（患者或携带者）置于不传染的条件下，防止病原体扩散，便于管理、消毒，也便于患者治疗和康复，起到控制和消除传染源的作用。

消毒与隔离的具体措施详见本书第九章。

三、保护易感人群

提高人群免疫力可从改善营养、锻炼身体以提高机体非特异性免疫力着手，但关键还是要通过预防接种提高人群的主动和被动特异性免疫力。人群接种疫苗、菌苗、类毒素等之后可使机体产生对抗病毒、细菌、毒素的特异性主动免疫，注射抗毒素、丙种球蛋白或高滴度免疫球蛋白，可使机体具有特异性被动免疫。儿童计划免疫对传染病预防起关键性的作用。预防接种的具体方法见本书附录Ⅱ：预防接种。此外，潜伏期药物预防是一种有效的挽救措施。流行区加强健康教育、卫生宣传工作，提高个人防护意识往往有事半功倍的效果。

第二章

病毒感染

第一节 病毒性肝炎

病毒性肝炎（viral hepatitis）是由肝炎病毒引起的以肝脏炎性损害为主的一组传染病，具有传染性强、传播途径复杂、流行面广、发病率高等特点，根据引起肝炎的病毒不同可分为甲、乙、丙、丁及戊等不同类型，临床上多以急性为主，部分乙、丙、丁型肝炎可演变为慢性，少数可发展为肝硬化甚至肝细胞癌，对人类健康危害很大。

【病原学】

肝炎病毒是指侵入人体后主要感染肝脏，引发肝脏炎性损害为主的病毒。目前已知的肝炎病毒有甲、乙、丙、丁、戊五种。新近发现的庚型肝炎病毒（Hepatitis G virus，HGV）、输血传播肝炎病毒（transfusion transmitted virus，TTV）及 Sen 病毒（Sen virus，SENV）等由于其嗜肝性及致病性受到质疑而至今没有归属于肝炎病毒。其他病毒如巨细胞病毒、EB 病毒、柯萨奇病毒、疱疹病毒等在少见的情况下也可引起肝炎，肝脏受累是其全身表现的一部分，也不属于肝炎病毒。目前尚有 10% 左右的肝炎病例找不到病因，推测可能有未被发现的肝炎病毒存在。

（一）甲型肝炎病毒

甲型肝炎病毒（Hepatitis A virus，HAV）属微小 RNA 病毒科，嗜肝病毒属，为直径约 27nm 的正 20 面体球形颗粒，内含线型单股 RNA。HAV 仅有一个血清型。许多灵长类动物如黑猩猩、恒河猴、猕猴等对 HAV 易感。现可体外培养。HAV 对外环境抵抗力较强，含有 HAV 的粪便室温下放置 1 个月后仍有传染性。对有机溶剂如乙醚等有抵抗力，耐酸、耐碱。60℃ 1 小时不能完全灭活，100℃ 1 分钟可完全灭活。对紫外线照射、过氧乙酸、甲醛及氯类等消毒剂敏感。

（二）乙型肝炎病毒

乙型肝炎病毒（Hepatitis B virus，HBV）属嗜肝 DNA 病毒，完整的乙肝病毒又称为 Dane 颗粒，直径 42nm，球形，外壳厚约 7nm，含有 HBsAg。剥去外壳为病毒的核心，核心内含有 HBV DNA 和 DNA 聚合酶（DNA polymerase，DNAP），核壳含有乙肝病毒核心抗原（HBcAg）。HBV 感染者血清内除含有 Dane 颗粒外，电镜下还可见到直径 22nm 的小球形颗粒及长度不一的线状颗粒，后者经乙醚处理后可分散为小球形颗粒，它们只含有 HBsAg 成分而无核心成分，是 HBV 复制过程中产生的过剩病毒外壳。

HBV 核酸为双股不完全环状 DNA，长链（负链）约含 3 200 个核苷酸。长度固定，缺口处为 DNAP，短链（正链）的长度不定。长链含有 4 个主要开放读码框架（open reading frame，ORF），可编码全部的病毒物质，即 S、C、P 及 X 区。S 区分为前 S_1、前 S_2 和 S 基因，分别编码产生前 S_1、前 S_2 和 S 三种抗原；C 区分为前 C、C 基因，编码产生 HBeAg 及 HBcAg；P 基因编码产生 DNAP；X 基因的产物是 HBxAg，可能是一种反转录调节蛋白，对 HBV 及其他病毒或细胞的基因表达起调控作用，可能对促使肝细胞癌变也起着重要作用。DNAP 具有反转录酶活性，参与 HBV 的复制过程。HBV 复制时，HBV DNA 被修复为双股环状超螺旋结构 DNA（cccDNA，又称为共价闭合环状 DNA），并以此为模板进行转录复制。

灵长类动物如黑猩猩及恒河猴等是对 HBV 易感的实验动物。HBV 的体外培养尚未成功。

HBV 对外环境抵抗力很强，在干燥或冰冻环境下能生存数月到数年，加热 60℃ 10 小时、100℃ 10 分钟、高压蒸汽消毒等可被灭活，对次氯酸、甲醛及过氧乙酸等消毒剂敏感，对酒精不敏感。

（三）丙型肝炎病毒

丙型肝炎病毒（Hepatitis C virus，HCV）属黄病毒属，直径 30~60nm，其基因组为 10kb 单股正链 RNA 分子。HCV 的基因编码区可分为结构区与非结构区两部分，其非结构区易发生变异。100℃ 10 分钟或 60℃ 10 小时或 37℃ 96 小时或 1:1 000 甲醛可灭活 HCV。HCV 细胞培养尚未成功，但 HCV 克隆已获成功。HCV 感染者血中的 HCV 浓度极低，抗体反应弱而晚，抗-HCV 为非保护性抗体，是 HCV 感染的标志，不能区别是急性感染还是慢性感染，也不能区别是既往感染还是现症感染。

（四）丁型肝炎病毒

丁型肝炎病毒（Hepatitis D virus，HDV）是一种缺陷的单链 RNA 病毒，需要 HBV 的辅助才能进行复制，因此 HBV 与 HDV 同时或重叠感染。HDV 是直径 35~37nm 的圆球状颗粒，其外壳为 HBsAg，内部由 HDAg 和 HDV RNA 组成。感染 HDV 后，血清抗-HDIgM 一过性升高，仅持续 10~20 天，无继发性抗-HDIgG 产生；而在慢性患者中抗-HDIgM 升高多为持续性，并有高滴度的抗-HDIgG。急性患者若抗-HDIgM 持续阳性预示感染的慢性化，且 HDV 仍在复制。HDV 只有一个血清型。

（五）戊型肝炎病毒

戊型肝炎病毒（Hepatitis E virus，HEV）为直径 27~34nm 的小 RNA 病毒，属于杯状病毒科。HEV 对氯仿敏感，在 4℃ 或 -20℃ 下易被破坏，在镁或锰离子存在下可保持其完整性，在碱性环境中较稳定。HEV 存在于潜伏期末及发病初期的患者粪便中。实验动物中恒河猴等易感。

【流行病学】

（一）传染源

甲、戊型肝炎的传染源主要是急性期患者和亚临床感染者。病毒主要通过粪便排出体外，发病前 2 周至发病后 2~3 周内具有传染性，而以发病前后各 1 周的传染性最强。

乙、丙、丁型肝炎的传染源是相应的急、慢性患者及病毒携带者。病毒存在于患者的血液及各种体液（阴道分泌物、精液、羊水、汗液、唾液、泪液、乳汁等）中。急性期患者自发病前 2~3 个月开始即有传染性，并持续于整个急性期。慢性感染者均具有传染性。

（二）传播途径

甲、戊型肝炎主要经粪 – 口途径传播。粪便中排出的病毒通过污染的手、水、食物等经口感染。散发病例以日常生活接触为主要方式，如水源或食物（如贝类海产品等）被污染可引起局部暴发或流行。甲、戊型肝炎在潜伏期末及发病早期有短暂的病毒血症期，在少见的情况下也可通过输血或血制品等传播。

乙、丙、丁型肝炎病毒可通过传染源的各种体液排出体外，通过皮肤或黏膜的破损口（显性或隐性）进入易感者的体内而传播。传播途径包括：①输血及血制品以及使用污染的注射器或针刺等传播；②母婴传播（主要通过分娩时吸入羊水、接触产道血液、吸吮含病毒母乳、与母亲密切接触而感染，极少数病例病毒可通过胎盘形成宫内感染）；③日常生活密切接触传播；④性接触传播。

（三）人群易感性

人类对各型肝炎普遍易感，各年龄组均可发病。

感染甲肝病毒后机体可产生较稳固的免疫力，在甲型肝炎的高发地区，成年人血中普遍存在甲型肝炎抗体，发病者以儿童居多。感染 HBV 后如产生抗 – HBs，一般不会再次感染，但有部分感染者可演变为慢性，感染年龄越小演变为慢性的几率越高，新生儿感染后 90% 以上演变为慢性，成年人感染后演变为慢性者不足 10%。丙型肝炎的发病以成人多见，常与输血与血制品、药瘾注射、血液透析等有关，感染后 50%~70% 演变为慢性。丁型肝炎的易感者为 HBsAg 阳性的急、慢性肝炎或无症状携带者。戊型肝炎各年龄组普遍易感，感染后可产生一定的免疫力。各型肝炎之间无交叉免疫，可重叠感染或先后感染。

（四）流行特征

病毒性肝炎遍及全世界，但在不同地区各型肝炎的感染率有较大差别。我国属于甲型及乙型肝炎的高发地区，但各地区人群感染率差别较大。

1. 甲型肝炎 世界各地均有发生，不发达国家为高发区，常呈周期性暴发流行，流行区内新感染和发病以儿童为主，一次流行过后约 80% 的易感人群可被感染，然后流行停止，待易感人群积累到一定比例，如果 HAV 再次被引入便会再次流行。全年均可发病，而以冬春季为发病高峰。流行区内发病年龄多在 14 岁以下，在托幼机构、小学学校及部队中发病率较高，且可发生大的流行。如水源被污染或生吃污染水中养殖的贝壳类食品，可在人群中引起暴发。

2. 乙型肝炎 见于世界各地，人群中 HBsAg 携带率以西欧、北美及大洋洲最低（0.5% 以下），以亚洲与非洲最高（8%~20%），我国人群 HBsAg 携带率约 7.18%，乙肝抗体阳性率 50.09%，全国 HBsAg 携带者约有 9 300 万，其中北方各省较低，农村高于城市。乙型肝炎的发病无明显季节性。患者及 HBsAg 携带者男多于女。一般为散发，但常有家庭集聚现象。

3. 丙型肝炎　见于世界各国，主要为散发，多见于成人，尤以输血与使用血制品者、静脉药瘾者、血液透析者、肾移植者、同性恋者等多见。发病无明显季节性，易转为慢性。

4. 丁型肝炎　在世界各地均有发现，但主要聚集于意大利南部、南美北部、非洲部分地区、中东阿拉伯国家等。我国为低发区。

5. 戊型肝炎　发病与饮水习惯及粪便管理有关。常以水媒流行形式出现，多发生于雨季或洪水泛滥之后，由水源一次污染者流行期较短（约持续数周），如水源长期污染，或通过污染环境或直接接触传播则持续时间较长。发病者以青壮年为多，儿童多为亚临床型。

【发病机制与病理】

（一）发病机制

病毒性肝炎的发病机制目前未能充分阐明。

1. 甲型肝炎　HAV 在肝细胞内复制的过程中仅引起肝细胞轻微损害，在机体出现一系列免疫应答（包括细胞免疫及体液免疫）后，肝脏出现明显病变，表现为肝细胞坏死和肝组织炎症反应。HAV 可被机体的免疫反应所清除，一般不发展为慢性。

2. 乙型肝炎　HBV 感染肝细胞并在其中复制，一般认为并不直接引起肝细胞病变，但 HBV 基因整合于宿主的肝细胞染色体中，可能产生远期后果。乙型肝炎的肝细胞损伤主要是通过机体一系列免疫应答所造成，其中以细胞免疫为主。表达在肝细胞膜上的 HBV 核心抗原（HBcAg）和肝特异性脂蛋白是主要的靶抗原，致敏 T 淋巴细胞的细胞毒效应是肝细胞损伤的主要机制，而抗体依赖的细胞毒作用及淋巴因子等的综合效应也十分重要，特异性 T 辅助细胞在慢性肝炎的持续性损伤中起重要作用。特异性抗体与循环中的相应抗原及病毒颗粒结合成免疫复合物，并经吞噬细胞吞噬清除。受染肝细胞被破坏以及 HBV 被保护性抗体（抗-HBs，尤其是抗-前 S_2）所中和可导致感染终止。循环中的某些免疫复合物可沉积于小血管基底膜、关节腔内以及各脏器的小血管壁，而引起皮疹、关节炎、肾小球肾炎、结节性多发性动脉炎等肝外病变。

机体免疫反应的强弱及免疫调节机能是否正常与乙型肝炎临床类型及转归有密切关系。在免疫应答和免疫调节机能正常的机体，受染肝细胞被效应细胞攻击而破坏，使感染终止，临床表现为一过性的急性肝炎，且由于病毒数量的多寡及毒力强弱所致肝细胞受损的程度不同而表现急性黄疸型或急性无黄疸型肝炎。若机体针对 HBV 的特异性体液免疫及细胞免疫功能缺损或呈免疫耐受或免疫麻痹，受染肝细胞未遭受免疫性损伤或仅轻微损伤，病毒未能被清除，则表现为无症状的慢性病毒携带者。若机体免疫调节功能紊乱或清除功能低下，病毒未被彻底清除，肝细胞不断受到轻度损伤，则表现为慢性肝炎。重型肝炎的病理损伤机制主要是由于机体的免疫功能严重失调，特异性免疫反应增强，自身免疫反应明显，通过肝内免疫复合物反应和抗体依赖细胞毒作用造成肝细胞大块坏死。近年来认为内毒素血症所致肿瘤坏死因子 α（TNFα）大量释出，引起局部微循环障碍，可导致肝脏急性出血性坏死及大块坏死，且发现自由基变化与肝损伤及肝性脑病等的发生有关。

3. 丙型肝炎　目前了解很少。一些研究提示，丙型肝炎的肝细胞损伤机制可能是 HCV

的直接杀伤作用及感染 HCV 后诱发机体免疫反应的参与等共同导致的。

4. 丁型肝炎 HDV 对肝细胞具有直接致病性，乙型肝炎伴有 HDV 感染，尤其是重叠感染者，可明显加重肝细胞损伤。

5. 戊型肝炎 其发病机制可能与甲型肝炎类似，肝细胞损伤主要是由免疫介导的。

各型病毒性肝炎之间无交叉免疫。HDV 与 HBV 联合感染或重叠感染可加重病情，易发展为慢性肝炎及重型肝炎。HAV 与 HBV 重叠感染也可使病情加重，甚至可发展为重型肝炎。

（二）病理变化

各型肝炎的肝脏病理改变基本相似。各临床类型的病理改变如下。

1. 急性肝炎 肝脏肿大，表面光滑。光镜下可见肝细胞变性和坏死，以气球样变最常见。电镜下可见内质网显著扩大，核糖体脱落，线粒体减少，嵴断裂，糖原减少或消失。高度气球样变可发展为溶解性坏死，此外亦可见到肝细胞嗜酸性变和凝固性坏死，电镜下呈细胞器凝聚现象。肝细胞坏死可表现为单个或小群肝细胞坏死，伴局部以淋巴细胞为主的炎性细胞浸润。汇管区的改变多不明显，但有的病例出现较明显的淋巴细胞等炎性细胞浸润。肝窦内库普弗细胞增生肥大。肝细胞再生表现为肝细胞体积增大，有的有核丝分裂、双核现象，可出现肝细胞索排列紊乱现象。

黄疸型肝炎的病理改变与无黄疸型者相似且较重，小叶内淤胆现象较明显，表现为一些肝细胞浆内有胆色素滞留，肿胀的肝细胞之间有毛细胆管淤胆。

2. 慢性肝炎

（1）基本病变：小叶内除有不同程度肝细胞变性和坏死外，汇管区及汇管区周围炎症常较明显，常伴不同程度的纤维化，主要病变为炎症、坏死及纤维化。

（2）病变的分级、分期：根据慢性肝炎肝组织炎症活动及纤维化程度的不同，分别分为 1~4 级（Grade，G）和 1~4 期（Stage，S）。

表 2-1 慢性肝炎炎症分级、纤维化分期标准

炎症活动度（G）		纤维化程度（S）	
级 汇管区及周围	小叶内	期	纤维化程度
0 无炎症	无炎症	0	无
1 汇管区炎症	变性及少数点、灶状坏死灶	1	汇管区纤维化扩大，局限窦周及小叶内纤维化
2 轻度碎屑状坏死	变性，点、灶状坏死或嗜酸小体	2	汇管区周围纤维化，纤维间隔形成，小叶结构保留
3 中度碎屑状坏死	变性、融合坏死重或见桥接坏死	3	纤维间隔伴小叶结构紊乱，无肝硬化
4 重度碎屑状坏死	桥接坏死范围广，累及多个小叶（多小叶坏死）	4	早期肝硬化

3. 重型病毒性肝炎

（1）急性重型肝炎：肝脏体积明显缩小，边缘变薄，质软，包膜皱缩。肝细胞呈一次性坏死，坏死面积达到或超过肝实质的 2/3，或亚大块性坏死，或桥接坏死，伴存活肝细胞的重度变性。坏死超过 2/3 者，多不能存活；反之，肝细胞保留 50% 以上者，肝细胞虽有变性及功能障碍，度过急性阶段，肝细胞再生迅速，可望恢复。如发生弥漫性小泡性脂肪变性，预后往往较差。

（2）亚急性重型肝炎：肝脏体积缩小或不缩小，质稍硬，肝脏表面和切面均可见大小不等的再生结节。肝组织新、旧不一的亚大块坏死；较陈旧的坏死区网状纤维塌陷，并可有胶原纤维沉积；残留肝细胞增生成团；可见大量小胆管增生和淤胆。

（3）慢性重型肝炎：病变特点表现为在慢性肝病（慢性肝炎或肝硬化）的病变背景上，出现大块性（全小叶性）或亚大块性新鲜的肝实质坏死。

4. 淤胆型肝炎　有轻度急性肝炎的组织学改变，伴以明显的肝内淤胆现象。毛细胆管及小胆管内有胆栓形成，肝细胞浆内亦可见到胆色素淤滞。小胆管周围有明显的炎性细胞浸润。

5. 肝炎肝硬化：①活动性肝硬化：肝硬化（弥漫性纤维组织增生及假小叶形成）伴明显炎症，包括纤维间隔内炎症，假小叶周围碎屑坏死及再生结节内炎症病变。②静止性肝硬化：假小叶周围边界清楚，间隔内炎症细胞少，结节内炎症轻。

【临床表现】

各型肝炎的潜伏期长短不一。甲型肝炎为 2～6 周（平均 4 周）；乙型肝炎为 4～24 周（平均 3 个月）；丙型肝炎为 2～26 周（平均 7.4 周）；丁型肝炎为 4～20 周；戊型肝炎为 2～9 周（平均 6 周）。

（一）急性肝炎

1. 急性黄疸型肝炎　可分为三期。

（1）黄疸前期：多以发热起病，热型多为弛张热，可有恶寒、发热。本期突出的症状是全身乏力，食欲不振，厌油，恶心，呕吐，上腹不适，腹胀，便溏等。本期末尿色逐渐加深似浓茶色，体征可有右上腹叩击痛。本期持续数日至 2 周，平均 1 周。

（2）黄疸期：继尿色加深之后，巩膜首先出现黄染，继及皮肤，多于数日至 2 周达高峰，然后逐渐下降。黄疸初现时，发热很快消退，但乏力、胃肠道症状等可短期增剧，继而迅速缓解。黄疸多为肝细胞性，有的可短时表现为梗阻性黄疸，如皮肤瘙痒、大便色浅等。体征除黄疸外主要表现为肝大，一般达肋下 1～3cm，质充实，有触痛及肝区叩击痛，脾也可轻度肿大。本期持续 2～6 周。

（3）恢复期：黄疸消退，症状消失，肝功能正常，肿大的肝脏、脾脏逐渐恢复正常。本期约需数周至 4 个月，平均 1 个月。

2. 急性无黄疸型肝炎　此型较多见，占全部急性肝炎的 70%～90%。起病缓慢，临床症状较轻，主要症状为乏力，食欲不振，腹胀，肝区疼痛，有的病人可有恶心、呕吐、便溏或低热。体征可有肝脏肿大、压痛，脾也可轻度肿大。

甲、戊型肝炎以黄疸型多见，急性丙型肝炎临床表现较轻，以无黄疸型多见。

部分患者无症状，仅在查体时发现肝功能异常，此乃亚临床型感染。

（二）慢性肝炎

急性肝炎病程超过半年，或原有乙型、丙型、丁型肝炎或慢性肝炎病毒携带史，本次又因同一病原再次出现肝炎症状、体征及肝功能异常者可以诊断为慢性肝炎。发病日期不明或虽无肝炎病史，但肝组织病理学检查符合慢性肝炎，或根据症状、体征、实验室检查及影像检查综合分析，亦可做出相应诊断。

为反映肝功能损害程度，慢性肝炎临床上可分为三度。

1. 轻度　临床症状、体征轻微或缺如，肝功能指标仅 1 或 2 项轻度异常。

2. 中度　症状、体征、实验室检查居于轻度和重度之间。

3. 重度　有明显或持续的肝炎症状，如乏力、纳差、腹胀、尿黄、便溏等，伴有肝病面容、肝掌、蜘蛛痣、脾大并排除其他原因，且无门脉高压症者。实验室检查血清丙氨酸转氨酶（ALT）和/或天门冬氨酸转氨酶（AST）反复或持续升高，白蛋白降低或 A/G 比值异常，丙种球蛋白明显升高。除前述条件外，凡白蛋白≤32g/L，胆红素大于 5 倍正常值上限，凝血酶原活动度为 60% ~ 40%，胆碱酯酶 < 4 500U/L，四项检测中有一项达上述程度者即可诊断为重度慢性肝炎。

表 2 - 2　慢性肝炎实验室检查异常程度参考指标

项目	轻度	中度	重度
ALT 和（或）AST（IU/L）	≤正常 3 倍	>正常 3 倍	>正常 3 倍
胆红素（Bil）（μmol/L）	≤正常 2 倍	正常 2 ~ 5 倍	>正常 5 倍
白蛋白（A）（g/L）	≥35	35 ~ 32	≤32
A/G	≥1.4	1.4 ~ 1.0	≤1.0
电泳γ球蛋白（γEP）（%）*	≤21	21 ~ 26	≥26
凝血酶原活动度（PTA）（%）	>70	70 ~ 60	60 ~ 40
胆碱酯酶（CHE）（U/L）**	>5 400	5 400 ~ 4 500	≤4 500
病理	$G_{1~2}$, $S_{0~2}$	G_3, $S_{1~3}$	G_4, $S_{2~4}$

*用电泳法测定血清γ球蛋白；**有条件开展 CHE 检测的单位，可参考本项指标。

（三）重型肝炎

重型肝炎为病毒性肝炎的主要死因，病死率为 50% ~ 70%，慢性重型肝炎病死率更高，可达 80% 以上。在我国以 HBV 或 HBV 合并 HDV 感染引起的多见。

1. 急性重型肝炎　亦称暴发型肝炎。以急性黄疸型肝炎起病，2 周内出现极度乏力，消化道症状明显（无食欲、恶心、频繁呕吐、鼓肠等），常有高热，迅速出现神经、精神症状（如性格改变、行为反常、嗜睡、烦躁不安甚至昏迷等），肝浊音界进行性缩小，黄疸急剧加深，血白细胞计数及中性粒细胞增高，血小板减少，凝血酶原时间延长，凝血酶原活动度低于40%。

2. 亚急性重型肝炎　以急性黄疸型肝炎起病，15天至24周出现极度乏力，消化道症状明显，出血倾向明显，常有神经、精神症状，晚期可出现肝肾综合征，死前多发生消化道出血、肝性脑病等严重并发症。凝血酶原时间明显延长，凝血酶原活动度低于40%，黄疸迅速加深，每天上升达到或超过17.1μmol/L，或血清胆红素大于正常值上限的10倍。首先出现神经、精神症状等肝性脑病表现者，称脑病型（包括脑水肿、脑疝等）；首先出现腹水及其相关症候（包括胸水等）者，称为腹水型。

3. 慢性重型肝炎　在慢性肝病的基础上发病，基础病包括：①慢性肝炎或肝硬化病史；②慢性乙型肝炎病毒携带史；③无肝病史及无HBsAg携带史，但有慢性肝病体征（如肝掌、蜘蛛痣等）、影像学改变（如脾脏增厚等）及生化检测改变者（如丙种球蛋白升高，白/球蛋白比值下降或倒置）；④肝穿刺检查支持慢性肝炎；⑤慢性乙型或丙型肝炎，或慢性HBsAg携带者重叠甲型、戊型或其他肝炎病毒感染时要具体分析，应除外由甲型、戊型和其他型肝炎病毒引起的急性或亚急性重型肝炎。

慢性重型肝炎起病时的临床表现同亚急性重型肝炎，随着病情发展而加重，达到重型肝炎诊断标准（凝血酶原活动度低于40%，血清胆红素高于正常值上限的10倍）。

为便于判定疗效及估计预后，亚急性重型和慢性重型肝炎可根据其临床表现分为早、中、晚三期。

（1）早期：符合重型肝炎的基本条件，如严重乏力及消化道症状，黄疸迅速加深，血清胆红素高于正常值10倍，凝血酶原活动度30%～40%，或经病理学证实。但未发生明显的脑病，亦未出现腹水。

（2）中期：有Ⅱ度肝性脑病或明显腹水、出血倾向（出血点或瘀斑），凝血酶原活动度20%～30%。

（3）晚期：有难治性并发症如肝肾综合征、消化道大出血、严重出血倾向（注射部位瘀斑等）、严重感染、难以纠正的电解质紊乱或Ⅱ度以上肝性脑病、脑水肿，凝血酶原活动度≤20%。

（四）淤胆型肝炎

起病类似急性黄疸型肝炎，但自觉症状常较轻，皮肤瘙痒，大便灰白，常有明显肝脏肿大，肝功能检查血清胆红素明显升高，以直接胆红素为主，凝血酶原活动度超过60%或应用维生素K肌注后1周可升至60%以上，血清胆汁酸、γ-谷氨酰转肽酶、碱性磷酸酶、胆固醇水平可明显升高，黄疸持续3周以上，并除外其他原因引起的肝内外梗阻性黄疸者，可诊断为急性淤胆型肝炎。在慢性肝炎基础上发生前述临床表现者，可诊断为慢性淤胆型肝炎。

（五）肝炎肝硬化

早期肝硬化临床上常无特异性表现，很难确诊，须依靠病理诊断，B型超声波、CT及腹腔镜等检查有辅助诊断意义。

凡慢性肝炎病人具有肯定的门静脉高压证据（如腹壁及食道静脉曲张、腹水），影像学诊断肝脏缩小、脾脏增大、门静脉增宽，且除外其他引起门静脉高压原因者均可诊断为肝硬化。

1. 肝炎肝纤维化 主要根据组织病理学检查结果诊断，B超检查结果可供参考。B超检查表现为肝实质回声增强、增粗，肝脏表面不光滑，边缘变钝，肝脏、脾脏可增大。但肝表面尚无颗粒状，肝实质尚无结节样改变。肝纤维化的血清学指标如透明质酸（HA）、Ⅲ型前胶原（PC－Ⅲ）、Ⅳ型胶原（IV－C）、层连蛋白（LN）等指标与肝纤维化有一定相关性，但不能代表纤维沉积于肝组织的量。

2. 肝炎肝硬化 是慢性肝炎的发展结果，肝组织病理学表现为弥漫性肝纤维化及结节形成，二者必须同时具备，方能诊断。

（1）代偿性肝硬化：指早期肝硬化，一般属 Child－Pugh A 级。虽可有轻度乏力、食欲减少或腹胀症状，但无明显肝功能衰竭表现。血清白蛋白降低，但仍≥35g/L，胆红素≤35μmol/L，凝血酶原活动度多大于60%。血清 ALT 及 AST 轻度升高，AST 可高于 ALT，γ－谷氨酰转肽酶可轻度升高。可有门静脉高压症，如轻度食管静脉曲张，但无腹水、肝性脑病或上消化道出血。

（2）失代偿性肝硬化：指中晚期肝硬化，一般属 Child－Pugh B、C 级。有明显肝功能异常及失代偿征象，如血清白蛋白＜35g/L，A/G＜1.0，明显黄疸，胆红素＞35μmol/L，ALT 和 AST 升高，凝血酶原活动度小于60%。患者可出现腹水、肝性脑病及门脉高压症引起的食管、胃底静脉明显曲张或破裂出血。

根据肝脏炎症活动情况，可将肝硬化区分为：①活动性肝硬化：慢性肝炎的临床表现依然存在，特别是 ALT 升高，黄疸，白蛋白水平下降，肝质地变硬，脾进行性增大，并伴有门静脉高压症。②静止性肝硬化：ALT 正常，无明显黄疸，肝质地硬，脾大，伴有门静脉高压症，血清白蛋白水平低。

肝硬化B超检查可见肝脏缩小，肝表面明显凹凸不平，呈锯齿状或波浪状，肝边缘变钝，肝实质回声不均、增强，呈结节状，门静脉和脾静脉内径增宽，肝静脉变细、扭曲、粗细不均，腹腔内可见液性暗区。

（六）HBV 携带者

1. 慢性 HBV 携带者 血清 HBsAg 和 HBV DNA 阳性，HBeAg 或抗－HBe 阳性，但1年内连续随访3次以上，血清 ALT 和 AST 均在正常范围，肝组织学检查一般无明显异常。

2. 非活动性 HBsAg 携带者 血清 HBsAg 阳性、HBeAg 阴性、抗－HBe 阳性或阴性，HBV DNA 检测不到（PCR）或低于最低检测限值，1年内连续随访3次以上，ALT 均在正常范围，肝组织学检查病变轻微。

【并发症与预后】

（一）并发症

肝脏并发症主要见于 HBV、HCV 感染，常见的有肝硬化、脂肪肝、原发性肝癌及肝炎后高胆红素血症等。肝外并发症常见的有胆道炎症、肾小球肾炎、肝源性糖尿病、再生障碍性贫血、溶血性贫血、心肌炎等。各型重型肝炎均可发生严重的并发症且多为致死的主要原因，如肝性脑病、上消化道出血、肝肾综合征、继发感染及肝肺综合征等。

（二）预后

1. 急性甲型肝炎 预后良好，无慢性化倾向，病死率较低，约 0.1%。

2. HBV 感染 成年人急性 HBV 感染 90% 以上都可康复，感染年龄越低慢性化几率越高，新生儿感染 HBV90% 以上转为慢性。部分慢性乙型肝炎或病毒携带者可演变为肝硬化甚至肝细胞癌。

3. HCV 感染 急性 HCV 感染未予治疗 50% ~ 70% 可转为慢性肝炎，其中 10% ~ 25% 发展为肝硬化，肝硬化中约 50% 发展为肝细胞癌。

4. HDV 感染 HBV、HDV 同时感染易转为重型肝炎。HBV、HDV 重叠感染时易发展为慢性重型肝炎，病死率高。

5. 急性戊型肝炎 无慢性化倾向，病死率较急性甲型肝炎高，约为 1%，孕妇尤其是晚期妊娠者病死率更高，可达 10% ~ 20%。

【实验室检查与其他检查】

（一）血常规

早期血白细胞正常或略高，黄疸期至恢复期白细胞正常或略低。急性重型肝炎白细胞和多个核细胞均可增加。慢性重型肝炎、肝炎肝硬化脾大脾功能亢进时可有血小板、白细胞及红细胞不同程度的减少。

（二）尿常规

出现黄疸的患者尿胆红素及尿胆原常阳性且有助于黄疸的鉴别。

（三）肝功能

1. 血清胆红素（Bil） 肝脏可产生和排泌胆汁，肝细胞损伤时，胆汁可进入血液而引起血清胆红素升高。急性黄疸型肝炎、淤胆型肝炎、重型肝炎、慢性肝炎均可增高。如急性肝炎患者胆红素长期异常则有慢性化可能，如胆红素在短期内剧增则病情恶化。

2. 蛋白质 白蛋白由肝脏产生，如肝脏损伤严重（慢性肝炎中、重度，重型肝炎，肝硬化等）则白蛋白常减少，球蛋白常增加，A/G 下降或倒置。

3. 凝血酶原活动度（PTA） 肝脏为凝血因子合成的主要场所，如果肝实质广泛而严重损伤时，凝血因子缺乏，PTA 明显下降。PTA 正常值为 75% ~ 100%，PTA < 40% 时为肝细胞大量坏死的有力证据。

4. 血浆胆固醇（Ch） 血浆中的胆固醇 60% ~ 80% 来自肝脏，严重肝细胞损伤时，肝内胆固醇合成减少，故而血浆胆固醇明显减少与病情的严重程度相关。淤胆型肝炎、胆道梗阻时胆固醇常有升高。

5. 血清转氨酶 临床用于肝病诊断的转氨酶主要有两种，一是丙氨酸转氨酶（谷丙转氨酶，ALT），另一种是天门冬氨酸转氨酶（谷草转氨酶，AST）。这两种酶均存在于体内多种组织细胞中，但肝细胞中含量最多，尤以 ALT 为甚。这些组织受到伤害，细胞膜通透性增加，大量的转氨酶释放入血引起转氨酶升高。在肝细胞中，ALT 主要存在于肝细胞浆中，而 AST 胞浆中仅占 20%，80% 存在于肝细胞线粒体内。

肝病时转氨酶测定可反映肝细胞损伤情况，且较敏感，ALT 为诊断肝炎最有价值的酶学指标。急性肝炎时潜伏期末 ALT 即有升高，出现症状后即明显升高，可达 1 000IU/L 以上，于病程的 4~6 周可降至正常。如病程超过 3 个月转氨酶仍高，常提示有慢性化倾向。慢性肝炎、肝硬化时转氨酶的升高常较急性肝炎低。ALT 升高幅度不能区别急性肝炎与重型肝炎。ALT 半衰期较短。当重型肝炎肝细胞大量坏死时，随着病程的延长，ALT 则从高水平逐渐下降，而与此相反，血清胆红素却不断上升，因而在病程的某一时期形成特有的"酶胆分离"现象。按病程估计，此现象于肝细胞大量坏死 10 天后较显著。AST/ALT 正常比值为 0.6 左右，急性肝炎时多 <1，重型肝炎时由于线粒体损害严重，AST 大量逸出，使 AST/ALT >1，患者病情危重。

6. γ-谷氨酰转肽酶（γ-GT，GGT） 分布于肝、肾、胰、脾、肠等组织中，此酶灵敏度高，特异性差。肝炎时常增高，且持续增高者提示可能迁延不愈；在慢性肝炎中 γ-GT 上升幅度与病情严重程度有一定关系；淤胆型肝炎时常明显升高；肝癌、阻塞性黄疸、心肌梗死、胰腺炎、酗酒等也可见增高。

7. 碱性磷酸酶（ALP/AKP） 骨骼疾患、肝胆疾患如淤胆型肝炎、肝内外阻塞性黄疸者可明显升高。肝细胞性黄疸仅轻度增高。生长发育期儿童亦明显增加。

（四）病原学检查

1. HAV

（1）抗-HAV IgM：抗体出现较早，一般在病后 1 周黄疸出现时即可测出，2 周时达高峰，1~2 个月滴度开始下降，3~4 个月大部分消失，为甲型肝炎早期诊断最常用而简便的可靠指标。

（2）抗-HAV IgG：在急性肝炎后期和恢复期早期出现（IgM 开始下降时），可达很高水平，在体内可长期存在。如恢复期比急性期增长 ≥4 倍时有诊断意义。目前主要用于测定人群免疫水平。

（3）其他：检测潜伏期末及急性期初病人粪便标本中的 HAV-RNA、甲肝抗原、HAV 颗粒等，主要用于科学研究。阳性可确诊为 HAV 感染。

2. HBV HBV 的抗原复杂，其外壳中有表面抗原，核心成分中有核心抗原和 e 抗原，感染后可诱发机体产生相应的抗体。

（1）HBsAg：为 Dane 颗粒外壳或直径 22nm 的球形及线形颗粒组成，是感染 HBV 后最早出现的血清学标志，感染后 4~7 周血清中开始出现，尔后（1~7 周，平均 4 周）才出现 ALT 升高及症状、体征等。HBsAg 是 HBV 现症感染指标之一，可见于潜伏期患者、急慢性乙肝患者和慢性 HBsAg 携带者。

（2）抗-HBs：是感染 HBV 后机体产生的唯一保护性抗体，对 HBV 具有中和作用。一般在 HBsAg 消失后隔一段时间才出现，这段时间称为空窗期，此时 HBsAg 及抗-HBs 均阴性。抗-HBs 阳性见于乙肝恢复期、HBV 既往感染者和乙肝疫苗接种后。

（3）HBcAg：HBcAg 为核心蛋白的组成部分，血液中一般不能测到游离的 HBcAg。用去垢剂处理 Dane 颗粒后，可释放出 HBcAg，所以血清 HBcAg 阳性表示血液内含有 HBV，传染性强，HBV 复制活跃。

（4）抗-HBc：此为感染 HBV 后最早出现的抗体，先是抗-HBcIgM 阳性（6 个月内）。高滴度的抗-HBcIgM 为 HBV 急性或近期感染的标志，在一些慢性乙型肝炎、肝硬化、肝癌、慢性 HBV 携带者中抗-HBcIgM 也可阳性，但滴度较低，表示体内病毒有复制，传染性强。

抗-HBc 为非中和性抗体，可持续多年不退，是 HBV 感染的标志，可能为现症感染抑或既往感染。

（5）HBeAg 和抗-HBe：在感染 HBV 后，HBeAg 可与 HBsAg 同时或稍后出现于血中，其消失则稍早于 HBsAg。HBeAg 与 HBV DNA 有着良好的相关性，是病毒复制活跃、传染性强的标志。急性肝炎患者若 HBeAg 持续阳性 10 周以上，可能转为慢性感染。HBeAg 消失前或后出现抗-HBe，这一时期称为血清转换期。抗-HBe 的出现预示着病毒复制减少或终止，传染性减弱。HBV 前 C 区变异的慢性乙型肝炎抗-HBe 阳性，但 HBV DNA 阳性。

（6）HBV DNA：是 HBV 存在和复制最可靠的直接证据，可反映病毒复制程度及传染性强弱，也常用来鉴定抗病毒药物的疗效。HBV DNA 的检测还可检测其基因的变异。

HBV 基因变异为近年来研究的热点，前 C 区核苷酸（nt）83G→A 点突变（A83）使氨基酸由 TGG（色氨酸）变异为终止密码 TAG（终 28），是最常见的变异，使 HBeAg 转阴而抗-HBe 阳性的慢性肝病呈进展性，甚至演变为肝癌。

S 基因变异使 HBsAg 和抗-HBs 并存，或为 HBsAg 阴性的慢性 HBV 携带者。S 基因的变异，使得常用的乙肝疫苗失效。

HBV 在感染过程中基因变异被发现，使得对乙型肝炎的发病机理有了认识上的飞跃。变异 HBV 本身及/或宿主改变了对 HBV 的免疫状态，可能是 HBV 感染慢性化、重症化甚至癌变的一个重要因素。

HBV 的基因分型检测对流行病学研究及指导治疗有重要意义。

耐药基因的检测对核苷类似物抗 HBV 治疗有监测及指导意义。

（7）HBV 现症感染的标志：①血清 HBsAg 阳性；②血清 HBV DNA 阳性；③血清抗-HBcIgM 阳性；④肝内 HBcAg 和（或）HBsAg 阳性或 HBV DNA 阳性。具备任何一项即可确定为 HBV 现症感染。

（8）急性 HBV 感染：①HBsAg 滴度由高到低，消失后抗-HBs 阳转；②急性期抗-HBcIgM 高滴度，抗-HBcIgG 阴性或低滴度。具备此两项中的任何一项即可确定为急性 HBV 感染。

3. HCV

（1）抗-HCV：抗-HCV 阳性可诊断为 HCV 感染。一般认为抗-HCV 的意义与抗-HBc 相似，是感染的标志（包括既往感染和现症感染）。抗-HCVIgM 阳性似更能反映为现症病人。HCV 感染者抗体反应弱而晚，抗-HCV 在感染后 4~6 周或更久出现，慢性患者抗-HCV 可持续阳性。

（2）HCV RNA：由于感染者体内 HCV 浓度极低，HCV RNA 极少，一般只能用 PCR 来检测。HCV RNA 的出现较抗 – HCV 早，阳性表示体内有 HCV 复制，有传染性，可用于 HCV 的早期诊断及疗效评估。HCV 的基因分型检测对流行病学研究及指导慢性丙型肝炎治疗有重要意义。

4. HDV

（1）HDAg：感染 HDV 后 HDAg 较早在血清中出现且持续时间短（1～2 周），随着抗 – HD 的产生，HDAg 与抗 – HD 形成免疫复合物，常规的检测方法 HDAg 为阴性，故 HDAg 阳性是急性 HDV 感染的直接证据。

（2）抗 – HD：抗 – HDIgM 阳性是 HDV 现症感染的标志，急性 HDV 感染抗 – HDIgM 一过性升高；慢性 HDV 感染者抗 – HDIgM 升高多为持续性并有高滴度的抗 – HDIgG 阳性。持续性高滴度抗 – HD 或抗 – HDIgG 是慢性 HDV 感染的证据。

（3）HDV RNA：血清或肝组织中 HDV RNA 是 HDV 感染的直接证据，急性 HDV 感染一过性阳性，慢性 HDV 感染则持续阳性。

5. HEV

（1）抗 – HEV：感染 HEV 后 2 周内抗 – HEV 阳转，3～5 周后达高峰，然后逐渐下降。抗 – HEV 阳转或滴度由低到高或抗 – HEV 滴度 >1∶20 或抗 – HEVIgM 阳性对急性戊型肝炎有诊断意义。

（2）HEAg、HEV RNA 和 HEV 颗粒：血清和（或）粪便 HEAg 或 HEV RNA 阳性或粪便标本中找到 HEV 颗粒可明确诊断。

（五）肝穿刺活组织学检查

肝活检对病毒性肝炎的诊断和分型十分重要，不仅可从一般的病理形态上诊断及鉴别诊断、估计预后、随访其演变及评估疗效，而且近年来应用电镜、免疫电镜、免疫组化、核酸分子杂交等技术可进一步研究发病机理、确定病因、确定病毒复制状态、指导治疗。

（六）影像学检查

1. 超声波检查 急性肝炎时行此检查的目的是排除肝脏的其他病变，如肝占位性病变、梗阻性病变等。B 型超声检查对肝硬化、肝大块坏死、肝癌、脂肪肝等有一定的诊断意义。

2. 电子计算机断层扫描（CT）检查 意义与超声波检查类似。

【诊断与鉴别诊断】

（一）诊断

病毒性肝炎的临床表现复杂，在诊断时切忌主观片面地依靠某一点或某一次异常，应根据流行病学、临床表现及实验室检查，结合患者具体情况及动态变化进行综合分析做出临床诊断，并根据特异性检查结果做出病原学诊断。

确诊的肝炎病例以临床分型与病原学分型相结合命名，肝组织病理学检查结果附后。例如：

1. 病毒性肝炎，甲型（或甲型和乙型同时感染），急性黄疸型（或急性无黄疸型）。
2. 病毒性肝炎，乙型（或乙型和丁型重叠感染），慢性（中度），G_2S_3。

3. 病毒性肝炎，丙型，亚急性重型，腹水型，早期（或中期或晚期）。

HBsAg 携带者近期感染另一型肝炎病毒时可命名如下：①病毒性肝炎，甲型，急性黄疸型；②HBsAg 携带者。

对甲、乙、丙、丁、戊五型肝炎病毒标志均阴性者可诊断为：①急性肝炎，病因未定；②慢性肝炎，病因未定。

（二）鉴别诊断

1. 传染性单核细胞增多症　系 EB 病毒感染，可有肝脾肿大、黄疸、肝功能异常。但消化道症状轻，常有咽炎、淋巴结肿大、血白细胞增多、异型淋巴细胞 10% 以上、嗜异凝集反应阳性，抗 EB 病毒抗体 IgM 早期（4～8 周）阳性等。

2. 中毒性肝炎　有服用损害肝脏药物或接触有毒物质史，病毒性肝炎病原学检查常阴性。

3. 肝外阻塞性黄疸　以胆道结石或伴感染及肿瘤最为常见。其 ALT 上升幅度低，黄疸多为胆汁淤积性（皮肤瘙痒、以结合胆红素升高为主、碱性磷酸酶及血浆胆固醇增高明显等），B 超检查可确诊。

4. 其他　败血症、大叶性肺炎、伤寒、感染中毒性休克等均可出现黄疸、血清转氨酶增高，但它们各有特点。

【治疗】

目前尚无特效疗法。病毒性肝炎临床表现多样，变化多端，要根据不同的病原、不同的临床类型及组织学损害区别对待。

（一）急性肝炎

1. 休息　早期应住院，卧床休息，症状和黄疸消退后可起床活动，并随着病情的好转而逐渐加大活动量，一般以不感到疲劳为度。

2. 饮食　患者食欲不振时应进易消化、含维生素丰富的清淡饮食。食欲明显下降且有呕吐者可静脉注射 10%～20% 葡萄糖和维生素 C。避免使用肝毒性药物及其他对肝脏不利的因素。禁止饮酒。

3. 药物治疗　恶心呕吐者可予以胃动力药如甲氧氯普胺、多潘立酮等；食欲不振者可加用多酶片、酵母片等；黄疸持续不退者可考虑中医中药治疗，或用门冬氨酸钾镁溶液 10～20ml 加入 10% 葡萄糖 200ml 静脉滴注，每日 1 次。

目前保肝药种类繁多，可酌情选用 1～2 种，不可太多，以免加重肝脏负担。

（二）慢性肝炎

慢性病毒性肝炎的治疗应根据患者的具体情况采用综合性治疗方案，主要包括一般及对症、抗病毒、免疫调节、抗炎保肝、抗纤维化等治疗措施，不论是慢性乙型肝炎还是丙型肝炎，抗病毒治疗是关键。只要有适应证，且条件允许，就应进行规范的抗病毒治疗。

1. 休息　应适当休息。病情活动时应卧床休息，病情稳定时应注意锻炼身体，增强体质。

2. 饮食 宜进蛋白质及维生素含量丰富的饮食，但应注意不要摄入过多热量，以维持平衡为宜，以防发生脂肪肝、糖尿病等。忌饮酒。

3. 抗病毒治疗 目的是清除或持续抑制体内的肝炎病毒，减轻肝损伤及肝纤维化，延缓和阻止疾病进展，减少和防止肝脏失代偿、肝硬化、肝细胞癌及其并发症的发生，从而改善生活质量和延长存活时间。

(1) 慢性乙型肝炎：抗病毒治疗的适应证：HBV DNA $\geq 10^5$ 拷贝/ml（HBeAg 阴性者为 $\geq 10^4$ 拷贝/ml）且 ALT $\geq 2 \times$ 正常值上限（ULN）（如用干扰素治疗还应 ALT $\leq 10 \times$ ULN，血总胆红素水平 $< 2 \times$ ULN）或 ALT $< 2 \times$ ULN，但肝组织学显示 Knodell 组织学活动指数（HAI）≥ 4，或 $\geq G2$ 炎症坏死；如持续 HBV DNA 阳性及 ALT 异常，也应考虑抗病毒治疗。对达不到治疗标准者，应注意监测病情变化。注意排除其他因素所致的 ALT 升高，也应排除因应用降酶药物致 ALT 暂时性正常者。

1) 干扰素（IFN）：具有抗病毒及免疫调节作用。目前常用的为 IFNα。IFNα 与病毒感染细胞上的受体结合引起细胞膜的形态及生化改变，在 cAMP 第二信使的作用下产生特异因子，生成特异性的 mRNA，再经过转录合成数种抗病毒蛋白（AVP）。AVP 可阻断病毒 mRNA 的翻译，降解单链 RNA，抑制病毒蛋白的合成，阻止病毒复制。同时 IFN 具有增强巨噬细胞和 NK 细胞活性，参与细胞因子网络，调节宿主免疫功能，使细胞表面上的 MHC-I 抗原增多等作用。干扰素疗程相对固定，HBeAg 血清学转换率较高，疗效相对持久，无耐药变异，但需要注射给药，不良反应明显，患者依从性差，肝功能失代偿者不适用。适用于较年轻的患者（包括青少年患者）、近期内有生育要求的患者、期望短期内完成治疗的患者、机体免疫清除反应较强的患者（如病毒载量较低、ALT 水平较高、肝脏炎症程度较重）等。一般皮下或肌肉注射给药。常用剂量为每次 3~5MU，开始 2 周至 1 个月可每日 1 次，然后每周 3 次，疗程 4~6 个月，如有效可延长至 12 个月。聚乙二醇化干扰素 α（PEG-IFNα）是在 IFNα 分子上交联无活性、无毒性的 PEG 分子，延缓 IFNα 注射后的吸收和体内清除过程，延长半衰期，每周 1 次给药即可维持有效血药浓度，疗效优于普通 IFNα。

主要根据 HBV DNA 及 ALT 来判断干扰素的疗效。较理想的疗效应为治疗结束及结束后 6~12 个月 ALT 维持正常，HBV DNA 持续阴性，HBeAg 血清转换。疗效与病例的选择有密切关系，如治疗前 ALT 高水平，HBV DNA 低滴度，女性，病程较短，非母婴传播，肝脏纤维化程度轻，依从性好，无 HCV、HDV 或 HIV 合并感染者等有利于提高疗效。

副作用主要有流感样症候群（发热、寒战、头痛、肌肉酸痛和乏力等），随疗程进展，此类症状可逐渐减轻或消失；外周血白细胞（中性粒细胞）和血小板减少；抑郁、妄想症、重度焦虑等精神症状；诱导产生自身抗体和自身免疫性疾病，患者可出现甲状腺疾病（甲状腺功能减退或亢进）、糖尿病、血小板减少、银屑病、白斑、类风湿性关节炎和系统性红斑狼疮样综合征等；其他少见的不良反应包括肾脏损害（间质性肾炎、肾病综合征和急性肾衰竭等）、心血管并发症（心律失常、缺血性心脏病和心肌病等）、视网膜病变、听力下降和间质性肺炎等。

干扰素治疗的绝对禁忌证有妊娠、精神病史（如严重抑郁症）、未能控制的癫痫、未戒断的酗酒/吸毒、未经控制的自身免疫性疾病、失代偿期肝硬化、有症状的心脏病、治疗前

中性粒细胞计数 $<1.0 \times 10^9/L$ 和治疗前血小板计数 $<50 \times 10^9/L$。相对禁忌证包括甲状腺疾病、视网膜病、银屑病、既往抑郁症史、未控制的糖尿病、未控制的高血压、总胆红素 $>51\mu mol/L$ 特别是以间接胆红素为主者。

2）核苷类似物（nucleotide analogues）：主要通过抑制乙肝病毒的 DNA 多聚酶和反转录酶活性，并与核苷酸竞争性掺入病毒的 DNA 链，终止 DNA 链的延长和合成，使病毒的复制受到抑制而发挥抗病毒作用。目前此类药物均为口服给药，使用方便、安全、耐受性好；患者依从性好；直接抑制 HBV 复制，作用较强；不良反应少而轻微，肝功能失代偿者亦可使用。但疗程相对不固定，常需长期给药，长期应用可产生耐药变异，且用药时间越长耐药发生率越高；HBeAg 血清学转换率低，疗效不持久，停药后极易出现病情反复甚至恶化等。对 HBeAg 阳性的慢性乙型肝炎患者如出现 HBeAg 血清转换并维持疗效半年至 1 年以上可考虑停药；HBeAg 阴性的慢性乙型肝炎患者停药的理想指标为发生 HBsAg 血清转换（常难于达到）或治疗有效后至少需维持疗效 2 年以上方可考虑停药；肝硬化患者尤其是失代偿期患者需长期用药，不建议停药。在治疗过程中及治疗结束后应注意监测及随访。国内目前已经上市用于治疗慢性乙型肝炎的核苷类似物有拉米夫定、阿德福韦酯、恩替卡韦、替比夫定等。它们在抗病毒作用的强弱、耐药发生几率、交叉耐药、HBeAg 血清学转换率及价格等诸多方面各不相同，临床应用时应根据患者的具体情况（个体化）综合考虑选择用药。

（2）慢性丙型肝炎：抗病毒治疗的适应证：①ALT 或 AST 持续或反复升高，或肝组织学有明显炎症坏死（$\geq G_2$）或中度以上纤维化（$\geq S_2$）者；②ALT 持续正常者肝活检病理学结果显示明显纤维化（S_2、S_3）者，无论炎症坏死程度如何，均应给予抗病毒治疗；③ALT 正常或轻度升高，HCV RNA 阳性，也可考虑进行治疗；④代偿期肝硬化（Child - Pugh A 级）患者，在严密观察下可给予抗病毒治疗；⑤HCV RNA 阳性的急性丙型肝炎一经确认即应开始抗病毒治疗以降低其慢性化率。

目前 IFNα 是抗 HCV 最有效的药物，包括普通 IFNα 和 PEG - IFNα 等。HCV 基因型为 2、3 型者疗效较好，1 型者疗效较差。

利巴韦林（ribavirin，病毒唑）800～1 000mg/d 口服与 IFNα 合用可增加丙型肝炎的疗效，但单用利巴韦林治疗无清除病毒的作用。目前认为其抗病毒作用机制属免疫调节作用，可能是通过对 T 细胞介导的细胞毒性刺激作用，调节免疫应答。应用利巴韦林期间应定期检查血红蛋白及网织红细胞，以防出现溶血反应。本药尚有致畸作用，育龄妇女应采取避孕措施。

PEG - IFNα 与利巴韦林联合应用是目前最有效的抗病毒治疗方案，其次是普通 IFNα 与利巴韦林联合疗法，均优于单用 IFNα。如治疗 24 周时 HCV RNA 转阴，可继续治疗到 48 周。

目前对急性丙型肝炎治疗尚无统一方案，建议给予普通 IFNα 3MU，隔日 1 次肌肉或皮下注射，疗程为 24 周，并同时服用利巴韦林。

4. 调节免疫疗法 胸腺素、特异性免疫核糖核酸、转移因子、左旋咪唑及一些中药提取物如猪苓多糖等均有调节免疫作用，可试用治疗慢性乙型肝炎。

5. 抗肝纤维化治疗 γ干扰素及中药冬虫夏草、丹参、桃仁等制剂有一定的抗肝纤维化作用，但尚需更进一步的临床研究证实。

（三）重型肝炎

在密切观察病情、早期诊断的前提下，以支持和对症疗法为基础，进行多环节阻断肝细胞坏死，促进肝细胞再生，积极预防和治疗各种并发症，必要时可采用人工肝支持系统，争取进行肝移植。

1. 一般及支持治疗　患者应卧床休息，进行重症监护，密切观察病情变化，控制蛋白质的摄入，减少肠道氨的来源，补足每日必需的热量、液体、维生素等，适当补充新鲜血浆、白蛋白、免疫球蛋白、含高支链氨基酸的多种氨基酸等，加强支持治疗。酌情应用免疫调节剂胸腺素 α_1。注意隔离，防止发生医院感染。禁用对肝、肾有害的药物。

2. 病因治疗　由 HBV 引起的重型肝炎应及早给予核苷类似物抗病毒治疗，减轻或阻止免疫病理损伤。不宜使用干扰素治疗。

3. 促进肝细胞再生　常用的治疗措施有：①肝细胞生长因子（HGF）；②前列腺素 E_1（PGE_1）；③还原型谷胱甘肽；④胰高血糖素－胰岛素（G－I）疗法等。

4. 抗内毒素血症　间歇应用广谱抗菌药物，抑制肠道菌内毒素释放；口服乳果糖等，促进肠道内毒素排泄。

5. 防治并发症　积极防治肝性脑病、上消化道出血、继发感染、肝肾综合征等并发症。

6. 人工肝支持系统　有条件者可采用人工肝支持系统以清除血中有毒物质，补充生物活性物质，降低胆红素，升高 PTA，可为晚期患者争取时间进行肝移植。

7. 肝移植　可显著提高终末期肝病患者生存率。

（四）中医药治疗

目前中医药治疗病毒性肝炎以辨证论治为主，辅以辨病，在保肝降酶、消退黄疸、抗肝纤维化及重型肝炎的救治等诸多方面有着一定的优势。就目前诸多临床研究来看中医药抗肝纤维化治疗似乎前景广阔，但有待进一步深入研究。

【预防】

（一）管理传染源

1. 报告和登记　对疑似、确诊、住院、出院、死亡的肝炎病例均应分别按病原学进行传染病报告，专册登记和统计。

2. 隔离和消毒　急性甲型及戊型肝炎自发病之日起隔离3周；乙型及丙型肝炎隔离至病情稳定后可以出院。各型肝炎应分室住院治疗。

对患者的分泌物、排泄物、血液以及污染的医疗器械及物品等均应进行消毒处理。

3. 对儿童接触者管理　对急性甲型或戊型肝炎患者的儿童接触者应进行医学观察45天。

4. 献血员管理　献血员应在每次献血前进行体格检查。肝功能异常或 HBsAg 阳性或抗－HCV阳性者不得献血。

5. HBsAg 携带者管理　HBsAg 携带者不能献血。可照常工作和学习，但要加强随访。

注意个人卫生和经期卫生，防其唾液、血液及其他分泌物污染周围环境，感染他人。个人食具、刮刀修面用具、漱洗用品等应与健康人分开。

（二）切断传播途径

提高个人卫生水平，加强饮食卫生管理、水源保护、环境卫生管理以及粪便无害化处理。加强托幼机构、各服务业卫生管理。

各级医疗卫生单位应加强消毒、防护措施。各种医疗及预防注射应实行一人一针一管，各种医疗器械及用具应实行一人一用一消毒（如针灸针、手术器械、探针、各种内镜以及口腔科钻头等），尤其应严格对带血污染物进行消毒处理。对血液透析病房应加强卫生管理。

（三）保护易感人群

1. 甲型肝炎 人血丙种球蛋白对甲型肝炎密切接触者有一定程度的保护作用，主要适用于接触甲型肝炎患者的易感儿童；甲肝减毒活疫苗或灭活疫苗均有较好的预防效果，高危易感人群应接种。

2. 乙型肝炎

（1）乙肝免疫球蛋白（HBIG）：主要用于阻断 HBV 的母婴传播及意外暴露的被动免疫，应在出生后或暴露后的 24 小时内（时间越早越好）注射。

（2）基因工程乙肝疫苗：主要用于阻断母婴传播及新生儿和高危人群的预防，对 HBeAg 阳性产妇所生婴儿与乙肝免疫球蛋白联合使用可提高保护率。

第二节 手足口病

手足口病（hand - foot - mouth disease，HFMD）是由多种肠道病毒引起的常见传染病，以婴幼儿发病为主。大多数患者症状轻微，以发热和手、足、口腔等部位的皮疹或疱疹为主要特征。少数患者可并发无菌性脑膜炎、脑炎、急性弛缓性麻痹、呼吸道感染和心肌炎等，个别重症患儿病情进展快，易发生死亡。少年儿童和成人感染后多不发病，但能够传播病毒。引起手足口病的肠道病毒包括肠道病毒71型（EV71）和A组柯萨奇病毒、埃可病毒的某些血清型。EV71感染引起重症病例的比例较大。肠道病毒传染性强，易引起暴发或流行。

【病原学】

引起手足口病的病原体主要为小 RNA 病毒科肠道病毒属的柯萨奇病毒（Coxasckie virus）A组16、4、5、7、9、10型，B组2、5、13型；埃可病毒（Echo virus）和肠道病毒71型（EV71）。其中以 EV71 及 Cox A16 最为常见。

肠道病毒适合在湿热的环境下生存与传播，对乙醚、去氯胆酸盐等不敏感，75%酒精和5%来苏亦不能将其灭活，但对紫外线及干燥敏感。各种氧化剂（高锰酸钾、漂白粉等）、甲醛、碘酒都能灭活病毒。病毒在50℃可被迅速灭活，但1mol浓度二价阳离子环境可提高病毒对热灭活的抵抗力，病毒在4℃可存活1年，在-20℃可长期保存。

【流行病学】

（一）流行概况

手足口病是全球性传染病，世界大部分地区均有此病流行的报道。1957年新西兰首次报道该病。1958年分离出柯萨奇病毒，1959年提出手足口病命名。早期发现的手足口病的病原体主要为Cox A16，1969年从加利福尼亚患有中枢神经系统疾病的婴儿患者粪便标本中首次分离出EV71。此后EV71感染与Cox A16感染交替出现，成为手足口病的主要病原体。

20世纪70年代中期，保加利亚、匈牙利相继暴发以中枢神经系统症状为主要临床特征的EV71流行。1975年保加利亚报告病例750例，其中149人致瘫，44人死亡。1944年英国发生一起由Cox A16引起的手足口病暴发，患者大多为1~4岁婴幼儿，大部分病人症状较轻。20世纪90年代后期，EV71开始在东亚地区流行。1997年马来西亚发生了主要由EV71引起的手足口病流行，4~8月共有2628人发病，4~6月有29例病人死亡。

1981年我国上海首次报道本病，此后，北京、河北、天津、福建、吉林、山东、湖北、青海和广东等地均有本病报道。1983年天津发生Cox A16引起的手足口病暴发，5~10月间发生了7000余病例。经过2年低水平散发后，1986年再次暴发。1995年武汉病毒研究所从手足口病病人中分离出EV71，1998年深圳市卫生防疫站也从手足口病患者标本中分离出EV71。

1998年，我国台湾地区发生EV71感染引起的手足口病和疱疹性咽峡炎流行，共报告了129 106例病例。当年共发生重症病人405例，死亡78例，大多为5岁以下的幼儿。重症病例的并发症包括脑炎、无菌性脑膜炎、肺水肿或肺出血、急性软瘫和心肌炎。

英国1963年以来的流行病学资料显示，手足口病流行的间隔期为2~3年。手足口病流行无明显的地区性。一年四季均可发病，以夏秋季多见，冬季的发病较为少见。该病流行期间，可发生幼儿园和托儿所集体感染和家庭聚集发病现象。肠道病毒传染性强，隐性感染比例大，传播途径复杂，传播速度快，在短时间内可造成较大范围的流行，疫情控制难度大。

（二）传染源和传播途径

人是肠道病毒唯一宿主，患者和隐性感染者均为本病的传染源。主要经粪-口和（或）呼吸道飞沫传播，亦可经接触患者皮肤、黏膜疱疹液而感染。患者粪便、疱疹液和呼吸道分泌物及其污染的手、毛巾、手绢、牙具、玩具、食具、奶具、床上用品、内衣以及医疗器具等均可传播本病。是否可经水或食物传播尚不明确。发病前数天，感染者咽部与粪便就可检出病毒，通常以发病后1周内传染性最强。

（三）易感性

人对肠道病毒普遍易感，显性感染和隐性感染后均可获得特异性免疫力，持续时间尚不明确。病毒的各型间无交叉免疫。各年龄组均可感染发病，但以3岁以下年龄组发病率最高。病人以4~5岁以下小儿为多，约占80%以上，成人也可患病，多为轻症。

【发病机制与病理】

口腔溃疡性损伤和皮肤斑丘疹为手足口病的特征性病变。口腔溃疡性损伤开始表现为直径2~8mm的红色斑丘疹,然后进展为短暂的疱疹,再形成带有红色晕轮的黄灰色溃疡,最后溃疡愈合。皮肤斑丘疹以直径2~3mm的红色斑丘疹为特征,中心有一个灰色小疱,皮疹呈椭圆形,与皮纹纵轴相平行,皮疹消失前结硬皮,不留疤痕。

斑丘疹的组织学改变:光镜下可见表皮内水疱,水疱内有中性粒细胞和嗜酸性粒细胞碎片;水疱周围上皮有细胞间和细胞内水肿;水疱下真皮有多种白细胞的混合型浸润。电镜下可见上皮细胞内有嗜酸性包涵体。

脑膜脑炎、心肌炎和肺炎是手足口病的三个严重并发症。脑膜脑炎表现为淋巴细胞性软脑膜炎,脑灰质和白质血管周围淋巴细胞和浆细胞浸润、局灶性出血和局灶性神经细胞坏死以及胶质反应性增生。心肌炎表现为局灶性心肌细胞坏死,偶见间质淋巴细胞和浆细胞浸润。肺炎表现为弥漫性间质淋巴细胞浸润、肺泡损伤、肺泡内出血和透明膜形成,可见肺泡上皮脱落和增生,有片状肺不张。

【临床表现】

潜伏期一般2~7天,没有明显的前驱症状,多数患者急性起病,轻重不一,轻者无症状。

1. 发热　急性起病,约半数患者发病前1~2天或发病的同时有发热,多在38℃左右,以婴幼儿居多,年龄越小越呈高热趋势,热程2~7天。体温越高,热程越长,病情越重。部分初期有轻度上呼吸道感染症状,如咳嗽、流涕、恶心、呕吐等。

2. 皮疹　发热1~2天后,手掌或脚掌部出现斑丘疹和疱疹,臀部或膝盖也可出现皮疹。皮疹周围有炎性红晕,疱内液体较少,有时在患儿臀部和肛周也可见到疱疹。口腔黏膜可出现散在的疱疹,疼痛明显,多分布在口腔、舌尖、颊黏膜、软腭、硬腭、扁桃体等处,疱疹破溃后形成溃疡,口腔溃疡可引起局部疼痛影响进食,婴幼儿表现为哭闹、拒食、流涎。皮疹呈离心性分布,一般无疼痛及痒感,皮疹在5天左右由红变暗,然后消退,愈合后不留痕迹。疱疹呈圆形或椭圆形扁平凸起,内有浑浊液体,一般无疼痛及痒感,愈合后不留痕迹。手、足、口腔病损在同一患者不一定全部出现。水疱和皮疹通常在1周内消退。

重症病例:①有手足口病的临床表现,同时伴有肌阵挛,或脑炎、急性弛缓性麻痹、心肺功能衰竭等。②手足口病流行地区的婴幼儿虽无手足口病典型表现,但有发热伴肌阵挛、脑炎、急性弛缓性麻痹、心脏衰竭、肺水肿等。

【并发症与预后】

(一) 并发症

手足口病表现在皮肤和口腔上,但病毒会侵犯心、脑、肺等重要器官,少数病例(尤其是3岁以下者)可出现脑炎、脑脊髓炎、脑膜炎、肺水肿、循环衰竭等。表现为神经系统方面,精神差,嗜睡,头痛,呕吐,易惊,肢体抖动,无力或瘫痪等;呼吸系统方面,呼吸浅促、困难，呼吸节律改变，口唇紫绀，咳吐白色、粉红色或血性泡沫痰等；循环系统方面，面色苍白，心率增快或缓慢，脉搏浅速、减弱甚至消失，四肢发凉，指（趾）发绀，血压升高或下降。

（二）预后

本病大多预后较好，愈合后不留痕迹。但婴幼儿重症病例合并心、脑、肺重要脏器损伤者愈后差。

【实验室检查】

1. 血常规 一般病例白细胞计数正常，重症患者可出现白细胞计数明显升高。

2. 病毒分离 自咽拭子或咽喉洗液、粪便或肛拭子、脑脊液或疱疹液以及脑、肺、脾、淋巴结等组织标本中分离出肠道病毒。

3. 血清学检验 病人血清中特异性 IgM 抗体阳性，或急性期与恢复期血清 IgG 抗体有 4 倍以上的升高。

4. 核酸检验 自病人血清、脑脊液、咽拭子或咽喉洗液、粪便或肛拭子、脑脊液或疱疹液以及脑、肺、脾、淋巴结等组织标本中检测到病原核酸。

【诊断与鉴别诊断】

依据有手足口病接触史或当地有本病流行的流行病学资料及典型的口腔、手足疱疹等临床表现即可临床诊断。确诊需有病原学依据。

需与疱疹性咽峡炎、疱疹性口炎、水痘、口蹄疫及梅毒等鉴别。

【治疗】

手足口病如无并发症，只要及时治疗，多在 1 周便可痊愈。

1. 一般治疗 注意隔离，避免交叉感染。适当休息，给予清淡、富含营养及维生素的饮食。做好口腔及皮肤护理，密切监测体温、呼吸、心率、血压。手足疱疹部位避免摩擦、挤压，要勤剪指甲，勤洗手，避免不良洗涤液的刺激。

2. 对症治疗 包括降温、镇静、止惊、给氧等措施。

3. 抗病毒药物治疗 目前尚缺乏特异、高效的抗病毒药物，可适当选用利巴韦林等抗病毒药物；可早期应用 γ-IFN（儿童 100 万 U、成人 300 万 U，每天 1 次，连续 16 天）治疗 EV71 引起的中枢神经系统感染，可逆转病毒对神经系统的损伤；在疾病早期（出现口腔溃疡和皮疹的 1~2 天内）应用阿昔洛韦或更昔洛韦治疗可能具有一定的疗效。

4. 并发症的治疗 如出现脑膜脑炎、心肌炎、肺炎，应给予相应处理。

5. 中医药治疗 根据病程、皮疹特点及全身症状来辨证论治，治宜疏风解热、利湿解毒、燥湿凉营透疹，可选用荆芥、防风、麻黄、夏枯草、板蓝根、贯众、金银花、蝉蜕、厚朴等。局部口腔溃疡可给予蒙脱石散点涂或中药杭菊、金银花泡水代茶含漱。

【预防】

手足口病传播途径多，婴幼儿和儿童普遍易感。做好儿童个人、家庭和托幼机构的卫生是预防本病传染的关键。

（一）个人预防措施

1. 饭前便后、外出后要用肥皂或洗手液等给儿童洗手，不要让儿童喝生水、吃生冷食物，避免接触患病儿童。

2. 看护人接触儿童前，替幼童更换尿布、处理粪便后均要洗手，并妥善处理污物。

3. 婴幼儿使用的奶瓶、奶嘴使用前后应充分清洗。

4. 本病流行期间不宜带儿童到人群聚集、空气流通差的公共场所，注意保持家庭环境卫生，居室要经常通风，勤晒衣被。

5. 儿童出现相关症状要及时到医疗机构就诊。居家治疗的儿童，不要接触其他儿童，父母要及时对患儿的衣物进行晾晒或消毒，对患儿粪便及时进行消毒处理。

（二）托幼机构及小学等集体单位的预防控制措施

1. 本病流行季节，教室和宿舍等场所要保持良好通风。

2. 每日对玩具、个人用具、餐具等物品进行清洗消毒。

3. 进行清扫或消毒工作（尤其清扫厕所）时，工作人员应戴手套。清洗工作结束后应立即洗手。

4. 每日对门把手、楼梯扶手、桌面等物体表面进行擦拭消毒。

5. 教育指导儿童养成正确洗手的习惯。

6. 每日进行晨检，发现可疑患儿时，要对患儿采取及时送诊、居家休息的措施；对患儿所用的物品要立即进行消毒处理。

7. 患儿增多时，要及时向卫生和教育部门报告。根据疫情控制需要，当地教育和卫生部门可决定采取托幼机构或小学放假措施。

（三）医疗机构的预防控制措施

1. 疾病流行期间，医院应实行预检分诊，并专辟诊室接诊疑似手足口病病人，引导发热出疹患儿到专门诊室就诊，候诊及就诊等区域应增加清洁消毒频次，室内清扫时应采用湿式清洁方式。

2. 医务人员在诊疗、护理每一位病人后，均应认真洗手或对双手消毒。

3. 诊疗、护理病人过程中所使用的非一次性的仪器、物品等要擦拭消毒。

4. 同一间病房内不应收治其他非肠道病毒感染的患儿。重症患儿应单独隔离治疗。

5. 对住院患儿使用过的病床及桌椅等设施和物品必须消毒后才能继续使用。

6. 患儿的呼吸道分泌物和粪便及其污染的物品要进行消毒处理。

7. 医疗机构发现手足口病患者增多或肠道病毒感染相关死亡病例时，要立即向当地卫生行政部门和疾控机构报告。

第三节 病毒感染性腹泻

病毒感染性腹泻（viral infection diarrhea）是由肠道内病毒感染所引起的，以呕吐、腹泻、水样便为主要临床特征的一组急性肠道传染病，临床上可伴有发热、恶心、腹痛等中毒症状，免疫力正常的患者病程呈自限性。引起本病的病毒种类较多，其中最常见的是轮状病毒（Rotavirus），其次为诺沃克病毒（Norwalkvirus）和肠腺病毒（Enteradenovirus）。其他病毒引起腹泻不常见，如星状病毒、嵌杯病毒、柯萨奇病毒、埃可病毒等。

【病原学】

（一）轮状病毒

人类轮状病毒属于呼肠病毒科（Reoviridae）轮状病毒属，为双股RNA病毒，球形，直径70~75nm，有双层衣壳，内壳为22~24个从内向外呈放射状排列结构，电镜下完整病毒颗粒如车轮状，故称为轮状病毒。具有双层衣壳结构的完整病毒颗粒（光滑型）有传染性。单壳病毒是只有内壳的不完整颗粒（粗糙型），直径约5nm，为不完整病毒，无传染性。

目前，轮状病毒分为A~G七个组和两个亚群（Ⅰ和Ⅱ）。A组主要引起婴幼儿腹泻，人类主要感染该组病毒。B组为成人腹泻轮状病毒，C组主要在猪群中流行，仅在个别人中发现。D~G组仅与动物疾病有关。亚群Ⅱ比亚群Ⅰ多见。

A组轮状病毒在外界环境中比较稳定，在粪便中可存活数日或数周，耐酸、耐碱，56℃1小时可使其灭活。用胰酶处理可增强其感染性，因此，在分离病毒时常预先用胰酶处理。可引起人类腹泻的三组轮状病毒仅A组和C组的某些病毒株可在特定细胞内复制。B组成人轮状病毒很不稳定，极易降解，组织培养尚不成功。

（二）诺沃克病毒

该病毒是第一个被证实能引起人类感染性腹泻的病毒。1972年用免疫电镜从美国俄亥俄州诺沃克地区患者标本中找到了病毒颗粒，命名为诺沃克病毒。

诺沃克病毒为单链RNA病毒，属于嵌杯病毒科（Caliciviridae）诺沃克病毒属。呈球形，直径25~35nm，无包膜。有三个开放读码框（ORF_1、ORF_2、ORF_3），分别编码具有RNA聚合酶性质的非结构蛋白前体、病毒衣壳蛋白相关的氨基酸多肽（有抗原性）和含212个氨基酸的多肽。

诺沃克病毒对各种理化因子有较强的抵抗力，耐乙醚、耐酸、耐热，在pH 2.7的环境中可存活3小时，冷冻数年仍具有活性。60℃30分钟不能灭活，但煮沸后2分钟病毒失活，含氯10mg/L 30分钟才能灭活。

（三）肠腺病毒

腺病毒有A~F六个亚群，其中F组的40型、41型和30型可侵袭小肠引起腹泻，故称肠腺病毒。肠腺病毒是引起婴幼儿病毒感染性腹泻的重要病原体，重要性仅次于轮状病毒。

　　肠腺病毒是双链线形 DNA 病毒，核心有衣壳，无脂性包膜。其形态与普通腺病毒相同，呈 20 面体对称，直径 70～80nm，核心 40～45nm，但很难进行组织培养。

　　肠腺病毒对酸、碱及温度的耐受能力较强，在室温、pH 6.0～9.5 的条件下，可保持其最强感染力，4℃ 70 天、36℃ 7 天病毒可保持感染力不变，但 56℃ 2～5 分钟可灭活。腺病毒由于不含脂质对脂溶剂如胆盐等也有较强的抵抗力，可在肠道中存活。对紫外线敏感，照射 30 分钟后，丧失感染性，对甲醛亦敏感。

【流行病学】

　　病毒性腹泻的传染源有人和动物，以粪－口传播和人－人的接触感染为主。人群普遍易感，但由于病原体不同，有些差异。

　　（一）轮状病毒

　　1. 传染源　为被感染的人和动物。患者急性期粪便中含大量病毒颗粒，病后持续排病毒 4～8 天，极少数可长达 42 天。患病婴儿的母亲带病毒率高达 70%。

　　2. 传播途径　主要为粪－口途径传播，亦可通过密切接触和呼吸道传播。易感者只需 10 个病毒即可引起感染。轮状病毒是造成医院感染的重要病原体。

　　3. 易感人群　A 组病毒主要感染婴幼儿，高发年龄为 6～24 个月龄，6 个月以下婴儿由于有来自母体的抗体较少发病。新生儿和成人也可感染，但成人感染后多无明显症状或仅有轻症表现。B 组轮状病毒成人普遍易感，但主要感染青壮年，以 20～40 岁人群最多，健康人群抗体阳性率为 20%～30%。C 组轮状病毒主要感染儿童，成人偶有发病。轮状病毒感染后均可产生抗体，特异性 IgG 持续时间较长，有无保护性尚未肯定。有再次感染而发病的报道。不同血清型的病毒之间缺乏交叉免疫反应。

　　4. 流行特征　A 组轮状病毒感染呈世界性分布，全年均可发病；在温带和亚热带地区以秋冬季多见，在热带地区无明显季节性，是婴幼儿急性感染性腹泻的主要原因。B 组轮状病毒感染主要发生在中国，以暴发流行为主，有明显季节性，多发生于 4～7 月份。C 组轮状病毒感染多为散发，偶有小规模流行。

　　（二）诺沃克病毒

　　1. 传染源　包括隐性感染者和患者，主要是患者，其粪便或呕吐物中病毒含量高，感染后粪便排毒可持续至腹泻停止后至少 2 天，少数人可持续排毒大约 2 周时间。

　　2. 传播途径　主要为粪－口途径传播。可散发，也可暴发流行。散发病例为人－人的接触感染。暴发流行常由于食物和人的污染所造成。当易感者接触污染物被感染后很快发病。供水系统、食物和游泳池污染均可引起暴发流行。每次暴发流行的时间为 1～2 周。

　　3. 易感人群　普遍易感。但发病者以成人和大龄儿童多见。感染后患者血清抗体水平很快上升。通常感染后第 3 周达高峰，但仅维持到第 6 周左右即下降。儿童诺沃克病毒的特异性抗体水平不高，而成人血清特异性抗体的阳性率可达 50%～90%。诺沃克病毒抗体无明显保护作用，故本病可反复感染。

　　4. 流行特征　流行地区广泛，全年发病，秋冬季较多，常出现暴发流行。诺沃克病毒所致腹泻占非细菌性感染性腹泻的 1/3 以上。

（三）肠腺病毒

1. 传染源　患者和隐性感染者是主要传染源，粪便中可持续排病毒 10~14 天，通常从腹泻开始至停止后 5 天。无症状的病毒携带者也可传染本病，传染性与有症状者相同。

2. 传播途径　以粪－口传播和人－人的接触传播为主，部分患者也可能由呼吸道传播而感染，水及食物传播未见报道。

3. 易感人群　绝大多数患儿在 2 岁以下，患病高峰年龄为 6~12 个月龄。成人很少发病，感染后可产生中和抗体而获得一定的免疫力。儿童期感染后可获得持久免疫力。

4. 流行特征　呈世界性分布，全年均可发病，夏秋季发病率较高。以散发和地方性流行为主，暴发流行少见，暴发流行时 38% 的儿童被感染，但约 50% 无症状。流行可持续 7~44 天。我国肠腺病毒腹泻患病率仅次于轮状病毒感染居第二位，也是医院感染病毒性腹泻的第二位病原体。

【发病机制与病理】

病毒性腹泻的发生机制与细菌引起腹泻发生机制有所不同。有些病毒具有肠毒素样作用，使肠黏膜细胞内腺苷酸环化酶被激活，提高环腺苷酸水平，导致肠黏膜对水和电解质的过度分泌。但大多数与腹泻有关的病毒是通过其他途径引起腹泻。因此，在诊断感染性腹泻时，首先必须明确是侵袭性腹泻还是分泌性腹泻。

（一）轮状病毒

病毒侵入人体后主要侵犯小肠，病毒外壳蛋白与肠黏膜绒毛上皮细胞上的轮状病毒受体结合进入上皮细胞内增殖，使受染上皮细胞破坏、脱落，使正常肠黏膜上存在的绒毛酶如乳糖酶、麦芽糖酶、蔗糖酶减少，导致绒毛功能障碍，双糖向其他单糖转化减少，未被消化吸收的双糖在肠腔内增多形成肠腔内高渗透压，导致渗透性腹泻。由于小肠绒毛上皮细胞受到破坏、脱落，隐窝底部的立方上皮细胞上移，替代已脱落的绒毛上皮细胞。由于顶替细胞功能尚不成熟，仍处于高分泌、低吸收状态，结果导致肠液增多，使腹泻时间延长。大量的吐泻，丢失水和电解质，导致脱水、酸中毒和电解质紊乱。本病为可逆性病理改变，黏膜常保持完整性。

目前认为肠上皮刷状缘带乳糖酶是轮状病毒受体，可使病毒脱外衣壳进入上皮细胞。婴幼儿肠黏膜上皮细胞含大量乳糖酶，故易感染轮状病毒，随年龄增长，乳糖酶减少，易感性下降。因此，A 组轮状病毒主要感染婴幼儿，病理改变为可逆性，肠黏膜常保持完整。

（二）诺沃克病毒

主要侵袭空肠上段，使肠黏膜上皮细胞绒毛变宽、变短，顶端变钝，细胞质内线粒体肿胀，形成空泡，但无细胞坏死，固有层见单核细胞浸润。病变可在 1~2 周完全恢复。被病毒感染的肠黏膜上皮细胞刷状缘碱性磷酸酶水平明显下降，出现空肠对脂肪、D－木糖和乳糖等双糖的一过性吸收障碍，引起渗透性腹泻和呕吐症状。未发现空肠腺苷酸环化酶活性改变。肠黏膜上皮细胞内酶活性异常致使胃的排空时间延长，加重恶心、呕吐、腹胀等症状。

（三）肠腺病毒

主要感染空肠和回肠，见肠黏膜绒毛变短变小，病毒在受染细胞核中形成包涵体，导致细胞变性、溶解，小肠吸收功能障碍，引起渗透性腹泻。小肠固有层内可见单核细胞浸润，隐窝肥大。

【临床表现】

潜伏期多为 1~3 天，肠腺病毒感染约为 3~10 天。

不同病毒引起腹泻的临床症状相似，无明显特征性，但临床类型可呈多样性。起病急，以恶心、呕吐、腹痛、腹泻、厌食或腹部不适为主要症状，腹泻每天十余次，重者可达数十次，大便多呈水样或黄色稀水便，无黏液、脓血，部分患儿在腹泻前可出现咳嗽、流涕等上呼吸道感染症状。普通患者症状轻微，严重病例可发生脱水、酸中毒和电解质紊乱甚至死亡。体弱或老年人症状较重。

【并发症与预后】

并发症主要为严重失水导致的低血容量休克和电解质紊乱。及时正确的补充液体治疗能有效防止严重并发症的发生。

本病预后良好，只要正确补液治疗，一般不会死亡。

【实验室检查】

（一）血常规

外周血白细胞总数大多正常，少数可升高。

（二）大便常规

大便外观多为黄色水样，无脓细胞及红细胞，可有少量白细胞。

（三）病原学检查

1. 电镜或免疫电镜 可从粪便检出致病的病毒颗粒，但诺沃克病毒常因病毒量少而难以发现。

2. 免疫学检测 用补体结合（CF）、免疫荧光（IF）、放射免疫（RIA）和酶联免疫吸附试验（ELISA）等方法检测粪便中特异性病毒抗原，如轮状病毒、肠腺病毒、诺沃克病毒等。

3. 分子生物学检测 聚合酶链反应（PCR）或反转录 PCR（RT - PCR）可以特异性检测出粪便中病毒 DNA 或 RNA，具有很高的敏感性，但有时可出现假阳性。

4. 凝胶电泳分析 从粪便中提取病毒 RNA 进行聚丙烯酰胺凝胶电泳（PAGE），可采用基因片段特殊分布图形进行分析和判断轮状病毒感染；从粪便中提取病毒 DNA 进行限制性内切酶消化、凝胶电泳，以酶切图谱分析肠腺病毒型。

5. 大便培养 无致病性细菌生长。

（四）血清抗体的检测

发病初期和恢复期双份血清的特异性抗体效价呈 4 倍以上增高有诊断意义。血清特异性抗体通常在感染后第 3 周达峰值，延续至第 6 周，随后抗体水平下降。轮状病毒感染以 IgA 抗体检测价值最大。ELISA 是常用检测方法。

【诊断与鉴别诊断】

（一）诊断

根据流行病学特点、临床表现及实验室检查做出诊断。在流行季节，特别是秋冬季节，患者突然出现呕吐、腹泻等临床症状，或住院患者中突然出现原因不明的腹泻，病程短暂，往往有集体发病的特征，而外周白细胞无明显变化，大便常规检查仅发现少量白细胞，应考虑病毒性腹泻。但确诊需检出病毒颗粒，或检出粪便中特异性抗原，或血清中检出特异性抗体。发病初期和恢复期双份血清抗体效价呈 4 倍以上增高有诊断意义。

（二）鉴别诊断

应与痢疾杆菌、大肠杆菌、沙门菌等引起的细菌感染性腹泻以及隐孢子虫等寄生虫性腹泻相鉴别。

【治疗】

多数病情较轻，具有自限性。饮食宜清淡且富含水分。吐泻频繁者可暂禁食，应用黏膜保护剂。无特异性病原治疗，治疗重点为补液及对症治疗，纠正电解质紊乱及酸碱平衡紊乱。

轻度脱水及电解质紊乱口服补液即可。世界卫生组织推荐的口服补液盐（ORS），每升水中含 20g 葡萄糖、3.5g 氯化钠、2.5g 碳酸氢钠、1.5g 氯化钾。儿童有明显呕吐、意识障碍者应尽快静脉补液。

严重脱水及电解质紊乱者（体液丢失为体重的 10%～15%）应静脉补液，可与口服补液配合应用。静脉补液的原则是早期、迅速、足量、先盐后糖、先快后慢、纠酸补钙、见尿补钾。24 小时应补液 8 000～12 000ml，血压恢复正常后尽量口服补液。静脉补液可用乳酸盐林格液或 3:2:1 液（3 份 5% 葡萄糖液、2 份生理盐水、1 份 1.4% 碳酸氢钠）或 5:4:1 液（1 000ml 液体中含氯化钠 5g、碳酸氢钠 4g、氯化钾 1g）。

另外，口服轮状病毒抗体，可使少数免疫缺陷病人伴慢性轮状病毒感染者减轻症状。

【预防】

（一）管理传染源

对病毒性腹泻患者应注重消化道隔离，积极治疗。对密切接触者及疑似患者应密切观察。

（二）切断传播途径

注重食品、饮水及个人卫生，加强粪便管理和水源保护。加强对水产品的卫生监督及海关检疫，保证水产类食品安全。

（三）保护易感人群

新一代的 4 价基因重组轮状病毒减毒活疫苗含有目前流行的 4 种主要血清型。主要用于 6～12 个月龄的婴幼儿，最佳接种方式是在 2、4、6 个月时口服 3 次。最迟在 1 岁内接种完成。其有效率达 80% 以上。免疫功能低下以及急性胃肠炎者为接种禁忌证。其他病毒性腹泻尚未有疫苗获准应用。

母乳中多存在特异性轮状病毒 IgA，母乳喂养婴儿对轮状病毒感染有一定程度的抵抗力，故提倡母乳喂养。用经牛轮状病毒免疫后的牦牛牛奶喂养婴儿也具有一定的保护作用。

第四节　传染性非典型肺炎

传染性非典型肺炎（infectious atypical pneumonia，IAP）WHO 将其命名为严重急性呼吸综合征（severe acute respiratory syndrome，SARS），是由 SARS 冠状病毒（severe acute respiratory syndrome - associated coronavirus，SARS - CoV）感染后引起的一种急性呼吸系统传染病。主要经近距离飞沫及密切接触等方式传播。临床上以发热、乏力、头痛、肌肉关节酸痛等全身症状和干咳、胸闷、呼吸困难等呼吸道症状为主要表现，严重者可迅速发展为急性呼吸窘迫综合征（acute respiratory distress syndrome，ARDS），甚至多脏器功能衰竭而死亡。

【病原学】

SARS - CoV 是一种新型冠状病毒，属冠状病毒科冠状病毒属，有包膜，是一种 RNA 病毒，直径 60～120nm，呈圆球形或椭圆形。包膜上有长 20～40nm 放射状排列的花瓣样或纤毛状突起，基底窄，形似王冠。包膜的下方是环状的衣壳，内有病毒的核酸等。SARS - CoV 有刺突 S、包膜 E、膜 M 和核衣壳 N 四种结构蛋白。病毒在细胞质内增殖，由 RNA 基因编码的多聚酶利用宿主细胞为其进行 RNA 复制和蛋白合成，组装成新病毒并出芽分泌到细胞外。SARS - CoV 感染早期（1～10 天）出现病毒血症时，病人血清中可以检测出 N 蛋白和核酸。与以往发现的冠状病毒不同，利用 Vero E6 或 Vero（绿猴肾细胞）细胞很容易对 SARS - CoV 进行分离培养，病毒在 37℃ 条件下生长良好，细胞感染 24 小时即可出现病变，可用空斑进行病毒测定。

室温 24℃ 下病毒在尿液里至少可存活 10 天，在患者的痰液及腹泻者的粪便内可存活 5 天以上，在血液中可存活约 15 天，在塑料、玻璃、金属、布料等物体表面可存活 2～3 天。

SARS - CoV 对温度敏感，56℃ 加热 90 分钟能够灭活病毒。75% 乙醇或含氯消毒剂作用 5 分钟可以灭活病毒。紫外线照射 60 分钟可杀灭病毒。

【流行病学】

（一）传染源

SARS 患者是最主要的传染源。一般情况下传染性随病程进展而逐渐增强，在发病后的第2周传染性最强。一般认为症状明显的患者传染性强，特别是持续高热、频繁咳嗽时传染性较强。退热后传染性迅速下降。尚无潜伏期患者、恢复期患者及隐性感染者有传染他人的证据，亦未发现有慢性带病毒者存在。

不同的患者传染性不同，有的患者可造成多人甚至几十人感染（即超级传播现象），但有的患者却未传播一人。老年人以及具有中枢神经系统、心脑血管、肝脏、肾脏疾病或慢性阻塞性肺病、糖尿病、肿瘤等基础性疾病的患者，较易感染且感染后更容易成为超级传播者。

SARS病毒可能具有广泛的动物感染谱。目前有血清学或PCR检测阳性结果的动物涉及多种，包括果子狸等的野生动物和部分家畜。受感染的动物亦有可能是传染源。

（二）传播途径

主要传播途径是接触患者的呼吸道分泌物，如近距离飞沫，气溶胶，被污染的手触摸眼、口、鼻等。患者的各种体液、粪便也含有病毒，也可引起传播。实验室工作人员在生物安全防护措施不到位的情况下处理标本也可引起感染或传播。

（三）易感人群

人群普遍易感，儿童感染率低。收治患者的医护人员、护理员、共同居住者等与患者密切接触者为高危人群。医生行口腔检查、气管插管时患者喷出呼吸道分泌物最危险。感染SARS-CoV后，可以产生抗体，但其持续时间及其对机体的保护作用以及流行病学意义均有待深入研究。

（四）流行特征

回顾性调查发现，SARS首先于2002年11月16日出现在广东省佛山市，随后在广东的河源、广西的河池等市也发现了原发性病例，2003年1月未开始在广州流行，其后远程传播到山西、四川、北京、河北、内蒙古、天津等地，再向全国其他地区扩散。2003年2月下旬开始传播至香港，随后迅速波及越南、新加坡、加拿大、中国台湾等地。2003年7月5日WHO宣布全球首次SARS流行结束。根据WHO 2004年4月21日公布的疫情，在2002年11月至2003年7月全球首次SARS流行中，全球共报告SARS临床诊断病例8 096例，死亡774例，发病波及29个国家和地区。中国（内地、香港、澳门、台湾）共发病7429例，死亡685例（分别占全球总数的91.8%和88.5%），病死率为9.2%；其余国家发病667例，死亡89例，病死率为13.3%。中国内地总发病数达5327例，死亡349例，病死率为6.6%。病例主要集中在北京、广东、山西、内蒙古、河北、天津等地，其中北京与广东共报告发病人数4 033例，占内地总病例数的75.7%。本次流行过后，全球又于2003年9月至2004年4月分别在新加坡、我国台湾及北京陆续发生3起SARS实验室感染事件。2003年末至2004年初广州报告了4例SARS散发病例。到目前为止尚无新病例报告。

此次SARS流行于冬春季；主要发生于人口密度较大的都市，农村地区病例甚少；有明显的家庭、医院及居民楼聚集现象；以青壮年（20~49岁）为主，儿童发病率低于成人。

【发病机制与病理】

（一）发病机制

发病机制尚不清楚，体外病毒分离培养过程中可观察到 SARS - CoV 对细胞的致病性。病毒由呼吸道进入人体，在呼吸道黏膜上皮细胞内复制，进一步引起病毒血症。被病毒侵染的细胞包括气管及支气管上皮细胞、肺泡上皮细胞、血管内皮细胞、巨噬细胞、肠道上皮细胞、肾脏远段曲管上皮细胞和淋巴细胞等。肺泡上皮细胞和肺血管内皮细胞受累可损伤呼吸膜血气屏障的完整性，同时伴有炎症性充血，引起浆液和纤维蛋白原的大量渗出，渗出的纤维蛋白原凝集成纤维素，进而与坏死的肺泡上皮碎屑共同形成透明膜。

SARS 患者末梢血淋巴细胞减少，CD_4^+、CD_8^+ T 细胞数均明显减少，可能与 SARS - CoV 的细胞毒性作用以及诱导细胞凋亡作用有关。肠道上皮细胞和肾脏远段曲管上皮细胞被 SARS - CoV 侵染，一方面可解释部分临床患者的消化道症状，另一方面也可能在疾病的传播途径方面有一定意义。

（二）病理

SARS 主要累及肺和免疫器官如脾和淋巴结。肺的病理变化是不同程度的肺实变和肺泡损伤。主要病理特点：透明膜形成，肺间质淋巴细胞浸润，肺泡上皮细胞脱落、增生等改变。早期阶段肺水肿伴透明膜形成。随着病变的进展，在病程超过 3 周的病例常可见到肺泡内渗出物的机化、透明膜的机化和肺泡间隔的成纤维细胞增生。肺泡上皮及渗出的单核细胞内可见病毒包涵体。

部分病例的脾可肿大，显微镜下脾小体不清，白髓萎缩，淋巴细胞稀疏，红髓充血，出血、坏死明显，组织细胞增多。部分病例腹腔及肺门淋巴结可见肿大，镜下淋巴滤泡有不同程度的萎缩或消失，淋巴细胞分布稀疏，数量减少，血管及淋巴窦明显扩张充血，窦组织细胞明显增生。其他脏器如心、肝、肾、肾上腺、脑等也可出现不同程度的损害。

【临床表现】

潜伏期 1 ~ 14 天，一般为 2 ~ 10 天。

起病急，以发热为首发和主要症状，体温多超过 38℃，常呈持续性高热，可伴有畏寒、头痛、肌肉及关节酸痛、乏力等。高热常难以用退热药控制，热程为 1 ~ 2 周或更长。可有咳嗽，多为干咳。可有胸闷，严重者于发病 6 ~ 12 天以后逐渐出现呼吸加速、气促，甚至呼吸窘迫。常无鼻塞、流涕等上呼吸道卡他症状。部分患者出现腹泻、恶心、呕吐等消化道症状。

患者的肺部体征常不明显，部分患者可闻少许湿啰音，或有肺实变体征。偶有局部叩诊呈浊音、听诊呼吸音减低等少量胸腔积液的体征。

病后 2 ~ 3 周发热渐退，其他症状、体征亦渐消失。肺部炎症在体温正常后 2 周左右才能完全吸收。

【并发症与预后】

（一）并发症

SARS 的并发症有肺部或其他部位的继发感染、肺间质改变、纵隔气肿、皮下气肿、气胸、胸膜病变、心肌病变、髋关节等骨缺血性坏死等。

（二）预后

经过治疗后大多数患者可以痊愈，内地少数患者可进展为 ARDS 或 MODS 甚至死亡。资料显示，SARS 的全球病死率为 10.5%，我国 SARS 患者的病死率为 6.6%。重症患者、有严重基础疾病的患者病死率更高。

【实验室检查与其他检查】

1. 外周血象 血白细胞计数一般正常或降低；常有淋巴细胞计数减少（若淋巴细胞计数 $<0.9 \times 10^9/L$，对诊断的提示意义较大）；部分患者血小板减少。

2. T 细胞亚群检测 大部分患者的 T 细胞免疫功能在急性期有明显改变，其中主要是 CD_3^+、CD_4^+、CD_8^+ 细胞绝对值的明显降低，CD_4^+/CD_8^+ 值一般无变化。T 细胞亚群减低的程度和动态变化有助于判定病情轻重和预后。

3. 血生化检查 可有血清丙氨酸转氨酶、天冬氨酸转氨酶、乳酸脱氢酶、肌酸激酶的增高。部分病人可有肾功能改变。血气分析可有血氧分压、血氧饱和度的降低。

4. 血清学检测

（1）免疫荧光试验（IFA）：特异性强，灵敏度较高，可测到出现症状约 10 天的 SARS 病人血清中的特异抗体 IgM 或 IgG。

（2）酶联免疫吸附试验（ELISA）：可测定患者血清中的特异抗体 IgG 及血清或血浆 SARS - CoV N 蛋白（特异性抗原），可用于早期诊断。

SARS - CoV 抗体检测结果判定：

阳性抗体测定结果表示有 SARS - CoV 感染，但不能区别既往感染或近期感染，如血清抗体由阴性转变为阳性或由急性期到恢复期血清抗体滴度升高 4 倍及以上，提示为近期感染。

阴性抗体测定结果不能排除 SARS，但症状出现 21 天后仍未测出抗体，则 SARS - CoV 感染的可能性不大。

5. PCR SARS - CoV 的 RT - PCR 可以检测患者的血液、粪便、呼吸道分泌物或身体组织等标本中的 SARS - CoV 的 RNA。可用于病毒感染的早期诊断及疑似感染者的确诊。

6. 病毒分离培养 用于检测 SARS 患者的呼吸道分泌物、血液或粪便等标本中的病毒，阳性结果表明检测标本中存在活病毒，但阴性结果不能排除 SARS。

7. 影像学检查 SARS 患者的胸部 X 线和 CT 基本影像表现为磨玻璃密度影像和肺实变影像。

病变初期肺部出现不同程度的片状、斑片状磨玻璃密度影，少数为肺实变影。阴影常为多发和（或）双侧改变，并于发病过程中呈进展趋势，部分病例进展迅速，短期内融合成大片状阴影。患者应定期进行胸部影像学检查以观察肺部病变的变化。

当肺部病变处于早期阶段，阴影小或淡薄，或其位置与心影和（或）大血管影重合时，X 线胸片可能难以发现，1～2 天后应复查。如条件许可，可行胸部 CT 检查，有助于发现早期轻微病变或与心影和（或）大血管影重合的病变。

【诊断与鉴别诊断】

（一）诊断

具有临床症状和出现肺部 X 线影像学改变，是诊断 SARS 的基本条件。

根据流行病学史、临床表现、实验室检查、胸部 X 线影像学改变，结合 SARS 病原学检测阳性，排除其他类似的疾病，可以做出 SARS 的诊断。

流行病学依据是指患者在近 2 周内有与 SARS 患者接触史，尤其是密切接触史；或患者为与某 SARS 患者接触后的群体发病者之一；或有明确的传染他人的证据。

1. 临床诊断　有 SARS 流行病学依据，有症状，有肺部 X 线影像改变，并能排除其他疾病。

2. 确定诊断　在临床诊断的基础上，分泌物 SARS - CoV RNA 检测阳性，或血清SARS - CoV 抗体阳转，或双份血清抗体滴度 4 倍及以上增高。

3. 疑似病例　对于缺乏明确流行病学依据，但具备其他 SARS 支持证据者，可以作为疑似病例，需进一步进行流行病学追访，并安排病原学检查以求印证。对于有流行病学依据，有临床症状，但尚无肺部 X 线影像学变化者，也应作为疑似病例。

4. 医学观察病例　对于近 2 周内有与 SARS 患者或疑似 SARS 患者接触史，但无临床表现者，应自与前者脱离接触之日计，进行医学隔离观察 2 周。

5. 重症 SARS 病例诊断标准　SARS 患者具备以下三项之中的任何一项，即可诊断为重症 SARS：

（1）呼吸困难，成人休息状态下呼吸频率≥30 次/分，且伴有下列情况之一：①胸片显示多叶病变或病灶总面积在正位胸片上占双肺总面积的 1/3 以上；②病情进展，48 小时内病灶面积增大超过 50% 且在正位胸片上病灶面积占双肺总面积的 1/4 以上。

（2）出现明显的低氧血症，氧合指数低于 300mmHg。

（3）出现休克或多器官功能障碍综合征（MODS）。

（二）鉴别诊断

在做出 SARS 诊断前，应注意除外能够引起类似临床表现的疾病，如上呼吸道感染、流行性感冒、其他病原体（一般病毒、细菌、支原体、衣原体、真菌等）引起的肺炎、艾滋病和应用免疫抑制剂患者合并肺部感染、肺结核、流行性出血热、肺嗜酸粒细胞浸润症、肺部肿瘤、非感染性间质性肺疾患、肺水肿、肺不张、肺栓塞、肺血管炎等多种疾患。

对于有与 SARS 类似的临床症候群的病例，经规范的抗菌治疗后无明显效果，有助于排除细菌或支原体、衣原体性肺部感染。

【治疗】

目前尚缺少针对病因的特效治疗。临床上应以对症支持治疗和针对并发症的治疗为主。在疗效不明确的情况下，应尽量避免多种药物（如抗生素、抗病毒药、免疫调节剂、糖皮质激素等）长期、大剂量地联合应用。

（一）病情监测

按呼吸道传染病严密隔离，密切观察病情变化，根据病情需要，每天定时或持续监测症状、体温、脉搏、呼吸、血氧饱和度（SPO$_2$）或动脉血气分析，定期复查血常规、尿常规、血电解质、肝肾功能、心肌酶谱、T 淋巴细胞亚群（有条件时）和 X 线胸片等。

（二）一般治疗

关心安慰患者，给予心理辅导。卧床休息。注意维持水、电解质平衡，避免用力和剧烈咳嗽。一般早期给予持续鼻导管吸氧（吸氧浓度一般为 1~3 L/min），病情进展可采用面罩吸氧。重症患者出现呼吸衰竭一般治疗效果不佳者应进行机械通气治疗，可选择无创或有创通气治疗。

（三）对症治疗

1. 体温超过 38.5℃，或全身酸痛明显者，可使用解热镇痛药。高热者可给予物理降温如冷敷、酒精擦浴、降温毯等。儿童忌用水杨酸类解热镇痛药，以防引起 Reye 综合征。

2. 咳嗽、咳痰者可给予镇咳、祛痰药。

3. 有心、肝、肾等器官功能损害者，应采取相应治疗措施。

4. 腹泻患者应注意补液，纠正水、电解质失衡。

（四）糖皮质激素的使用

糖皮质激素可抑制异常的免疫病理反应，改善机体的一般状况，减轻肺的渗出、损伤，防止或减轻后期的肺纤维化。应用指征为：①有严重的中毒症状，出现高热 3 日不退；②X 线胸片显示多发或大片阴影，进展迅速，48 小时之内病灶面积增大超过 50% 且在正位胸片上病灶面积占双肺总面积的 1/4 以上；③达到急性肺损伤或 ARDS 的诊断标准。

用药剂量成人相当于甲基泼尼松龙 80~320 mg/d，静脉给药，具体剂量可根据病情及个体差异进行调整。当临床表现改善或胸片显示肺内阴影有所吸收时，逐渐减量停用。一般每 3~5 天减量 1/3，通常静脉给药 1~2 周后可改为口服泼尼松或泼尼松龙。疗程一般不超过 4 周。

（五）抗病毒治疗

目前尚未发现针对 SARS - CoV 的特效药物，在发病早期可试用抗病毒药物，如蛋白酶抑制剂类络匹那韦（lopinavir）或利托那韦（ritonavir）等。

（六）免疫治疗

对诊断明确的危重患者，在严密观察下可试用胸腺素、干扰素、人血丙种球蛋白等非特异性免疫增强剂，但疗效不肯定。SARS 恢复期患者血清的临床疗效有待验证。

（七）并发或继发细菌感染的治疗

根据感染情况选择适当的抗菌药物，如大环内酯类、氟喹诺酮类、头孢菌素类等。

（八）中医药治疗

本病属中医学瘟疫、热病的范畴。其病因为疫毒之邪由口鼻而入，主要病位在肺，也可累及其他脏腑；基本病机为邪毒壅肺、痰湿瘀阻、肺气郁闭、气阴亏虚。中医药治疗的原则是早预防、早治疗、重祛邪、早扶正、防传变。应根据患者病程及病情的不同辨证使用中药汤剂或（和）中成药。

（九）重症 SARS 的治疗原则

大多数 SARS 患者的病情可以自然缓解，但约30％的病例属于重症病例，其中部分可能进展至急性肺损伤或 ARDS 甚至死亡。因此对重症患者必须密切观察病情变化，加强监护，及时给予呼吸支持，合理使用糖皮质激素，加强营养支持和器官功能保护，注意水、电解质和酸碱平衡，预防和治疗继发感染，及时处理并发症或伴发症。

（十）恢复期的处理与随访

对恢复期 SARS 患者应随诊，了解患者有无心理障碍、肺功能障碍、肝肾功能损害、骨质疏松和股骨头缺血性坏死等，并采取针对性的处理和干预措施，最大限度地减轻对患者生理和心理的不利影响。

【预防】

《中华人民共和国传染病防治法》将 SARS 列为法定管理传染病种的乙类，但按甲类传染病进行管理。要针对传染病流行的三个环节采取以管理和控制传染源、预防控制医院内传播为主的综合性防治措施，做到早发现、早报告、早隔离、早治疗。强调就地隔离、就地治疗，避免远距离传播。

（一）管理传染源

1. 医务人员或医疗机构发现或怀疑 SARS 时应立即（2 小时内）向辖区内的县级疾病预防控制机构报告疫情并通过网络直报系统上报。

2. SARS 的疑似病例、临床诊断病例和确诊病例均应立即住院隔离治疗，临床诊断病例及疑似病例应单人病房隔离。尽量避免远距离转送病人。对密切接触者在指定的地点或家中进行医学观察，检疫期一般为 14 天。

SARS 患者同时满足以下条件时方可出院：①未用退热药物，体温正常 7 天以上；②呼吸系统症状明显改善；③胸部影像学有明显吸收。

（二）切断传播途径

1. 养成良好的个人卫生习惯，如打喷嚏、咳嗽捂住口鼻，清洁鼻腔后洗手，洗手后用清洁毛巾或纸巾擦干，不共用毛巾。

2. 流行期间避免前往空气不流通、人口密集的公共场所，减少集会活动，必要时可限制或者停止集市、集会、影剧院演出或者其他人群聚集的活动，停工，停业，停课等。

3. 加强医院感染管理，严格执行消毒隔离制度，设置规范的传染病门诊及收治 SARS 病区，医护人员做好个人防护，防止医院内交叉感染。

4. 加强疫源地（疫点及疫区）的消毒管理。

5. SARS 流行期间加强国境检疫，严防病例传入。

6. 有关 SARS 的实验或检验应在具备生物安全防护条件的实验室进行，并做好工作人员的防护。

（三）保护易感人群

目前正在研制的 SARS – CoV 疫苗有灭活疫苗、减毒活疫苗和亚单位疫苗等，我国正在进行灭活疫苗的人体试验，期待着疫苗在 SARS 的预防中发挥重要作用。目前尚无有效的药物用于预防 SARS。

第五节 流行性感冒

流行性感冒（influenza，简称流感）是由流感病毒（Influenza virus）引起的急性呼吸道传染病，是人类面临的主要公共健康问题之一，具有突然暴发、迅速蔓延、波及面广等特点。临床主要表现为起病急骤，可见高热、明显的头痛、乏力、全身肌肉酸痛等中毒症状，而呼吸道症状轻微。流感常见肺炎等严重并发症，容易引起死亡，尤其见于原有慢性基础病变或幼年多病或老年体弱者。

【病原学】

流感病毒呈多形性，其中球形直径多为 80 ~ 120nm，有囊膜，甲型流感病毒囊膜上有三种突起：H、N 和 M_2 蛋白。流感病毒属正黏病毒科流感病毒属，基因组为分节段、单股、负链 RNA。流感病毒不耐热，100℃ 1 分钟或 56℃ 30 分钟灭活，对常用消毒剂敏感（甲醛、过氧乙酸、含氯消毒剂等），对紫外线敏感，耐低温和干燥，真空干燥或 – 20℃ 以下仍可存活。根据病毒颗粒核蛋白（NP）和基质蛋白（M_1）抗原及其基因特性的不同，人类流感病毒分为甲（A）、乙（B）和丙（C）三型，三型间无交叉免疫。

流感病毒结构可分为包膜、基质蛋白及核心三部分。核心包含病毒的遗传物质单股负链 RNA，具有型特异性。基质蛋白构成了病毒的外壳骨架，它起保护病毒核心并维系病毒空间结构的作用。病毒包膜中有两种重要的糖蛋白——血凝素和神经氨酸酶。神经氨酸酶的作用主要是协助释放病毒颗粒并促其黏附于呼吸道上皮细胞，此外还能促进病毒颗粒的播散。宿主细胞表面的病毒血凝素受体是唾液酸寡糖受体，这种受体在人和禽类之间是不同的，因此通常人类对禽流感病毒不具有敏感性，但是当病毒变异或其他未明原因能够从禽感染人时，由于人类对其缺乏免疫力，因此具有较大的威胁。

根据流感病毒感染的对象，可分为人、猪、马以及禽流感病毒等。感染鸟类、猪等动物的流感病毒，其核蛋白抗原性与人甲型流感病毒相同，但在理化和生物学特性方面存在一些差异。国际通用的流感病毒株的命名包含六个要素：核蛋白抗原型别（用 A、B、C 表示）；

宿主来源；发现地区；毒株编号；分离年份；如果是甲型流感，还需在括号内根据血凝素和神经氨酸酶注明亚型，表示为 HnNn，其中 H 代表血凝素，N 代表神经氨酸酶，数字 n 为型代号。例如 1997 年在我国香港从鸡和人体内分离到的两种 H_5N_1 型流感病毒，分别表示为 A/Chicken/Hongkong/220/97/（H_5N_1）和/Hongkong/156/97（H_5N_1）。

抗原容易变异是流感病毒独特而又显著的特征，所以人类无法获得持久的免疫力。在感染人类的三种病毒中，甲型流感病毒能在多种动物中维持其庞大的库存，并且具有多种不同的血清型，是唯一能够引起人类大流行的流感病毒；乙型次之，常引起局部暴发；丙型流感病毒的抗原性非常稳定，多见散发。

【流行病学】

流感在流行病学上最显著的特点为：突然暴发，迅速蔓延，波及面广，具有一定的季节性，一般流行 3～4 周后会自然停止（世界性大流行通常有 2～3 个流行波），发病率高，除 H_5N_1 亚型人禽流感外，病死率不高，多发于青少年，通常恢复快，不留后遗症。但流感于每次流行后，在人群中总要造成不同程度的超额死亡，死者多为年迈体衰、年幼体弱或合并有慢性疾病的患者。

（一）传染源

主要为流感患者和隐性感染者。自潜伏期即有传染性，发病 3 天内传染性最强，轻型患者和隐匿感染者在疾病传播上有重要意义。人禽流感主要是患禽流感或携带禽流感病毒的鸡、鸭、鹅等家禽及其排泄物。

（二）传播途径

主要在人与人之间通过飞沫直接传播，也可通过接触被污染的手、日常用具等间接传染。人禽流感是否还可通过消化道或伤口传播，至今尚缺乏证据。

（三）人群易感性

人对流感病毒普遍易感，新生儿对流感及其病毒的敏感性与成年人相同。感染后获得对同型病毒免疫力，但维持时间短，各型及亚型之间无交叉免疫。

（四）季节性

一般多发于冬季。我国北方每年流感活动高峰一般发生在当年 11 月底至次年的 2 月底，而南方除冬季为活动高峰外，还有一个活动高峰（5～8 月份）。然而，流感大流行可发生在任何季节。

（五）流行特征

流感流行的特点为突然发生和迅速传播。流感大流行发生，在时间上不存在周期性。但从现有资料来看，每次大流行之间间隔均在 10 年以上。根据世界上已发生的 4 次大流行情况分析，一般 10～15 年发生一次大流行。

【发病机制与病理】

流感病毒通常依靠血凝素与呼吸道表面纤毛柱状上皮细胞的特殊受体结合而进入细胞，

在细胞内进行复制。在神经氨酸酶的协助下，新的病毒颗粒被不断释放并播散，继续感染其他细胞，被感染的宿主细胞则发生变性、坏死、溶解或脱落，产生炎症反应，从而产生发热、头痛、肌痛等全身症状。单纯流感病变主要损害呼吸道上部和中部黏膜，一般不破坏呼吸道基底膜，不引起病毒血症。若病毒不局限，侵袭全部呼吸道，可致流感病毒性肺炎，老年人、婴幼儿、慢性病患者及免疫力低下者较易发生。肺可呈暗红色，黏膜充血，黏膜下层局部炎性反应，细胞间质水肿，周围巨噬细胞浸润，肺泡见出血、细胞脱落甚至肺水肿以及毛细血管血栓形成。

【临床表现】

潜伏期通常为 1～3 天（数小时～4 天）。

起病多急骤，症状变化较多，主要以全身中毒症状为主，呼吸道症状轻微或不明显。发热通常持续 3～4 天，但疲乏虚弱可达 2～3 周。根据临床表现可分为轻型、典型、肺炎型、中毒型、胃肠型。

轻型一般症状不重，散发病例易误诊为普通感冒或上呼吸道感染。典型流感通常急性起病，有畏寒、高热、头痛、头晕、全身酸痛、乏力、食欲减退等中毒症状，可伴有咽痛、流涕、流泪、咳嗽等呼吸道症状。少数病例以上吐下泻为主要表现，属胃肠型流感，一般 3～5 天即可恢复。中毒型主要表现为中枢神经系统症状，如高热、昏迷、抽风、脑膜刺激征等，偶见中毒性心肌炎。

肺炎型多发生在 2 岁以下的小儿，或原有慢性基础疾病者。特点是在发病后 24 小时内出现高热、烦躁、呼吸困难、咳血痰和明显发绀。两肺可有呼吸音减低、湿啰音或哮鸣音，但无肺实变体征。X 线胸片可见双肺广泛小结节性浸润，近肺门较多，肺周围较少。上述症状可进行性加重，应用抗菌药物无效，可因呼吸循环衰竭在 5～10 天内死亡。婴儿流感的临床症状往往不典型，可见高热、惊厥。部分患儿表现为喉、气管、支气管炎症，严重者出现气道梗阻现象。新生儿流感虽少见，但一旦发生常呈败血症表现，如嗜睡、拒奶、呼吸暂停等，常伴有肺炎，病死率高。

【并发症与预后】

并发症见细菌性气管炎、细菌性支气管炎、肺炎；甲型和乙型流感可并发肝及神经系统并发症（如 Reye 综合征）、中毒性休克、中毒性心肌炎等。本病预后一般良好，常于短期内自愈。婴幼儿、老年人和合并有慢性基础疾病者，预后较差。

【实验室检查与其他检查】

（一）外周血象

在发病最初数日白细胞总数大多减少，中性粒细胞显著减少，淋巴细胞相对增加，大单核细胞也可增加，并持续 10～15 天。重症患者多有白细胞总数及淋巴细胞下降。合并细菌感染时白细胞和中性粒细胞可增多。

（二）胸部影像学检查

重症患者胸部 X 线检查可显示单侧或双侧肺炎，少数可伴有胸腔积液等。

（三）病毒分离

将起病 3 天内病人的含漱液或上呼吸道分泌物接种于鸡胚或组织培养，进行病毒分离。

（四）血清学检查

急性期（发病后 7 天内采集）和恢复期（间隔 2 ~ 3 周采集）双份血清进行补体结合试验或血凝抑制试验，后者抗体滴度与前者相比有 4 倍或以上升高，有助于确诊和回顾性诊断。

（五）病毒特异抗原及其基因检查

取患者呼吸道标本或肺标本，采用免疫荧光或酶联免疫法检测甲、乙型流感病毒型特异的核蛋白（NP）或基质蛋白（M_1）及亚型特异的血凝素蛋白。还可用反转录 – 聚合酶链反应（RT – PCR）法检测编码上述蛋白的特异基因片段。

（六）多法联合检查

将（三）项中采集的标本接种到马达犬肾（MDCK）细胞过夜增殖后，进行（五）项中有关检查。

【诊断与鉴别诊断】

（一）诊断

一般冬春季节，在同一地区，1 ~ 2 天内有大量上呼吸道感染病人发生，应考虑流感。流感流行期间，可根据临床表现诊断，但在流感的非流行期间或流行初期的散发病例，临床上难以诊断，这时要结合流行病学、临床表现、实验室检查病毒分离和血清学抗体检测判断。诊断分为两类：

1. 疑似病例　具备流行病学史和临床症状。

2. 确诊病例　满足疑似病例标准，同时实验室检查符合上述（三）或（四）或（五）或（六）中任何一项。

（二）鉴别诊断

除流感病毒外，多种病毒、细菌等病原体亦可引起类似症状，如呼吸道合胞病毒、鼻病毒、腺病毒、副流感病毒、冠状病毒以及肺炎支原体、衣原体和嗜肺军团菌等。临床均表现为不同程度的畏寒、发热、乏力、头痛、肌痛、咳嗽、咳痰、胸闷和气促，称为流感样疾病（influenza like illness，ILI）。虽不易区分，但某些临床特点可提供参考，确诊需依据实验室检查，如病原体分离、血清学检查和核酸检测。

1. 普通感冒　普通感冒可由多种呼吸道病毒感染引起。除注意收集流行病学资料外，通常流感全身症状比普通感冒重，而普通感冒呼吸道局部症状更突出。

2. 严重急性呼吸综合征（SARS）　SARS 是由 SARS 冠状病毒引起的一种具有明显传染性，可累及多个脏器、系统的特殊肺炎。临床上以发热、乏力、头痛、肌肉关节疼痛等全身症状和干咳、胸闷、呼吸困难等呼吸道症状为主要表现。根据流行病学史、临床症状和体征、一般实验室检查、胸部 X 线影像学变化，配合 SARS 病原学检测阳性，排除其他疾病，可做出 SARS 的诊断。

3. 肺炎支原体感染 发热、头痛、肌痛等全身症状较流感轻，呛咳症状较明显，或伴少量黏痰。胸部 X 线检查可见两肺纹理增深，并发肺炎时可见肺部斑片状阴影等间质肺炎表现。痰及咽拭子标本分离肺炎支原体可确诊。血清学检查对诊断有一定帮助。核酸探针或 PCR 有助于早期快速诊断。

4. 衣原体感染 发热、头痛、肌痛等全身症状较流感轻，可引起鼻窦炎、咽喉炎、中耳炎、气管 - 支气管炎和肺炎。实验室检查可帮助鉴别诊断，包括病原体分离、血清学检查和 PCR 检测。

5. 嗜肺军团菌感染 夏秋季发病较多，并常与空调系统及水源污染有关。起病较急，畏寒、发热、头痛等，全身症状较明显，呼吸道症状表现为咳嗽、黏痰、痰血、胸闷、气促，少数可发展为 ARDS，可见腹泻、精神症状以及心功能和肾功能障碍，胸部 X 线检查示炎症浸润影。呼吸道分泌物、痰、血培养阳性可确定诊断。呼吸道分泌物直接抗体法（DFA）检测抗原、核酸探针与 PCR 检查病毒核酸对早期诊断有帮助。血清、尿间接免疫荧光抗体测定，亦具诊断意义。

【治疗】

（一）治疗原则

1. 隔离患者，流行期间对公共场所加强通风和空气消毒。

2. 及早应用抗流感病毒药物治疗 抗流感病毒药物治疗只有早期（起病 1~2 天内）使用才能取得最佳疗效。

3. 加强支持治疗和预防并发症 休息，多饮水，注意营养，饮食要易于消化，特别对于儿童和老年患者更应重视。密切观察和监测并发症，抗菌药物仅在明确或有充分的证据提示继发细菌感染时才考虑应用。

4. 合理应用对症治疗药物 早期应用抗流感病毒药物大多能有效改善症状。病程已晚或无条件应用抗病毒药物时，可对症治疗，应用解热药、缓解鼻黏膜充血药物、止咳祛痰药物等。

儿童忌用阿司匹林或含阿司匹林药物以及其他水杨酸制剂，因为此类药物与流感的肝脏和神经系统并发症（Reye 综合征）相关，偶可致死。

（二）抗流感病毒药物治疗

1. 离子通道 M$_2$ 阻滞剂 代表药物为金刚烷胺。可阻断病毒吸附于宿主细胞，抑制病毒复制，早期应用可减少病毒的排毒量和排毒期，缩短病程，但只对甲型流感病毒有效。推荐用量为成人 200mg/d，老年人 100mg/d，小儿 4~5mg/（kg·d），分 2 次口服，疗程 3~4 天。不良反应主要包括中枢神经系统反应（神经质、焦虑、注意力不集中和轻微头痛等）和胃肠道反应，一般较轻，停药后大多可迅速消失。

2. 神经氨酸酶抑制剂　如奥司他韦，能特异性抑制甲、乙型流感病毒的神经氨酸酶，从而抑制病毒的释放，减少病毒的传播。应及早服用。推荐口服剂量是成人每日 2 次，每次 75mg，连用 5 天。儿童体重 15kg 者推荐剂量 30mg，15～23kg 者为 45mg，24～40kg 者为 60mg，大于 40kg 者可用 75mg，1 岁以下儿童不推荐使用。不良反应可见恶心、呕吐等消化道症状。

3. 中医中药治疗　早期用药，辨证施治。可根据辨证分别确定清热、解毒、化湿、扶正等不同治则，选择相应处方及中成药，如清开灵冲剂、双黄连、板蓝根、藿香正气丸、银翘散等。

【预防】

（一）控制传染源

早期发现疫情，及时掌握疫情动态。及早对流感患者进行呼吸道隔离和早期治疗，隔离时间为 1 周或至主要症状消失。

（二）切断传播途径

流感流行期间，避免集会等集体活动，易感者尽量少去公共场所，注意通风，必要时要对公共场所进行消毒。医务人员在工作期间戴口罩，勤洗手，防止交叉感染。流感患者的用具及分泌物使用消毒剂消毒。

（三）保护易感人群

1. 接种灭活流感疫苗　在流感好发季节，给易感的高危人群和医务人员接种疫苗。高危人群包括：年龄超过 65 岁；有慢性肺或心血管系统疾病的成人和 6 个月以上的儿童（包括哮喘）；肾功能障碍；免疫功能抑制（包括药物性）者；妊娠中期以上孕妇等。疫苗不良反应有注射局部疼痛，偶见发热和全身不适。不宜接种疫苗的人员包括：对鸡蛋或疫苗中其他成分过敏者；吉兰－巴雷综合征（Guillain－Barr syndrome）患者；孕期 3 个月内的孕妇；急性感染性疾病患者；严重过敏体质者。

2. 应用抗流感病毒药物预防　明确或怀疑某部门流感暴发时，对所有非流感者和未进行疫苗接种的医务人员给予金刚烷胺、金刚乙胺或奥司他韦进行预防性治疗，时间持续 2 周或流感暴发结束后 1 周。

第六节　人禽流感

禽流感病毒感染是禽类流行性感冒病毒感染（简称禽流感），是由甲型流感病毒某些亚型中的一些毒株引起的急性呼吸道传染病。通常禽流感病毒并不感染人，但自 1997 年 5 月禽甲型流感病毒 H_5N_1 亚型感染人类以来又有 H_9N_2 和 H_7N_7 等亚型感染人类引起人禽流行性感冒（简称人禽流感，human avian influenza）的报道。人禽流感的主要表现有高热、咳嗽、呼吸困难，严重者可出现休克、多脏器功能衰竭等表现。

【病原学】

禽流感病毒是正黏病毒科（Orthomyxo virus）流感病毒属（Influenza virus）的一个成员。流感病毒含特异的不具交叉反应的核糖核蛋白抗原，这类抗原分为三个不同的抗原型（A、B、C 三型，或称甲、乙、丙三型）。其中 B、C 两型仅能对人致病，A 型可对人、猪、马和禽致病。禽流感病毒具有 A 型抗原，属于甲（A）型流感病毒，列为禽流感病毒类。

禽流感病毒颗粒呈球形、杆状或长丝状，为多形性。其直径为 $80 \sim 120nm$，囊膜表面有一层棒状和蘑菇状的纤突（spike），前者对红细胞有凝集性，称血凝素（HA），后者有把吸附在细胞表面上的病毒粒子解脱下来的作用，称神经氨酸酶（NA）。目前已有 16 个 H 亚型和 9 个 N 亚型，不同的 H 抗原或 N 抗原之间无交叉反应。A 型禽流感各亚型毒株对禽类的致病力是不同的。A 型流感病毒的抗原性不断发生变异，如抗原性漂移（antigenic drift）和抗原性转变（antigenic shift），这种变异是由 HA 和 NA 引起的，尤其是 HA 的变异最为常见。A 型流感病毒的染色体基因组是由分子量不同的 8 个单链 RNA 片段组成，每个片段分别转录和复制不同的蛋白质，如果两个不同的毒株的流感病毒同时感染同一个动物细胞时，每个病毒的 8 个 RNA 片段即可互相重组而装配成 256 个组合以上不同子代病毒（株），其中有些病毒可能是无致病力的，有些病毒可能比其两个亲代病毒对细胞具有更大的破坏性。另外，来自不同宿主的病毒也易发生基因置换。病毒的这一特征，加之感染动物复杂，使本病的防治难度加大，这也是流行了一个世纪的禽流感至今仍无良好防治方法的主要原因。目前感染人类的禽流感病毒亚型主要为 H_5N_1、H_9N_2、H_7N_7，其中感染 H_5N_1 亚型患者病情重，死亡率高。人类对多数 H 亚型和 N 亚型缺乏免疫力，所以禽流感病毒是潜在启动人类新的流感大流行的威胁。

禽流感病毒是囊膜病毒，容易被稀酸、乙醚等有机溶剂和碘剂、含氯石灰灭活。禽流感病毒没有超常的稳定性，病毒可在加热、极端的 pH、非等渗和干燥的条件下灭活。

在野外条件下，禽流感病毒常从病禽的鼻腔分泌物和粪便中排出，病毒受到这些有机物的保护极大地增加了抗灭活能力。此外，禽流感病毒可以在自然环境中，特别是凉爽和潮湿的条件下存活很长时间。粪便中病毒的传染性在 4℃ 条件下可以保持长达 $30 \sim 50$ 天，20℃ 时为 7 天。

【流行病学】

（一）传染源

主要为病禽、健康带毒的禽，特别是感染 H_5N_1 亚型病毒的鸡、鸭。其他禽类和野禽也有可能成为传染源。尚无证据显示禽流感病人可作为传染源，需进一步研究。

（二）传播途径

主要传播途径有：①经过呼吸道飞沫与空气传播。病禽咳嗽和鸣叫时喷射出带有 H_5N_1 病毒的飞沫和病禽排出的粪便在空气中漂浮，人吸入呼吸道被感染发生禽流感。②经过消化道感染。进食病禽的肉及其制品、禽蛋，病禽污染的水、食物，用病禽污染的食具、饮具，或用被污染的手拿东西吃，受到传染而发病。③经过损伤的皮肤和眼结膜容易感染 H_5N_1 病毒而发病。

（三）易感人群

人类对禽流感病毒普遍易感，缺乏免疫力。特别是 12 岁以下的儿童发病率高，病情重。

【发病机制与病理】

（一）发病机制

1. 禽流感病毒的致病性　①大多流感暴发与病毒株亚型 H_5 和 H_7 有关。目前仅发现 H_5N_1、H_9N_2 和 H_7N_7 能直接感染人，H_5N_1 具有高致病性。②家禽品种间有差异。③家禽营养差、年幼，病情重。④家禽体内一些酶类也可增加流感病毒的毒力。

2. 致病性的分子生物学基础　①病毒的基因及其产物，如血凝素、神经氨酸酶和多聚酶是决定毒力的关键。②血凝素蛋白重链和轻链连接肽及附近糖基化的位点也影响其毒力。

3. 禽流感病毒可触发免疫"风暴"　人一旦感染了 H_5N_1，其支气管和肺泡上皮的促炎细胞因子和趋化因子水平明显增高，导致肺部炎症反应失控。

（二）病理

人禽流感患者尸检可见到肺泡和支气管黏膜损伤严重，肺实质出血和坏死，肺泡内大量淋巴细胞浸润，肺泡内有透明膜形成，有严重的弥漫性损伤，并伴有间隔纤维形成。

【临床表现】

潜伏期一般为 1～3 天，通常在 7 天以内。

急性起病，早期表现类似普通型流感。主要为发热，体温大多持续在 39℃ 以上，热程 1～7天，一般为 3～4 天，可伴有流涕、鼻塞、咳嗽、咽痛、头痛和全身不适。部分患者可有恶心、腹痛、腹泻、稀水样便等消化道症状。重症患者病情发展迅速，可出现肺炎、急性呼吸窘迫综合征、肺出血、胸腔积液、全血细胞减少、肾衰竭、败血症、休克及 Reye 综合征等多种并发症。重症患者可有肺部实变体征。

【并发症与预后】

（一）并发症

有原发性病毒性肺炎、继发性细菌性肺炎、Reye 综合征和心肌损害等。

（二）预后

人禽流感的预后与感染的病毒亚型有关，感染 H_9N_2、H_7N_7 者，大多预后良好，而感染 H_5N_1 者预后较差，据目前医学资料报告，病死率约为 30%。

影响预后的因素还与患者年龄、是否有基础性疾病、治疗是否及时以及是否发生并发症等有关。

【实验室检查与其他检查】

（一）血常规检查

外周血象白细胞总数一般不高或降低。重症患者多有白细胞总数及淋巴细胞下降，并有血小板降低。

（二）骨髓穿刺检查

骨髓穿刺检查示细胞增生活跃。反应性组织细胞增生伴出血性吞噬现象。

（三）血生化检查

部分患者肝功能异常，ALT、AST升高。

（四）病原及血清学检查

1. 病毒抗原及基因检测 取患者呼吸道标本，采用免疫荧光法（或酶联免疫法）检测甲型流感病毒核蛋白抗原（NP）及禽流感病毒H亚型抗原。还可用RT-PCR法检测禽流感病毒亚型特异性H抗原基因。

2. 病毒分离 从患者呼吸道标本（如鼻咽分泌物、口腔含漱液、气管吸出物或呼吸道上皮细胞）中分离禽流感病毒。

3. 血清学检查 发病初期和恢复期双份血清抗禽流感病毒抗体滴度有4倍或以上升高，有助于回顾性诊断。

（五）胸部影像学检查

重症患者胸部X线检查可显示单侧或双侧肺炎，严重者呈"白肺"，少数可伴有胸腔积液等。

【诊断与鉴别诊断】

（一）诊断

根据流行病学资料、临床症状和病原分离而确诊。

1. 医学观察者 1周内有流行病学接触史者，出现流感样症状，列为医学观察者，对其进行7天医学观察。

2. 疑似病例 ①流行病接触史，1周内出现流感样症状，和（或）呼吸道分泌物标本A/H抗原检测阳性或核酸检测阳性者。②流行病史不详，但有禽流感疫情，有流感样症状，和（或）呼吸道分泌物标本A/H抗原检测阳性或核酸检测阳性者。

3. 临床诊断病例 被诊断为疑似病例，且与其有共同暴露史的人被诊断为确诊病例者。

4. 确诊病例 临床诊断病例呼吸道分泌物标本中分离出特定病毒或采用RT-PCR法检测到禽流感H亚型病毒基因，或发病初期和恢复期双份血清抗禽流感病毒抗体滴度4倍或以上升高。

（二）鉴别诊断

临床上应注意与流感、普通感冒、细菌性肺炎、传染性非典型肺炎（SARS）、传染性单核细胞增多症、巨细胞病毒感染、衣原体肺炎、支原体肺炎等疾病进行鉴别诊断。

【治疗】

（一）一般治疗

对疑似和确诊患者应进行隔离治疗，转运时戴口罩。加强支持治疗，预防并发症。注意休息，多饮水，加强营养，饮食易消化。

（二）对症治疗

可应用解热药、缓解鼻黏膜充血药、止咳祛痰药等。儿童忌用阿司匹林或含阿司匹林以及其他水杨酸制剂的药物，避免引起儿童 Reye 综合征。

（三）抗流感病毒治疗

应在发病 48 小时内试用抗流感病毒药物。

1. 神经氨酸酶抑制剂　奥司他韦（oseltamivir，达菲），为新型抗流感病毒药物，试验研究表明，其对禽流感病毒 H_5N_1 和 H_9N_2 有抑制作用。成人剂量每日 150mg，儿童剂量每日 3mg/kg，分 2 次口服，疗程 5 天。

2. 离子通道 M_2 阻滞剂　金刚烷胺（amantadine）和金刚乙胺（rimantadine）。金刚烷胺和金刚乙胺可抑制禽流感病毒株的复制，早期应用可阻止病情发展，减轻病情，改善预后。金刚烷胺成人剂量每天 100～200mg，儿童每天 5mg/kg，分 2 次口服，疗程 5 天。治疗过程中应注意中枢神经系统和胃肠道副作用。肾功能受损者酌减剂量。有癫痫病史者忌用。

（四）中医药治疗

参照时行感冒（流感）及风温病进行辨证论治。

部分中成药可供使用，如清开灵口服液（胶囊）、双黄连口服液、清热解毒口服液（颗粒）、银黄颗粒、板蓝根冲剂、抗病毒胶囊（口服液）、藿香正气丸（胶囊）、葛根芩连微丸、羚羊清肺丸、蛇胆川贝口服液等。

（五）重症患者的治疗

对出现呼吸功能障碍患者给吸氧及其他呼吸支持，发生其他并发症应积极采取相应治疗。

【预防】

1. 加强禽类疾病的监测。一旦发现禽流感疫情，动物防疫部门立即按有关规定进行处理。养殖和处理的所有相关人员做好防护工作。

2. 加强对密切接触禽类人员的监测。当接触禽类人员中出现流感样症状时，应立即进行流行病学调查，采集病人标本并送至指定实验室检测，以进一步明确病原，同时应采取相应的防治措施。

3. 接触人禽流感患者应戴口罩、戴手套、穿隔离衣。接触后应洗手。

4. 要加强检测标本和实验室禽流感病毒毒株的管理，严格执行操作规范，防止医院感染和实验室的感染及传播。

5. 注意饮食卫生，不喝生水，不吃未熟的肉类及蛋类等食品；勤洗手，养成良好的个人卫生习惯。

6. 药物预防。对密切接触者必要时可试用抗流感病毒药物或按中医理论辨证施防。

第七节　麻　疹

麻疹（measles）是由麻疹病毒（Measles virus）引起的急性呼吸道传染病，临床以发热、咳嗽、流涕、眼结膜充血、口腔科普利克斑（Koplik spots）及皮肤出现斑丘疹为特征。自从婴幼儿广泛接种麻疹减毒疫苗以来，该病的流行已基本得到控制，但近年来麻疹疫情有所反弹。目前全世界有 190 多个国家有麻疹报告病例，欧洲、东地中海地区及中国所在的西太平洋地区分别提出力争在 2007 年、2010 年和 2012 年消除麻疹的目标。2005 年 9 月，在世界卫生组织西太平洋地区会议上，中国卫生部承诺 2012 年消除麻疹。

【病原学】

麻疹病毒属于副黏液病毒科（Paramyxovirus）麻疹病毒属，与其他副黏液病毒不同之处是该病毒无特殊的神经氨酸酶。电镜下呈球形或丝状，直径 100 ~ 250nm。中心为单链 RNA，其基因组有 16 000 个核苷酸，外为三种脂蛋白包膜（L、P、N 蛋白）组成的核衣壳。外膜中的蛋白成分主要有膜蛋白（M 蛋白）、血凝素（H 蛋白）和融合蛋白（F 蛋白）。其中 H 蛋白是其表面主要蛋白，能识别靶细胞受体，促进病毒黏附于宿主细胞；F 蛋白在病毒扩散时使病毒与宿主细胞融合；M 蛋白与组合病毒成分及病毒复制有关。麻疹病毒主要蛋白的抗原性稳定，只有一个血清型。病毒分离最好的方法是组织培养，原代人肾、人羊膜、人胚肺、猴肾、狗肾及 Vero、Hela、Hep - 2 等传代细胞和鸡胚均可用于病毒的分离和培养。

世界卫生组织根据 1998 年已发表的文献将麻疹病毒划分为 8 个基因组（genetic group）15 个基因型（genotype）。随着麻疹野病毒监测的加强，截止 2000 年 10 月，国际上又发现 3 个新基因型并命名为 B_3、D_7 和 G_2。现共发现 18 个基因型在人类中流行。麻疹病毒 H 基因组是我国首先发现的中国本土毒株，其中 H_1 为我国优势毒株，还未见其他国家有 H_1 基因型流行的报道。

麻疹病毒在外界生存力不强，在流通空气中或日光下生存半小时。该病毒能耐寒及耐干燥，在低温下可生存较久，- 15℃ ~ - 70℃时可保存数月至数年。0℃时约 1 月，4℃冰箱常用于短期保存麻疹活疫苗，室温时则易失效。阳光、多数消毒剂如甲醛溶液及紫外线可毁灭病毒。

【流行病学】

（一）传染源

人为麻疹病毒的唯一宿主，因此患者是唯一的传染源。自发病前 2 天（潜伏期末）至出疹后 5 天内，病人口、鼻、眼、咽部、气管黏膜的分泌物都含病原体，可传染他人。前驱期传染性最强，出疹后逐渐减弱，疹退时已无传染性，恢复期不带病毒。

（二）传播途径

主要是通过呼吸道经飞沫传染，通过第三者或衣物、玩具等间接传播甚少见。家庭及儿童机构中的同室居住者，接触频繁，很容易传染。

（三）人群易感性

人群普遍易感，易感者接触病人后 90% 以上发病。病后获得持久免疫力，成人多因儿童时患过麻疹或接种麻疹疫苗获得免疫力，6 个月内婴儿因从母体获得抗体而很少发病，但近年来，由于麻疹疫苗接种后，麻疹的自然感染率下降，育龄妇女抗体水平降低，对婴儿的保护能力也下降。该病主要在 6 个月 ~5 岁儿童间流行。

目前成人麻疹病例的报道愈来愈多，甚至局部地区有小的流行发生，主要原因是幼儿初次接种过疫苗，而后又未复种，使体内抗体水平降低而成为易感者。

（四）流行特征

麻疹是一种传染性很强的传染病，流行期多集中在春季，但全年均可发病。在我国，6 个月 ~5 岁儿童发病率最高。世界各地均有流行，尤其在发展中国家，是导致儿童死亡的主要传染病之一。20 世纪 60 年代麻疹疫苗问世以来，普遍接种的国家发病率大大下降。我国因长期疫苗免疫，麻疹流行强度减弱，平均发病年龄后移。但近年来，因流动人口或免疫空白点，易造成城镇局部易感人群的累积，导致局部麻疹暴发流行。

【发病机制与病理】

麻疹病毒侵入呼吸道、口咽部或眼结膜，在上皮细胞内复制繁殖后入血，于第 2~3 天引起第一次病毒血症。病毒散布到肝、脾等单核-吞噬细胞系统的细胞中并在被侵细胞中大量增殖。感染后第 5~7 天再进入血液循环，形成第二次病毒血症，出现高热和出疹，病毒血症持续至出疹后第 2 天。麻疹的发病机制为：①麻疹病毒侵入细胞直接引起细胞病变；②全身性迟发型超敏细胞免疫反应（Ⅳ型变态反应）在发病机制中起重要作用。

麻疹的病理特征是病毒感染部位出现单核细胞浸润，数个细胞融合成多核巨细胞（Warthin – Finkeldey giant cells）。多核巨细胞大小不一，内含数十至上百个细胞核，核内外均有病毒集落（嗜酸性包涵体），可见于皮肤、眼结膜、呼吸道和胃肠道黏膜、全身淋巴组织、肝、脾等处。病毒和免疫复合物侵犯皮肤真皮表浅血管，使真皮充血水肿。血管内皮细胞肿胀、增生与单核细胞浸润并渗出而形成皮疹和口腔黏膜斑。并发脑炎时脑组织可出现充血、水肿、点状出血或脱髓鞘病变。

【临床表现】

潜伏期为 6~18 天（平均 10~11 天），曾接受被动或主动免疫者潜伏期可延长到 3~4 周。

（一）典型麻疹

典型麻疹的临床经过可分为三期：

1. 前驱期 1~7天不等，一般为3~4天。急性起病，主要表现为呼吸道及眼结膜炎所致的卡他症状。①发热：一般逐渐升高，幼儿也可突发高热伴惊厥。②上呼吸道炎症：咳嗽、喷嚏、流涕、咽喉部充血等。③眼结膜炎：结膜充血、畏光、流泪、眼睑浮肿等。④科普利克斑：亦称麻疹黏膜斑，在病程的2~3天见于90%以上的病人，为麻疹前驱期的特征性表现，有早期诊断价值。此斑位于双侧近第二磨牙的颊黏膜上，为0.5~1mm针尖大小的小白点，周围有红晕，初起数个，1~2天内迅速增多融合，扩散至整个颊黏膜，形成浅表糜烂，似鹅口疮，2~3天内消失。⑤其他症状：部分病人有头痛，可出现胃肠道症状，如呕吐、腹泻等。有时可见颈、胸、腹部一过性风疹样皮疹，数小时后消退，称为麻疹前驱疹。

2. 出疹期 病程第3~4天时，发热、呼吸道症状明显加重，此时开始出现皮疹。皮疹从耳后、发际渐及前额、面、颈，自上而下逐渐蔓延至胸、背、腹及四肢，最后到手掌与足底，3~5天出齐。皮疹初为淡红色斑丘疹，大小不一，直径2~5mm，压之可退色，疹间皮色正常。皮疹高峰时，皮疹可融合，颜色转暗，部分患者可见出血性皮疹，压之不退色。随皮疹高峰期到来，全身毒血症状加重，体温可高达40℃，患者可有嗜睡或烦躁不安甚至谵妄、抽搐，严重咳嗽。常可见结膜充血，畏光，咽红，浅表淋巴结及肝、脾肿大。肺部可闻及干、湿啰音。有时可出现心功能衰竭。一般成人麻疹中毒症状比小儿严重，但并发症少见。由于麻疹疫苗的应用，成人麻疹发病率逐渐增加，与儿童麻疹不同的是：肝损害发生率高；胃肠症状多见，如恶心、呕吐、腹泻及腹痛；骨骼肌痛，包括关节及背部痛；麻疹黏膜斑存在时间长，可达7天；眼部疼痛多见，但畏光少见。

3. 恢复期 出疹3~5天，在皮疹出透后，从面部起依出疹顺序逐渐消退，体温同时下降，全身症状明显减轻，精神、食欲好转，上呼吸道症状也很快消退。疹退时，原出疹处见糠麸状脱屑，留存浅棕色斑痕，经过1~2周才完全消失。此种色斑的大小和形状与原疹相同，在疾病的晚期有诊断价值。如果没有并发症，病程为10~14天。

麻疹病程中因机体非特异性免疫力和免疫反应降低，哮喘、湿疹、肾病综合征等在病程中或病后可得到暂时缓解，但较易继发细菌感染。而结核病在麻疹后可复发或加重，且麻疹初期结核菌素试验多转为阴性。

（二）非典型麻疹

1. 轻型麻疹 轻型麻疹可由于感染病毒的数量很少，如仅有极短时间的接触，也可由于最近1个月内注射过成人血或胎盘球蛋白，或接种过麻疹疫苗，或8个月内婴儿体内尚有母亲部分抗体等。患儿发热程度低，体温大都在39℃以下，热程短于7天，眼部及上呼吸道症状不甚明显，仅见稀疏皮疹，1~2天即退，无并发症。普遍进行减毒活疫苗自动免疫数年后常见轻型或异型麻疹，其临床表现更为轻微，无麻疹黏膜斑或不典型，皮疹往往先见于手掌及脚底，易与风疹相混淆。病后所获得的免疫力与典型麻疹患者相同。

2. 异型麻疹 多在接种麻疹灭活疫苗后4~6年，再接触麻疹病人或再接种麻疹灭活疫苗时出现。表现为急起高热，头痛，肌痛，腹痛，无麻疹黏膜斑，病后 2 ~ 3 天出现皮疹，出疹从四肢远端开始，逐渐波及躯干、面部。皮疹为多形性，常伴手足背水肿，上呼吸道卡他症状不明显，但肺部可闻及啰音，肝脾可肿大。异型麻疹病情较重，但多为自限性。恢复期麻疹特异性抗体强阳性，但病毒分离阴性。一般认为异型麻疹无传染性。

3. 无皮疹型麻疹　在免疫力低下患者，如患白血病、恶性肿瘤、先天性免疫低下者，或应用免疫抑制剂者，患麻疹时可不出现皮疹、麻疹黏膜斑，要依据流行病学及实验室检查资料诊断。有人认为成年后某些疾病，如免疫性疾病、皮脂性皮肤病、骨和软骨变性疾病及肿瘤等，与童年时无疹性麻疹病毒感染有关。

4. 重型麻疹　多由于身体虚弱如营养不良、免疫功能低下、原有其他疾病，或接触麻疹传染源频繁，以及各种不良环境因素如气候、居住和护理条件等原因。此类患者病情危重，病死率高。

（1）中毒性麻疹：起病急骤，高热40℃以上，严重中毒症状，谵妄或昏迷，反复抽搐，呼吸急促，唇指紫绀，脉搏细速，皮疹密集，呈暗红色，且融合成片。

（2）休克性麻疹：除具有中毒症状外，出现心功能不全或循环衰竭，表现为面色苍白、口唇发绀、四肢厥冷、心音弱、心率快、血压下降等。皮疹少或皮疹刚出又突然隐退，遗留少数皮疹呈青紫色。

（3）出血性麻疹：皮疹呈出血性，形成紫斑，压之不退色，可伴有内脏出血。

（4）疱疹性麻疹：皮疹呈疱疹样，可融合成大疱。

5. 新生儿麻疹　胎儿出生前几天母亲患麻疹，出生的新生儿可患麻疹，表现为发热、上呼吸道炎、眼结膜炎及密集的皮疹。

【并发症与预后】

（一）并发症

1. 肺炎　为麻疹最常见的并发症，多见于 5 岁以下患儿，约占 10% 或稍多。严重肺炎为麻疹死亡的主要原因，占麻疹患儿死因的 90% 以上。以出疹期为多见，发生在麻疹后期者较少，疹前出现者更少。麻疹病毒自身虽亦可致肺炎，但多不严重。麻疹肺炎主要为继发感染，病原体常为金黄色葡萄球菌、肺炎球菌、腺病毒等，也可为多种细菌混合感染。并发肺炎时全身症状加重，体温持续升高，出现气促、鼻翼扇动、发绀，肺部有中、小湿啰音。常并发脓胸、脓气胸、心肌炎、心衰及循环衰竭等。若病程迁延不愈，可引起支气管扩张症。

2. 喉炎　发生率为 1% ~ 4%，2 ~ 3 岁以下小儿多见。麻疹患儿常伴有轻度喉炎，出现声音嘶哑，刺激性干咳。重症喉炎多系合并细菌或其他病毒感染，见声嘶加剧，咳嗽呈犬吠样，出现喉梗阻现象，缺氧，紫绀，吸气性呼吸困难，"三凹征"明显。如不及时处理，进行气管插管或气管切开术，则可迅速发展至严重喉梗阻而窒息致死。有时喉炎很像喉白喉的临床表现。麻疹出疹期或恢复期内，偶尔也能发现真的喉白喉，应当慎重鉴别。

3. 心肌炎、心功能不全　2 岁以下幼儿多见。重症麻疹因高热、中毒症状严重，可影响心肌功能，尤其在营养不良小儿及并发肺炎时。临床表现为气促烦躁、面色苍白、四肢冷、发绀、心率快、心音弱、肝脏肿大。患儿皮疹不透或出而复隐（中医称为麻毒内陷）。心电图显示 T 波和 S–T 段改变及低电压。病情危重。

4. 脑炎及亚急性硬化性全脑炎　麻疹并发中枢神经系统病变较其他出疹性疾病为多，发病率 1‰~5‰。多发生于出疹后 2~5 天，偶见于前驱期，也可在出疹后 2~3 周发病。早期可能由麻疹病毒直接引起，而晚期发生者多有脑组织髓鞘病变，可能与免疫反应有关。常出现高热、肢体瘫痪及呼吸衰竭。脑膜刺激征阳性，脑脊液中细胞数增至 50~500/mm^3，以单核细胞为多，蛋白质稍增高，葡萄糖正常。病情大多危重，病死率约 15%，多数可恢复，部分患者可导致强直性瘫痪、智力障碍、失明等后遗症。即使无神经系统症状，麻疹患者中，约 50% 可出现脑电图异常。

亚急性硬化性全脑炎（subacute sclerosing panencephalitis, SSPE）是一种麻疹远期并发症，属亚急性或慢性进行性脑炎，发病率为（1~4）/100 万。病理变化主要为脑组织退行性病变，在切片中可见麻疹病毒抗原，伴嗜酸性包涵体，并可分离到麻疹病毒。血液与脑脊液中麻疹抗体极度增高（高于急性麻疹患者 10~40 倍），且持续不降。患者大多在幼年时患过麻疹，故认为其机制主要与麻疹病毒基因变异有关。本病可能系麻疹病毒长期隐伏于脑组织中，产生缺失 M 膜蛋白的有缺陷的麻疹病毒颗粒所致（病毒变异后机体不能产生针对基质蛋白的抗体），从而引起脑部进行性退化病变。潜伏期 2~17 年，发病年龄以 5~15 岁儿童为多，多发于男孩。起病隐匿，病初仅表现为行为异常或智力减退、睡眠障碍、情绪烦躁，数周或数月中病情加重，出现特征性肌痉挛、智力异常、视听障碍、语言不清、共济失调或局部强直性瘫痪，病情发展直至神志昏迷，呈去大脑强直状态。总病程平均 1 年余，可短至半年，长达 6~7 年。最后死于营养不良、恶病质及继发感染。脑脊液丙种球蛋白及抗体水平显著增高为其特点，血液及细胞数正常，脑电图呈不规则高电压慢波。

5. 其他　婴儿易并发消化不良、维生素 A 缺乏。体弱及营养不良小儿可发生各种口炎、脓疱疹及颈淋巴结炎。咽部感染极易侵入咽鼓管及中耳，发生急性化脓性中耳炎和乳突炎，是继发性细菌感染，与麻疹病毒无关，不需要因此而延长隔离期。如果侵入内耳，可致永久性耳聋甚至聋哑病。角膜炎或溃疡、鼻出血、血小板减少性紫癜等仅偶见。原有结核病灶者可扩散恶化，发生粟粒性结核或结核性脑膜炎。麻疹后也易发生百日咳、水痘等感染。

（二）预后

单纯麻疹预后良好，重症患儿病死率较高，年龄为最重要的影响因素。在婴幼儿时期，麻疹容易并发严重肺炎，比较危险。冬季发病也比春季容易合并肺炎。麻疹并发流行性感冒、百日咳或痢疾时也较严重。原有佝偻病或营养不良的婴儿发生麻疹肺炎比较危险。轻度肺结核往往在麻疹病程中转为重症，甚至引起粟粒性结核和结核性脑膜炎。及时进行麻疹自动或被动免疫，可以改变上述情况。先天性免疫缺陷的患儿发生麻疹时更危险，并忌用自动免疫来预防麻疹。

【实验室检查】

（一）血常规检查

白细胞总数减少，淋巴细胞相对增多。重型出血性皮疹病人有时伴有血小板减少。

（二）血清学检查

抗体常于出疹 1~3 天内出现，于 2~4 周达高峰。因此取病程早期和恢复期双份血清做血凝抑制试验、中和试验或补体结合试验，抗体效价增高 4 倍以上为阳性。酶联免疫吸附试验（ELISA）法较血凝抑制试验更灵敏和简便，用以测定血清特异性 IgM 抗体和 IgG 抗体，疹后 3 天 IgM 多呈阳性，5~20 天达高峰。但成人麻疹约 8% 患者 IgM 抗体始终阴性。

（三）病原学检查

1. 病毒分离 取前驱期或早期病人的眼、鼻、咽分泌物或血、尿，接种于原代人胚肾或羊膜细胞，分离麻疹病毒。

2. 病毒抗原检测 取早期病人的鼻、咽分泌物或血细胞及尿沉渣细胞，用免疫荧光或免疫酶法检查麻疹病毒抗原，如阳性可早期诊断。

3. 多核巨细胞检查 取早期病人的鼻、咽分泌物或痰、血细胞及尿沉渣涂片，用瑞氏染色查多核巨细胞，多核巨细胞以出疹前 2 天至出疹后 1 天阳性率最高。也可通过电镜找多核巨细胞内外包涵体中麻疹病毒颗粒。

4. 核酸检查 采用反转录聚合酶链反应（RT－PCR）从临床标本检测麻疹病毒 RNA，是一种非常灵敏和特异性诊断方法，尤其对免疫力低下而不能产生特异性抗体的麻疹患者尤其有诊断价值。

【诊断与鉴别诊断】

（一）诊断

典型麻疹诊断不难。有麻疹流行病学史，典型的临床表现，如急性发热、上呼吸道卡他症状、眼结膜充血、畏光，早期口腔有麻疹黏膜斑（科普利克斑）及典型皮疹和退疹表现等。非典型病人难以诊断者，则依赖于实验室检查，如分离病毒、测定病毒抗原或血清学特异性抗体。

（二）鉴别诊断

本病主要应与出疹性疾病相鉴别。

1. 风疹 多见于幼儿，前驱期短，全身中毒症状及呼吸道炎症轻，起病 1~2 天即出疹，为细小稀疏淡红色斑丘疹，1~2 天退疹，无色素沉着及脱屑。耳后、枕后、颈部淋巴结肿大是其显著特点。

2. 幼儿急疹 多见于 2 岁以内婴幼儿，骤发高热，上呼吸道症状轻微，患儿精神好，高热持续 3~5 天骤退，热退时或退后出玫瑰色散在皮疹，无色素沉着，亦不脱屑，是本病的特征。

3. 猩红热 前驱期发热，咽痛，起病 1~2 天内出疹，皮疹为针头大小，红色斑点状斑疹或粟粒疹，疹间皮肤充血，皮肤弥漫性潮红，压之退色，面部无皮疹，口周有"苍白圈"，皮疹持续 4~5 天后热退疹消，出现脱屑脱皮，白细胞总数及中性粒细胞显著升高。

4. 肠道病毒感染 柯萨奇病毒及埃可病毒感染常发生皮疹。多见于夏秋季，出疹前有发热、咳嗽、腹泻，偶见黏膜斑，常伴全身淋巴结肿大，皮疹形态不一，可反复出现，疹退不脱屑，无色素沉着。

5. 药物疹 近期有服药或接触药物史，皮疹呈多样化，瘙痒，伴低热或无热，无黏膜斑及呼吸道卡他症状，停药后皮疹可逐渐消退。血中嗜酸性淋巴细胞可升高。

6. 其他 还应与败血症、斑疹伤寒、传染性单核细胞增多症等相鉴别。

【治疗】

至今尚无特异的抗麻疹病毒药物，故治疗重点在于加强护理、对症处理和防治并发症。

（一）一般治疗

患者应卧床休息，单间隔离至体温正常或至少出疹后 5 天。居室空气应新鲜，保持适当温度和湿度，衣被不宜过多，眼、鼻、口腔、皮肤保持清洁。饮食宜富营养、易消化，并应多饮温开水。

（二）对症治疗

高热时可给小剂量退热剂或物理降温；咳剧时予以镇咳药等；体弱病重者可早期给人血丙种球蛋白肌注。近年报告给麻疹病人补充维生素 A，一次 10 万～20 万 IU 口服，可减轻病情，降低并发症和病死率。

（三）中医中药治疗

前驱期初热时，可用银翘散或升麻葛根汤加减，以辛凉透表，祛邪外出；外用透疹药（生麻黄、芫荽子、西河柳、紫浮萍各 15g）放入布袋中煮沸后在床旁熏蒸，或稍凉后以药汁擦面部、四肢，以助出疹。出疹期宜清热解毒透疹，用清营透表汤，重症可用三黄石膏汤或犀角地黄汤。虚弱肢冷者用人参败毒饮或补中益气汤。恢复期宜养阴清热，可用沙参麦冬汤或竹叶石膏汤加减。

（四）并发症治疗

1. 肺炎 按一般肺炎处理，继发细菌感染者选用抗菌药物，重症可考虑短期应用肾上腺皮质激素。进食少者适当补液及支持疗法。

2. 喉炎 保持居室内一定湿度，并用蒸汽雾化吸入，一日数次，以稀释痰液。选用 1～2 种抗菌药物，重症可口服泼尼松或用地塞米松静脉滴注。保持安静。喉梗阻进展迅速者，应及早考虑气管插管或行切开术。

3. 心肌炎、心功能不全 出现心力衰竭时及早应用毒毛花苷 K 或毛花苷 C 治疗，可同时应用速尿利尿。控制补液总量和速度，维持电解质平衡，必要时用能量合剂（辅酶 A、三磷腺苷、细胞色素 C）及维生素 C 静脉滴注，以保护心肌。循环衰竭者按休克处理。

4. 脑炎 病毒性脑炎，重点在对症治疗。高热者降温，惊厥时用止惊剂，昏迷者加强护理。目前对亚急性硬化性全脑炎无特殊治疗。

【预防】

预防麻疹的关键措施是对易感者接种麻疹疫苗。

（一）管理传染源

病人应严密隔离至出疹后 5 天，伴呼吸道并发症者应延长至出疹后 10 天。对易感接触者隔离检疫 3 周，并使用被动免疫制剂。流行期间托儿所、幼儿园等儿童机构应加强晨检，暂停接送和接收易感儿入园所。

（二）切断传播途径

病室注意通风换气，充分利用日光或紫外线照射；医护人员要做好消毒隔离工作，防止传播和院内感染。

（三）保护易感人群

1. 自动免疫　麻疹减毒活疫苗的应用是预防麻疹最有效和最根本的办法，主要对象为婴幼儿，未患过麻疹的儿童和成人亦可接种。目前发达国家初种麻疹疫苗的年龄大多为 15 个月，我国计划免疫定于 8 个月龄为初种，7 岁复种，每次皮下注射 0.2ml，各年龄剂量相同。亦可在流行前 1 个月，对未患过麻疹的 8 个月以上幼儿或易感者皮下注射 0.2ml，12 天后可产生抗体（阳性率达 95% ~98%），1 个月达高峰，2~6 个月逐渐下降，但可维持一定水平，免疫力可持续 4~6 年，反应强烈的可持续 10 年以上，以后尚需复种。由于注射疫苗后的潜伏期比自然感染潜伏期短（3~11 天，多数 5~8 天），故易感者在接触病人后 2 天接种疫苗，仍可预防麻疹发生。若于接触 2 天后接种，则预防效果下降，但可减轻症状和减少并发症。有发热、传染病未愈者应暂缓接种。对孕妇、过敏体质、免疫功能低下者、活动性肺结核均应禁忌接种。凡 6 周内接受过被动免疫者，应推迟 3 个月接种麻疹疫苗。

2. 被动免疫　有密切接触史的年幼、体弱及妊娠妇女等易感者应立即采用被动免疫。肌注人血丙种球蛋白 0.1~0.2ml/kg，胎盘球蛋白 0.5~1.0ml/kg，接触后 5 天内注射者可防止发病，6~9 天内注射者只可减轻症状，免疫有效期 3~8 周。

第八节　风　疹

风疹（rubella）是由风疹病毒（Rubella virus）引起的一种常见的急性呼吸道传染病。以发热、全身皮疹为特征，常伴有耳后、枕部及颈后淋巴结肿大。由于本病多数症状较轻，病程较短，预后良好，在临床上容易被人们忽视。但是，自从 1941 年澳大利亚眼科医生 Gregg 发现婴儿"白内障"流行，并证实了孕妇感染风疹病毒导致对胎儿的危害后，风疹病毒感染逐步引起人们的重视。尤其是孕妇在妊娠头 3 个月感染风疹病毒可经血侵犯胎儿，导致自发流产、死胎或胎儿感染，从而引起严重的出生缺陷，包括白内障、耳聋、心脏病或智力低下，此即为先天性风疹综合征（congenital rubella syndrome，CRS）。

【病原学】

风疹病毒属于披膜病毒科（togavirus family）风疹病毒属，为其唯一成员，人类是其唯一宿主。风疹病毒为单股正链 RNA 病毒，电镜下多呈球形，直径 50~70nm，风疹病毒的抗原结构相当稳定，现知只有一种抗原型。风疹病毒可在胎盘或胎儿体内（以及出生后数月甚至数年）生存增殖，产生长期、多系统的慢性进行性感染。本病毒可在兔肾、乳田鼠肾、绿猴肾、兔角膜等细胞培养中生长，能凝集鸡、鸽、鹅和人"O"型红细胞。

病毒在体外的生存力较弱，对紫外线、乙醚、氯仿和甲醛等均敏感，pH <3.0 可将其灭活。该病毒不耐热，但能耐寒和干燥，56℃ 30分钟、37℃ 1.5小时均可将其杀死，4℃保存不稳定，−60℃ ~ −70℃可保持活力3个月，干燥冰冻下可保存9个月。

【流行病学】

（一）传染源

病人是唯一的传染源，包括亚临床型和隐性感染者（数量最多）。传染期在发病前5 ~ 7天至出疹后2天，起病当天和前1天传染性最强。病人口、鼻、咽部分泌物以及血液、大小便中均可分离出病毒。

（二）传播途径

主要由飞沫经呼吸道传播，人与人之间密切接触也可经接触传播。宫内被感染的新生儿，特别是咽部，可排病毒数周、数月甚至1年以上，因此通过污染的奶瓶、奶头、尿布、衣被及直接接触等可感染缺乏抗体的医务人员、家庭成员，或引起婴儿室内传播。

（三）人群易感性

本病一般多见于1 ~ 5岁的儿童，成人也可发病，可在幼儿园、学校、军队中流行。由于本病临床症状轻微，多数病人为隐性感染，无皮疹及临床表现，故其实际流行情况常被低估。一次患病后大多有持久免疫力，风疹疫苗诱发的免疫力一般认为是终生免疫，即使风疹抗体水平低于检测水平。

（四）流行特征

风疹呈世界性流行，一年四季均可发病，以冬、春季多发，近年来春、夏发病较多。20世纪70年代后，许多国家进行疫苗接种，使风疹得以控制，但是近年来风疹暴发流行中重症病例屡有报道。上海1993年春、夏风疹暴发流行，发病率高达451.57/10万，其中10 ~ 14岁最高，5 ~ 9岁次之，流行期成人发病也不少见。我国自20世纪80年代后期至今，仍有多处地方流行。近年用血凝抑制抗体检测法检测风疹抗体，杭州报告小儿和成人中抗体阳性率为98%，21岁以上女性为100%；上海育龄妇女中为97.5%；北京为99.28%。20世纪80年代以来，日本、美国、印度、墨西哥、澳大利亚等均有较大的流行。英国1978 ~ 1979年流行高峰期孕妇流产也最多，对该次流行中分娩的婴儿较长期随访，发现有些症状于生后2 ~ 3年时才表现出来。世界各地抗体情况不一致。6个月以下小儿因母体来的被动免疫故很少患病。

【发病机制与病理】

风疹病毒主要侵犯上呼吸道黏膜，引起呼吸道炎症。然后侵入耳后、枕部、颈部等浅表淋巴结，并进入血液循环引起病毒血症，出现发热、皮疹、淋巴结肿大等典型临床表现。病毒直接损害血管内皮细胞发生皮疹，目前多认为皮疹是由于风疹病毒引起的抗原抗体复合物造成真皮上层的毛细血管炎症所致。本病病情比较轻，病理发现不多，皮肤和淋巴结呈急性、慢性非特异性炎症。风疹病毒可引起脑炎、脑组织水肿、非特异性血管周围浸润、神经细胞变性及轻度脑膜反应，也可感染数十年后由于慢性持续性病变而导致慢性全脑炎。

先天性风疹的发病机制尚不清楚。孕妇感染风疹后，风疹病毒可于病毒血症阶段随血流感染胎盘最终感染胎儿。胎盘绒毛膜被感染后有较持久的小血管和毛细血管壁广泛受累的现象。妊娠期妇女越是早期被感染，胎儿被感染的几率越高，孕龄第1个月时10%~30%，第3个月时5%~20%，第4个月时1%~5%，此后仍有少数胎儿可能被感染。被风疹病毒感染后的胎儿，病毒在体内可长期、广泛存在，并随胎儿细胞分裂增殖侵入下一代细胞，不断增殖传代，因此形成持续的、多器官的感染，并由此产生多种多样的先天性缺陷症状，称为先天性风疹综合征。此类新生儿出生后持续排病毒数月甚至数年，也有不少未出现明显症状，但经血清学检查证明宫内风疹病毒感染。近年研究显示先天性风疹患儿常有进行性异常免疫反应。

【临床表现】

根据感染方式的不同，可分为获得性风疹（或称自然感染的风疹）和先天性风疹综合征，其表现有所不同。

（一）获得性风疹

潜伏期平均为18天（14~21天）。

1. 前驱期 约1~2天，症状多较轻微。低热或中度发热，头痛，食欲减退，疲倦，乏力，及咳嗽、喷嚏、流涕、咽痛、结膜充血等轻微上呼吸道炎症，伴耳后、枕部、颈后部等浅表淋巴结肿大，偶伴呕吐、腹泻、鼻衄、齿龈肿胀等。部分病人软腭及咽部可见玫瑰色或出血性斑疹，但颊黏膜光滑，无充血及黏膜斑。

一般来说，婴幼儿患者前驱期症状多较轻，或无前驱期症状，而年长儿及成人患者则较显著，并可持续5~6天。

2. 出疹期 大多数于发热1~2天后出疹，皮疹先出现于面颈部，迅速向下蔓延，1天内遍布躯干和四肢，但手掌、足底多无皮疹。皮疹初起呈细点状淡红色充血性斑丘疹，直径2~3mm。面部、四肢远端皮疹较稀疏，部分融合类似麻疹。躯干尤其背部皮疹密集，融合成片，又类似猩红热。皮疹一般持续3天（1~4天）消退，亦有人称为"三日麻疹"。面部有疹为风疹的特征，少数病人出疹呈出血性，同时全身伴出血倾向。出疹期常伴低热，轻度上呼吸道炎症，全身浅表淋巴结肿大，尤以耳后、枕部、颈后淋巴结肿大最为显著，脾轻度肿大。肿大淋巴结轻度压痛，不融合，不化脓。皮疹消退后一般不会有色素沉着，亦无脱屑。仅少数重症患者可有细小糠麸样脱屑，大块脱皮则极少见。

少数风疹病人仅有发热、上呼吸道症状、淋巴结肿大，而无皮疹，即所谓无皮疹性风疹。也可在感染风疹病毒后没有任何症状、体征，仅血清学检查时风疹抗体为阳性，即所谓隐性感染或亚临床型感染。在不同地区的流行病调查中发现显性感染病人与无皮疹或隐性感染病人的比例为1:6~1:9。

（二）先天性风疹综合征

胎儿感染风疹病毒特别是妊娠头 4 个月内，重者可导致死胎、流产、早产，轻者可导致胎儿发育迟缓，出生体重、身长、头围、胸围等均比正常新生儿低，此差距 1 岁时往往还不能纠正。这类患婴易有多种畸形，有称新生儿先天畸形中约 5% 以上是由于先天性风疹所致。常见有白内障、视网膜病、青光眼、虹膜睫状体炎、神经性耳聋、前庭损伤、中耳炎、先天性心脏病、心肌坏死、高血压、间质肺炎、巨细胞肝炎、肝脾及淋巴结肿大、肾小球硬化、尿道下裂、血小板减少性紫癜、溶血性贫血、再生障碍性贫血、脑炎、脑膜炎、小头畸形、智力障碍等。可见先天性风疹综合征是风疹病毒感染的严重后果。1 岁以后出现的畸形有耳聋、精神动作异常、语言障碍、骨骼畸形等。大多数患儿出生时即有临床症状，也可于出生后数月至数年才出现进行性加重的症状和新的畸形。因此，对有先天性风疹可能的小儿，自出生后需随访 2~3 年或 4~5 年。

【并发症与预后】

风疹一般症状较轻，并发症少，预后良好。仅少数病人可并发中耳炎、咽炎、支气管炎、肺炎、心肌炎、胰腺炎、肝炎、消化道出血、血小板减少性紫癜、溶血性贫血、肾病综合征、急慢性肾炎等。较重的有脑炎（发病率为 1/6 000）、心肌炎（多于 1 或 2 周内恢复，可与脑炎等其他并发症同时存在）、关节炎（主要见于成年人，特别是妇女患者）、出血倾向（多数在 1~2 周内自行缓解，少数病人颅内出血可引起死亡），其他可有肝、肾功能异常，并发脑膜炎、血小板减少所致颅内出血引起死亡者仅属偶见。但妊娠初 3 个月内的妇女患风疹，其胎儿可发生先天性风疹，引起死产、早产及各种先天性畸形，预后不良，故必须重视孕妇的预防措施。

【实验室检查】

（一）血常规检查

白细胞总数减少，淋巴细胞增多，并出现异形淋巴细胞及浆细胞。

（二）血清学检查

采用红细胞凝集试验、中和试验、补体结合试验和免疫荧光法，双份血清抗体效价增高 4 倍以上为阳性，其中以红细胞凝集抑制试验最常用，因其具有快速、简便、可靠等优点。此抗体在出疹时即出现，1~2 周迅速上升，4~12 月后降至开始时水平，并可维持终身。风疹特异性分泌型 IgA 抗体于鼻咽部可查得，有助于诊断。

特异性风疹抗体 IgM 有诊断意义。如果在新生儿期考虑先天性风疹时最好同时检测母亲和婴儿的标本，并作动态观察，以判断新生儿期的抗体是否为来自母体的被动获得性抗体。风疹抗体随年龄增长逐渐下降，如随访中风疹抗体逐渐升高即为婴儿已被感染，最好同时观察几项指标。

（三）病原学检查

1. 病毒分离 取风疹病人鼻咽部分泌物，先天性风疹病人取尿、脑脊液、血液、骨髓等培养于 RK - 13、Vero 等传代细胞，可分离出风疹病毒，再用免疫荧光法鉴定。

2. 病毒抗原检测　采用直接免疫荧光法检测咽拭子涂片剥脱细胞中风疹病毒抗原，其诊断价值尚需进一步观察。

3. 核酸检查　采用反转录聚合酶链反应（RT - PCR）从临床标本检测风疹病毒 RNA，也有用斑点杂交法检测风疹病毒 RNA。

【诊断与鉴别诊断】

（一）诊断

典型风疹诊断不难，主要依据流行病学史和临床表现，如前驱期短，上呼吸道炎症，低热，特殊斑丘疹，耳后、枕部淋巴结肿大等。但风疹病人常因临床症状轻微而难以诊断，特别在流行期间，不典型病人和隐性感染患者远较典型病人为多，对这类病人必须做病毒分离或血清抗体测定，方可以确定诊断。

妊娠期怀疑感染风疹的妇女所生婴儿，不论有无症状、体征，均应作风疹病毒分离和测定 IgM 抗体，阳性者即可诊断为先天性风疹。先天性风疹时特异性 IgM 抗体与自然感染者不同，胎儿 16 周龄时，即有自己的特异的 IgM，出生后 6 个月内持续升高，此后渐下降，但 1 岁内均可测得。自母体来的 IgG 抗体出生后数月即下降，而婴儿自身的 IgG 风疹抗体同期则持续上升。

风疹视网膜炎往往为诊断先天性风疹的重要甚至唯一的体征，视网膜上常出现棕褐或黑褐色的大小不一的点状或斑纹状色素斑点，重症患者除斑点大外并伴有黄色晶状体，视网膜血管常较正常窄细。

（二）鉴别诊断

风疹患者的皮疹形态介于麻疹与猩红热之间，因此应着重对此三种常见的发热出疹性疾病进行鉴别诊断。此外，本病尚需与幼儿急疹、传染性单核细胞增多症、药物疹及肠道病毒感染（如柯萨奇病毒 A 组中 2、4、9、16 型及 B 组中 1、3、5 型，埃可病毒 4、9、16 型感染）相鉴别。

先天性风疹综合征当与弓形体病、巨细胞病毒感染、单纯疱疹病毒等导致的宫内感染相鉴别，这三种宫内感染与先天性风疹有相类似的症状，主要依靠实验室检查进行鉴别。

【治疗】

目前尚无特异的抗风疹病毒药物，干扰素、病毒唑等似有助于减轻病情，故治疗重点在于加强护理、对症处理和防治并发症。

（一）一般治疗

患者一般症状轻微，不需要特殊治疗。症状较显著者，应卧床休息，予以流质或半流质清淡饮食。先天性风疹患儿，自幼应有良好的护理、教养，医护人员应与病儿父母、托儿所保育员、学校老师密切配合，密切观察病儿生长发育情况，测听力，矫治畸形，必要时采用手术治疗青光眼、白内障、先天性心脏病等。

（二）对症治疗

对高热、头痛、咳嗽、结膜炎者可予对症处理。

（三）中医中药治疗

本病中医治疗的原则为疏风、清热、解毒，可用银翘散、透疹凉解汤等加减。

（四）并发症治疗

并发脑炎高热、嗜睡、昏迷、惊厥者，可按流行性乙型脑炎的原则治疗。出血倾向严重者，可用肾上腺皮质激素治疗，必要时输新鲜全血。

【预防】

本病一般症状轻，预后良好，故不需要特别预防。但先天性风疹危害大，可造成死胎、早产或多种先天畸形，因此预防重点在先天性风疹综合征。

（一）管理传染源

病人应隔离至出疹后 5 天。但本病症状轻微，隐性感染者多，故易被忽略，不易做到全部隔离。一般接触者可不进行检疫，但妊娠期特别是妊娠早期的妇女在风疹流行期间，不论是否患过风疹或接种过风疹疫苗，应尽量避免接触风疹病人。

（二）切断传播途径

病室注意通风换气，充分利用日光或紫外线照射。

（三）保护易感人群

1. 自动免疫 风疹减毒活疫苗的应用是预防风疹最有效的办法，接种风疹疫苗的目的主要是预防先天性风疹综合征的发生、防止个体患风疹，进而根除整个人群的风疹。国际上十余年来广泛应用风疹减毒疫苗预防，安全有效，接种后抗体阳转率在 95% 以上，接种后仅个别有短期发热、皮疹、淋巴结肿大及关节肿痛等反应，免疫持久性可长达 15 年。建议的两种使用方法：①对少女和育龄妇女进行免疫，预防先天性风疹综合征；②对婴儿和幼儿普种，消除风疹。尽管目前关于风疹疫苗病毒株对人体、胎儿的影响了解还不够，但活疫苗的弱病毒确能通过胎盘感染胎儿导致胎儿畸形，因此孕妇不宜接受此类活疫苗。风疹疫苗早已与麻疹、腮腺炎疫苗联合使用，取得了良好的效果。我国于 1993 年开始生产和使用风疹减毒活疫苗，有的地方已开始使用并将逐步纳入计划免疫执行，重点免疫对象中包括婚前育龄妇女，含高中、初中毕业班女生。

2. 被动免疫 免疫球蛋白预防风疹的效果至今尚不肯定，曾有人为预防先天性风疹综合征而给孕妇早期注射丙种球蛋白，结果表明只能减轻孕妇感染风疹后的症状，而不能避免胎儿受感染。

第九节　流行性腮腺炎

流行性腮腺炎（mumps）是由腮腺炎病毒（Paramyxovirus parotitis）引起的一种常见的

急性呼吸道传染病，病变主要侵犯腮腺，也可累及各种腺体组织、神经系统及心脏、肝、肾、关节等几乎所有的器官。临床表现以发热、腮腺非化脓性肿痛为特征，并可引起脑膜脑炎、胰腺炎、睾丸炎、卵巢炎等。好发于儿童和青少年，亦可见于成人。本病呈良性经过和自限性，青春期后患病的病情往往重于儿童，且易累及性腺等非唾液腺组织。

【病原学】

腮腺炎病毒属副黏病毒科，呈不规则圆球形，直径 80～300nm，为单股 RNA 病毒。壳膜表面有小突起的糖蛋白。本病毒有 V 抗原（病毒抗原）和 S 抗原（可溶性抗原），分别使机体产生 V 抗体和 S 抗体。S 抗体无保护性，出现在病程早期，可用于早期诊断；V 抗体出现较晚，但具有保护作用。感染腮腺炎病毒后无论发病与否都能产生保护性免疫，再次感染发病者少见。人类是腮腺炎病毒的唯一宿主，于病程早期可自患者的唾液、尿液、并发脑膜炎患者的脑脊液、血液或甲状腺等处分离到病毒。本病毒可在猴、鸡胚羊膜及各种人和猴的组织培养中增殖。病毒对物理和化学消毒方法均敏感，甲醛、乙醇可于 2～5 分钟内将其灭活，暴露于紫外线下迅速死亡，4℃时其活力可保持 2 个月，37℃时可保存 24 小时，加热至 55℃～60℃时经 10～20 分钟即失去活力，-65℃可存活数月至数年。

【流行病学】

（一）传染源

早期患者和隐性感染者为传染源。病毒存在于患者唾液中的时间较长，患者腮腺肿大前 6 天至肿大后 9 天，均可从患者唾液中分离出病毒，在此期间具有高度传染性。病毒也可存在于血液、尿液及脑脊液中。

（二）传播途径

本病毒主要通过飞沫和密切接触传播，唾液及污染的衣服亦可传播。孕妇感染本病可通过胎盘传染胎儿，而导致胎儿畸形或死亡。

（三）人群的易感性

人对该病毒普遍易感。感染后一般可获得持久免疫，很少二次发病。对易感人群实施免疫接种可有效控制本病的流行，并能显著降低发病率。

（四）流行特征

1. 流行地区　本病属于全球性流行的疾病，具有较强的传染性。发病呈散发或流行，在儿童集体机构、军队以及不良卫生条件居住地区的人群中易发生暴发性流行。

2. 感染季节　一年四季均可感染，但以冬春季发病最多。

3. 感染者年龄与性别　1 岁以内婴儿由于体内具有经胎盘获得的母传特异性抗体，发病者极少。主要的发病年龄为 5～15 岁，尤其是 5～9 岁儿童。无明显性别差异。

【发病机制与病理】

(一) 发病机制

腮腺炎病毒通过飞沫侵入上呼吸道，在口腔黏膜、鼻黏膜上皮细胞和局部淋巴结中大量繁殖后进入血液循环，形成原发病毒血症。由于本病毒对腺体组织和神经组织有很高的亲和力，病毒可侵犯腮腺等唾液腺、非唾液腺（如性腺）及其他非腺体组织和器官（如中枢神经系统）等，继续繁殖复制后再次进入血液循环形成第二次病毒血症，并侵犯前次未受累的器官和组织。因此临床上可出现不同器官相继发生病变的现象。

(二) 病理

本病的主要病变为腮腺的非化脓性炎症，表现为腮腺腺体周围组织充血水肿，腺体间质浆液纤维蛋白渗出及淋巴细胞浸润，腮腺导管上皮细胞水肿、坏死、脱落，管腔内充满坏死细胞、少量中性粒细胞及渗出物，使唾液排出受阻而经淋巴系统进入血液循环，血中淀粉酶增多并从尿中排出。

胰腺和睾丸受累时，其显微镜下的病理表现与腮腺相似。多核细胞浸润和灶性出血在睾丸炎较常见，严重者可见曲精管上皮细胞萎缩伴玻璃样变和纤维化。

【临床表现】

潜伏期为 8 ~ 30 天，多为 14 ~ 21 天。前驱期见低热、食欲下降、乏力和头痛。多数患者无明显前驱期症状而以腮腺肿痛起病。通常先一侧腮腺肿大，继而累及对侧。表现为双侧腮腺肿大，以耳垂为中心向周围发展，边界不清，触之有弹性感及轻度触痛，张口咀嚼及吃酸性食物时疼痛更甚。局部皮肤紧张，表面发热，但无颜色变化及化脓。腮腺管口（位于上颌第 2 白齿对面颊黏膜上）在病初常出现红肿。腮腺肿胀于 2 ~ 3 天达到高峰，持续 4 ~ 5 天后逐渐消退。起病较急，可有高热，伴畏寒、头痛和全身不适。在腮腺肿胀时颌下腺及舌下腺亦可被累及。不典型病例可始终无腮腺肿胀，而以单纯脑膜炎、脑炎、睾丸炎或颌下腺炎为表现。

【并发症与预后】

(一) 并发症

1. 神经系统并发症 中枢神经系统是腮腺炎病毒最容易侵犯的非腺体组织，尤多见于儿童，男女之比为 3:1。主要表现为脑膜炎，多于腮腺肿大后 2 周内出现。患者有头痛、呕吐、嗜睡、脑膜刺激征及病毒性脑膜炎的脑脊液改变。脑膜炎呈良性经过，可完全康复，无后遗症。还可并发脑炎、耳聋、小脑共济失调、面瘫、横断性脊髓炎、多发性神经根炎（格林-巴利综合征）及类脊髓灰质炎综合征。

2. 生殖系统并发症 腮腺炎病毒易侵犯成熟的生殖腺，故多见于青春期以后的患者。

（1）睾丸炎：睾丸是除唾液腺外最易被累及的腺体。大多发生于腮腺炎病程第 1 周内，起病突然，高热，寒战，睾丸肿痛明显，可合并附睾炎、阴囊水肿和鞘膜积液。由于病变大多侵犯单侧,故极少引起不育症。

(2) 卵巢炎:症状较轻,表现为发热,下腹部疼痛,严重者可扪及肿大的卵巢,伴压痛。极少影响生育。

3. 胰腺炎 偶见于成年人。多发生于腮腺肿大后 1 周内,表现为中上腹部剧痛和压痛,常伴发热、恶心、呕吐、腹泻等,有时可扪及肿胀的胰腺。此时血淀粉酶不宜作诊断依据,血清脂肪酶升高有助于诊断。

4. 肾炎 轻者仅有少量蛋白尿或血尿,重者与急性肾炎的表现及过程相同,多数预后好,但个别严重者可发生急性肾衰竭,甚至死亡。

5. 心肌炎 大多表现为心电图改变,最常见改变为 S – T 段压低,T 波变平或倒置,P – R 间期延长。

6. 其他 甲状腺炎、乳腺炎、前列腺炎、胸腺炎、肝炎、关节炎、血小板减少等均极少见。

（二）预后

多数良好,个别伴有严重并发症如重型脑炎、心肌炎、肾炎则预后差。

【实验室检查】

（一）血象

白细胞计数大多正常或稍增加,淋巴细胞相对增高。当并发脑膜炎、睾丸炎或胰腺炎时,白细胞计数可升高。

（二）淀粉酶

腮腺炎时血清和尿淀粉酶水平升高,有助于诊断,其增高程度与腮腺肿大程度成正比,胰腺受累时也可升高。

（三）病原学检查

1. 采用 ELISA 法检测患者血清 IgM 抗体,其效价增高是近期感染的诊断依据。此方法特异、敏感、简便、可靠,对于腮腺炎病毒感染后不表现腮腺炎,但有脑膜炎及脑炎的病例可用此方法检测脑脊液中特异性 IgM 抗体,以明确病原诊断。

2. 采用单克隆抗体检测患者血清、唾液中的腮腺炎病毒抗原,有早期诊断价值。聚合酶链反应检测腮腺炎病毒 RNA 具有很高的敏感性和特异性。

3. 从早期患者的血液、唾液、尿液、脑脊液中可分离到腮腺炎病毒。

【诊断与鉴别诊断】

（一）诊断

根据流行情况和接触史以及腮腺肿痛的特征,临床诊断并不困难。对不典型病例可通过实验室检查进一步明确诊断。

（二）鉴别诊断

1. 化脓性腮腺炎 多由金黄色葡萄球菌感染所致。常为一侧性,局部有明显红、肿、热、痛，拒按，边界清晰，质硬但后期可有波动感，挤压腮腺可见脓性分泌物自腮腺管口流出。外周血象中白细胞总数和中性粒细胞数升高。

2. 颈部及耳前淋巴结炎肿大 不以耳垂为中心，局限于颈部或耳前区，下颌角解剖标志依然可见（腮腺炎时该解剖标志往往消失）。肿大淋巴结质地较硬，边界清晰，压痛明显，表浅者可活动。可发现与颈部或耳前区淋巴结相关的组织有炎症表现，如咽峡炎、耳部疮疖等。白细胞总数和中性粒细胞数增高。

3. 其他病毒性腮腺炎 副流感病毒、A 型柯萨奇病毒和 A 型流感病毒等可引起急性腮腺炎，需做病原学检查确诊。

4. 症状性腮腺肿大 糖尿病、营养不良、肝硬化等慢性肝病、尿毒症及某些药物的应用，如碘化物、羟保泰松、异丙肾上腺素等，均可引起无症状性腮腺肿大，多为对称性，触之较软，组织检查主要为脂肪变性。

5. 其他原因所致腮腺肿大 腮腺肿瘤或囊肿、过敏性腮腺炎、腮腺导管阻塞引起的腮腺肿大多为单侧性，常有反复发作史，且肿大突然，消退迅速。

6. 其他病毒所致的脑膜炎和脑炎 腮腺炎病毒感染出现脑膜炎和脑炎症状，如发生在腮腺肿大之前或始终无腮腺肿大者，难与其他病毒所致者相鉴别，可借助于病原学检查以及流行病学资料来确诊。

【治疗】

（一）对症和支持治疗

患者需卧床休息至热退，给予流质饮食，避免进食酸性食物，保持口腔清洁卫生，保证每天液体摄入量。可应用解热镇痛剂以减轻局部疼痛和降温。

（二）抗病毒治疗

早期应用利巴韦林 15~30mg/（kg·d），分 3~4 次口服，疗程 5~7 天。

（三）并发症治疗

腮腺炎并发脑膜炎、脑炎、心肌炎者需抗病毒治疗，并应用地塞米松每日 5~10mg，静脉滴注，疗程 3~5 天。出现颅内高压时可应用 20% 甘露醇 250ml 静脉快速滴注，每 4~12 小时 1 次。

并发睾丸炎者需卧床休息，用睾丸托带将睾丸位置抬高，局部冷敷，可考虑短期应用肾上腺皮质激素。

胰腺炎大多较轻，可暂时禁食，补液，必要时应用阿托品或山莨菪碱。

（四）中医药治疗

中医学称本病为"痄腮"，治疗原则主要为清热解毒、软坚消肿。多以普济消毒饮加减或六神丸、清开灵口服液治疗，局部可用如意金黄散或鲜仙人掌去刺捣泥外敷以清热解毒、凉血消肿。

【预防】

（一）控制传染源

及早隔离患者，直至腮腺肿完全消退。在儿童集体机构的接触者应留观 3 周，对可疑者应立即暂时隔离。

（二）被动免疫

一般免疫球蛋白、成人血液或胎盘球蛋白均无预防本病的作用。恢复期患者的血液及免疫球蛋白或特异性高价免疫球蛋白可有一定作用，但仅维持 2 ~ 3 周。目前已较少采用。

（三）自动免疫

采用腮腺炎减毒活疫苗皮内、皮下接种，或采用喷鼻或气雾法免疫效果好，90% 以上可产生抗体。该疫苗不能用于孕妇、先天性或获得性免疫低下者以及对鸡蛋过敏者。近年国外报道，使用麻疹、腮腺炎和风疹三联疫苗后，虽然明显降低了腮腺炎的发病率，但疫苗所致腮腺炎病毒的感染问题应引起高度重视。

（四）药物预防

采用板蓝根 30g、金银花 9g 煎服，每日 1 剂，连续 6 天。

第十节　艾 滋 病

艾滋病，又称为获得性免疫缺陷综合征（acquired immunodeficiency syndrome，AIDS），是由人免疫缺陷病毒（Human immunodeficiency virus，HIV）引起的严重传染病，且传播快、病程长、病死率高。病毒主要经性接触、血液及母婴传播。HIV 主要侵犯、破坏辅助性 T 淋巴细胞（CD_4^+ T lymphocytes），导致机体细胞免疫功能受损。该病经过急性感染期后随即进入较长的无症状期，最后进入艾滋病期，出现艾滋病相关症状，并发各种严重机会性感染（opportunistic infection）和肿瘤。

【病原学】

HIV 分为 HIV – 1 型和 HIV – 2 型，两者均为单链 RNA 病毒，属于反转录病毒科（retroviridae）慢病毒属（lentivirus）。HIV 呈球形，直径为 100 ~ 120nm，由包膜和核心组成。外层为类脂包膜，表面有锯齿样突起，其中嵌有糖蛋白 gp120（外膜糖蛋白）和 gp41（跨膜糖蛋白），内含多种宿主蛋白，尤其是组织相容性复合体 II（MHC II）类蛋白。病毒核心主要为两条单股正链 RNA，并含有病毒复制所需的反转录酶、整合酶和蛋白酶等。上述成分被核心蛋白 p24、基质蛋白 p6 等包裹成圆柱形类核。核心与膜之间由基质蛋白 p17 构成（图 2 – 1）。

根据包膜蛋白基因（env）核酸排列的不同，HIV – 1 分为 3 个亚型组 13 个亚型：M 亚型组包括 A、B、C、D、E、F、G、H、I、J 和 K 共 11 个亚型；N 亚型组只有 N 亚型；O 亚

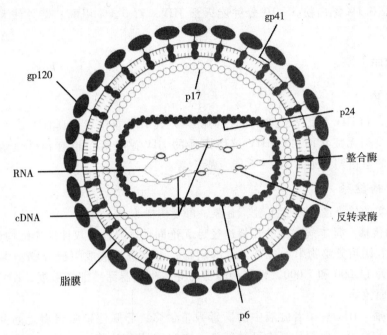

图 2-1 HIV 结构示意图

型组只有 O 亚型。HIV-2 有 A、B、C、D、E、F、G 共 7 个亚型。HIV-1 是引起艾滋病的主要毒株，中国已发现的有 A、B（欧美 B）、B′（泰国 B）、C、D、E、F 和 G 共 8 个亚型。HIV-2 主要局限于西非和西欧，呈地区性流行。

HIV-1 基因组长 9 181bp，HIV-2 基因组长 10 359bp。基因组的两端为长末端重复顺序（LTR），虽不编码任何蛋白，却是病毒基因复制所不可少的结构。HIV 的基因组包括至少 9 个可识别基因，分为三类：一类为结构基因，包括组特异性抗原基因（gag）编码核心蛋白 p24；多聚酶基因（pol）编码多聚酶和包膜蛋白基因（env）编码 gp120 和 gp41。另一类为调节基因，包括：反式激活基因（tat），对 HIV 基因起正调节作用；病毒蛋白调节因子（rev）：增加 gag 和 env 基因对结构蛋白的表达。第三类为辅助基因，包括：病毒颗粒感染因子（vif），其作用是在一些细胞因子协同下促进 HIV 细胞内复制；负调节因子（nrf）：抑制 HIV 的增殖；病毒蛋白 R 基因（vpr）：能使 HIV 在吞噬细胞中增殖；HIV-1 病毒蛋白 U（vpu）：促进 HIV-1 从细胞膜上释放；HIV-2 病毒蛋白 X（vpx）：是 HIV-2 在淋巴细胞和吞噬细胞增殖、促进病毒颗粒形成的必需物质。HIV-1 与 HIV-2 的基因组结构相似，所不同的是 HIV-1 有 vpu 而 HIV-2 含 vpx，HIV-2 毒力较弱，临床潜伏期较长。

HIV 进入人体后可刺激机体产生抗体，但中和抗体少，作用极弱。血清同时存在抗体和病毒时仍有传染性。HIV 主要感染 CD_4^+ T 细胞，也感染单核-吞噬细胞、小神经胶质细胞和骨髓干细胞等，有嗜淋巴细胞性和嗜神经性。

HIV-1 和 HIV-2 在外界环境中的生存能力较弱，对物理化学因素的抵抗力较低。室温中可存活 7 天，对热敏感，56℃ 30 分钟能使 HIV 在体外对人的 T 淋巴细胞失去感染性，但不能完全灭活血清中的 HIV；100℃ 20 分钟 HIV 完全灭活；75% 乙醇、0.2% 次氯酸钠、

0.2% 戊二醛及 0.1% 漂白粉 5 ~ 10 分钟能灭活 HIV；对 0.1% 甲醛、紫外线和 γ 射线均不敏感。

【流行病学】

（一）传染源

艾滋病病人和 HIV 携带者是本病的传染源，尤其 HIV 携带者是具有重要意义的传染源。HIV 携带者主要是无症状而血清 HIV 抗体阳性的 HIV 感染者，也有的是血清病毒阳性而 HIV 抗体阴性的窗口期（通常为 2 ~ 6 周）感染者。

（二）传播途径

目前已证实的传染途径以性接触、血源、母婴传播为主。

1. 性接触传播 是本病主要的传播途径，无论同性、异性及双性性接触均可传播。HIV 感染者的精液和阴道分泌物中均含有大量的病毒，每毫升精液或阴道分泌物中 HIV 病毒颗粒平均数分别为 11 000 和 7 000，性接触摩擦易导致生殖器黏膜细微破损，HIV 即可侵入未感染者的血液而致病。

2. 血源传播 HIV 感染者血液中的病毒数量最多，静脉注射吸毒者之间共用针具，输入被 HIV 污染的血液或血制品等均可受感染。在我国的 HIV 感染中，大部分是通过共用注射器吸毒而感染。

3. 母婴传播 感染 HIV 的孕妇可以通过胎盘、产程中及产后血性分泌物、哺乳等传给婴儿。

4. 其他途径 包括接受 HIV 感染者的器官移植、人工授精等，医务人员被 HIV 污染的手术刀割伤、针头刺伤、HIV 感染者的血液或含血的体液溅到医务人员的眼睛里、皮肤破损处受污染等都有可能被传染。目前尚无证据证明一般日常生活接触、食物、水、吸血昆虫能够传播。

（三）人群的易感人群

人群普遍易感，发病年龄主要是 50 岁以下青壮年，儿童和妇女感染率逐年上升。艾滋病在一个地区的传播流行一般都由高危人群开始，然后传播到一般人群。所谓高危人群是指静脉注射吸毒者、性工作者、同性恋、性乱者、血友病人、多次接受输血或血制品病人、器官移植者、非法供血者。

（四）流行特征

根据联合国艾滋病规划署提供的全球艾滋病（AIDS）发病和死亡情况新近统计结果，2007 年全球艾滋病病毒（HIV）感染者总人数 3 320 万，其中成人 3 080 万，女性 1 540 万，15 岁以下儿童青少年 250 万；2007 年全球新感染 HIV 总人数超过 250 万，其中成人 210 万，15 岁以下儿童青少年 42 万；AIDS 死亡总人数 210 万，其中成人 170 万，15 岁以下儿童青少年 33 万。感染者呈现低龄化，15 ~ 24 岁年龄段的就有 1 000 万。非洲依然是全球艾滋病流行最严重的地区，非洲撒哈拉沙漠以南地区共有 2 200 万人感染 HIV，占全世界 HIV 感染总人数的 67%，艾滋病死亡人数占全球 72%。欧美等发达国家 HIV 感染率和发病率趋于下降，而亚洲的 HIV 感染率和发病率近年迅速增加，仅东亚和东南亚 HIV 感染总人数就有 494 万，据专家估计，艾滋病的重点区有可能从非洲转向亚洲。

根据中国卫生部、联合国艾滋病规划署和世界卫生组织对中国艾滋病疫情的评估结果，中国现存艾滋病病毒感染者和病人估计约 70 万人，其中艾滋病人约 8.5 万人，大概有 44 万人不知道自己已感染 HIV。截至 2008 年 9 月 30 日，我国累计报告艾滋病病例 264 302 例，其中病人 77 753 例，报告死亡 34 864 例。2008 年 1 月至 9 月共报告发现 HIV 感染者和艾滋病人 44 839 例，报告死亡 6 897 例。目前中国艾滋病处于总体低流行、特定人群和局部地区高流行的态势，主要呈现四个特点：一是艾滋病疫情上升速度有所减缓；二是艾滋病疫情的地区分布差异大；三是性传播已成为主要传播途径；四是艾滋病流行因素广泛存在。

【发病机制与病理】

（一）发病机制

艾滋病的发病机制主要是 HIV 侵犯和破坏 CD_4^+ T 淋巴细胞，导致 CD_4^+ T 淋巴细胞减少和免疫功能障碍和缺损。其他免疫细胞如单核 - 吞噬细胞、B 淋巴细胞和自然杀伤细胞（NK 细胞）也有不同程度地受损，最终并发各种机会性感染和恶性肿瘤。

1. HIV 在人体细胞内的感染复制过程　HIV 需借助于易感细胞表面的受体进入细胞，HIV 的 gp120 首先选择性吸附于靶细胞的第一受体（CD_4 分子，主要受体），然后与第二受体（CXCR4 和 CCR5 等辅助受体）结合，gp120 构象改变与 gp41 分离，与宿主细胞膜融合进入细胞。病毒 RNA 在反转录酶作用下，形成负链 DNA（cDNA），在 DNA 聚合酶（DNAP）作用下形成双股 DNA，在整合酶的作用下，新形成的非共价结合的双链 DNA 整合入宿主细胞染色体 DNA 中。这种整合的病毒双链 DNA 即前病毒可被激活，转录和翻译成新 HIV RNA 和病毒蛋白质，在细胞膜装配成新 HIV 后芽生释出再感染并破坏其他细胞。HIV 感染宿主免疫细胞后以每天产生 $10^9 \sim 10^{10}$ 个病毒颗粒的速度复制，并直接使 CD_4^+ T 细胞破坏。

2. 机体免疫细胞数量减少和功能障碍　HIV 在 CD_4^+ T 淋巴细胞内大量复制，导致 CD_4^+ T 淋巴细胞溶解和破坏。受感染的 CD_4^+ T 淋巴细胞中包膜蛋白基因（env）高度编码 gp120 和 gp41，gp120 与邻近未受感染 CD_4^+ T 淋巴细胞结合使细胞发生溶解破坏。游离的 gp120 与 CD_4^+ T 淋巴细胞结合成为靶细胞而被免疫细胞攻击。HIV 还可感染骨髓干细胞，使 CD_4^+ T 淋巴细胞产生减少。除上述因素所导致 CD_4^+ T 淋巴细胞数量的减少外，CD_4^+ T 淋巴细胞还出现识别功能障碍，淋巴因子和白细胞介素 2（IL-2）产生减少和对抗原反应活化能力丧失，使 HIV/AIDS 患者易发生各种感染。

单核 - 吞噬细胞表面也有 CD_4 分子和辅助受体等，单核 - 吞噬细胞可成为 HIV 贮存场所，并可携带 HIV 透过血 - 脑脊液屏障，引起中枢神经系统感染。B 淋巴细胞表面也存在低水平 CD_4 分子表达，可被 HIV 感染。受 HIV 感染的 B 细胞发生功能异常，出现多克隆化，循环免疫复合物和外周血 B 淋巴细胞增高，对新抗原刺激反应降低等。另外 HIV 感染者早期即有自然杀伤细胞（NK 细胞）数量减少，HIV 同时能抑制 NK 细胞的监视功能，使 HIV

感染者易出现机会性感染和恶性肿瘤。

总之，HIV 感染初期，机体能产生极好的免疫反应。但随着病程的进展，机体整个免疫系统出现崩溃，患者由无症状期进入艾滋病期。

（二）病理

艾滋病是累及全身多器官系统的疾病，临床病理变化复杂。HIV 感染可引起免疫系统缺陷、多系统机会性感染（包括原虫、病毒、细菌和真菌）。淋巴结可出现反应性病变，如滤泡增生性淋巴结肿。胸腺可有萎缩、退行性或炎性病变。中枢神经系统有神经胶质细胞灶性坏死、血管周围炎及脱髓鞘等。可诱发恶性肿瘤如卡波西肉瘤（Kaposi's sarcoma，KS）及非霍奇金淋巴瘤（non - Hodgkin's lymphoma）、伯基特淋巴瘤（Burkitt lymphoma）等。

【临床表现】

（一）急性期

急性感染，部分病人无明显的急性期症状，部分感染者有临床症状，通常持续数天到数周，平均为 1~2 周，常具有自限性。大多数病人临床症状轻微，临床表现以发热最为常见，可伴有全身不适、头痛、咽痛、盗汗、恶心、呕吐、腹泻、皮疹、关节痛、淋巴结肿大以及神经系统症状。HIV 抗体在感染后数周才会出现，血液中可检出 HIV RNA 和 p24 抗原，CD_4^+ T 淋巴细胞计数一过性减少，同时 CD_4^+/CD_8^+ 比值倒置。也可出现轻度白细胞、血小板减少或肝功能异常。

（二）无症状期

无症状感染，此期为感染 HIV 的潜伏期，持续时间一般为 6~8 年，短可至数月，长则可达 15 年，其时间长短与感染病毒的数量、病毒型别、感染途径、机体免疫状况的个体差异、营养、卫生条件及生活习惯等因素有关。临床无明显症状，但 HIV 在感染者体内不断复制，CD_4^+ T 淋巴细胞计数逐渐下降，病人免疫系统受损，同时具有传染性。

（三）艾滋病期

为感染 HIV 后的最终阶段。病人 CD_4^+ T 淋巴细胞计数明显下降，多少于 $200/mm^3$，HIV 血浆病毒载量明显升高。此期主要表现为 HIV 相关症状，临床常见持续 1 个月以上的发热、盗汗、腹泻，体重减轻 10% 以上。部分病人可表现为神经精神症状，如记忆力减退、精神淡漠、性格改变、头痛、癫痫及痴呆等。另外还可出现持续性全身性淋巴结肿大，其特点为：①除腹股沟以外有两个或两个以上部位的淋巴结肿大；②淋巴结直径 ≥1cm，无压痛，无粘连；③持续时间 3 个月以上。

艾滋病期还常见各种机会性感染及肿瘤，其临床表现呈多样化，并发症也不尽相同，所发疾病与当地流行情况密切相关。

【并发症与预后】

（一）并发症

艾滋病期可并发各系统的各种机会性感染及肿瘤。

1. 呼吸系统 卡氏肺孢子菌肺炎（pneumocystis pneumonia，PCP）最为常见。该病起病隐匿或呈亚急性，干咳，气短，活动后加重，可有发热、紫绀，严重者出现呼吸窘迫，动脉血氧分压（PaO_2）降低。肺部阳性体征少，或可闻及少量散在的干湿啰音。胸部 X 线检查显示间质性肺炎。确诊依靠病原学检查，如痰液或支气管肺泡灌洗、肺组织活检等发现病原菌。此外，巨细胞病毒、结核杆菌、鸟分枝杆菌、念珠菌及隐球菌等常引起肺部感染。

2. 中枢神经系统 隐球菌脑膜炎、结核性脑膜炎、弓形体脑病、各种病毒性脑膜脑炎。

3. 消化系统 念珠菌（假丝酵母菌）食道炎、巨细胞病毒性食道炎、肠炎，沙门菌、痢疾杆菌、空肠弯曲菌及隐孢子虫性肠炎。其中肠道隐孢子虫感染较为常见，表现为慢性持续性腹泻，水样便可达数月之久；隐孢子虫、巨细胞病毒、鸟分枝杆菌、结核杆菌及药物等可引起肉芽肿性肝炎，急、慢性肝炎，脂肪肝及肝硬化，同性恋患者常见肛周疱疹病毒感染和疱疹性直肠炎，大便检查和内镜检查有于助诊断。

4. 口腔 鹅口疮、舌毛状白斑、复发性口腔溃疡、牙龈炎等。

5. 皮肤 带状疱疹、传染性软疣、尖锐湿疣、真菌性皮炎和甲癣。

6. 眼部 巨细胞病毒性和弓形体性视网膜炎，表现为快速视力下降，眼底絮状白斑。

7. 肿瘤 恶性淋巴瘤、卡波西肉瘤等。卡波西肉瘤是艾滋病患者最常见的肿瘤，同性恋或双性恋的男性多见，也可见静脉吸毒者。病变为多中心，侵袭力更强，不仅累及皮肤，而且累及内脏，依次为肺、淋巴结、胃肠道、肝、泌尿生殖系统，甚至少数累及肾上腺、心和脾。皮肤卡波西肉瘤呈红色或紫红色，早期为平坦的斑点，进而发展为隆起的斑块，最终形成结节，并可发生糜烂、溃疡。眼睑、睑板腺、泪腺、结膜及虹膜等也常受卡波西肉瘤侵犯。

（二）预后

部分感染者无症状期可达十年以上疾病仍无进展。一旦发展到艾滋病期后，如不进行抗病毒治疗，预后不良，平均存活期为 12 ~ 18 个月。规范的抗病毒治疗可以显著延长艾滋病病人生存期限。

【实验室检查与其他检查】

（一）血象

红细胞、血红蛋白可有不同程度减少，呈轻度正色素正细胞性贫血；白细胞计数减低，淋巴细胞明显减少；血小板变化一般不大。

（二）尿常规检查

尿蛋白常阳性。

（三）免疫学检查

T 淋巴细胞绝对计数下降；CD_4^+T 淋巴细胞减少，$CD_4^+/CD_8^+ < 1.0$；T 细胞功能下降，链激酶、植物血凝素等迟发型变态反应性皮试常阴性；免疫球蛋白、β_2 微球蛋白和新蝶呤可升高。

（四）肝、肾功能检查

血清转氨酶、肌酐、尿素氮可升高。

（五）病原学检测

1. 抗体检测　包括筛查试验（含初筛和复测）和确认试验。

HIV 抗体筛查检测方法包括酶联免疫试验（ELISA）、快速检测（快速试纸条和明胶颗粒凝集试验）等，主要查血清 gp24 及 gp120 抗体，其阳性率可达 99%。ELISA 是常用的抗体筛查方法，但随着自愿咨询检测（VCT）工作的开展，也可采用快速检测。HIV 抗体确认试验常用的方法是免疫印迹法（Western bloting，WB）。小于 18 月龄的婴儿体内有来自母体的抗 HIV 抗体，其 HIV 感染诊断可以采用核酸检测方法，以 2 次核酸检测阳性结果作为诊断的参考依据，18 月龄以后再经抗体检测确认。

2. 抗原检测　用 ELISA 法测血清 p24 抗原。采用流式细胞技术（flow cytometry，FCM）检测血或体液中 HIV 特异性抗原，对诊断有一定帮助。

3. 病毒载量测定　病毒载量一般用血浆中每毫升 HIV RNA 的拷贝数（copies/ml）来表示。病毒载量测定常用方法有反转录 PCR 系统（RT－PCR）、核酸序列依赖性扩增（NAS-BA NucliSens）技术、支链 DNA 信号放大系统（bDNA）。病毒载量测定对 HIV 早期诊断、预测疾病进程、提供开始抗病毒治疗依据、评估治疗效果、指导治疗方案调整等有重要意义。

4. 蛋白质芯片　近年蛋白质芯片技术发展较快，能同时检测 HIV、HBV、联合感染者血中 HIV、核酸和相应的抗体，应用前景较好。

（六）其他检查

胸部 X 线检查有助于了解肺部并发卡氏肺孢子菌、真菌、结核杆菌感染及卡波西肉瘤等情况。痰、支气管分泌物或肺活检可找到耶氏肺孢子菌。粪涂片可查隐孢子虫。隐球菌脑膜炎者脑脊液可查隐球菌。合并病毒性肝炎、巨细胞病毒及弓形虫感染，可用 ELISA 法测其相应的抗原或抗体。血或分泌物培养有助于诊断继发细菌感染。组织活检可确诊卡波西肉瘤或淋巴瘤等。

【诊断与鉴别诊断】

（一）诊断

1. 诊断步骤

（1）流行病学史：包括不安全性生活史、静脉注射毒品史、输入未经抗 HIV 抗体检测的血液或血液制品、HIV 抗体阳性者所生子女或职业暴露史等。

（2）临床表现：根据病史和临床表现进行分期。

（3）实验室检查：诊断 HIV/AIDS 必须是经确认试验证实 HIV 抗体阳性，HIV RNA 和 p24 抗原的检测有助于 HIV 抗体阴性的窗口期感染者和新生儿 HIV 感染的诊断。CD_4^+T 淋巴细胞计数能了解机体免疫状态和病程进展，确定疾病分期和治疗时机，判断疗效等。

2. 诊断标准

（1）急性期：病人近期内有流行病学史和临床表现，结合实验室 HIV 抗体由阴性转为阳性即可诊断，或仅实验室检查 HIV 抗体由阴性转为阳性即可诊断。

（2）无症状期：有流行病学史，HIV 抗体阳性即可诊断，或仅实验室检查 HIV 抗体阳性即可诊断。

（3）艾滋病期：有流行病学史，实验室检查 HIV 抗体阳性，加下述各项中的任何一项即可诊断：①原因不明的不规则发热，体温高于 38℃持续 1 个月以上。②慢性腹泻（每日 >3 次）持续 1 个月以上。③体重在 6 个月内下降 10% 以上。④反复发作的口腔念珠菌（假丝酵母菌）感染。⑤反复发作的单纯疱疹病毒、带状疱疹病毒感染。⑥卡氏肺孢子菌肺炎。⑦反复发生的细菌性肺炎。⑧活动性结核或非结核分枝杆菌病。⑨深部真菌感染。⑩中枢神经系统占位性病变。⑪中青年人出现痴呆。⑫活动性巨细胞病毒感染。⑬弓形体病。⑭马尔尼菲青霉菌感染。⑮反复发生的败血症。⑯皮肤黏膜或内脏的卡波西肉瘤。⑰淋巴瘤。另外 HIV 抗体阳性，CD_4^+ T 淋巴细胞计数 <200/mm³，也可帮助诊断。

（二）鉴别诊断

艾滋病急性期应与传染性单核细胞增多症相鉴别，淋巴结肿大要注意与血液系统疾病相鉴别，另外艾滋病免疫缺损还要注意和原发性 CD_4^+ 淋巴细胞减少症、继发性 CD_4^+ 细胞减少相鉴别。除流行病史外，病原学检查是主要鉴别方法。

【治疗】

（一）心理治疗

HIV 感染是终身感染，且目前尚无有效方法治愈。另外耻辱感和歧视也经常会导致患者被孤立，害怕公开他们的感染状态。因此所有感染者都需要得到心理上的支持，心理支持是 HIV 关怀的一部分，贯穿感染者的整个生命过程，从 HIV 感染的确诊，到整个治疗过程（尤其是抗病毒治疗），最后再到临终关怀。要注意强调有效的治疗可以给患者带来希望并使其受益，以及依从性对于长期保持健康的重要性；要让他们感到被理解、被接受、被关心；要支持患者从事正常的活动或社会工作等。

（二）抗病毒治疗

抗 HIV 病毒药物单用易诱发 HIV 变异，产生耐药性，目前主要采用高效联合抗反转录病毒治疗（high active anti - retroviral therapy，HAART）。其治疗的目标是最大限度地抑制病毒复制，保存和恢复免疫功能，提高患者的生活质量，降低病死率和 HIV 相关疾病的发病率，减少艾滋病的传播。

目前国内的抗 HIV 药物有三类，即核苷类反转录酶抑制剂（nucleoside reverse transcriptase inhibitor，NRTI）、非核苷类反转录酶抑制剂（non - nucleoside reverse transcriptase inhibitor，NNRTI）和蛋白酶抑制剂（protease inhibitor，PI）。其他抗 HIV 药物融合抑制剂（FIs）恩夫韦地（T - 20）、整合酶抑制剂 raltegravir（MK - 0518）、CCR_5 拮抗剂马拉韦罗（maraviroc）分别获美国 FDA 批准上市。

1. 核苷类反转录酶抑制剂（NRTI） 此类药物选择性抑制 HIV 反转录酶，掺入正在延长的 DNA 链中，使 DNA 链的延长终止，从而抑制 HIV 的复制。

（1）齐多夫定（zidovudine，ZDV，AZT）：成人每次 300mg，每天 2 次，不良反应主要有骨髓抑制、胃肠道不适、血清转氨酶升高、乳酸酸中毒等。

（2）拉米夫定（lamivudine，3TC）：成人每次 150mg，每天 2 次，与 AZT 合用有协同作用，副反应较小。

（3）去羟肌苷（dideoxynosine，DDI）：成人体重 ≥60kg 者，每次 200mg，每天 2 次；体重 <60kg 者，每次 125mg，每天 2 次，空腹服用，不良反应有周围神经炎、腹泻、口腔炎或胰腺炎等，可诱发癫痫。

（4）司坦夫定（stavudine，d4T）：成人每次 30mg，每天 2 次，不良反应有周围神经炎、胰腺炎、肝脂肪变性等。

（5）阿巴卡韦（abacavir，ABC）：每次 300mg，每天 2 次，可引起过敏等不良反应。

（6）复合制剂：双汰芝（combivir，3TC + AZT）和三协维（trizivir，3TC + AZT + ABC）。

2. 非核苷类反转录酶抑制剂（NNRTI） 此类药物主要作用于 HIV 反转录酶某位点，使其失去活性而抑制 HIV 的复制。

（1）奈韦拉平（NVP）：成人每次 200 mg，每天 1 次。

（2）依非韦伦（efavirenz，EFV）：成人每次 600 mg，每天 1 次，空腹口服或睡前服用。

3. 蛋白酶抑制剂（protease inhibitor，PI） 主要作用是抑制蛋白酶，阻断 HIV 复制和成熟过程中必需的蛋白质合成。

此类药物有沙奎那韦（saquinavir，SQV）、茚地那韦（indinavir，IDV）、利托那韦（ritonavir，RTV）、奈非那韦（nelfinavir，NFV）、克力芝（洛匹那韦 + 利托那韦）、阿扎那韦（atazanavir，ATV）等。

目前已有的抗反转录病毒（antiretrovirus，ARV）药物可以组成 2 种 NRTI 联合 1 种 NNRTI 或 1 种 PI 方案，或 3 种 NRTI，各种方案都有其优缺点，需根据病人的具体情况来掌握。另外抗病毒治疗要注意掌握治疗时机和指征。HIV 感染的青少年及成人在急性期，推荐抗病毒治疗。在无症状期，若 CD_4^+ 细胞计数 >350/mm^3，无论血浆病毒载量的值为多少，定期复查，暂不治疗；CD_4^+ 细胞 <350/mm^3，或 CD_4^+ 细胞计数 1 年内下降 >30% 和（或）血浆病毒载量 >100 000/ml，推荐抗病毒治疗。此时若患者迫切要求治疗，且保证良好的依从性也可考虑治疗。在艾滋病期，无论 CD_4^+ 细胞计数为多少，推荐抗病毒治疗。若存在严重的机会性感染，一般应控制感染后再开始抗病毒治疗。

（三）免疫治疗

基因重组白细胞介素 -2（IL -2）与抗病毒药物同时应用，有益于改善患者免疫功能。有临床观察认为中药可能在调节机体免疫功能方面有疗效。

（四）机会性感染和肿瘤的治疗

1. 卡氏肺孢子菌肺炎 复方磺胺甲噁唑〔每片含磺胺甲噁唑（SMZ）400mg，甲氧苄啶

(TMP) 80mg], SMZ 100mg/（kg·d），TMP 20mg/（kg·d），分 4 次口服，首剂加倍，疗程 2～3 周。或用氨苯砜 100mg，口服，每天 1 次，联合应用甲氧苄啶每天 20mg/kg，分 2～3 次口服。或克林霉素 600～900mg，静注，每 6 小时 1 次，或 450mg，口服，每 6 小时 1 次，联合应用伯氨喹 15～30mg，口服，每天 1 次，疗程 3 周。或喷他脒，3～4mg/kg，每天 1 次，缓慢静滴（不少于 60 分钟），疗程 2～3 周。

2. 结核病 有活动性结核，进行常规抗结核治疗，疗程适当延长。

3. 鸟分枝杆菌感染 可用克拉霉素 500mg，每天 2 次，或阿奇霉素 500mg，每天 1 次，加乙胺丁醇 15mg/kg，每天 1 次，重症病人可同时联合应用利福布汀每天 300～600mg 或阿米卡星每天 10mg/kg 肌肉注射，每天 1 次，疗程 6 个月。

4. 弓形虫脑病 首选乙胺嘧啶＋磺胺嘧啶，疗程一般为 3 周，重症患者和临床、影像学改善不满意患者疗程可延长至 6 周以上。不能耐受者和磺胺过敏者可以选用克林霉素 600mg/次，静脉给药，每 6 小时给药一次，联合乙胺嘧啶。

5. 真菌感染 常见的真菌感染有念珠菌感染和新型隐球菌感染。针对病原菌可选用氟康唑、两性霉素 B、5－氟胞嘧啶，口腔真菌感染还可选用制霉菌素局部外用等。

6. 病毒感染 巨细胞病毒、单纯疱疹病毒、EB 病毒及水痘－带状疱疹病毒感染可用阿昔洛韦 7.5～10mg/kg，或更昔洛韦 5mg/kg，每日静脉滴注 2 次，疗程 2～4 周。

7. 隐孢子虫感染 可用螺旋霉素，成人每次 200mg，每天 3 次；巴龙霉素，成人每次 500mg，每天 4 次；阿奇霉素，成人 1 000mg/d。疗程 2 周，可根据病情延长至 8 周。

8. 卡波西肉瘤 抗病毒治疗同时联合 α 干扰素（α－INF）治疗，也可用博来霉素 10mg/m^2、长春新碱 2mg/m^2 和阿霉素 20mg/m^2 联合化疗等。

（五）支持及对症治疗

可选择输血、补充维生素、维持水及电解质平衡等加强营养支持和对症支持。

（六）预防性治疗

CD$_4$$^+$T 淋巴细胞细胞 <0.2×10^9/L 者服复方磺胺甲噁唑，每次 2 片，每天 1 次，预防卡氏肺孢子菌肺炎。医务人员职业暴露后，根据预防程序进行评估和用药预防。

【预防】

（一）管理传染源

HIV/AIDS 病人是本病的传染源，要重视 HIV/AIDS 病人的管理，做好疫情报告工作，遵循保密原则，加强对 HIV/AIDS 病人的随访，提供医学、心理咨询，重视患者心理支持和依从性教育，积极开展艾滋病抗病毒治疗。对 HIV/AIDS 病人的配偶、性接触者，与 HIV/AIDS 病人共用注射器的静脉药物依赖者以及 HIV/AIDS 病人所生的子女，进行医学检查和 HIV 的检测，为他们提供相应的咨询服务。对高危人群 HIV 的普查有助于发现传染源。加强国境检疫。

（二）切断传播途径

避免直接接触 HIV 感染者的血液、体液与分泌物。要加强血液制品管理，严格筛选供

血人员，严禁非法采供血，严格检查血液制品。推广使用一次性注射器。严格消毒医疗器械。规范治疗性病。提倡高危人群使用安全套。注意对 HIV 感染孕妇的产科干预防治，避免产后哺乳，注重新生儿防治，控制母婴传播。注意个人卫生，不共用牙具、剃须刀等。减少各种针刺经皮传播的机会。积极开展艾滋病防治知识的宣传教育。

（三）保护易感人群

目前尚无成功应用于易感者的疫苗。重组 HIV – 1 gp120 亚单位疫苗或重组腺病毒载体疫苗等均在研制中。

第十一节　巨细胞病毒感染

巨细胞病毒感染是感染人巨细胞病毒（Human cytomlegalovirus，HCMV）的一种全身感染综合征。与其他疱疹病毒类似，急性感染恢复后，病毒可长期潜伏体内，一旦机体免疫功能减损，病毒即可激活致病。HCMV 感染有原发性与继发性之分，前者见首次感染者，血清抗体为阴性，后者体内有病毒潜伏，或再感染者，血清抗体为阳性。因被感染细胞变大，核和胞浆内出现包涵体，又称巨细胞包涵体病（cytomegalic inclusion disease，CID）。HCMV 可引起多种不同的感染综合征：在新生儿可引起先天性 HCMV 综合征；在正常健康人可引致单核细胞增多症；在免疫缺陷病人，如未成熟新生儿、器官移植受者或艾滋病病人等，HC-MV 可引起严重的疾病综合征，甚至可致死亡。

【病原学】

人巨细胞病毒属疱疹病毒科，具有典型的疱疹病毒样结构，是一种大 DNA 病毒，呈球形，直径为 200nm，内核由分子量为 $(150 \sim 160) \times 10^6 kD$ 的线状双股 DNA 所组成。病毒壳体为 20 面对称体，含有 162 个壳粒。周围有单层或双层的类脂蛋白套膜。人是 HCMV 的唯一宿主，它只能在活细胞中生长，一般用人的成纤维细胞培养。它在体外生长缓慢，复制周期为 36 ~ 48 小时。被巨细胞病毒感染的细胞在光学显微镜下检查可见到细胞和核变大，有包涵体形成。

HCMV 不耐酸，亦不耐热，在 20% 乙醚中及紫外线照射可灭活，−60℃ 以下稳定。

【流行病学】

（一）传染源

病人和隐性感染者可长期或间歇地自唾液、尿液、宫颈与阴道分泌物、精液、乳汁等排出病毒而作为本病传染源。

（二）传播途径

1. 母婴传播　妊娠期，HCMV 可通过胎盘感染胎儿，也可在分娩时经产道传播给新生儿，妊娠初期感染 HCMV 对胎儿的危险性尤大。

2. 接触传播 病人和隐性感染者的尿液、唾液、宫颈或阴道分泌物、精液、乳汁、粪便中均可存在 HCMV，密切接触或性接触可引起传播。

3. 医源性传播 通过输血、器官移植、体外循环等方式传播。

（三）易感人群

HCMV 感染的易感人群受年龄、机体免疫功能状态和社会经济情况等因素的影响。一般年龄越小，其易感性越高，症状也愈重。宫内未成熟胎儿最易感染，可致多种畸形、早产、死胎等。年长儿童及青壮年则以隐性感染者居多。由各种严重疾病及接受免疫抑制剂、化疗、放疗、器官移植等致病人免疫功能降低时，HCMV 感染者体内潜伏的病毒可活化而发病。艾滋病终末期合并 HCMV 感染较常见。男性同性恋者本病亦多见。

（四）流行情况

本病遍布全球。大部分人在幼年或青年时期获得感染。随年龄增长，抗体阳性率亦增高。健康人群巨细胞抗体阳性率 80% ~ 100%。男女无明显差异。社会经济落后地区感染率显著高于社会经济发达地区。

【发病机制与病理】

人体通过不同途径感染后，HCMV 与胞膜融合后或经吞饮作用进入宿主细胞，借助淋巴细胞或单核细胞播散，感染细胞存在于全身各种组织器官和各种体液中。健康人的 HCMV 在体内呈潜伏状态，但在免疫缺损情况下则可活化，引起间质炎症或灶性坏死等病变，在脑内可有坏死性肉芽肿及广泛钙化。年长儿童或成人中的原发感染常会引起淋巴细胞的强烈反应，出现与 EB 病毒感染时相仿的单核细胞增多症表现。另外 HCMV 感染可进一步引起 T 淋巴细胞反应低下，增加其他机会性病原菌的二重感染，如卡氏肺孢子菌的感染。HCMV 感染还可引起包括浆细胞、淋巴细胞以及单核 – 吞噬细胞等在内的细胞炎症反应，这种反应在肝脏尤为典型。

HCMV 感染的病理改变表现为受染细胞体积增大 3 ~ 4 倍，胞质内首先出现嗜碱性包涵体。继而在胞核内出现嗜酸性包涵体，位于核中央，染红色，周围包绕一轮透明晕，犹如猫头鹰眼状，特征性明显。在所有人类病毒中，巨细胞病毒包涵体是最大的。

【临床表现】

病情轻重不同，临床表现各异。孕妇通过胎盘感染胎儿造成先天性感染。轻者于出生后数月始发现，重症表现为黄疸、肝脾肿大、瘀点状皮疹和多系统器官损害。可见小头畸形、运动障碍、听力减退、脉络膜视网膜炎、大脑钙化、智力迟钝甚至死亡。孕妇感染还会造成流产、死胎等。

新生儿出生时吸入宫颈、阴道分泌物或产后哺乳等感染为后天获得性感染，大多无症状，但血清抗体可转阳性。儿童感染后几乎无症状，偶有肝肿大伴肝功能损害，尿和唾液中排出病毒并可持续数月。

正常成人多表现为隐性感染，或呈单核细胞增多症表现。免疫缺陷者的 HCMV 感染，除可见单核细胞增多症外，还常见间质性肺炎、肝炎、胃肠道炎症、视网膜炎、大脑病变等。其中艾滋病病人发生 HCMV 感染甚为普遍，HCMV 视网膜病是艾滋病病人的重要失明原因。

【并发症与预后】

HCMV 感染常继发于免疫功能低下患者，如艾滋病、器官移植患者。这些患者合并HCMV感染后，可并发间质性肺炎，且病情重，病死率高。正常人感染 HCMV 很少发病，愈后较好。

【实验室检查】

1. 血象和肝功能检查　血象中白细胞数升高，淋巴细胞增多，出现异型淋巴细胞，常占白细胞总数的 10% 以上。小便常规检查可见蛋白尿，并有少量红、白细胞。肝功能检查可出现丙氨酸氨基转移酶升高。

2. 细胞学检查　从尿液、脑脊液或受染的肝、肺、胃等组织中可检查到感染巨细胞病毒的细胞。

3. 病毒分离　为最直接的诊断方法。可从尿、泪、乳汁、唾液、精液、阴道或宫颈分泌物、血液和活检或尸检的各种组织中分离到 HCMV。

4. 抗体检测　临床应用广泛。检测血清中特异性的抗 HCMV–IgG 和抗 HCMV–IgM 抗体。IgG 阳性说明过去有 HCMV 感染，IgM 阳性说明有活动性感染。

5. 抗原检测　主要有 HCMV 白细胞抗原血症检测。HCMV–pp65 抗原血症已被公认为活动性感染的重要标志。可早期诊断免疫受抑制或免疫缺陷病人的活动性 HCMV 感染。

6. 特异性核酸检测　采用聚合酶链反应（PCR）技术检出 HCMV–DNA。对无症状的潜伏感染和早期感染者，其敏感性、特异性高。

【诊断与鉴别诊断】

（一）诊断

婴幼儿患者的母亲于妊娠期有可疑巨细胞病毒感染病史，先天性畸形，新生儿黄疸延迟消退，肝、脾肿大，重度溶血性贫血；白细胞增多伴异常淋巴细胞增多；有颅内钙化，脑部症状而原因不明。

年长儿童及成人单核细胞增多而血清嗜异凝集试验阴性；发生间质性肺炎或原因不明的肝炎；器官移植后接受免疫抑制治疗，发生传染性单核细胞增多症表现而血清嗜异凝集试验阴性。

以上情况均应考虑 HCMV 感染。

仅靠临床表现不能诊断 HCMV 感染，从临床标本中分离出病毒，同时持续抗体滴度升高，可以诊断。

（二）鉴别诊断

先天性巨细胞病毒感染应与弓形体病、风疹、单纯疱疹、新生儿败血症等鉴别；后天获得性巨细胞病毒感染应与传染性单核细胞增多症、病毒性肝炎、肺炎等鉴别。

【治疗】

孕妇发现 HCMV 感染，在早期应终止妊娠，中、晚期感染者要注意胎儿有无畸形。该病可选用抗病毒药物治疗，阿糖腺苷、阿糖胞苷、干扰素等对 HCMV 的敏感性都很低，故不宜作为本病的病原治疗。一般选用下列药物治疗：

更昔洛韦（ganciclovir，GCV）系核苷类抗病毒药，主要抑制 HCMV - DNA 聚合酶的活性，是目前首选的抗 HCMV 治疗药物。用于艾滋病患者的巨细胞病毒视网膜炎和器官移植受者以预防巨细胞病毒感染。静脉给药，剂量为 5mg/kg，每天 2 次，14～21 天，继以每天 5～6mg/kg，5～7 天，对艾滋病合并巨细胞病毒视网膜炎可改为更昔洛韦口服治疗，5mg/kg，每天分 3 次口服，长期维持。该药对巨细胞病毒肺炎无效，对免疫受抑制的 HCMV 病人的治疗，有效率高达 80%，主要副作用是肝功能损害，白细胞、血小板减少，静滴局部肿痛，皮疹、恶心、呕吐和头痛等。

膦甲酸钠（foscarnet）又名膦甲酸三钠，是一种非竞争性 HCMV - DNA 聚合酶抑制剂，并能抑制人免疫缺陷病毒 1 型（HIV - 1）的反转录酶的活性，常用于不能耐受更昔洛韦或用更昔洛韦治疗无效的患者。已获准用于艾滋病患者并发巨细胞病毒视网膜炎，剂量 60mg/kg，每天 3 次，共 3 周，继以每天 90mg/kg 维持。主要副作用为肾毒性、电解质紊乱、胃肠不适、恶心、头痛、乏力、贫血和轻度血肌酐升高等。

【预防】

要注意对病人的分泌物和排泄物消毒处理。孕妇、器官移植受者、免疫缺陷患者等要予以保护，远离传染源。输血或器官移植供者应注意 HCMV 检查。平素要注意个人、环境、饮食卫生等以防感染。

鉴于巨细胞病毒感染传染源广泛，且多为隐性感染者，传播途径复杂不易控制，易感性普遍，预防措施重点在于开发疫苗。目前主要研制与应用的是减毒亚单位疫苗。减毒活疫苗能诱导机体产生体液和细胞免疫应答，减少发病率。用保护性抗原来制备亚单位多肽疫苗仍在研制中。在国外有的疫苗甚至已完成 II 期临床试验研究。

第十二节　肾综合征出血热

肾综合征出血热（hemorrhagic fever with renal syndrome，HFRS）又称流行性出血热（epidemic hemorrhagic fever，EHF），是由汉坦病毒（Hantan virus，HV）引起的一种自然疫源性急性传染病。在我国主要传染源及贮存宿主是鼠类。临床以发热、出血、低血压休克及肾脏损害为主要表现。主要病理变化是全身小血管广泛性损害。

【病原学】

1978 年韩国李镐汪等从朝鲜出血热流行区汉坦河域的黑线姬鼠的肺组织中分离到出血热的病原体，并用免疫荧光抗体法和黑线姬鼠体内试验得到证实，且称之为汉坦病毒。

汉坦病毒是布尼亚病毒科的一个新属，为由核心和囊膜组成的含有 L（大）、M（中）、S（小）三个基因片段的负性单链 RNA 病毒，呈圆形或卵圆形，直径约 120nm（78 ~ 210nm），外包有双层膜，外膜上有纤突，内质为颗粒丝状结构。S 基因编码核依壳蛋白；M 基因编码膜蛋白，可分为 G_1、G_2（构成病毒的包膜）；L 基因编码聚合酶。宿主感染后其核依壳蛋白抗体出现最早，有助于早期诊断。膜蛋白含中和抗原和血凝抗原，前者可诱导宿主产生具有保护作用的中和抗体，后者对病毒颗粒吸附于宿主的细胞表面及病毒脱衣壳进入胞浆可能起重要作用。由于抗原结构的不同，目前汉坦病毒可分为 23 型（可能还有更多的型）。世界卫生组织认定的只有 Ⅰ 型、Ⅱ 型、Ⅲ 型和 Ⅳ 型，我国主要流行 Ⅰ 型（姬鼠型或汉坦病毒）和 Ⅱ 型（家鼠型或汉城病毒），Ⅲ 型普拉马病毒在我国已发现，而 Ⅳ 型希望山病毒尚未发现。

汉坦病毒的抵抗力较弱，不耐酸，不耐热，对脂溶剂及一般消毒方法都较敏感，如乙醇、乙醚、氯仿、去氧胆酸盐和 pH 5.0 以下酸性溶液可使之灭活。加热高于 37℃ 及紫外线照射 30 分钟也可使之灭活。

【流行病学】

（一）传染源

鼠类为主要传染源，其他宿主动物有猫、狗、猪和兔等，我国以黑线姬鼠和褐家鼠为主，林区以大林姬鼠为主。早期患者的血液和尿液中携带病毒，但人不是主要传染源。

（二）传播途径

1. 呼吸道传播　是目前普遍认为最重要的途径。感染鼠的排泄物如尿、粪、唾液等污染环境，随尘埃颗粒飞扬形成气溶胶，经呼吸道而感染人体。

2. 消化道传播　食物污染而通过口腔和胃肠道黏膜感染。

3. 接触传播　感染鼠的血液或排泄物污染了人体破损皮肤、被鼠咬伤或接触早期患者的尿液而致感染。

4. 虫媒传播　寄生于鼠类身上的革螨或恙螨可能通过人及动物皮肤吸血传播致感染。

5. 胎盘传播　本病可经胎盘传染给胎儿，曾从流产儿脏器中分离到汉坦病毒。

（三）人群的易感性

人群普遍易感，感染后可获较强免疫力。本病隐性感染率低，为 2.5% ~ 4.3%。

（四）流行特征

有明显的地区性及季节性。本病主要流行于亚欧大陆，我国为疫情最严重的国家之一，除青海和新疆未发现病例外均有流行。发病多为散发，全年均可发病。黑线姬鼠传播高峰多数在 11 月 ~ 次年 1 月，家鼠在 3 月 ~ 5 月，林区姬鼠多在夏季。本病发病有一定的周期性，一般相隔数年有一次较大的流行。以男性青壮年农民、林业人员和战士发病多见，这可能主要与接触疫源地和宿主动物的机会较多有关。

【发病机制与病理】

（一）发病机制

迄今仍未完全阐明。病毒进入细胞是通过 β_3 整合素介导，该整合素位于血小板、内皮细胞和巨噬细胞表面，具有调节血管渗透性和血小板功能的作用。近来研究表明，汉坦病毒一方面可直接破坏所侵袭的组织器官，另一方面可激发人体的免疫应答和各种细胞因子的释放，造成组织器官严重损伤。

1. 病毒直接损害 ①患者有病毒血症期，具有相应的中毒症状。②患者几乎所有脏器组织中均能检测出汉坦病毒抗原，基本病变部位在血管内皮细胞。在排除细胞免疫和体液免疫作用的情况下，正常人骨髓细胞和血管内皮细胞感染汉坦病毒后，可见细胞膜和细胞器的损害。这表明在无免疫因素干扰下，病毒具有直接致病作用。③抗病毒药物治疗有效。

2. 免疫病理损害 ①本病早期血清 IgE 抗体升高，组胺含量增高，与肥大细胞、嗜碱性粒细胞脱颗粒阳性率呈正相关，提示存在 I 型变态反应。②在血小板和红细胞表面有免疫复合物沉积，电镜观察肾小管基底膜存在线状 IgG 沉积，提示存在 II 型变态反应。③本病患者早期血清补体下降，全身小血管、毛细血管壁、肾小球基底膜、肾小管和肾间质血管均有特异性免疫复合物沉积，免疫组化检测抗原为汉坦病毒，提示存在 III 型变态反应，并认为免疫复合物是本病血管和肾脏损害的主要原因。④IV 型变态反应属于抗原物质－细胞免疫反应，与抗体无关。电镜观察发现淋巴细胞攻击肾小管上皮细胞，认为病毒可通过细胞毒 T 细胞的介导损伤机体细胞。⑤患者急性期外周血 CD_8^+ 细胞明显升高，CD_4^+/CD_8^+ 比值下降或倒置，抑制性 T 细胞功能低下，细胞毒 T 淋巴细胞（CTL）明显升高，CTL 在灭活病毒的同时，亦杀死了表面带有抗原的靶细胞。

3. 细胞因子和介质的作用 汉坦病毒能诱发机体的巨噬细胞和淋巴细胞等释放各种细胞因子和介质（如 IL-1、TNF、前列腺素、内皮素等），引起临床症状和组织损害。①病毒侵入人体后，在各脏器组织细胞特别在血管内皮细胞中增殖并释放至血液引起病毒血症，出现发热及中毒症状。②当小血管和毛细血管受到损害，引起血管通透性增加，血浆外渗使血容量下降，导致低血压休克。而血浆外渗，血液浓缩，导致血液循环淤滞，DIC 形成，加重休克。继发性休克常源于出血、继发感染和水与电解质补充不足导致的有效血容量不足。③在血管损伤的基础上，血小板损害、减少和功能障碍，加上肝素类物质增加、DIC 形成等，引起全身广泛性出血。④由于肾小球和肾小管基底膜的免疫复合物沉积，肾小球微血栓形成和坏死，导致大量蛋白和红细胞漏出。肾小管上皮细胞发生变性、坏死，管腔被坏死脱落的上皮细胞及漏出的蛋白和红细胞阻塞，可造成急性肾衰竭，出现少尿或无尿。肾血流障碍、肾间质水肿和出血，进一步降低肾小球滤过率，加重肾小管上皮细胞变性、坏死，形成恶性循环，引起尿毒症和酸中毒。

（二）病理

本病的基本病理改变为全身小血管和毛细血管变性、坏死。以肾脏最为明显，其次为心、肺、肝和脑等。

全身小血管内皮细胞肿胀、变性，管腔不规则收缩、扩张致坏死和崩解或有微血栓形成。肾脏病变广泛。肾脂肪囊出血、水肿；肾皮质苍白；肾髓质暗红色（极度充血、出血所致）。镜检肾小球充血，基底膜增厚，肾小球囊中有蛋白、红细胞漏出；肾小管肿胀、挤压、变性以致坏死，管腔变窄或闭塞；肾间质可有出血、水肿及炎性浸润。包膜紧张可至肾破裂。自肾盂至膀胱整个尿路均可有出血。心脏以右心房病变为多见，心壁细胞变性、浸润及出血。脑垂体前叶病变最为常见，有充血、出血及凝固性坏死。脑实质水肿和出血，神经细胞变性，胶质细胞增生。肺部多有充血、出血、水肿和炎症变化，血管内亦可见微血栓。胃肠道可有充血、出血和水肿，以胃及小肠上端为主。肝、脾、淋巴结亦有充血、出血及炎性浸润，肝细胞并有灶性坏死。后腹膜及纵隔可见胶冻样水肿。

【临床表现】

潜伏期为 4~46 天，一般 7~14 天。发病前患者可有不同程度的上呼吸道或消化道前驱症状。典型经过可分为五期：发热期、低血压休克期、少尿期、多尿期及恢复期。非典型和轻型病例可出现越期现象，重型可出现前三期重叠。

（一）发热期

急性起病，畏寒，寒战，继而发热，体温多为 39℃~40℃，以稽留热和弛张热多见。一般持续 3~7 天，同时可出现中毒症状、毛细血管损伤和肾损害。热程越长，病情越重。轻者热退后症状缓解，重者热退后反而加重。

全身中毒症状为全身酸痛，"三痛"（头痛、腰痛和眼眶痛），嗜睡或失眠、烦躁、谵语、神志恍惚等神经中毒症状，食欲不振、恶心、呕吐、腹痛、腹泻、呃逆等胃肠中毒症状。

毛细血管损害的主要表现为颜面、颈、上胸部潮红似酒醉貌的"三红"症状。黏膜充血见于眼结膜、软腭和咽部。皮肤出血好发于腋下及胸背部，呈条索样或抓痕样瘀点，少数病人有鼻衄、咳血、黑便或血尿等。若皮肤迅速出现大片瘀斑或腔道出血，表示病情重，可能并发弥漫性血管内凝血（DIC）。眼球结膜及眼睑水肿明显，呈胶冻样外观。亦可有面部浮肿及渗出性腹水。

多数伴有肾损害，主要表现在蛋白尿和镜检可发现管型等。

（二）低血压休克期

一般发生于第 4~6 病日，多于发热末期、发热同时或热退之后出现。持续时间短者数小时，长者可达 6 天以上，一般 1~3 天。多数患者血压开始下降时四肢尚温暖，但随着低血压进行性加剧而出现面色苍白、四肢厥冷、口唇及肢端紫绀、脉搏细弱、尿量减少等休克症状。持续时间过久可引起 DIC、脑水肿、急性呼吸窘迫综合征（ARDS）和急性肾衰竭。如经恰当的预防性治疗后，有些病人发热期后可不发生低血压。

（三）少尿期

一般发生于第 5~8 病日，持续时间短者 1 天，长者可达十余天，一般 2~5 天。可与休克期重叠，或由发热期直接进入少尿期。此期临床表现主要为少尿（24 小时尿量少于400ml）、无尿（24 小时尿量少于 50ml），引起尿毒症、酸中毒、水和电解质紊乱、高血容量综合征和肺水肿。一般表现为中枢神经系统症状（如烦躁不安或嗜睡，重者神志恍惚、谵妄甚至昏迷、抽搐等），水肿，顽固性呃逆，呕吐，头痛，头晕，呼吸增快，心律失常，血压增高，脉压差增大等。在治疗过程中若补液过多，则极易并发心衰、肺水肿及脑水肿。此期皮肤、内脏出血现象加重。由于抵抗力下降易致继发感染，如肺部感染等。少数患者无明显少尿而存在氮质血症，称为无少尿型肾功能不全。

（四）多尿期

一般发生于第 9~14 病日，持续时间短者 1 天，长者可达数月之久，一般 7~14 天。根据尿量和氮质血症的情况可分为以下三期：

1. 移行期 每日尿量由 400ml 增至 2 000ml，但血尿素氮和肌酐等浓度反而升高，氮质血症加重，症状亦加重。多数患者因并发症死于此期，应特别注意观察。

2. 多尿早期 每日尿量超过 2 000ml，氮质血症无明显改善，症状仍重。

3. 多尿后期 每日尿量超过 3 000ml，并逐日增加，可达 4 000~8 000ml，少数可达15 000ml 以上。此期氮质血症逐渐减轻，精神食欲好转，但若水和电解质补充不足或继发感染，可发生继发性休克，亦可发生低血钾、低血钠等。

（五）恢复期

经多尿期，每日尿量恢复至 2 000ml 以下，症状基本消失，精神食欲基本恢复，体力日渐增加，一般需要 1~3 个月才能恢复至正常。部分患者仍有乏力、多汗等症状，少数可遗留高血压、肾功能障碍、心肌劳损和垂体功能减退等。

【并发症与预后】

（一）并发症

1. 腔道出血 以呕血和便血常见，还可见咳血、鼻出血、阴道出血及腹腔内、腹膜后出血等。

2. 肺水肿 ①急性呼吸窘迫综合征（ARDS）：肺毛细血管损伤，通透性增高，使肺间质大量渗液，肺内微小血管血栓形成和肺泡表面活性物质生成减少均能促成 ARDS。②心源性肺水肿：由高血容量和高血压加重心脏的负荷量或心肌受损而引起，加之肺本身毛细血管受损，肺泡内大量渗液更易导致肺水肿的发生。临床表现为呼吸急促、心慌、不能平卧、紫绀、心率增快或呈奔马律，肺部可闻及支气管呼吸音和干湿啰音，X 线检查表现为双侧斑点状或片状阴影，呈毛玻璃样。常见于休克期和少尿期。

3. 中枢神经系统并发症 汉坦病毒可侵犯中枢神经引发脑炎和脑膜炎，因休克、凝血机制异常、电解质紊乱和高血容量综合征等引起脑水肿、高血压脑病和颅内出血等。

4. 自发性肾破裂 多发生于少尿期，破裂时突发腰部剧痛，并可出现恶心、出冷汗、血压降低、腹肌紧张和腹膜刺激征等。

5. 其他 继发感染（常见口腔炎、支气管炎、肺炎、泌尿系感染和败血症等）、溶血性贫血、心脏受损（心律失常、传导阻滞、心包填塞等）以及肝功能受损等。

（二）预后

本病病死率与临床类型、治疗迟早及采取措施是否正确有关。近年来通过治疗措施的不断改进，狠抓"三早一就"，中西医结合及预防性治疗，病死率由 10% 下降至 3% ~ 5%。

【实验室检查与其他检查】

（一）血象

发热早期白细胞总数多属正常，第 3 病日后逐渐升高，可达（15 ~ 30）× 10^9/L，少数可达（50 ~ 100）× 10^9/L，初期中性粒细胞增多，可见幼稚细胞，胞浆有中毒颗粒，呈类白血病反应。第 4 ~ 5 病日，淋巴细胞增多，有异型淋巴细胞。发热后期至低血压期，血红蛋白和红细胞升高，分别可达 150g/L 和 5.0 × 10^{12}/L。血小板从第 2 病日开始减少，可见异型血小板。

（二）尿常规

第 2 病日可出现蛋白尿，突然出现大量蛋白尿有助于诊断。镜检可见红细胞和管型，部分患者尿中可出现膜状物，为尿蛋白与脱落上皮细胞的凝聚物。尿沉渣中有巨大融合细胞，是汉坦病毒的包膜糖蛋白在酸性条件下引起脱落细胞的融合，其中可检出汉坦病毒抗原。

（三）血液生化检查

血尿素氮和肌酐在低血压期开始升高，少尿期和移行期末达高峰。血气分析在发热期及低血压早期以呼吸性碱中毒为主，休克期和少尿期以代谢性酸中毒为主。电解质在各期多见低钠、低钙、低氯化物，少尿期可见高磷、高钾血症。

（四）凝血功能检查

发热期开始出现血小板减少，若出现 DIC 常减至 50 × 10^9/L 以下，高凝血期凝血时间缩短（<3 分钟），消耗性低凝血期凝血酶原时间延长、纤维蛋白原下降。进入纤溶亢进期则出现纤维蛋白降解物（FDP）升高。

（五）免疫学检查

在第 2 病日能检出特异性 IgM、IgG 抗体。其中 IgM≥1:20 阳性、IgG≥1:40 阳性或 1 周后两次抗体滴度上升 4 倍或以上有确诊价值。从患者血清和周围血中性粒细胞、单核细胞、淋巴细胞及尿沉渣细胞中可检测到汉坦病毒抗原。

（六）其他

心电图可见心律失常和心肌受损表现，高钾血症时可出现 T 波高尖，低钾血症时可出现 U 波等。约 50% 患者肝功能检查 ALT 升高，少数患者血清胆红素升高。眼底可见视盘水肿和静脉充血扩张。胸部 X 线检查可有肺水肿、胸腔积液和胸膜增厚。

【诊断与鉴别诊断】

（一）诊断

主要依据临床表现结合理化检查，参考流行病学资料进行诊断。

1. 流行病学资料　流行季节，曾进入疫区，有与鼠类或其他宿主动物直接或间接接触史。

2. 临床表现　包括主要表现和五期经过。主要表现为发热及中毒症状、充血、出血、外渗征和肾损害。典型患者五期为发热期、低血压休克期、少尿期、多尿期和恢复期。部分患者可越期或前三期之间重叠。热退后反而症状加重是本病的特点，有助于诊断。

3. 实验室检查　白细胞总数增高，可见异型淋巴细胞，血小板减少，血红蛋白和红细胞增高。蛋白尿进行性增加，出现红细胞和管型，尿素氮增高，有膜状物。特异性抗原或抗体检测阳性。反转录聚合酶链反应（RT－PCR）检测汉坦病毒的 RNA 有助于早期和非典型患者诊断。

（二）鉴别诊断

发热期与上呼吸道感染、败血症、急性胃肠炎、菌痢、钩端螺旋体病等鉴别。休克期与其他感染性休克鉴别。少尿期与急性肾小球肾炎等鉴别。出血明显者与消化性溃疡出血、血小板减少性紫癜和其他原因所致 DIC 鉴别。腹痛与急腹症相鉴别。

【治疗】

治疗原则是"三早一近"，即早发现、早休息、早治疗和就近治疗。治疗时要防治休克、出血及肾衰竭。

（一）发热期

治疗原则为抗病毒、减轻外渗、改善中毒症状和预防 DIC。

1. 一般治疗　早期卧床休息，就近治疗。给予富有营养、易于消化的食物。退热宜物理降温（冰敷等），禁用发汗退热药，以防血容量进一步减少。

2. 抗病毒治疗　①利巴韦林（病毒唑），属于核苷类广谱抗病毒药物，每天 1g 加入 10% 葡萄糖液 500ml 中静滴，连用 3～5 天。②干扰素具有间接抑制病毒复制，调节体液免疫的作用。可用 α－干扰素，每天 1 次，每次 100 万 U，肌肉注射，连用 3 天。

3. 减轻外渗　给予路丁、维生素 C 等，补液以平衡盐液和葡萄糖盐水为主。

4. 免疫治疗　地塞米松 5～10mg 静滴，每天 1 次。热退即停或连用 3 天。

5. 预防 DIC　①适当予丹参注射液和低分子右旋糖酐静滴，以降低血液黏滞性。②高凝状态时（试管法凝血时间 < 3 分钟或部分凝血活酶时间 < 34 秒）可予小剂量肝素抗凝。一般用量 0.5～1mg/kg，每 6～12 小时 1 次，缓慢静脉注射，可用 1～3 天。应用时应观察凝血时间，如试管法大于 25 分钟则应停用。

（二）低血压休克期

治疗原则为补充血容量、纠正酸中毒和改善微循环。

1. 补充血容量　强调"一早、二快、三适量"，即收缩压低于100mmHg立即扩容，静脉滴速每分钟100~150滴，必要时静脉推注，收缩压回升至100mmHg、红细胞比容接近正常即可。争取在4小时内使血压稳定。液体补充以晶体和胶体结合为宜，以"先晶后胶，晶三胶一，胶不过千"为原则，晶体溶液以平衡盐液为主，胶体溶液以低分子右旋糖酐、甘露醇、血浆和白蛋白为主。休克较重者用双渗平衡盐液（每升液体中各种电解质含量加一倍）快速补充血容量。

2. 纠正酸中毒　首选5%碳酸氢钠溶液，每次60~100ml，24小时内用量不宜超过800ml。

3. 血管活性药物的应用　经补充血容量、纠正酸中毒后，血红蛋白及红细胞比容恢复正常，若血压仍不稳定者可用多巴胺、间羟胺等血管收缩药。

（三）少尿期

治疗原则为稳、利、导、透。

1. 稳定内环境　少尿早期，若尿比重>1.20，尿钠<40mmol/L，尿BUN与血BUN之比>10:1，应考虑低血压休克所致的肾前性少尿。可输注电解质溶液500~1 000ml，同时观察尿量是否增加。如3小时尿量<100ml，为肾实质损害性少尿，此时补液原则为"量出为入，宁少勿多"，补液量为前一日出量加500~700ml。酸中毒者可用5%碳酸氢钠溶液纠正。为了减少蛋白分解，控制氮质血症，可予高碳水化合物、高维生素和低蛋白饮食，不能进食者以高渗葡萄糖为主，每日糖量200~300g，必要时可加用胰岛素。

2. 利尿　呋塞米，从小剂量开始，每次20~200mg，静脉注射，效果不显时可加量重复，若加至400mg仍无利尿效果，则不宜再用。亦可试用酚妥拉明或山莨菪碱等血管扩张剂。

3. 导泻　在利尿剂无效时，为防治高血容量综合征和高血钾，可进行导泻。常用甘露醇25g，或50%硫酸镁40ml，或大黄10~30g煎水，每天2~3次口服。

4. 透析　少尿持续4天或无尿24小时以上，或明显氮质血症（血BUN>28.56mmol/L），或高钾血症，或高血容量综合征等严重并发症时，可用血液透析或腹膜透析。

（四）多尿期

移行期和多尿早期的治疗同少尿期，多尿后期主要治疗如下：

1. 维持水和电解质平衡　补液以口服为主，予含钾量高的食物，不能口服者静脉给药。

2. 防治继发感染　本病易发生呼吸道和泌尿系感染，应加以预防和及时诊断、治疗。治疗时避免使用对肾脏有毒性的抗菌药物。

（五）恢复期

治疗原则为补充营养，注意休息，逐渐恢复运动量，定期体检复查。

（六）并发症

1. 腔道出血　针对病因治疗，有DIC存在者，可用肝素抗凝治疗；DIC消耗性低凝期宜补充凝血因子和血小板；DIC纤溶亢进期可用氨基己酸或氨甲苯酸静脉注射；若肝素类物质增高者，可用鱼精蛋白或甲苯胺蓝静脉注射；消化道出血可用去甲肾上腺素或凝血酶口服。

2. ARDS　可用大剂量肾上腺皮质激素地塞米松 20～30mg，每 8 小时静注 1 次。并限制入水量和进行高频通气，或用呼吸机进行人工终末正压呼吸。

3. 心衰、肺水肿　控制或停止输液，应用快速强心剂如毛花苷 C、镇静药如地西泮及扩张血管和利尿药物，必要时可进行导泻或透析治疗。

4. 脑水肿及颅内出血　头部放置冰袋；采用镇静剂或人工冬眠；降压；脱水疗法；地塞米松静注；导泻及腹膜透析治疗等。

5. 其他　继发感染多用青霉素类、氯霉素及红霉素等，不能用对肾脏有损害的抗菌药物。自发性肾破裂进行手术治疗。

【预防】

1. 疫情监测　平时做好鼠密度及带毒率、易感人群、地区分布和发病情况等的监测工作。

2. 防鼠灭鼠，防螨灭螨　灭鼠为预防本病的关键性措施，可用药物、器械等方法灭鼠。并可通过修建防鼠沟、搞好环境卫生和保护好食物等防鼠。对高发区，可用有机磷杀虫剂灭螨。保持室内干燥、通风，铲除室外杂草，不在草地上坐卧。

3. 个人防护　不用手直接接触鼠类及其排泄物，动物实验时防止咬伤，剩饭加热后食用。

4. 疫苗注射　目前我国已研制成功 I 型病毒和 II 型病毒的精制纯化灭活疫苗，保护率达 88%～94%，但持续 3～6 个月后明显下降，1 年后需加强注射。

第十三节　流行性乙型脑炎

流行性乙型脑炎（epidemic encephalitis B）简称乙脑，也称日本脑炎（japanese encephalitis），是由乙型脑炎病毒（Japanese encephalitis virus）引起的以脑实质炎症为主要病变的中枢神经系统急性传染病。临床以高热、意识障碍、抽搐、病理反射及脑膜刺激征为特征，重者伴中枢性呼吸衰竭，病死率高，部分病例可有后遗症。本病经蚊虫传播，主要分布在亚洲地区，多为夏秋季流行。

【病原学】

乙型脑炎病毒（简称乙脑病毒）属虫媒病毒乙组的黄病毒科，病毒颗粒呈球形，直径 40～50nm。病毒颗粒的核心为单股正链 RNA，含有 10 976 碱基对，外包被有多肽核衣壳蛋白。核心外膜含有糖基化蛋白（E 蛋白）和非糖基化蛋白（M 蛋白）。E 蛋白是病毒的主要抗原成分，具有血凝活性和中和活性，同时还与多种重要的生物学活性密切相关。乙脑病毒的抗原性稳定，人感染乙脑病毒后，可产生补体结合抗体、中和抗体及血凝抑制抗体，对这些特异性抗体的检测有助于临床诊断和流行病学调查。乙脑病毒易被常用消毒剂杀灭，不耐热，100℃ 2分钟或56℃ 30分钟即可被灭活，对低温和干燥抵抗力较强，在4℃冰箱中可存活数年。乙脑病毒能在乳鼠脑组织内传代，也能在鸡胚细胞、猴肾细胞、Hela细胞等多种动物细胞中生长繁殖，在蚊体内繁殖的适宜温度为25℃～30℃。

【流行病学】

（一）传染源

乙脑是人畜共患的自然疫源性疾病，人与许多动物（如猪、牛、马、羊、鸡、鸭、鹅等）感染乙脑病毒后均可成为传染源。人感染乙脑病毒后，出现的病毒血症期短暂，且病毒数量少，所以人不是主要的传染源。动物中的家畜、家禽和鸟类均可感染乙脑病毒，而猪的感染率最高，在乙脑流行季节的流行区，仔猪几乎100%受到感染，且血中病毒量多，病毒血症期长，加上猪的饲养面广，因此猪是乙脑的主要传染源。在人类乙脑流行前1～2个月，先在家畜、家禽中流行，检测猪的乙脑病毒感染率可预测当年在人群中的流行趋势和强度。

（二）传播途径

乙脑主要通过蚊虫（库蚊、伊蚊和按蚊）叮咬而传播，而主要传播媒介是三带喙库蚊。当蚊虫叮咬感染乙脑病毒的动物（尤其是猪）后，病毒进入蚊虫体内迅速繁殖，但蚊不发病，再经叮咬将病毒传给人和其他动物。蚊虫可携带病毒越冬，并且可经卵传代，所以蚊虫也是乙脑病毒长期储存宿主。

（三）人群的易感性

人类对乙脑病毒普遍易感，但感染后多数呈轻型或隐性感染，显性与隐性感染之比为1:300～1:2 000。感染后可获得较持久的免疫力。成人因隐性感染而获得免疫力，婴儿可从母体获得抗体而具有保护作用。患病者多为10岁以下儿童，以2～6岁发病率最高。随着疫苗的广泛接种，我国的乙脑发病率已明显下降。

（四）流行特征

1. 流行地区 主要流行于亚洲的东部和南部地区，我国除东北、青海、新疆及西藏外均有流行，发病率农村高于城市。

2. 流行季节 在热带地区全年均可发生，在亚热带和温带地区（包括我国）有严格的季节性，呈季节性流行，80%～90%的病例集中在7、8、9月三个月。

3. 流行类型 发病以轻型多见，重型很少，但隐性感染者很多；发病呈高度散发性，集中发病少，家庭成员中很少有多人同时发病者。

【发病机制与病理】

（一）发病机制

乙脑病毒通过传播媒介蚊虫叮咬侵入人的机体后，先在单核－吞噬细胞系统内繁殖，之后进入血液循环引起病毒血症。如果被感染者机体免疫力强，感染的病毒数量少或毒力弱，就只形成短暂的病毒血症，病毒很快被清除，不侵入中枢神经系统，表现为隐性感染或轻型病例，并可获得终身免疫力。如果被感染者免疫力弱，且感染的病毒数量大、毒力强，则病毒可通过血脑屏障侵入中枢神经系统，引起脑组织损伤。脑组织的损伤与病毒直接侵袭神经组织致神经细胞坏死、胶质细胞增生及炎性细胞浸润有关，亦与免疫损伤有关。当体液免疫诱导出的特异性 IgM 与病毒抗原结合后，就会沉积在脑实质和血管壁上，激活补体及细胞免疫，引起免疫攻击，导致血管壁破坏，附壁血栓形成，使脑组织供血障碍和坏死。免疫反应的强烈程度与病情的轻重及预后密切相关。

（二）病理

乙脑的病变可累及整个中枢神经系统灰质，但以大脑皮层及基底核、视丘最为严重，脊髓的病变最轻。肉眼可见大脑和脑膜充血、水肿、出血，重者可见脑实质出现大小不等的坏死软化灶。镜检可见：①神经细胞肿胀、尼氏小体消失、胞质空泡形成等变性、坏死；②灶性神经细胞坏死、液化形成镂空筛网状软化灶（对诊断具有一定的特征性）；③血管高度扩张充血，血管周围间隙增宽，脑组织水肿；④以淋巴细胞、单核细胞和浆细胞为主的灶性炎症细胞浸润，多以变性、坏死的神经元为中心，或围绕血管周围间隙形成血管套；⑤小胶质细胞增生明显，形成小胶质细胞结节，多位于小血管旁或坏死的神经细胞附近。

【临床表现】

潜伏期为 4~21 天，一般为 10~14 天。

（一）典型的临床表现

典型病例的临床表现可分为四期。

1. 初期 为病程的第 1~3 天。起病急，体温在 1~2 天内上升至 39℃~40℃，伴有头痛、恶心、呕吐、精神倦怠、嗜睡，少数患者可出现颈项强直和抽搐。

2. 极期 病程的第 4~10 天，初期症状加重，脑实质受损的表现突出。

（1）持续高热：体温高达 40℃，一般持续 7~10 天，重者可达 3 周。发热越高，热程越长，病情越重。

（2）意识障碍：程度不等，表现为嗜睡、谵妄、昏迷、定向力障碍等。神志不清多出现病程的第 3~8 天，最早亦可于第 1~2 天出现，一般持续 1 周左右，重者可达 1 个月以上。昏迷越早越深，持续时间越长，病情越重，预后越差。

（3）惊厥或抽搐：主要是由于高热、脑实质炎症及脑水肿所致。多于病程第 2~5 天发生，表现为先见面部、眼肌、口唇小抽搐，随后肢体抽搐、强直性痉挛，可发生于单肢、双肢或四肢，重者全身强直性抽搐，历时数分钟至数十分钟不等，均伴有意识障碍。长时间或频繁抽搐，可导致发绀、脑缺氧和脑水肿加重，甚至呼吸暂停。

（4）呼吸衰竭：为引起本病死亡的主要原因。主要是因为脑实质炎症、缺氧、脑水肿、颅内高压、脑疝和低血钠脑病等所致的中枢性呼吸衰竭，可表现为呼吸表浅、双吸气、叹息样呼吸、潮式呼吸、抽泣样呼吸等，最后呼吸停止。脑疝患者除前述呼吸异常外，尚有面色苍白，喷射性呕吐，反复或持续惊厥，抽搐，肌张力增高，脉搏慢，过高热，昏迷加重或烦躁不安，瞳孔忽大忽小，对光反应迟钝或消失，小儿前囟膨隆，视盘水肿等脑疝的表现。此外，部分病人是因为合并肺部感染、脊髓病变导致呼吸肌麻痹而发生的周围性呼吸衰竭，表现为呼吸先快后慢，胸式或腹式呼吸减弱，但呼吸节律整齐，伴发绀。

（5）其他神经系统表现：多在病程10天内出现。常有浅反射消失或减弱，深反射先亢进后消失，病理征阳性，有脑膜刺激征。昏迷者可有大小便失禁或尿潴留、肢体强直性瘫痪、偏瘫、单瘫或全瘫，伴肌张力增高。

此外，少部分病人可见血压下降、脉搏细速、休克和胃肠道出血等循环衰竭的表现。

3. 恢复期　少数病人于极期因呼吸衰竭或严重并发症死亡，大部分病人于极期过后，体温逐渐下降，神经系统症状和体征日渐好转，一般患者于2周左右可完全恢复，重型患者需1~6个月才能恢复。此期主要有持续性低热、多汗、失眠、痴呆、失语、流涎、吞咽困难、颜面瘫痪、肢体强直性瘫痪或不自主运动等表现。

4. 后遗症期　患病半年后如仍有精神神经表现，称为后遗症。5%~20%的重型病人留有后遗症。主要有意识障碍、精神失常、痴呆、失语、肢体瘫痪等。经积极治疗后可有不同程度的恢复。

（二）临床分型

1. 轻型　体温在39℃以下，多为38℃~39℃，神志清楚，可有轻度嗜睡，无抽搐，头痛及呕吐较轻，脑膜刺激征不明显。病程5~7天。

2. 普通型　体温多在39℃~40℃之间，嗜睡或浅昏迷，头痛、呕吐较明显，偶有抽搐，脑膜刺激征明显，病理征可阳性。病程7~14天。

3. 重型　体温持续在40℃以上，反复或持续抽搐，昏迷，瞳孔缩小，浅反射消失，深反射先亢进后消失，病理征阳性，常有神经系统定位症状和体征，可有肢体瘫痪和呼吸衰竭。病程多在2周以上，常有恢复期症状，少部分病人留有不同程度后遗症。

4. 极重型（暴发型）　起病急骤，体温于1~2天内升至40℃以上，反复或持续性强烈抽搐，迅速出现深度昏迷、中枢性呼吸衰竭及脑疝，病死率很高，多在极期中死亡，存活者常有严重后遗症。

【并发症与预后】

（一）并发症

发生率约10%，以支气管肺炎最常见，多因昏迷患者呼吸道分泌物不易咳出或应用呼吸机后引起。肺不张、败血症、尿路感染、褥疮等亦可发生，重型患者可发生应激性胃黏膜病变所致的上消化道大出血。

（二）预后

轻型和普通型大多数可顺利恢复，重型和极重型（暴发型）病死率高达20%以上，主要为中枢性呼吸衰竭所致，存活者多有不同程度的后遗症。

【实验室检查与其他检查】

（一）血象

白细胞总数增高，一般在（10~20）×10^9/L，个别甚至更高，中性粒细胞多在80%以上。少部分患者血象始终正常。

（二）脑脊液

压力增高，外观无色透明或微混浊，白细胞数多在（50~500）×10^6/L，个别可高达1 000×10^6/L以上。分类早期以中性粒细胞为主，后以淋巴细胞为主。蛋白轻度增高，糖正常或偏高，氯化物正常。少数病例病初脑脊液检查正常。

（三）血清学检查

1. 特异性 IgM 抗体测定 方法有酶联免疫吸附试验（ELISA）、间接免疫荧光法、2-巯基乙醇（2-ME）耐性试验等。特异性 IgM 抗体在病后3~4天即可出现，2周时达高峰，脑脊液中最早在病程第2天即可检测到，可作为早期诊断指标。

2. 补体结合试验 补体结合抗体为 IgG 抗体，有较高的特异性，多在发病后2周出现，5~6周达高峰，维持1年左右，不能用于早期诊断，主要用于回顾性诊断或流行病学调查。

3. 血凝抑制试验 血凝抑制抗体一般在病后第4~5天出现，2周时达高峰，可维持1年以上。可用于临床诊断及流行病学调查。由于乙脑病毒的血凝素抗原与同属病毒登革热病毒和黄热病病毒等的血凝素抗原有弱的交叉反应，故可出现假阳性。

4. 病毒抗原检测 采用单克隆抗体反向被动血凝法检测患者血清和脑脊液中乙脑病毒抗原，是目前较好的快速诊断方法。

（四）病毒分离

在病程第1周内死亡病例的脑组织中可分离到病毒。由于乙脑病毒主要存在于脑组织中，血及脑脊液中不易分离出病毒。

（五）影像学检查

X线计算机体层摄影（CT）和磁共振成像（MRI）检查可见脑实质散在炎症病灶。

【诊断与鉴别诊断】

（一）诊断

1. 流行病学资料 乙脑有明显的季节性，夏秋季节发病，多见于10岁以下儿童。对诊断有参考价值。

2. 临床特点 起病较急，高热、头痛、呕吐、抽搐、惊厥、意识障碍、病理征及脑膜刺激征阳性等症状、体征明显。

3. 实验室检查与其他检查 外周血白细胞及中性粒细胞均增高；脑脊液检查压力增高，符合无菌性脑膜炎改变；CT 和 MRI 检查可见脑实质散在炎症病灶；血清学检查可助确诊。如急性期特异性 IgM 抗体阳性，或恢复期血清补体结合抗体滴度比急性期升高4倍或以上，或检测到乙脑病毒抗原，均可明确诊断。

（二）鉴别诊断

1. 中毒性菌痢　乙脑与中毒性菌痢均多见于夏秋季，且以儿童发病率高，故需特别注意鉴别。中毒性菌痢起病更急，多于发病 24 小时内出现高热、抽搐、昏迷和中毒性休克，一般无脑膜刺激征，脑脊液多正常。肛拭子或生理盐水灌肠镜检粪便，可见大量脓细胞、白细胞。

2. 化脓性脑膜炎　病情发展较迅速，脑膜刺激征显著，而脑实质病变的表现不突出，脑脊液呈细菌性脑膜炎改变，涂片和培养可找到病原菌。脑膜炎球菌引起者多见于冬春季，大多有皮肤、黏膜瘀点，昏迷多发生在发病 1～2 天内，其他细菌所致者多有原发病灶。

3. 结核性脑膜炎　多有结核病史或结核病接触史，发病无季节性。起病较缓，病程长，脑膜刺激征较明显，而脑实质病变表现较轻。脑脊液蛋白明显增高，氯化物及糖明显降低，薄膜涂片或培养可检出结核杆菌。X 线胸片检查可能发现结核病灶。

4. 其他病毒性脑炎　单纯疱疹病毒、肠道病毒、腮腺炎病毒等引起的脑炎，临床表现与之相似，确诊有赖于血清学检查和病毒分离。

【治疗】

目前尚无特效的抗乙脑病毒药物，病初可试用利巴韦林、干扰素等治疗。积极对症和支持治疗，加强护理。重点处理好高热、抽搐和呼吸衰竭等危重情况，以降低病死率和减少后遗症的发生。

（一）一般治疗

病人应住院隔离，病房应有防蚊和降温设施，室温控制在 30℃ 以下。昏迷病人应注意口腔和皮肤清洁，定时翻身、侧卧、拍背、吸痰，以防止肺部感染和褥疮的发生。重型患者静脉输液不宜过多，以免加重脑水肿，一般成人补液每天 1 500～2 000ml，儿童 50～80ml/（kg·d），酌情补充钾盐，纠正酸中毒。昏迷者可予鼻饲。

（二）对症治疗

高热、抽搐和呼吸衰竭是导致病人死亡的三大主要症状，且互为因果，形成恶性循环，因此，必须及时控制。

1. 高热　以物理降温为主，药物降温为辅，使患者肛温保持在 38℃ 左右。①物理降温：冰敷额部、枕部和体表大血管部位（腋下、颈部及腹股沟等处），酒精或温水擦浴，冷盐水灌肠等。禁用冰水擦浴，以免引起寒战和虚脱。②药物降温：幼儿、年老体弱者可用 50% 安乃近滴鼻。注意防止用量过大致大量出汗而引起循环衰竭。③持续高热伴反复抽搐者应用亚冬眠疗法。以氯丙嗪和异丙嗪每次各 0.5～1.0mg/kg 肌注，每 4～6 小时 1 次，一般用 3～5天。用药过程中应保持呼吸道通畅，密切观察生命体征变化。

2. 抽搐　应针对引起抽搐的不同原因进行处理。①因高热所致者，以降温为主。②因脑水肿所致者，加强脱水治疗，可用 20% 甘露醇静脉滴注或推注（20～30 分钟内），每次 1～2g/kg，根据病情可每 4～6 小时重复使用，必要时可加用 50% 葡萄糖、呋塞米、肾上腺皮质激素静脉注射。③因呼吸道分泌物阻塞致脑细胞缺氧者，以吸痰、给氧为主，保持呼吸道通畅，必要时行气管切开及人工呼吸。④因脑实质病变引起者，可用镇静剂。常用地西泮，成人每次 10～20mg，儿童每次 0.1～0.3mg/kg（每次不超过 10mg），肌注或缓慢静脉注射；或用水合氯醛鼻饲或灌肠，成人每次 1～2g，儿童每次 60～80mg/kg（每次不超过 1g）；亦可采用亚冬眠疗法（用法见前述）。可用巴比妥钠预防抽搐，成人每次 0.1～0.2g，儿童每次 5～8mg/kg。

3. 呼吸衰竭　根据引起的原因给予及时的治疗。①因脑水肿所致者应加强脱水治疗。②因呼吸道分泌物阻塞者，吸痰、翻身拍背引流呼吸道分泌物；痰液黏稠者可用 α－糜蛋白酶和糖皮质激素雾化吸入，并可适当加入抗菌药物防治细菌感染，亦可用支气管镜吸痰。病情危重者，行气管插管或气管切开，使用呼吸机维持有效呼吸功能。③中枢性呼吸衰竭时应使用呼吸兴奋剂，可选洛贝林，成人每次 3～6mg，儿童每次 0.15～0.2mg/kg，静注或静滴，亦可选用尼可刹米，成人每次 0.375～0.75g，儿童每次 5～10mg/kg，静注或静滴。④改善微循环，减轻脑水肿，解除脑血管痉挛和兴奋呼吸中枢。可选用东莨菪碱，成人每次 0.3～0.5mg，儿童每次 0.02～0.03mg，或山莨菪碱（654－2），成人每次 20mg，儿童每次 0.5～1.0mg/kg，加入葡萄糖液中静脉注射，10～30 分钟重复 1 次，疗程 1～5 天。⑤纳洛酮是特异性吗啡受体拮抗剂，对神志转清、纠正呼吸衰竭有较好的作用，可早期应用。

4. 循环衰竭　可根据病情应用强心剂、升压药、补充血容量、利尿等，注意维持水及电解质平衡。

（三）恢复期及后遗症治疗

主要是用高压氧、理疗、体疗等方法进行语言、智力、吞咽和肢体的功能锻炼；瘫痪卧床者注意防止褥疮和继发感染的发生。

（四）中医药治疗

乙脑多属中医"暑温"、"伏温"病证范畴，可按其进行辨证施治。针灸、推拿按摩对后遗症有较好的疗效。

【预防】

采取以防蚊、灭蚊及预防接种为主的综合措施。

（一）控制传染源

早期发现病人，及时隔离和治疗病人，病人隔离至体温正常。由于主要的传染源是家畜（尤其是幼猪），故应搞好牲畜饲养场所的卫生，人畜居住地分开；流行季节前给幼猪进行疫苗接种，能有效控制人群中乙脑的流行。

（二）切断传播途径

灭蚊和防蚊是预防本病的重要措施。搞好环境卫生，消灭蚊虫孳生地，早期彻底消灭幼蚊，夏秋季以灭成蚊为主，冬春季以灭越冬蚊为主。

（三）保护易感人群

接种乙脑疫苗，提高人群的特异性免疫力是预防本病最重要的措施。我国使用的有地鼠肾细胞灭活和减毒活疫苗，人群保护率达 60% ~90%。10 岁以下儿童和从非流行区进入流行区的人员为主要接种对象，初种 2 次，间隔 1 ~2 周，二年后加强注射 1 次。疫苗接种应在乙脑流行前 1 个月完成。接种时应注意不能与伤寒三联菌苗同时注射，以免引起过敏反应。有中枢神经系统疾病和慢性乙醇中毒者禁用。流行季节宜使用蚊帐、蚊香，涂擦驱蚊剂等措施防止被蚊虫叮咬，减少人群感染机会。

第十四节 登革热

登革热（dengue fever）是由伊蚊传播登革病毒（Dengue virus）所引起的急性传染病，以突起高热，全身肌肉、骨、关节疼痛，疲乏，皮疹，出血，淋巴结肿大及白细胞减少为临床特征。主要在热带和亚热带地区流行，我国广东、广西、福建、香港、澳门、台湾是流行区。

【病原学】

登革病毒属黄病毒科中的黄病毒属，病毒颗粒呈哑铃状、棒状或球状，直径 40 ~50nm。基因组为单股正链 RNA，其与核心蛋白一起装配成 20 面对称体的核衣壳。外层为脂蛋白组成的包膜，包膜含有型和群特异性抗原。根据抗原性的差异，登革病毒分为 4 个血清型，各型之间及与其他黄病毒属的病毒之间有部分交叉免疫反应。登革病毒在伊蚊胸肌细胞、猴肾细胞及新生小鼠脑中生长良好，病毒在细胞质中增殖，可产生恒定的细胞病变。初次感染者自第 4 ~5 天出现红细胞凝集抑制抗体，2 ~4 周达高峰，低滴度维持数年以上；第 8 ~10 天出现中和抗体，2 个月达高峰，低滴度存在数年至数十年；第 2 周出现补体结合抗体，1 ~2 个月达高峰，3 个月后降至较低水平。登革病毒耐低温但不耐热，在人血清中保存于 -20℃ 可存活 5 年，-70℃ 存活 8 年以上；60℃ 30 分钟或 100℃ 2 分钟即可被灭活。对酸、乙醚、紫外线、0.65% 甲醛等均不耐受。

【流行病学】

（一）传染源

主要是患者和隐性感染者。患者在潜伏期末及发热期内有传染性。在流行期间，轻型患者和隐性感染者的数量很多，是最重要的传染源。

（二）传播途径

主要传播媒介是埃及伊蚊和白纹伊蚊。在东南亚和我国海南以埃及伊蚊为主，在太平洋岛屿和我国广东、广西以白纹伊蚊为主。在 32℃ 时，伊蚊吸入带病毒血液后 10 天即有传播能力，传染期可长达 174 天。病毒主要在伊蚊唾腺和神经细胞内复制，伊蚊可能是登革病毒的储存宿主。

（三）人群的易感性

在新流行区，人群普遍易感，发病以成人为主，且以 20~40 岁者居多。在地方性流行区，20 岁以上者血清中几乎都可检出抗登革病毒的中和抗体，发病以儿童为主。感染后对同型病毒有巩固免疫力，对异型病毒也有 1 年以上的免疫力。

（四）流行特征

1. 流行地区　主要在热带和亚热带地区流行，尤其是在东南亚、太平洋岛屿和加勒比海地区。我国主要发生在海南、台湾、香港、澳门、广东和广西。随着气候变暖和交通便利，近年有向北扩展的趋势。疾病常先流行于市镇，后逐渐向农村蔓延。

2. 流行季节　与伊蚊孳生活动有关，主要流行于气温高、雨量多的夏秋季。我国广东为 5~11 月，海南为 3~12 月。

3. 流行类型　发病以轻型多见，重型很少，但隐性感染者极多。

【发病机制与病理】

（一）发病机制

登革病毒经伊蚊叮咬进入人体，在毛细血管内皮细胞和单核－吞噬细胞系统增殖后进入血液循环，形成第一次病毒血症。然后病毒再定位于单核－吞噬细胞系统和淋巴组织中进行复制增殖，再次释放入血液循环形成第二次病毒血症，引起临床症状。机体产生的抗登革病毒抗体与登革病毒形成的免疫复合物，激活补体系统，导致血管壁损伤，使血管通透性增加，同时抑制骨髓中白细胞和血小板系统，引起白细胞、血小板减少，导致出血倾向。

（二）病理

主要病理改变为：心、肝、肾、脑退行性改变，心内膜、心包、胸膜、腹膜、胃肠黏膜、肌肉、皮肤及中枢神经系统不同程度的出血；皮疹内小血管内皮细胞肿胀，血管周围水肿及单核细胞浸润，瘀斑中广泛血管外溢血；重症患者可见肝小叶中央灶性坏死及淤胆，小叶性肺炎，肺脓肿等；脑部受损患者可见蛛网膜下腔和脑实质灶性出血，脑水肿及脑软化。

【临床表现】

潜伏期为 3~15 天，一般为 5~8 天。临床上分为典型、轻型与重型三型。

（一）典型登革热

1. 发热　成人患者起病急骤，畏寒，发热，24 小时内体温可达 40℃，持续 5~7 天后骤退至正常。部分患者发热 3~5 天后体温降至正常，1 天后再度上升，表现为双峰热（马鞍热）。发热同时伴有头痛，眼球后痛，全身骨、肌肉及关节痛，乏力，恶心，呕吐，腹痛，腹泻或便秘，颜面潮红，结膜充血等。儿童病例起病较慢，体温较低，头痛、全身痛、乏力等毒血症较轻，恢复较快。

2. 皮疹　一般在病程第 3~6 天出现于全身、四肢、躯干或头面部，多为斑丘疹或麻疹样皮疹，也有猩红热样疹、红斑疹及出血点，可同时有两种以上皮疹，多有痒感，大部分不脱屑，持续 3~4 天消退。

3. 出血　部分病人（25%~50%病例）于病程的第 5~8 天发生各部位、组织、器官出血现象，如皮下出血、牙龈出血、鼻出血、咳血、呕血、便血、尿血、阴道出血、腹腔或胸腔出血等。

4. 其他　于病程开始就可出现全身浅表淋巴结肿大，明显触痛；少部分病例有轻度肝大，个别病例有黄疸；后期可有相对缓脉。

（二）轻型登革热

发热较低，全身疼痛较轻，皮疹稀少或不出疹，一般无出血现象，但浅表淋巴结常肿大，病程较短，一般 1~4 天即愈。流行期间轻型病例多见，由于其临床表现类似流行性感冒，常被忽视。

（三）重型登革热

本型罕见，死亡率很高。表现为发病 3~5 天后病情突然加重，出现剧烈头痛、呕吐、谵妄、狂躁、昏迷、抽搐、大量出汗、血压骤降、颈强直、瞳孔缩小等脑膜脑炎表现。有些病例表现为消化道大出血和出血性休克。病情进展迅速，多于 24 小时内因中枢性呼吸衰竭或出血性休克而死亡。

【并发症与预后】

（一）并发症

急性血管内溶血最为常见，发生率约 1%，多发生于葡萄糖-6-磷酸脱氢酶（G-6PD）缺乏的患者。其他如精神异常、心肝肾损害、急性脊髓炎、眼部病变等也有出现。

（二）预后

登革热常为自限性，预后良好。病死率约为 0.3‰，死亡病例绝大多数属于重型，在脑膜脑炎型病例中病死率高达 90% 以上，主要死因为中枢性呼吸衰竭。

【实验室检查】

（一）常规检查

血白细胞大多显著减少，从发病第 2 天开始下降，第 4~5 天降至最低点，可低至 $2 \times 10^9/L$，热退后 1 周才恢复正常。分类中性粒细胞减少，淋巴细胞增多。部分病例血小板减少，可有蛋白尿和血尿。血清丙氨酸氨基转移酶（ALT）可轻度升高。

（二）脑脊液

发生脑膜炎病例脑脊液压力升高，白细胞和蛋白正常或稍增加，糖和氯化物正常。

（三）血清学检查

1. 特异性 IgM 抗体测定　用 IgM 抗体捕捉 ELISA（IgM antibody capture ELISA）检测血清中特异性 IgM 抗体，有助登革热的早期诊断。

2. 补体结合和红细胞凝集抑制试验　单份血清补体结合试验滴度超过 1:32，红细胞凝集抑制试验滴度超过 1:1280 有诊断意义。双份血清恢复期抗体滴度比急性期升高 4 倍以上者可以确诊。

3. 反转录聚合酶链反应 检测急性期血清登革病毒 RNA，阳性者可以确诊。其敏感性高于病毒分离，用于早期快速诊断及血清型鉴定。

（四）病毒分离

将急性期患者血清接种于乳鼠脑内或 C6/36 细胞系可分离病毒。

【诊断与鉴别诊断】

（一）诊断

1. 流行病学资料 在登革热流行地区和发病季节（夏秋季），发生大量发热病例时，应想到本病的可能。注意发热病人于发病前 3 天～2 周内是否曾到过登革热流行地区、曾被伊蚊叮咬。

2. 临床特征 急性起病，出现高热、全身疼痛、乏力、皮疹、出血、淋巴结肿大等。

3. 实验室检查与其他检查 外周血白细胞总数、中性粒细胞明显减少，血小板可减少；脑损害病例脑脊液压力可升高。血清学检测可助于确诊。如血清特异性 IgM 抗体阳性，或恢复期血清补体结合抗体和红细胞凝集抑制抗体滴度比急性期升高 4 倍以上，或反转录聚合酶链反应检测登革病毒 RNA 阳性均可明确诊断。血清分离出登革病毒者可确诊。

（二）鉴别诊断

应与流行性感冒、猩红热、麻疹、登革出血热等疾病相鉴别。

1. 流行性感冒 无皮疹，无淋巴结肿大，束臂试验阴性，血小板正常。

2. 猩红热 有明显扁桃体炎，起病第 2 天出疹，白细胞增多。

3. 麻疹 有前驱期卡他症状，有科普利克斑，皮疹从面部开始且数量较多，淋巴结和肝肿大少见。

4. 登革出血热 表现为严重出血和休克，血液浓缩，血细胞比容增加 20% 以上，血小板减少，肝肿大等。

【治疗】

无有效抗登革病毒药物和特殊治疗药物，主要是采取支持及对症治疗。

（一）一般治疗

急性期应卧床休息，予流质或半流质易消化吸收食物，补充维生素，维持水、电解质、酸碱平衡。注意口腔和皮肤清洁，保持大便通畅。同时防蚊隔离至完全退热。

（二）对症治疗

1. 高热者，应用冰敷额部、枕部和体表大血管部位，酒精或温水擦浴，冷盐水灌肠等物理降温，慎用退热药物。高热不退、毒血症状严重者，可短期使用小剂量肾上腺皮质激素，如口服泼尼松 5mg，每天 3 次。

2. 大量出汗，呕吐或腹泻者，注意及时口服或静脉补液。

3. 出血和有出血倾向者，选用酚磺乙胺（止血敏）、卡巴克洛（安络血）、维生素K等止血药物。上消化道大出血者，予静脉滴注奥美拉唑，可用冰盐水或去甲肾上腺素稀释液口服或灌胃。大量出血发生休克者，及时输入新鲜全血或血小板，快速输液，以扩充血容量，纠正酸中毒，可应用多巴胺、间羟胺等血管活性药抗休克治疗。

4. 颅内压升高者，及早使用20%甘露醇250～500ml（可加入地塞米松注射液）快速静脉滴注，同时应用呋塞米，加强脱水效果。呼吸中枢受抑制者应及时使用呼吸机辅助呼吸。

【预防】

（一）控制传染源

在流行季节和流行期间，要注意识别和发现轻型患者和隐性感染者，做到早发现，早诊断，及时隔离、治疗病人。

（二）切断传播途径

防蚊灭蚊是预防本病的根本措施。改善卫生环境，消灭伊蚊孳生地，喷洒杀蚊剂消灭成蚊。

（三）保护易感人群

疫苗预防接种处于研究试验阶段，尚未能推广应用。流行季节应使用蚊帐、蚊香，涂擦驱蚊剂等，防止被蚊虫叮咬，减少感染机会。

附　登革出血热

登革出血热（dengue hemorrhagic fever，DHF）是登革热的一种严重类型。其特征是病初有典型登革热表现，发热2～5天后病情突然加重，多个器官出现较大量出血和（或）休克，血液浓缩，血小板减少，肝肿大，病死率高。

【病原学】

4个血清型登革病毒均可引起登革出血热，以第2型最常见。1985年在我国海南出现的登革出血热是由第2型登革病毒所引起。

【流行病学】

登革出血热多发生于登革热地方性流行区的当地居民，外来人很少发生。可能由于当地居民血液中存在促进性抗体的缘故。在东南亚，好发于1～4岁儿童，在我国海南则以15～30岁占多数。男女两性发病率无显著差异。

【发病机制与病理】

（一）发病机制

人体感染登革病毒后可产生特异性抗体，婴儿可通过胎盘获得这些抗体。这些特异性抗体的中和作用弱而促进作用强，故称为促进性抗体。促进性抗体可促进登革病毒与单核细胞或巨噬细胞表面的 Fc 受体结合，使这些细胞被激活释放出可裂解补体 C_3 的活性因子，导致血管通透性增加，血浆蛋白从微血管中渗出，引起血液浓缩、血容量减少，发生休克。激活凝血系统则与血小板减少一起导致各系统的出血，加重休克，引起 DIC。

（二）病理

主要的病理改变是全身微血管内皮损伤，血管通透性增加，导致血浆蛋白渗出和出血。多数组织器官小血管和微血管周围出血、水肿及淋巴细胞浸润。肝细胞变性、灶性坏死。单核-吞噬细胞系统淋巴细胞及浆细胞增生。

【临床表现】

潜伏期同登革热。临床可分为较轻的登革出血热及较重的登革休克综合征两型。

病初为典型登革热的表现，病程第 2～5 天，在发热中或热退后 24 小时左右，病情突然加重，皮肤变冷，出汗，脉速，昏睡或烦躁，全身瘀斑，消化道或其他器官明显出血，肝肿大，血压进行性下降。如不治疗，很快进入休克状态，多于 4～6 小时内死亡。如抗休克治疗及时得当，亦可较快恢复。仅有出血者为登革出血热，同时有休克者为登革休克综合征。

【预后】

登革出血热病死率为 1%～5%，登革休克综合征预后不良。

【实验室检查】

外周血白细胞总数和中性粒细胞增加，血小板减少，可低至 $10 \times 10^9/L$ 以下。血液浓缩，血细胞比容增加 20% 以上。凝血因子减少，纤维蛋白原下降，凝血酶原时间延长。血浆蛋白降低，血清转氨酶升高。血清学检查和病毒分离同登革热。

【诊断与鉴别诊断】

（一）诊断

诊断标准：①典型登革热表现；②多器官较大量出血；③肝肿大。具备其中任意 2 项或者 3 项全具备者，同时血小板在 $100 \times 10^9/L$ 以下，血细胞比容增加 20% 以上者，为登革出血热。同时伴有休克者，为登革休克综合征。

（二）鉴别诊断

应与黄疸出血型钩端螺旋体病、败血症、流行性出血热等疾病鉴别。

【治疗】

以支持及对症治疗为主。一般治疗及高热、出血的处理同登革热。

休克病例应尽快输液以扩充血容量，应用血浆或血浆代用品，但不宜输全血，以免加重血液浓缩。但严重出血者，可输新鲜全血或血小板。中毒症状严重，可用肾上腺皮质激素静脉滴注。有 DIC 证据者按 DIC 治疗。

【预防】

同登革热。

第十五节　狂　犬　病

狂犬病（rabies）又称恐水病（hydrophobia），为狂犬病毒（Rabies virus）引起的一种人畜共患的中枢神经系统急性传染病。多见于狗、狼、猫等食肉动物。人多因被病兽咬伤而感染。临床表现为特有的狂躁、恐惧不安、怕风恐水、流涎和咽肌痉挛，最终发生瘫痪而危及生命。狂犬病在世界很多国家均有发生。我国新中国成立后由于采取各种预防措施，发病率明显下降。近年因养狗数逐渐增多，故发病率有上升的趋势。

【病原学】

狂犬病毒属核糖核酸型弹状病毒，通过唾液传播。病毒形似子弹，直径 75~80nm，长 175~200nm。病毒中心为单股负链 RNA，外面为致密的包膜。狂犬病毒具有两种主要抗原。一种为病毒外膜上的糖蛋白抗原，能与乙酰胆碱受体结合使病毒具有神经毒性，并使体内产生中和抗体及血凝抑制抗体。中和抗体具有保护作用。另一种为内层的核蛋白抗原，可使体内产生补体结合抗体和沉淀素，无保护作用。从患者和病兽体内所分离的病毒称野毒株或街毒株（street virus），其特点是毒力强，但经多次兔脑连续传代后成为固定株（fixed virus）。固定株毒力降低，对人和犬失去致病力，但仍然保持其免疫原性，可供制作疫苗。

狂犬病毒易被紫外线、甲醛、50~70% 乙醇、汞和季胺类化合物（如苯扎溴铵）等灭活。其悬液经 56℃ 30~60 分钟或 100℃ 2 分钟即失去活力，对酚有高度抵抗力。在冰冻干燥条件下可保存数年。

【流行病学】

（一）传染源

发展中国家的狂犬病主要传染源是病犬，人狂犬病由病犬传播者占 80%~90%，其次为猫和狼。发达国家由于狗狂犬病被控制，野生动物如狐狸、食血蝙蝠、臭鼬和浣熊等逐渐成为重要传染源。患病动物唾液中含有多量的病毒，于发病前数日即具有传染性。隐性感染的犬、猫等兽类亦有传染性。一般来说狂犬病的病人不是传染源，因其唾液所含病毒量较少。

（二）传播途径

主要通过被患病动物咬伤、抓伤，病毒自皮肤损伤处进入人体。黏膜也是病毒的重要侵入门户，如眼结膜被病兽唾液沾污、肛门黏膜被狗触舔等，均可引起发病。此外，亦有经呼吸道及消化道感染的报道。有报道角膜移植可传播狂犬病。

（三）易感人群

人对狂犬病普遍易感，兽医、动物饲养者与猎人尤易遭感染。一般男性多于女性。冬季发病率低于其他季节。被病兽咬伤后是否发病与下列因素有关：①咬伤部位：头、面、颈、手指处被咬伤后发病机会多。②咬伤的严重性：创口深而大者发病率高。③局部处理情况：咬伤后迅速彻底清洗者发病机会少。④及时、全程、足量注射狂犬疫苗和免疫球蛋白者发病率低。⑤被咬伤者免疫功能低下或免疫缺陷者发病机会多。

【发病机制与病理】

狂犬病病毒经皮肤或黏膜破损处进入机体后，对神经组织有很强的亲和力，沿末梢神经和神经周围间隙的体液，向心进入与咬伤部位相当的背根节和脊髓段，然后沿脊髓上行至脑，并在脑组织中繁殖，继而沿传出神经进入唾液腺，使唾液具有传染性。发病机制分为三个阶段：①局部组织内小量繁殖期。病毒自咬伤部位入侵后，在伤口附近横纹细胞内缓慢繁殖，约 4~6 天内侵入周围神经，此时病人无任何自觉症状。②从周围神经侵入中枢神经期。病毒沿周围传入神经迅速上行到达背根神经节后，大量繁殖，然后侵入脊髓和中枢神经系统，主要侵犯脑干及小脑等处的神经元。但亦可在扩散过程中终止于某部位，形成特殊的临床表现。③从中枢神经向各器官扩散期。病毒自中枢神经再沿传出神经侵入各组织与器官，如眼、舌、唾液腺、皮肤、心脏、肾上腺髓质等。由于迷走神经核、舌咽神经核和舌下神经核受损，可以发生呼吸肌、吞咽肌痉挛，临床上出现恐水、呼吸困难、吞咽困难等症状。交感神经受刺激，使唾液分泌和出汗增多。迷走神经节、交感神经节和心脏神经节受损时，可发生心血管系统功能紊乱或猝死。

病理变化主要为急性弥漫性脑脊髓炎，脑膜多正常。脑实质和脊髓充血、水肿及微小出血灶。脊髓病变以下段较明显。病毒从受伤部位传入神经，经背根神经节、脊髓入脑，故咬伤部位相应的背根神经节、脊髓段病变一般比较严重。延髓、海马、脑桥、小脑等处受损也较显著。

外观有充血、水肿和微小出血灶。镜下在肿胀或变性的神经细胞浆中可见到一至数个圆形或卵圆形直径 3~30 μm 的嗜酸性包涵体，即内基小体（Negri body）。常见于海马及小脑浦肯野等细胞中，偶亦见于大脑皮层的锥体细胞层、脊髓神经细胞、后角神经节、交感神经节等。内基小体为病毒集落，是本病特异且具有诊断价值的病变。

【临床表现】

潜伏期长短不一，短的 10 天，最长可达 10 年以上，多数 3 个月内发病。儿童、头面部咬伤、伤口深、扩创不彻底者潜伏期短。此外，与入侵病毒的数量、毒力及宿主的免疫力也有关。典型病例临床表现分为三期。

（一）前驱期

大多数患者有发热、头痛、乏力、纳差、恶心、周身不适等症状。对痛、声、风、光等刺激开始敏感，并有咽喉紧缩感。50%～80%病人伤口部位及其附近有麻木、发痒、刺痛或虫爬、蚁走感。这是由于病毒繁殖刺激周围神经元引起。本期持续1～4天。

（二）兴奋期或痉挛期

患者多神志清楚而处于兴奋状态，表现为极度恐惧，烦躁，对水声、风等刺激非常敏感，引起发作性咽肌痉挛、呼吸困难等。恐水是本病的特殊症状，但不一定每例都出现，亦不一定早期出现。典型表现在饮水、见水、听流水声或谈及饮水时，可引起严重咽喉肌痉挛。患者渴极而怕饮水，饮而不能下咽，常伴有声嘶和脱水。因声带痉挛，吐字不清，声音嘶哑，甚至失音。怕风亦是本病常见的症状，微风、吹风、穿堂风等可引起咽肌痉挛。其他如音响、光亮、触动等，也可引起同样发作。

由于自主神经功能亢进，患者出现大汗流涎，体温可达40℃以上，心率快，血压升高，瞳孔扩大，但病人神志大多清醒。随着兴奋状态加重，部分病人出现精神失常、定向力障碍、幻觉、谵妄等。病程进展很快，多在发作中死于呼吸或循环衰竭。本期持续1～3天。

（三）麻痹期

痉挛减少或停止，患者逐渐安静，出现弛缓性瘫痪，尤以肢体软瘫为多见。眼肌、颜面肌及咀嚼肌亦可受累。呼吸变慢及不整，心搏微弱，神志不清，最终因呼吸麻痹和循环衰竭而死亡。本期持续6～18小时。

【并发症与预后】

可发生各种并发症，如肺炎、气胸、皮下气肿、低氧血症、心律不齐等。

预后极为严重，病死率几乎达100%。伤口离中枢神经越近、越深、越大，并发症就越多、越严重，死亡越快。

【实验室检查】

（一）血、尿常规和脑脊液检查

白细胞总数（12～30）×10^9/L不等，中性粒细胞多在80%以上。尿常规可发现轻度蛋白尿，偶见透明管型。脑脊液压力正常或轻度升高，蛋白稍升高，细胞数低于$200×10^6$/L，以淋巴细胞为主，糖和氯化物正常。

（二）免疫学试验

1. 荧光抗体检查法　取病人唾液、咽部或气管分泌物、尿沉渣、角膜印片及有神经元纤维的皮肤切片，用荧光抗体染色检查狂犬病毒抗原。

2. 酶联免疫技术　用酶联免疫技术检测狂犬病毒抗原可供快速诊断及流行病学调查之

用。如病人能存活1周以上则中和试验可见效价上升，曾经接种狂犬疫苗的患者，中和抗体须超过1:5000方可诊断为本病。

（三）病毒分离

用病人唾液、脑脊液或死后脑组织混悬液接种动物，分离病毒，经中和试验鉴定可以确诊，但阳性率较低。

（四）内基小体检查

用死者脑组织印压涂片或作病理切片，用染色镜检及直接免疫荧光法检查内基小体，阳性率为70%~80%。

【诊断与鉴别诊断】

（一）诊断

根据患者过去被病兽或可疑病兽咬伤、抓伤史及典型的临床症状，即可作出临床诊断。但在疾病早期，儿童及咬伤不明确者易误诊。确诊有赖于病原学检测或尸检发现脑组织内基小体。

（二）鉴别诊断

本病应与病毒性脑炎、破伤风、格林-巴利综合征、脊髓灰质炎、假性恐水症、接种后脑脊髓炎、神经官能症等疾病相鉴别。流行病学资料和特殊症状是鉴别要点。

【治疗】

狂犬病是所有传染病中最凶险的疾病，一旦发病，预后极差。目前无特效治疗。强调在咬伤后及时预防性治疗，对发病后患者以对症综合治疗为主。做到：①严格隔离患者，防止唾液等污染。②由经过免疫接种的医护人员进行监护治疗。病室要避光、安静，没有噪音和流水声。医护人员穿软底鞋，东西轻拿轻放。避免吃有刺激的食物。对狂躁、痉挛者可用镇静剂，如苯巴比妥或地西泮，保持安静。注意营养、水及电解质的平衡。③采取一切措施维护患者心血管系统和呼吸系统功能。呼吸衰竭是死亡的主要原因，必要时采用气管切开、人工呼吸机等措施维持呼吸，纠正呼吸衰竭。

【预防】

目前狂犬病没有有效的治疗方法，病死率接近100%，必须加强预防工作。

1. 加强犬类管理 家养的犬，应进行登记，定期进行预防接种。发现野犬、狂犬立即捕杀。对疑似狂犬者，应设法捕获，并隔离观察10天。如死亡或出现症状，应取脑组织检查，深埋或焚毁。

2. 捕杀患病动物 对已出现临床症状的病犬及病畜应立即捕杀，不宜治疗。尸体应深埋，不准食用。

3. 人被咬伤后局部伤口的处理 对刚被咬伤者，要及时治疗。在咬伤的当时，先局部挤压、针刺使其尽量出血，再用20%肥皂水充分冲洗创口，以排除局部组织内的病毒，后用5%碘酊反复烧灼伤口。除非伤及大血管需紧急止血外，伤口深大也不缝合包扎。还要及时接种狂犬病疫苗，根据世界卫生组织建议，在0、3、7、14、30、90天各注射1次，严重咬伤者，可于0~6天，每天注射疫苗1针，以后分别于10、14、30、90天各注射1次，常可取得防治效果。

第三章
细菌感染

第一节 感染性休克

感染性休克（septic shock）是指由微生物及其毒素等产物侵入人体直接或间接引起微血管痉挛，微循环障碍，导致组织损害，不能维持正常代谢和功能，甚至造成多脏器功能衰竭的危重综合征。感染性休克是各种微生物因子与宿主防御机制相互作用的结果，微生物的毒力和数量以及机体的内环境和应对是决定休克发生及其发展的重要因素。

【病因学】

（一）病原菌

感染性休克的常见致病菌为革兰阴性细菌，如肠杆菌科细菌（大肠杆菌、克雷伯菌、肠杆菌等）、不发酵杆菌（假单胞菌属、不动杆菌属等）、脑膜炎球菌、类杆菌等。革兰阳性菌，如葡萄球菌、链球菌、肺炎链球菌、梭状芽孢杆菌等也可引起休克。某些病毒性疾病，如流行性出血热等，病程中也易发生休克。某些感染，如革兰阴性细菌败血症、暴发性流脑、肺炎、化脓性胆管炎、腹腔感染、菌痢（幼儿）易并发休克。

（二）宿主因素

原有慢性基础疾病，如肝硬化、糖尿病、恶性肿瘤、白血病、烧伤、器官移植以及长期接受肾上腺皮质激素等免疫抑制剂、抗代谢药物、细菌毒类药物和放射治疗，或应用留置导尿管或静脉导管者可诱发感染性休克。因此本病较多见于医院内感染患者，老年人、婴幼儿、分娩妇女、大手术后体力恢复较差者尤易发生。

（三）特殊类型的感染性休克

中毒性休克综合征（toxic shock syndrome，TSS）是由细菌毒素引起的严重症候群。最初报道的 TSS 是由金黄色葡萄球菌所致，近年来发现类似综合征也可由链球菌引起。

【发病机制与病理生理】

感染性休克的发病机理极为复杂。20 世纪 60 年代提出的微循环障碍学说，为休克的发病机理奠定了基础，当前的研究已深入到细胞和分子水平。微生物及其毒素和胞壁组分（如脂多糖等）激活机体的各种应答细胞（包括单核 - 吞噬细胞、中性粒细胞、内皮细胞等）以及体液系统（如补体、激肽、凝血和纤溶等系统）产生各种内源性炎性介质、细胞因子等，在发病中起重要作用。感染性休克是多种因素互相作用、互为因果的综合结果。

（一）微循环障碍的发生与发展

在休克发生发展过程中，微血管容积的变化可经历痉挛、扩张和麻痹三个阶段，亦即微循环的变化包括缺血缺氧期、淤血缺氧期和弥散性血管内凝血（DIC）期三个阶段。

（二）休克的细胞机理

微循环障碍在休克的发生中固然重要，但细胞的损伤可发生在血流动力学改变之前，即细胞的代谢障碍可为原发性，可能由内毒素直接引起。胞膜功能障碍出现最早。胞膜损伤使膜上的 $Na^+ - K^+ - ATP$ 酶运转失灵，致细胞内 Na^+ 增多、K^+ 降低，细胞出现水肿。线粒体是休克时最先发生变化的细胞器，当其受损后可引起下列变化：①其呼吸链功能发生障碍，造成代谢紊乱；②其氧化磷酸化功能降低，致三羧酸循环不能正常运行，ATP 生成减少，乳酸积聚；③胞膜上的离子泵发生障碍，细胞内外 Na^+、K^+、Ca^{2+}、Mg^{2+} 等离子浓度差转移，K^+ 和 Ca^{2+} 从线粒体丢失，胞浆内 Ca^{2+} 增多，激活胞膜上的磷脂酶 A_2，使胞膜磷脂分解，造成胞膜损伤，其通透性增高，Na^+ 和水进入线粒体，使之肿胀、结构破坏。溶酶体含多种酶，为细胞内主要消化系统，休克时溶酶体膜通透性增高，溶酶释出，造成细胞自溶死亡。

（三）休克时的代谢改变、电解质和酸碱平衡失调

在休克应激情况下，糖原和脂肪分解代谢亢进。初期血糖、脂肪酸和甘油三酯均增高，随休克进展糖原耗竭，血糖降低，胰岛素分泌减少，胰高糖素则分泌增多。初期由于细菌毒素对呼吸中枢的直接刺激引起呼吸增快，换气过度，导致呼吸性碱中毒，随后因脏器氧合血液灌注不足，生物氧化过程发生障碍，三羧酸循环被抑制，ATP 生成减少，乳酸形成增多，导致代谢性酸中毒。休克晚期，常因中枢神经系统或肺功能损害而导致混合性酸中毒，可出现呼吸节律或幅度的改变。ATP 生成不足使胞膜上钠泵运转失灵，Na^+ 内流造成细胞水肿，线粒体肿胀，K^+ 则流向细胞外。细胞内外 Ca^{2+} 的浓度有千倍之差，此浓度差有赖于胞膜对 Ca^{2+} 的通透性和外泵作用得以维持，胞膜受损时发生 Ca^{2+} 内流，胞浆内 Ca^{2+} 超载激活磷脂酶，水解膜磷脂，通过花生四烯酸代谢产生 PGI_2、TXA_2 以及白三烯（LT）等物质，使病情加重。

（四）重要脏器损伤

休克时心、脑、肾、肺和肝等重要脏器都因微血管痉挛和缺血而导致功能和结构发生改变，导致功能衰竭。

【临床表现】

1. 休克早期　患者神志尚清，但烦躁，焦虑，神情紧张，皮肤和面色苍白，口唇甲床轻度发绀。除高排低阻型休克（暖休克），可有恶心，呕吐，心率增快，呼吸深快，血压正常或偏低，尿量减少。

2. 休克发展期　患者烦躁或意识不清，呼吸浅快，心音低钝，脉搏细速，血压下降，收缩压低于 10.6kPa（80mmHg）。原有高血压者，血压较基础水平降低 20%～30%，脉压

差减小，皮肤发花、湿冷，尿量更少，或无尿。

3. 休克晚期　可出现 DIC 和重要脏器功能衰竭。表现为顽固性低血压和广泛的皮肤、黏膜和（或）内脏、腔道出血，心、脑、肾、肝和肺等重要脏器衰竭。

【预后】

取决于下列因素：①治疗反应：如治疗后患者神志清醒安静，四肢温暖，紫绀消失，尿量增多，血压回升，脉压增大，则预后良好；②原发感染灶能彻底清除或控制者预后较好；③伴严重酸中毒和高乳酸血症者预后多不良，并发 DIC 或器官功能衰竭者病死率亦高；④有严重原发基础疾病，如白血病、淋巴瘤或其他恶性肿瘤者休克多难以逆转。夹杂其他疾病，如糖尿病、肝硬化、心脏病等者预后亦差。

【实验室检查与其他检查】

1. 血象　白细胞计数大多增高，在（15～30）×10^9/L 之间，中性粒细胞增多伴核左移现象。血细胞压积和血红蛋白增高为血液浓缩的标志。并发 DIC 时血小板进行性减少。

2. 病原学检查　在抗菌药物治疗前常规进行血或其他体液、渗出物培养（包括厌氧菌培养），分离到致病菌后做药敏试验。鲎溶解物试验（LLT）有助于内毒素的检测。

3. 尿常规和肾功能检查　尿常规检查可有少量蛋白、红细胞和管型。发生急性肾衰竭时，尿比重由初期的偏高转为低而固定（1.010 左右）；血尿素氮和肌酐值升高；尿/血肌酐之比 >15；尿渗透压降低，尿/血毫渗量之比 <1.5；尿 Na^+（mmol/L）排泄量 >40。以上检查可与肾前性肾功能不全鉴别。

4. 酸碱平衡的血液生化检查　二氧化碳结合力（CO_2CP）为临床常测参数，但在呼吸衰竭和混合性酸中毒时，必须同时做血气分析，测定血 pH、动脉血 PCO_2、标准碳酸氢盐和实际碳酸氢盐、缓冲碱与碱剩余等。

5. 血清电解质测定　休克病人血钠多偏低，血钾高低不一，取决于肾功能状态。

6. 血清酶的测定　血清 ALT、CPK、LDH 同工酶的测量可反映肝、心等脏器的损害情况。

7. 血液流变学和有关 DIC 的检查　休克时血流速度减慢，血细胞、纤维蛋白、球蛋白等聚集，血液黏滞度增高，故初期血液呈高凝状态，其后纤溶亢进而转为低凝。有关 DIC 的检查有消耗性凝血障碍和纤溶亢进两方面，前者有血小板计数、凝血酶原时间、纤维蛋白原、白陶土凝血活酶时间等，后者包括凝血酶时间、纤维蛋白降解产物（FDP）、血浆鱼精蛋白副凝（3P）和乙醇胶试验以及优球蛋白溶解试验等。

8. 其他　心电图、X 线检查等可根据病情需要进行。

【诊断与鉴别诊断】

（一）诊断

密切观察易于合并休克的一些感染性疾病患者的病情变化，出现下列情况预示休克有发生可能：体温过高（>40.5℃）或过低（<36℃）；非神经系统感染而出现神志改变，表情淡漠或烦躁不安；呼吸急促或伴低氧血症和（或）血乳酸浓度增高；心率加快与体温升高不平行，或出现心律失常；尿量减少，血压<12kPa（90mmHg），原有高血压者下降20%以上，脉压差<4kPa（30mmHg）；血小板减少，不明原因的肝肾功能损害。

（二）鉴别诊断

感染性休克应与低血容量性休克、心源性休克、过敏性休克、神经源性休克等鉴别。低血容量性休克多因大量出血（内出血或外出血）、失水（如呕吐、腹泻、肠梗阻等）、失血浆（如大面积烧伤等）等使血容量突然减少所致；心源性休克系心脏泵血功能低下所致，常继发于急性心肌梗死、急性心包填塞、严重心律失常、各种心肌炎和心肌病、急性肺源性心脏病等；过敏性休克常因机体对某些药物（如青霉素等）或生物制品发生过敏反应所致；神经源性休克可由外伤、剧痛、脑脊髓损伤、麻醉意外等引起，因神经因素作用使外周血管扩张、有效血容量相对减少所致。

【治疗】

除积极控制感染外，应给予补充血容量、纠正酸中毒、调整血管舒缩功能、消除血细胞聚集以防止微循环淤滞以及维护重要脏器的功能等。治疗的目的在于恢复全身各脏器组织的血液灌注和正常代谢。在治疗过程中，必须严密观察，充分估计病情的变化，及时加以防治。

（一）病因治疗

在病原菌未明确前，可根据原发病灶、临床表现推测最可能的致病菌，选用强力的、抗菌谱广的杀菌剂进行治疗。在分离得病菌后，宜按药物试验结果选用药物。为减轻毒血症，在有效抗菌药物治疗下，可考虑短期应用肾上腺皮质激素。应及时处理原发感染灶和迁徙性病灶。

（二）抗休克治疗

1. 补充血容量 有效循环血量的不足是感染性休克的突出矛盾，故扩容治疗是抗休克的基本手段。扩容所用液体应包括胶体液和晶体液，各种液体的合理组合才能维持机体内环境的恒定。胶体液有低分子右旋糖酐、血浆、白蛋白和全血等。晶体液中碳酸氢钠和复方氯化钠注射液较好。休克早期有高血糖症，加之机体对糖的利用率较差，且高血糖症能导致糖尿和渗透性利尿带出钠和水，故此时宜少用葡萄糖液。

扩容输液一般先输低分子右旋糖酐（或平衡盐液），有明显酸中毒者可先输给5%碳酸氢钠，在特殊情况下可输给白蛋白或血浆。滴速宜先快后慢，用量应视患者具体情况和心肾功能状况而定。对有明显脱水、肠梗阻、麻痹性肠梗阻以及化脓性腹膜炎等患者，补液量应加大。而对心脏病的患者则应减慢滴速并酌情减少输液量。在输液过程中应密切观察有无气促和肺底啰音出现。

扩容治疗要求达到：①组织灌注良好：患者神情安宁，口唇红润，肢端温暖，紫绀消失；②收缩压>12kPa（90mmHg），脉压>4.0kPa；③脉率<100次/分；④尿量>30ml/h；

⑤血红蛋白恢复基础水平，血液浓缩现象消失。

2. 纠正酸中毒 根本措施在于改善组织的低灌注状态。缓冲碱主要起治标作用，且血容量不足时，缓冲碱的效能亦难以充分发挥。纠正酸中毒可增强心肌收缩力，恢复血管对血管活性药物的反应性，并防止 DIC 的发生。首选的缓冲碱为 5% 碳酸氢钠，其次为 11.2% 乳酸钠（肝功能损害者不宜用）。

3. 血管活性药物的应用 旨在调整血管舒缩功能，疏通微循环淤滞，以利休克的逆转。

（1）扩血管药物：必须在充分扩容的基础上使用。适用于低排高阻型休克（冷休克）。①α 受体阻滞剂：可解除内源性去甲肾上腺素所引起的微血管痉挛和微循环淤滞，可使肺循环内血液流向体循环而防治肺水肿。本组的代表药物为酚妥拉明（苄胺唑啉），其作用快而短，易于控制。剂量为每次 5~10mg（儿童 0.1~0.2mg/kg），以葡萄糖液 500~1 000ml 稀释后静滴，开始时宜慢，以后根据反应调整滴速。情况紧急时，可先以小剂量加入葡萄糖液或生理盐水 10~20ml 中缓注，继以静滴，每分钟 0.1~0.3mg。②β 受体兴奋剂：典型代表为异丙肾上腺素，具强力 β_1 和 β_2 受体兴奋作用，有加强心脏收缩力和加快心率、加速传导等作用。在增强心肌收缩的同时，显著增加心肌耗氧量和心室的应激性，易引起心律失常。有冠心病者忌用。剂量为 0.1~0.2mg/100ml，滴速为成人每分钟 2~4μg，儿童 0.05~0.2μg/（kg·min）。心率以不超过 120 次（儿童 140 次）/分为宜。③抗胆碱能药：有阿托品、山莨菪碱和东莨菪碱。可改善微循环；阻断 M 受体，维持细胞内 cAMP/cGMP 的比值态势；兴奋呼吸中枢，解除支气管痉挛，抑制腺体分泌，保持通气良好；调节迷走神经，较大剂量时可解除迷走神经对心脏的抑制，使心率加速；抑制血小板和中性粒细胞凝聚等。剂量为：阿托品成人每次 0.3~0.5mg，儿童每次 0.03~0.05mg/kg；东莨菪碱成人每次 0.3~0.5mg，儿童每次 0.006mg/kg；山莨菪碱成人每次 10~20mg。静脉注射，每 15~20 分钟注射一次，病情好转后逐渐延长给药间隔直到停药。

（2）缩血管药物：仅提高血液灌注压，而血管径却缩小，影响组织的灌注量，因此输液中加入缩血管药后限制了滴速和滴入量，故从休克的病理生理而言，缩血管药物的应用似弊多利少，应严格掌握指征。在下列情况下可考虑应用：血压骤降，血容量一时未能补足，可短时间应用小剂量以提高血压，加强心脏收缩力，保证心脑血供。常用的缩血管药物有去甲肾上腺素与间羟胺。剂量为：去甲肾上腺素 0.5~2.0mg 溶于 5% 葡萄糖溶液 200ml，滴速为每分钟 4~8μg；间羟胺 10~20mg 溶于 5% 葡萄糖溶液 100ml，滴速为每分钟 20~40 滴。

（三）维护重要脏器的功能

1. 强心药物的应用 重症休克和休克后期病人常并发心功能不全，也因细菌毒素、心肌缺氧、酸中毒、电解质紊乱、心肌抑制因子、肺血管痉挛、肺动脉高压和肺水肿加重心脏负担及输液不当等因素引起。可应用毒毛旋花苷防治。

2. 维持呼吸功能，防治 ARDS 肺为休克的主要靶器官之一，顽固性休克常并发肺功能衰竭。此外脑缺氧、脑水肿等亦可导致呼吸衰竭。休克患者均应给氧，经鼻导管或面罩间歇加压输入，吸入氧浓度以 40% 左右为宜。必须保持呼吸道通畅。在容量补足后，如患者神志欠清、痰液不易清除、气道有阻塞现象时，应及早考虑作气管插管或切开并行辅助呼吸

（间歇正压），并清除呼吸道分泌物，注意防治继发感染。

3. 肾功能的维护 休克患者出现少尿、无尿、氮质血症等时，应注意鉴别其为肾前性或急性肾功能不全所致。在有效心搏血量和血压恢复之后，如患者仍持续少尿，可行液体负荷与利尿试验：快速静滴甘露醇 100～300ml，或静注速尿 40mg，如排尿无明显增加，而心脏功能良好，则可重复一次，若仍无尿，提示可能已发生急性肾功能不全，应给予相应处理。

4. 脑水肿的防治 脑缺氧时，易并发脑水肿，出现神志不清、一过性抽搐和颅内压增高征，甚至发生脑疝，应及早给予血管解痉剂、抗胆碱类药物、渗透性脱水剂（如甘露醇）、速尿、大剂量肾上腺皮质激素（地塞米松 10～20mg）静注，并给高能合剂等。

5. DIC 的治疗 DIC 的诊断一经确立，采用中等剂量肝素，每 4～6 小时静注或静滴 1.0mg/kg（一般为 50mg，相当于 6 250U），使凝血时间（试管法）控制在正常的 2 倍以内。DIC 控制后方可停药。如并用潘生丁剂量可酌减。在 DIC 后期、继发性纤溶成为出血的主要原因时，可加用抗纤溶药物。

【预防】

需做好三方面的工作：①积极防治感染和各种容易引起感染性休克的疾病，例如败血症、细菌性痢疾、肺炎、流行性脑脊髓膜炎、腹膜炎等；②做好外伤的现场处理，如及时止血、镇痛、保温等；③对失血或失液过多（如呕吐、腹泻、咯血、消化道出血、大量出汗等）的患者，应及时酌情补液或输血。

第二节 败 血 症

败血症（septicemia）是指病原菌侵入血液循环并生长、繁殖，释放毒素和代谢产物而引起毒血症状的全身性感染。一般以急性起病、寒战高热和白细胞显著增高、皮疹瘀点、关节痛和肝脾肿大等为主要临床表现，严重者可有休克、DIC 和多器官功能衰竭。革兰阳性球菌败血症易发生迁徙病灶，革兰阴性杆菌败血症易合并感染性休克。当败血症伴有多发性脓肿时称为脓毒败血症。

菌血症（bacteremia）是指细菌在血流中短暂出现，未引起毒血症的现象，在国外文献中常与败血症通用。

【病原学】

（一）常见致病菌

各种致病菌都可引起败血症，常见以下四类病原体。

1. 革兰阳性菌 金黄色葡萄球菌是败血症最为常见的致病菌，其次为表皮葡萄球菌、肺炎球菌、链球菌，后者常引起新生儿败血症，其他如炭疽杆菌、单核细胞增多性李斯特菌、红斑丹毒丝菌及梭状产气荚膜杆菌等也可以引起败血症。

2. 革兰阴性菌　最常见的是大肠杆菌，其次为肺炎克雷白杆菌、变形杆菌、肠杆菌（产气杆菌、凝团杆菌等）、铜绿假单胞菌、变形杆菌、枸橼酸杆菌及沙雷菌等。

3. 厌氧菌　主要为革兰阴性脆弱类杆菌、革兰阳性消化链球菌等。

4. 真菌　主要为白色念珠菌、毛霉菌及曲霉菌等。

（二）致病菌的动向

引起败血症致病菌的变迁主要与抗菌药物的临床使用有密切关系。在抗生素前时代，败血症的致病菌主要为肺炎链球菌和溶血性链球菌，其次为葡萄球菌属（主要为金黄色葡萄球菌），革兰阴性杆菌仅占少数。自抗菌药物问世并广泛应用以来，败血症的病原菌发生了显著变化，对青霉素高度敏感的肺炎链球菌、溶血性链球菌败血症已大为减少，而金黄色葡萄球菌及革兰阴性杆菌如大肠埃希菌、铜绿假单胞菌、肺炎克雷伯菌及肠杆菌属等因易产生耐药性，所占比例逐年增多。在 20 世纪 70 年代及 80 年代初期，败血症的病原菌以需氧革兰阴性杆菌为主，20 世纪 80 年代中期以后，随着第三代头孢菌素和氟奎诺酮类、亚胺培南等的应用革兰阴性杆菌得到控制，而需氧革兰阳性球菌呈上升趋势，且复数菌感染常见。据报道，20 世纪 90 年代居前 5 位的血流感染病原菌分布依次为金黄色葡萄球菌、大肠埃希菌、凝固酶阴性葡萄球菌、肠球菌和克雷白菌属。真菌败血症亦呈增多趋势，厌氧菌所占比例呈下降趋势，其中以脆弱类杆菌最为多见。由于抗生素的普遍滥用，耐药菌株显著增长，同时医院感染败血症比重增加，其病原菌主要为凝固酶阴性葡萄球菌、金黄色葡萄球菌、大肠埃希菌、肠球菌属、念珠菌属、肺炎克雷伯菌、假单胞菌属、肠杆菌属、沙雷菌属，对常用抗菌药物的耐药程度明显高于社区获得性败血症，并常呈多重耐药。社区获得性败血症的病原菌则主要为肺炎链球菌、大肠埃希菌、金黄色葡萄球菌、沙门菌属、流感嗜血杆菌和各型链球菌等。

【发病机制与病理】

（一）发病机制

1. 致病菌入侵途径　各种病原菌的入侵途径及特点有所不同。金黄色葡萄球菌多来自皮肤化脓性炎症、烧伤创面感染、肺炎、中耳炎、口咽部炎症及女性生殖道炎症。大肠埃希菌等革兰阴性杆菌败血症多继发于胆道、肠道或泌尿生殖道炎症。聚团肠杆菌属等多由输液污染入侵。铜绿假单胞菌常继发于尿路、呼吸道及皮肤创面感染，也常发生于血液病及恶性肿瘤的病程中。厌氧菌常来自肠道、腹腔及女性生殖道炎症。真菌败血症多继发于口腔、肠道及呼吸道感染。医源性感染，如通过留置导管、血液或腹膜透析、脏器移植等造成者则以耐药细菌为多。

2. 病原菌与人体的相互作用　病原菌从不同途径侵入人体后，是否发生败血症取决于侵入细菌的致病力和人体的免疫防御功能两者之间的相互作用。

（1）细菌的致病力：主要与病原菌的毒力和数量有关。毒力强的细菌如金黄色葡萄球菌，入血后极易形成败血症。毒力不强的条件致病菌，如果数量较多，入血后也可引起败血症。

（2）人体的防御功能：人体的防御作用主要包括非特异性免疫和特异性免疫作用。一般情况下，如仅有少量致病菌入血，可迅速被吞噬细胞清除或被特异性抗体或非特异性物质杀灭而不致引起败血症。但在细菌毒力强、数量多或屏障严重受损、婴幼儿和老年人及免疫功能不足时就可在血中生长繁殖，形成败血症。如化脓性炎症（如疖、痈，尤其在被挤压后）、创伤（如烧伤）或尿路、胆道、胃肠道黏膜有破损、狭窄或机械梗阻时，细菌则容易侵入血液循环引起败血症；当机体免疫功能下降时，不能充分发挥其吞噬杀灭细菌的作用，即使入侵的细菌量较少、致病力不强也可引起败血症。人体免疫功能不足的因素主要有：①各种黏膜分泌物中 sIgA 减少，可使细菌易于侵入呼吸道或胃肠道等发生感染。②各种原因所致的中性粒细胞缺乏或减少，吞噬细胞功能障碍。③多发性骨髓瘤及慢性淋巴细胞性白血病患者，体液免疫功能受损，易感染有荚膜的细菌。④霍奇金病、艾滋病和器官移植者细胞免疫功能受损，易发生胞内病原体感染。⑤脾切除及镰形细胞病患者因补体功能受损，也易发生有荚膜细菌的感染。⑥各种严重的慢性疾病如糖尿病、肝硬化、肾病综合征等，由于代谢紊乱、免疫球蛋白合成减少、粒细胞吞噬功能和单核 - 吞噬细胞系统功能减弱等原因，常易发生感染及败血症。肝硬化等严重肝脏病患者因有侧支循环形成，从肠道进入门静脉的病原菌可不经肝脏直接进入体循环引起败血症。

此外，随着各种诊疗技术在临床应用的增多和更新，各种病原菌尤其是条件致病菌所引起的医源性感染也逐渐增多，已成为当前医疗实践中颇为严重的问题。例如抗生素的广泛使用及不合理使用使得正常菌群的生长受到抑制，而耐药菌株增多，容易发生耐药菌败血症或真菌败血症；各种创伤性诊断和治疗措施如插管检查、内镜检查、长期留置静脉插管、血液透析或腹膜透析、人工瓣膜等装置的放置和各种手术以及静脉输液、输血等诊疗技术操作的开展，增加了细菌进入血液循环的机会；抗肿瘤药、抗代谢药、肾上腺皮质激素等免疫抑制剂及放疗等均可降低体液免疫及细胞免疫功能。

3. 败血症的病理生理过程　细菌进入血液循环后，在生长、增殖的同时产生了大量外毒素、内毒素及其分解产物，首先造成机体组织受损，进而激活多种血细胞和内皮细胞释放 TNF、IL - 1、IL - 6、IL - 8、INF 等细胞因子，触发机体对入侵细菌的阻抑反应，形成系统性炎症反应综合征。这些病理生理反应包括补体系统、凝血系统和血管舒缓素 - 激肽系统的激活，糖皮质激素和 β - 内啡肽水平升高等，导致微循环障碍，引发脓毒性休克及 DIC。

（二）病理

败血症的病理变化因致病菌种类、病程长短、有无原发病灶及迁徙病灶等而异。细菌的毒素可引起组织及脏器细胞变性坏死，心、肝、肾等脏器的实质细胞有混浊肿胀、灶性坏死和脂肪变性。毛细血管损伤造成皮肤、黏膜、胸膜和心包等处有出血点、皮疹，肺泡内出血和肺水肿，甚至出现肺透明膜变。金黄色葡萄球菌等化脓性革兰阳性球菌败血症，可形成局部迁徙性病灶如脑膜炎、脑脓肿、肺炎、心内膜炎、肝脓肿、骨髓炎及皮下软组织脓肿等。严重败血症可发展为休克、DIC、急性肾衰竭等，并出现相应的病理变化，单核 - 吞噬细胞系统和骨髓增生活跃，致肝、脾肿大和白细胞计数增多、骨髓粒系增生。某些疾病（如血液病）由于免疫功能受抑制，发生败血症时炎症反应弱，病变常以充血、坏死为主。

【临床表现】

临床表现随致病菌的种类、数量、毒力以及年龄和抵抗力的强弱不同而异。轻者仅有一般感染症状，重者可发生感染性休克、DIC、多器官功能衰竭等。

(一) 败血症的基本表现

1. 原发感染病灶 各种病原菌所引起的原发感染病灶与其在人体的分布部位有关，其特点是局部的红、肿、热、痛和功能障碍。

2. 毒血症 大多起病急骤，患者常有畏寒、寒战和高热。年老体弱、慢性疾病及免疫功能低下者，体温可不升高，甚至降低，这些患者常预后不良。同时伴有不同程度的毒血症症状，如全身不适、头痛、肌肉及关节疼痛、心率加快等，部分患者有恶心、呕吐、腹胀、腹痛、腹泻等胃肠道症状，重症患者可出现中毒性脑病、心肌炎、肝炎、感染性休克及DIC 等。

3. 过度换气 是败血症重要的早期体征，甚至可出现在发热、寒战之前，可导致呼吸性碱中毒。

4. 皮疹 多表现为瘀点，分布于躯干、四肢、眼结膜、口腔黏膜等处。金黄色葡萄球菌败血症可有荨麻疹、猩红热皮疹、脓疱疹等。铜绿假单胞菌败血症可出现坏死性深脓疱，对诊断有一定帮助。

5. 关节症状 表现为大关节红、肿、热、痛和活动受限，少数有关节腔积液、积脓，多见于革兰阳性球菌和产碱杆菌等败血症的病程中。

6. 肝、脾肿大 一般仅轻度肿大。当发生中毒性肝炎或肝脓肿时，肝脏可明显肿大，伴有压痛，并可出现黄疸。

7. 迁徙性病灶 由细菌栓子播散至身体其他部位所致，随病原菌不同而表现各异。常表现为皮下脓肿、肺炎、肺脓肿、脓胸、化脓性关节炎、骨髓炎、化脓性心包炎、感染性心内膜炎等。

(二) 常见败血症的临床特点

1. 金黄色葡萄球菌败血症 原发病灶常为皮肤黏膜的化脓性炎症如疖、痈、蜂窝织炎，或为原发性肺炎。部分患者可出现形态多样的皮疹，多为瘀点。迁徙性损害是金黄色葡萄球菌败血症的特点，常有血源性金黄色葡萄球菌肺炎，其次为肝脓肿、骨髓炎、化脓性关节炎、化脓性脑脓肿、皮肤表浅性小脓肿、心包炎、急性金黄色葡萄球菌性心内膜炎等。

2. 凝固酶阴性葡萄球菌败血症 多数为医院感染，耐药情况严重，病死率可达30%以上。常见于体内留置人工装置者，如静脉导管、人工瓣膜、人工关节、起搏器等，临床表现无特异性。

3. 革兰阴性杆菌败血症 多数为医院感染。病原菌多经胆道、泌尿生殖道或肠道入侵，肺炎克雷伯菌及铜绿假单胞菌也常可从呼吸道入侵。此外，铜绿假单胞菌败血症也易发生于烧伤后或创面感染者，以创面脓性分泌物呈绿色及坏死性皮疹为其特征。革兰阴性杆菌败血症临床上以双峰热、间歇热、弛张热多见。部分患者可出现相对缓脉。

4. 肠球菌败血症　主要是医院感染，常对多种抗菌药物耐药。原发感染病灶多为消化道、腹腔及泌尿生殖道感染。

5. 厌氧菌败血症　致病菌主要为脆弱类杆菌，常与需氧菌混合感染。临床特征为：①感染部位常有气体形成；②局部病灶分泌物呈特殊的腐败性臭味；③易引起脓毒性血栓性静脉炎；④部分病人出现黄疸（10%～40%）及较严重的溶血性贫血；⑤易发生脓毒性休克与 DIC 等。

6. 真菌败血症　多为医院感染，一般发生在严重原发疾病（如糖尿病、肝硬化等）的病程后期。诱因为长期应用广谱抗菌药物、肾上腺皮质激素、免疫抑制剂及留置导管等。以白色念珠菌最为常见，多数伴有细菌感染。临床表现无特异性，病情进展较缓慢。

（三）特殊类型败血症

1. 新生儿败血症　是指新生儿期病原菌侵入血液循环并在其中生长繁殖及产生毒素而造成的全身感染。在我国病原菌多为金黄色葡萄球菌、大肠埃希菌、表皮葡萄球菌及厌氧菌。感染途径有：①宫内感染；②产时吸入或吞下污染的羊水或细菌直接从皮肤、黏膜破损处进入血中；③产后感染：最常见，细菌可从皮肤、黏膜、呼吸道、消化道、泌尿道等途径侵入血循环，脐部是细菌最易侵入的门户。早期症状不典型，常无发热，可仅表现为精神萎靡、拒食、呕吐或食欲减退、病理性黄疸等，重者发生惊厥。

2. 烧伤后败血症　由于皮肤大面积创面，血浆外渗，随后又出现回吸收，细菌极易入侵至血液循环发生败血症。致病菌以金黄色葡萄球菌、大肠埃希菌、铜绿假单胞菌最为常见，常为混合感染。临床表现常很严重，毒血症症状明显，可出现感染性休克、中毒性心肌炎、中毒性肝炎及中毒性肠麻痹等。

3. 医院感染性败血症　近年来发病率明显增加，可达败血症总数的 30%～60%。主要诱因为：①多有严重的基础疾病；②免疫功能低下；③曾接受较大手术治疗；④广谱抗菌药物的应用。常见致病菌为金黄色葡萄球菌、大肠埃希菌、凝固酶阴性葡萄球菌、肠球菌属、克雷伯菌、铜绿假单胞菌及真菌等，常呈多重耐药，病死率高。

4. 老年人败血症　病原菌视入侵病灶不同而异。源于尿路者常见病原菌为肠道革兰阴性杆菌和肠球菌属；源于呼吸道者常见流感嗜血杆菌、肺炎链球菌、B 群溶血性链球菌或肠道革兰阴性杆菌；源于胆道者常见肠道革兰阴性杆菌和厌氧菌；源于皮肤者多为金黄色葡萄球菌、表皮葡萄球菌、肠道革兰阴性杆菌及厌氧菌。临床表现常不典型，相当部分患者无发热和（或）中性粒细胞增多，可表现为虚弱和神志改变，并发症多，预后差，病死率高。

5. 与输液相关的败血症　①液体污染。常见的病原菌为克雷伯菌、肠杆菌属的阴沟杆菌与聚团肠杆菌及真菌等。②静脉导管相关败血症。感染途径为导管连接处污染和导管穿刺部位污染，表现为插管部位局限性静脉炎或炎症，插管动脉远端发生局限性栓塞。常见病原菌有金黄色葡萄球菌、凝固酶阴性葡萄球菌、黏质沙雷菌、念珠菌属、铜绿假单胞菌、洋葱伯克霍尔德菌、弗劳地枸橼酸杆菌、杰氏棒状杆菌等。

【并发症与预后】

（一）并发症

败血症常见的并发症有肾衰竭、呼吸衰竭、凝血障碍、其他器官损害如中毒性心肌病变、脑病、肝病及中毒性肠麻痹等。

（二）预后

败血症虽经抗生素治疗，其病死率仍高达 30% ~ 40%。败血症的预后主要取决于宿主因素，即基础疾病、免疫功能状况及有无并发症等。如有严重基础疾病、年龄小、营养状况差、病原菌对抗菌药物不敏感和发生休克、DIC 者预后不佳。此外，亦与病原菌的种类与抗菌药物治疗的早晚有关，及时恰当地予以抗菌药物治疗，可显著改善预后。

【实验室检查与其他检查】

（一）血象

1. 白细胞计数　总数大多显著增高，一般为（10 ~ 30）× 10^9/L，中性粒细胞多在 80% 以上，可出现明显的核左移及细胞内中毒颗粒。机体反应差者白细胞总数可正常或稍减低，但中性粒细胞多数仍增高。

2. 中性粒细胞四唑氮蓝试验　此试验仅在细菌感染时呈阳性，可高达 20% 以上（正常在 8% 以下），有助于病毒性感染和非感染性疾病与细菌感染的鉴别。

（二）病原学检查

1. 血液与骨髓培养　血液培养有致病菌生长是确诊败血症的重要依据。为获得较高的阳性率，应尽可能在抗菌药物使用之前及寒战、高热时采集标本，采血量为 10ml 以上，连续送检 3 次，每次间隔 1 小时以上。必要时宜同时做厌氧菌和真菌培养。对已使用抗菌药物治疗的患者，采血时间应避免血液中抗菌药物高峰时间，或在培养基中适当加入硫酸镁、青霉素酶、对氨苯甲酸等以破坏某些抗菌药物。骨髓培养的阳性率较血液培养高。必要时需测定血清杀菌滴度，也有重要参考意义。

2. 体液、脓液和分泌物培养　从脓液、脑脊液、浆膜穿刺液或分泌物培养出的病原菌有助于对原发感染灶和败血症的诊断，分离到细菌后作药敏试验可供选择抗菌药物时参考。

（三）血清学试验

1. 鲎试验　可检测革兰阴性杆菌的内毒素，阳性时有助于革兰阴性杆菌败血症的诊断。

2. 自身菌血清凝集试验　以病人血液培养获得的细菌作抗原检测病人血清中的凝集抗体。在血液培养有条件致病菌生长，而不易判断其是否病原菌时，可做此试验，有一定参考意义。

（四）X 线摄片

可用于判断金黄色葡萄球菌肺炎、骨髓炎与化脓性关节炎等。

【诊断与鉴别诊断】

（一）诊断

凡皮肤、黏膜局部炎症加重，伴有寒战、高热、中毒症状加重者；虽无明确的感染部位，但感染中毒症状明显者；白细胞总数及中性粒细胞显著增高，而无局限于某一系统的急性感染；或肺部、胆道、肠道、尿路等感染，但毒血症症状严重不能以局部感染来解释时，均须考虑败血症的可能。

血液培养或骨髓培养有致病菌生长是确定败血症的主要依据。但一次血液培养阴性不能否定败血症的诊断。

（二）鉴别诊断

1. 高热伴寒战者，应注意与疟疾、急性肾盂肾炎、化脓性胆管炎、大叶性肺炎相鉴别。

2. 高热与白细胞显著增高者，应注意与流行性脑脊髓膜炎、流行性乙型脑炎、钩端螺旋体病、肾综合征出血热、变应性亚败血症（Still 病）相鉴别。

3. 高热与白细胞减低者，应注意与伤寒、副伤寒、急性粟粒性结核、恶性组织细胞增多症相鉴别。

4. 其他尚需与深部淋巴瘤、系统性红斑狼疮、布氏菌病、风湿病、病毒性感染及立克次体病等相鉴别。

【治疗】

败血症的治疗首先是积极控制感染，治疗原发病，并严密检测血流动力学的变化和呼吸功能，以保证各重要器官的灌流量和氧气的供应，另外还应针对并发症采取必要的措施。

（一）病原学治疗

1. 抗菌药物应用原则和方法　由于败血症病情危急，而病原菌无法在短期内检出，故应在败血症临床诊断初步确定、留取血液和其他体液标本送培养后即根据细菌培养和药敏结果调整用药。根据患者基础疾病、原发病种类、免疫缺陷情况、流行病学资料、可能的细菌入侵途径及临床特征对病原菌种类做出初步估计，及时给予经验治疗，选药试治，并观察疗效与不良反应，酌情调整。在病原菌不能明确时，多应用覆盖性杀伤病原体的药物，通常应用广谱抗生素，或针对革兰阳性球菌和革兰阴性杆菌联合用药，以杀菌剂为主，宜静脉给药，剂量需充足。疗程不宜过短，一般为 10~14 天，或热退后 7~10 天方可酌情停药，有迁徙病灶时则需更长时间。另可测定患者血清杀菌浓度（需达 1:8 以上，至少 1:4 以上），作为调整用药的参考依据。

2. 治疗败血症的注意事项　①血液培养阳性患者应依据体外药敏结果予以针对性抗菌药物治疗。②获取细菌培养及药敏报告后 24 小时内应重新判定所选的抗菌药物是否恰当。③当败血症合并脑膜炎时，需选用能透过血脑屏障的抗菌药物。④患者不宜应用有过敏反应及其他严重不良反应的药物。⑤治疗多重耐药菌感染需联合用药或加用未包括在药敏报告中的药物。⑥如选用不包括药敏报告中的药物治疗，必要时需加做所需药物的敏感试验。⑦抗菌药物的联合应用目的在于提高疗效，但也可能引起菌群失调，特别是广谱高效的抗菌药物联合应用引起的菌群失调更为常见。⑧少数情况下，药敏报告无临床相关性。例如，甲氧西林耐药葡萄球菌无论体外药敏结果如何，需报告对所有 β 内酰胺类耐药。

3. 经验治疗 ①中枢神经系统感染宜联合应用万古霉素。②胃肠道或女性生殖道感染则选用头孢噻肟或头孢曲松。③成人危及生命的败血症，如无明显感染灶，则抗菌药物治疗需覆盖需氧革兰阴性杆菌、革兰阳性球菌和其他病原菌，经验治疗宜选用碳青霉烯类如亚胺培南或美罗培南，亦可选用抗假单胞菌氨基糖苷类联合第三代、第四代头孢菌素或派拉西林/三唑巴坦或替卡西林/克拉维酸。④疑为甲氧西林耐药金黄色葡萄球菌加用万古霉素，如怀疑为万古霉素耐药肠球菌加用利奈唑胺或奎努普汀/达福普汀。⑤粒细胞缺乏患者败血症的常见病原菌为包括铜绿假单胞菌在内的需氧革兰阴性杆菌、葡萄球菌、链球菌属、念珠菌和曲霉菌等，经验治疗选用头孢吡肟、头孢他啶、亚胺培南、美罗培南。念珠菌和曲霉菌可选用两性霉素 B 和吡咯类抗真菌药。⑥静脉导管相关败血症的常见病原菌为金黄色葡萄球菌和表皮葡萄球菌及其他凝固酶阴性葡萄球菌，治疗选用万古霉素、去甲万古霉素，备用药品为利奈唑胺。⑦新生儿血流感染，常见病原菌为 B 群溶血性链球菌、大肠埃希菌、克雷伯菌属、肠杆菌属、流感嗜血杆菌及医院感染的病原菌如金黄色葡萄球菌、表皮葡萄球菌和假单胞菌属，经验治疗选用氨苄西林联合头孢噻肟或头孢曲松，亦可选用氨苄西林联合庆大霉素。⑧儿童血流感染的主要病原菌为肺炎链球菌、脑膜炎球菌、流感嗜血杆菌和金黄色葡萄球菌，原发病灶多为脑膜炎或肺炎。经验治疗选用头孢噻肟或头孢曲松或头孢呋辛，亦可选用苯唑西林或氯唑西林联合头孢呋辛。

4. 针对性病原治疗 针对病原菌的治疗可参考表 3－1。

表 3－1 常见败血症的抗菌药物选择

致病菌	首选药物	备选药物
甲氧西林敏感金黄色葡萄球菌	苯唑西林或头孢唑啉	第一代头孢菌素、阿奇霉素、万古霉素、克林霉素、磷霉素
耐甲氧西林金黄色葡萄球菌	万古霉素或去甲万古霉素联合磷霉素，亦可联合利福平	壁霉素（替考拉宁）
肺炎链球菌	青霉素或氨苄西林	头孢唑啉、阿奇霉素、头孢唑肟、头孢曲松、万古霉素
肠球菌	氨苄西林或青霉素联合阿米卡星	万古霉素
大肠埃希菌	第三代头孢菌素或亚胺培南	喹诺酮类联合氨基糖苷类
克雷白杆菌	第三代头孢菌素或亚胺培南	喹诺酮类联合氨基糖苷类
变形杆菌	第三代头孢菌素或亚胺培南	喹诺酮类联合氨基糖苷类
沙雷菌属	第三代或第四代头孢菌素联合氨基糖苷类	亚胺培南、左氧氟沙星
铜绿假单胞菌	头孢拉定联合阿米卡星	亚胺培南、拉氧头孢、哌拉西林、环丙沙星、氧氟沙星
不动杆菌	亚胺培南	头孢拉定联合喹诺酮类或阿米卡星

续表

致病菌	首选药物	备选药物
厌氧菌	甲硝唑或替硝唑或克林霉素	青霉素、头孢美唑、头孢西丁
念珠菌	氟康唑	两性霉素 B 或两性霉素 B 脂质复合体联合氟胞嘧啶

（二）一般治疗和对症治疗

卧床休息，加强营养，补充必要的维生素。维持水、电解质及酸碱平衡，必要时给予输全血、血浆、白蛋白和丙种球蛋白等支持治疗。病程中密切观察血压和心、肾等重要脏器功能。高热时可给予物理降温，烦躁者可适当给予镇静剂等。中毒症状严重者，在有效的抗菌药物治疗同时可短期给予肾上腺皮质激素治疗，如氢化可的松 100～200mg 静脉滴注 3～5 天。及时纠正感染性休克及 DIC。加强护理，尤其是口腔的护理，以免发生真菌性口腔炎，防止继发性肠炎和褥疮等。

（三）局部病灶的处理

化脓性病灶不论原发性或迁徙性，均应在使用适当、足量抗生素的基础上及时行穿刺或切开引流。化脓性胸膜炎、关节脓肿等可在穿刺引流后局部注入抗菌药物。胆道及泌尿道感染有梗阻时应考虑手术治疗。若疑败血症为置入的静脉导管引起者，应及时拔除导管并送导管尖端培养明确病原菌。

（四）基础疾患的治疗

对基础疾患如糖尿病、肝硬化、肾病综合征、肿瘤等继续治疗，如须用肾上腺皮质激素者，其剂量应酌减。

【预防】

主要措施有：①加强劳动保护，避免外伤及伤口感染，保护皮肤及黏膜的完整与清洁。皮肤疖、疮处切忌针挑或挤压。②做好医院各病房的消毒隔离工作，防止致病菌及条件致病菌在医院内的交叉感染。慢性带菌的医护人员应暂时调离病房并给予治疗。③合理使用抗生素及肾上腺皮质激素，注意防止菌群失调。出现真菌和耐药菌株的感染时，应及时调整治疗。④在进行各种手术、器械检查、静脉穿刺、留置导管等技术操作时，应严格消毒，注意无菌操作。⑤及早发现和处理感染病灶，积极控制和治疗白血病、糖尿病、慢性肝病等各种易导致感染的慢性病。

第三节　细菌感染性腹泻

细菌感染性腹泻（bacterial diarrhea）是指由各种细菌引起的以腹泻为主要临床表现的一组肠道传染病。在世界各地广泛存在和流行。本文所说细菌感染性腹泻是指除霍乱、细菌性痢疾、伤寒和副伤寒以外的细菌感染性腹泻。临床表现以胃肠道症状为主，轻重不一，多为自限性，少数可发生严重并发症，甚至导致死亡。

【病原学】

细菌感染性腹泻主要的致病细菌有沙门菌属、志贺菌属、大肠埃希菌、弯曲菌、变形杆菌、耶尔森菌、金黄色葡萄球菌、副溶血性弧菌、艰难梭菌、气单胞菌、产气荚膜梭菌、不凝集弧菌等。因为引起腹泻的细菌较多，在其他章节某些细菌已有详述，在此仅介绍以下几种常见的细菌。

（一）耶尔森菌

革兰阴性兼性厌氧菌，广泛存在于自然环境中，奶制品、蛋制品、肉类及水产品常带有，－30℃～42℃均可生存，煮沸、干燥及常规消毒剂可杀灭。可产生耐热性肠毒素，121℃ 30分钟不被破坏，对酸、碱稳定。多为通过进食被病菌污染的食物而感染。

（二）变形杆菌

革兰阴性菌，广泛存在于水、土壤及人和家禽、家畜的肠道中，生长繁殖较迅速，最适生存温度为37℃，能产生肠毒素。

（三）弯曲菌

革兰阴性兼性厌氧菌，广泛存在于自然环境中，奶制品、蛋制品、肉类及水产品常带有。对热敏感，60℃ 20分钟即可死亡，干燥、直射阳光及弱消毒剂可杀灭。耐寒冷，在4℃的粪便、牛奶中可生存3周，肉类冷冻保存3个月仍可检出。通过进食进入肠道后在含微量氧环境下迅速繁殖。

（四）艰难梭菌

革兰阳性专性厌氧杆菌，为人、畜肠道中的正常菌群之一，婴儿带菌率尤高。能产生肠毒素，对酶作用有抵抗力。使用抗生素后，肠道内微生态学发生改变，促使本菌增殖并产生毒素而致病。

（五）气单胞菌

革兰阴性杆菌，广泛存在于自然界。能产生溶血素、肠毒素和细胞毒素以及杀白细胞素、上皮细胞黏附因子等毒力因子。在人体抵抗力低下的情况下，进食被其污染的食物而感染发病。

【流行病学】

（一）传染源

主要是患者和携带者。一些动物可成为细菌的贮存宿主，在细菌感染性腹泻传播中有重要意义。

（二）传播途径

主要通过食用污染的食品、水而传播。人与动物的密切接触也可传播。苍蝇、蟑螂等昆虫是重要的传播媒介。医务人员的手或污染的公共物品是非常值得重视的医院内传播途径。

（三）人群的易感性

人群普遍易感，没有交叉免疫。儿童、老年人、有免疫抑制或慢性疾病者为高危人群，并且容易发生严重并发症。患病后一般可获得免疫力，但持续时间较短。

（四）流行特征

1. 地区性 广泛流行于世界各地，发病率在发展中国家较高。

2. 季节性 全年均可发病，好发于夏秋季，部分（如耶尔森菌肠炎）好发于冬季。

3. 感染类型 欧美国家主要为沙门菌属，其次为弯曲菌和志贺菌属。发展中国家以志贺菌属、沙门菌属、大肠埃希菌为主。我国各个地区的报道结果差异较大，有的以志贺菌属为主，有的以大肠杆菌为主，沿海地区以沙门菌属、副溶血性弧菌更常见。

4. 年龄分布 各年龄组均可感染发病，但最易感染的是抵抗力弱的儿童及年老体衰者。

5. 流行范围 一般为散发感染，也可发生暴发流行。

【发病机制与病理】

（一）发病机制

可分为侵袭性和分泌性。

1. 侵袭性腹泻 细菌随食物进入肠道后，主要侵入小肠末端和结肠上皮细胞内进行生长繁殖并分泌外毒素，造成细胞的功能障碍和黏膜的坏死、溃疡形成以及炎性渗出，形成典型的脓血便，又称为渗出性腹泻。沙门菌属、空肠弯曲菌、耶尔森菌、侵袭性大肠埃希菌、肠出血性大肠埃希菌等能引起侵袭性腹泻。

2. 分泌性腹泻 细菌进入肠道后，在小肠内繁殖，不侵入肠上皮细胞，仅黏附于肠黏膜，释放肠毒素与肠黏膜表面的受体结合，刺激肠黏膜分泌过多的水和 Na^+ 到肠腔，当分泌量超过吸收能力时可导致腹泻。产毒性大肠埃希菌、金黄色葡萄球菌、变形杆菌、气单胞菌、不凝集弧菌、艰难梭菌等能引起侵袭性腹泻。耶尔森菌既能引起分泌性腹泻，又引起侵袭性腹泻。

（二）病理

1. 侵袭性腹泻 主要见小肠末端和结肠黏膜肠上皮细胞肿胀、线粒体消失、内积脂质的膜样囊泡增多及核固缩，部分见黏膜固有层大量多型核白细胞聚积的趋化反应和炎性病变。上皮细胞内可见病原菌。

2. 分泌性腹泻 多见十二指肠和空肠绒毛顶端黏膜下水肿，隐窝细胞有伪足样突起伸向隐窝腔内，上皮杯状细胞的黏膜分泌增加，黏膜上皮固有层毛细血管充血，上皮细胞出现线粒体肿胀和嵴的消失、高尔基体泡囊增加及内质网的扩张和囊泡形成。但艰难梭菌所致者主要见大肠病变肠段黏膜早期充血、水肿、糜烂、溃疡，周围有红晕，随后有典型的假膜形成。假膜可呈点状或不规则片状，严重时可出现剥脱性改变及渗血。假膜在艰难梭菌腹泻具有特征性，是确诊依据之一。

【临床表现】

潜伏期多为数小时至数天，也可达数周。多数为急性起病，临床表现轻重不一。

主要表现为恶心、呕吐、腹胀、腹痛、腹泻，可伴里急后重。腹泻次数一般每天数次至十几、二十多次，甚至不计其数，粪便呈水样便、黏液便、脓血便。侵袭性腹泻多有明显腹痛，分泌性腹泻一般不出现腹痛。常伴有畏寒、发热、乏力、头晕等表现。病情严重者，因大量丢失水分引起脱水、电解质紊乱甚至休克。病程为数天至1~2周，常为自限性。不同细菌所致的腹泻，除上述的共同表现外，其临床表现各有不同。

1. 耶尔森菌 易在低温下生长，在寒冷地区或寒冷季节较多见。以散发为主，暴发较少见。婴幼儿及儿童胃肠炎症状突出，成人以肠炎为主。起病急，以发热、腹泻、腹痛为主要表现，热程多为2~3天，腹泻一般为1~2天，重者达1~2周，粪便多为水样，带黏液，可有脓血便，腹痛常见，可局限在右下腹，并且可伴肌紧张和反跳痛，容易误诊为阑尾炎，尤其是幼儿患者。虽然耶尔森菌感染的肠炎属自限性疾病，但值得注意的是，由它感染会引发多种肠外疾病，如结节性红斑、关节炎、耶尔森肝炎等。

2. 变形杆菌 属条件致病菌，是医院感染的常见机会致病菌，特别是抵抗力下降后使用广谱抗生素者。可引起急性胃肠炎、尿路感染、心内膜炎、化脓性感染、败血症等多种感染。引起急性胃肠炎的主要表现为发热、恶心、呕吐、腹痛、腹泻，腹痛部位在上腹和脐周，腹泻轻者每日数次，重者20~30次。

3. 弯曲菌 潜伏期多为3~5天，病情轻重不一，相当部分为无症状感染者，重者酷似中毒性菌痢。典型病例表现为发热、阵发性痉挛性腹痛、腹泻。便次多为每天5~15次，初为水样泻，后逐渐有黏液甚至脓血，可有里急后重，可有下腹压痛与腹肌紧张，容易误诊为阑尾炎，尤其是幼儿患者。发热多为低至中度，亦有高达40℃者，可有恶心、呕吐、全身乏力、头痛、肌肉酸痛等症状。病程一般在1周左右自行缓解，轻者仅持续24小时。

4. 艰难梭菌 是抗生素相关性腹泻（又称为艰难梭菌相关性腹泻）最主要的致病菌。在广泛应用抗生素的今天，抗生素相关性腹泻发生率逐年上升。一般是发生于患者较长时间应用抗生素的过程中及停药后，年老体弱者发病率高且病情严重。大多数表现为轻到中度水样腹泻、发热、腹胀、下腹或全腹痉挛性疼痛。重者也见黏液便，血便少见。严重的并发症有脱水、低蛋白血症、电解质紊乱、肠麻痹和肠穿孔，其死亡率为2%~5%，老年人和衰弱患者死亡率达10%~20%。

5. 气单胞菌 潜伏期1~2天，大多为低热或不发热，腹泻呈水样稀便，有腹痛，无里急后重，大部分2~5天自愈，无并发症，2岁以下儿童可表现为痢疾样症状。

6. 旅游者腹泻 细菌所致者占60%左右，主要有产毒性大肠埃希菌、肠集聚性大肠埃希菌、志贺菌属、沙门菌属、弯曲菌属、耶尔森菌、气单胞菌及非霍乱性弧菌等。通常情况下都是起病较急，腹泻，伴腹部绞痛、恶心、呕吐以及发热等症状。约40%的旅游者腹泻患者症状轻微。

7. 艾滋病相关性腹泻 腹泻常是艾滋病的首发症状和死亡原因。在艾滋病病程中约有超过一半的患者有腹泻表现，其中由细菌引起的主要病原体有志贺菌属（福氏为主）、鼠伤寒沙门菌、空肠弯曲菌、艰难梭菌、侵袭性大肠埃希菌等。患者常伴有发热、恶心、呕吐、厌食和体重下降等症状。

【并发症与预后】

（一）并发症

1. 脱水、电解质紊乱和酸中毒 严重腹泻病例，大量水和电解质丢失，引起脱水、电解质紊乱、酸中毒，甚至可能致死。如果数小时内腹泻丢失液体 2 000ml 以上而得不到补充，脱水、电解质紊乱和酸中毒很容易发生，儿童、老年人及体弱者易致死亡。

2. 溶血性尿毒综合征 可由大肠埃希菌、伤寒杆菌、志贺菌属等多种细菌引起，尤以肠出血大肠埃希菌多见。一般发生于腹泻开始后的 1~2 周，主要表现为发热、血小板减少、微血管病性溶血性贫血、肾功能异常，可有头痛、嗜睡、烦躁、幻觉等表现，大约数小时或 12 小时后出现痉挛、昏睡等症状。

3. 吉兰 - 巴雷综合征 见于多种细菌感染，弯曲菌感染后较常见，且较其他原因所致者重。通常发生于腹泻开始后 5~15 天，表现为急性或亚急性的四肢对称性迟缓性瘫痪。

4. 其他 肠穿孔、中毒性巨结肠、脑水肿、败血症、感染性休克、反应性关节炎、血栓性血小板减少性紫癜等亦可发生。

（二）预后

多为自限性疾病，预后良好。但儿童、老年人及体弱者或合并其他疾病者病死率稍高。

【实验室检查与其他检查】

（一）血象

外周血白细胞总数升高或正常，中性粒细胞增多或伴核左移。

（二）粪便常规

不同细菌感染后粪便可呈稀水样便、洗肉水样便、黏液便、脓血便等性状。如怀疑霍乱弧菌、弯曲菌感染，应用粪便悬滴检查，霍乱弧菌可见特征性鱼群样运动，弯曲菌则可见突进性运动的螺旋形细菌。

（三）粪便培养

为确诊的依据。但一般培养阳性率低，为提高粪便培养的阳性率，应采取以下措施：①尽可能在应用抗生素之前取材；②取新鲜粪便的黏液脓血部分；③标本保温及时送检；④连续多次培养；⑤结肠镜检时取材；⑥除采用双硫与血液琼脂培养基外，应根据可疑细菌选用相应的培养基与培养条件。

（四）免疫学检查

采用酶联免疫吸附试验、被动血凝集试验、免疫荧光、酶免疫荧光等方法，检测粪便中细菌及毒素和血清中特异性抗原抗体。

（五）核酸检测

采用基因探针技术和聚合酶链反应技术，检测病原菌特异性基因。

【诊断与鉴别诊断】

（一）诊断

1. 流行病学资料　包括发病季节、地区，患者年龄、体质情况，有无不洁饮食史、动物接触史、疫水接触史及抗生素使用史、集体发病史等。

2. 临床表现　主要表现为腹泻，根据腹泻的次数、性状，结合其他伴发症状、体征、病程等考虑可能的致病细菌。

3. 病原学资料　确诊有赖于粪便病原菌的培养、免疫学检查和特异性基因检测。

（二）鉴别诊断

应与病毒、真菌、寄生虫引起的感染性腹泻鉴别。还需与溃疡性结肠炎、克罗恩病、肿瘤性腹泻及功能性腹泻等非感染性腹泻鉴别。病原学资料和流行病学资料可资鉴别。

【治疗】

（一）一般治疗

卧床休息，可予流质或半流质清淡饮食，忌多渣、油腻和刺激性食物，暂时停饮牛奶及其他乳制品。伴有呕吐和高热等严重感染中毒症状者，应禁食，但应多饮水。

（二）对症治疗

腹泻伴腹痛剧烈者，予阿托品类药物，但慎用或禁用阿片制剂，因其能强烈抑制肠蠕动，使肠毒素易被吸收而加重中毒。可使用思密达等肠黏膜保护制剂，吸附肠道病原菌和毒素，并通过与肠道黏液分子间的相互作用，增强黏液屏障，以防御病原菌的侵入，有止泻作用。小檗碱具有良好的收敛和轻微抑菌作用，对于细菌性腹泻有一定的止泻作用，可应用。

腹泻致脱水者，可用世界卫生组织推荐的口服补液配方（ORS液）辅助治疗，服用剂量和次数根据患者腹泻次数和脱水程度掌握。重症腹泻伴脱水、电解质紊乱、酸中毒或休克者，予以静脉快速补液治疗，推荐用乳酸林格液；酸中毒者予5%碳酸氢钠或11.2%乳酸钠静脉输注，用量可根据血气分析结果先给予半量，然后视具体情况再调整剂量。注意补充钾、钙等电解质。当脱水纠正、呕吐好转后改为口服补液。

（三）病原治疗

不同病原菌所使用抗菌药物有所不同。

耶尔森菌感染的轻症患者多为自限性，不必应用抗菌药物治疗，重症或并发败血症者根据药物敏感试验结果选用，疗程2~3天。该菌一般对氨基糖苷类抗生素、氯霉素、磺胺类和氟喹诺酮类敏感。

弯曲菌感染大多能自愈，轻症者不需抗菌治疗。重症者用抗菌药物治疗，可缩短排菌时间，加速恢复，减少复发。可选用红霉素、罗红霉素、阿奇霉素等，疗程5~7天。并发败血症者根据药物敏感试验结果选用，治疗至少4周。

艰难梭菌相关性腹泻轻症患者停用抗菌药即可使正常菌群恢复，症状缓解，如果停用抗菌药后腹泻持续48小时以上，应当考虑选用抗菌药。重症病人，应立即予以有效抗菌治疗。95%以上的艰难梭菌对甲硝唑和万古霉素敏感。

气单胞菌感染性腹泻大部分2~5天自愈，重者可选用喹诺酮类、氨基糖苷类或第三代头孢菌类抗生素治疗。

侵袭性、致病性或产肠毒素性大肠埃希菌引起的腹泻一般可选用氟喹诺酮类或磺胺类药物口服，疗程3~5天。值得注意的是，在肠出血性大肠埃希菌感染所致腹泻治疗中，由于抗生素可促使大肠埃希菌 O_{157} 释放志贺样毒素，从而使患者并发溶血性尿毒综合征的危险性增加。因此，2002年卫生部规定：肠出血性大肠埃希菌 O_{157} 病人和疑似病人禁止使用抗生素，疫区内的其他一般腹泻病人应慎用抗生素。

艾滋病相关性腹泻应该及时、早期、足量应用抗菌药物治疗，如头孢菌素及氟喹诺酮类药物。对较重的腹泻患者可联合用药或根据药敏试验选用敏感抗菌药物治疗，疗程较普通人的感染性腹泻时间长。

（四）微生态疗法

细菌感染性腹泻患者存在着明显的肠道菌群失调、微生态失衡。近年推广应用的以恢复肠道正常菌群、重建肠道生物屏障、拮抗病原菌定植侵袭的微生态疗法有较好的疗效，对腹泻的控制有较好的作用。常用制剂有双歧杆菌、乳酸菌、粪球菌等益生菌。如与抗生素同时应用，注意口服活菌制剂应该与抗生素间隔2小时左右。

（五）中医药治疗

感染性腹泻属中医"泄泻"范畴，按"泄泻"进行辨证施治有较好的疗效，特别是对疾病后期肠道功能的恢复有较好的效果。

【预防】

（一）管理传染源

医院要设置肠道门诊，以早期发现和治疗病人。对于多发或暴发疫情，要立即隔离治疗。对受感染动物要隔离治疗或就地处理。对从事饮食、保育和给水工作人员定期进行体检，以检出慢性患者、带菌者。

（二）切断传播途径

养成良好的个人卫生习惯，加强饮食、饮水卫生管理，加强对媒介昆虫的消灭和控制。对病人的饮食用具要严格消毒。处理好污物、污水，对病人的吐泻物要加入漂白粉或漂白粉乳剂等处理后才能倒入便池。对于重点人群、集体单位、临时大型工地，要积极采取综合性预防措施，预防暴发和流行。

（三）保护易感人群

预防接种的方法能使急性细菌性腹泻的暴发和流行得到控制，有关疫苗正在研究中。

（四）医源性感染的预防

保持医院环境清洁，对内镜等反复使用的器械及易于被粪便污染的场所，使用有效的消毒剂，充分消毒。隔离患者，严格执行消毒隔离措施，如医务人员严格洗手，接触患者时戴手套，使用一次性医疗器械，以防止交叉感染。正确使用抗生素，尤其是林可霉素、克林霉素、第三代头孢菌素及其他广谱抗菌药，以预防抗生素相关性腹泻。

第四节 伤 寒

伤寒（typhoid fever）是由伤寒杆菌（Salmonella typhi）引起的经消化道传播的急性传染病。临床特征为长程发热、全身中毒症状明显、相对缓脉、肝脾肿大、玫瑰疹及白细胞减少等。终年可以发病，但夏秋季发病多见。发病后可获得持久免疫力。

【病原体】

伤寒杆菌属于肠道杆菌沙门菌属 D 群，革兰染色阴性，呈短杆状，长 $1.0 \sim 3.5 \mu m$，宽 $0.5 \sim 0.8 \mu m$，有鞭毛，能活动，不产生芽孢，无荚膜。在普通培养基上能生长，在含有胆汁的培养基中生长更好。

伤寒杆菌有脂多糖菌体抗原（O 抗原）、鞭毛抗原（H 抗原）和多糖毒力抗原（Vi 抗原）。O 抗原和 H 抗原的抗原性较强，常用于血清凝集试验（肥达反应）以辅助临床诊断；Vi 抗原的抗原性较弱，随伤寒杆菌的清除其抗体也随之消失。90% 带菌者 Vi 抗体可呈阳性，故可用于发现带菌者。伤寒杆菌在自然界中生命力强，在水中可存活 $2 \sim 3$ 周，在粪便中可存活 $1 \sim 2$ 个月，在牛奶中能生存繁殖；耐低温，在冰冻环境中可持续数月，但对光、热、干燥及消毒剂的抵抗力较弱。加热 60℃ 15 分钟或煮沸后立即死亡。

伤寒杆菌只感染人类，在自然条件下不感染动物。此菌在菌体裂解时释放强烈的内毒素，对本病的发生发展起着较重要的作用。近年来，我国部分地区出现 M_1 型质粒介导多重耐药伤寒菌株流行，疗效差，并发症多，病死率升高，值得重视。

【流行病学】

（一）传染源

为患者和带菌者。全病程均有传染性，以病程第 $2 \sim 4$ 周传染性最大。

（二）传播途径

病菌随患者或带菌者的粪便排出，污染水和食物，或经手及苍蝇、蟑螂等间接污染水和食物而传播。水源和食物污染是传播本病的重要途径，常造成流行。

（三）人群易感性

人对伤寒普遍易感，病后可获得持久性免疫力，再次患病者极少。

（四）流行特征

该病在世界各地都有发生，以温热带地区多见。终年可发病，以夏秋季最多，发病高峰北方地区较南方推迟 1~2 个月。以儿童和青壮年发病居多。

【发病机制与病理】

感染伤寒杆菌后是否发病，与感染细菌的数量、细菌的毒力和机体的免疫力有关。感染细菌的数量越多、细菌的毒力越强、机体的免疫力越低，越容易发病。

伤寒杆菌随污染的水或食物进入小肠后，侵入肠黏膜，部分病菌被巨噬细胞吞噬并在其胞浆内繁殖，部分经淋巴管进入回肠集合淋巴结、孤立淋巴滤泡及肠系膜淋巴结中繁殖，然后由胸导管进入血流引起短暂的菌血症。此阶段相当于临床上的潜伏期。伤寒杆菌随血流进入肝、脾和其他单核-吞噬系统组织及细胞继续大量繁殖，再次进入血流，引起第二次严重菌血症，并释放强烈的内毒素，引起临床发病。造成发热等症状的机理仍不完全清楚，多认为是菌体裂解后的内毒素作用于局部单核-吞噬细胞释放内源性致热原所致。病程的第 1~2 周，血培养常为阳性，骨髓属网状内皮系统，细菌繁殖多，持续时间长，培养阳性率最高。病程第 2~3 周，经胆管进入肠道的伤寒杆菌，部分再度侵入肠壁淋巴组织，在原已致敏的肠壁淋巴组织中产生严重的炎症反应，引起肿胀、坏死、溃疡。若病变波及血管则可引起出血，若溃疡深达浆膜则致肠穿孔。病程第 4~5 周，人体免疫力增强，伤寒杆菌从体内逐渐被清除，组织修复而痊愈，但约 3% 可成为慢性带菌者，少数病人由于免疫功能不足等原因引起复发。

伤寒的主要病理特点是全身单核-吞噬系统的增生性反应，以回肠末端集合淋巴结和孤立淋巴结最为显著。此病变镜检的最显著特征是以巨噬细胞为主的细胞浸润，巨噬细胞有强大吞噬能力，可见胞质内含有吞噬的淋巴细胞、红细胞、伤寒杆菌及坏死组织碎屑，称为"伤寒细胞"，是本病的特征性病变。若伤寒细胞聚积成团，则称为"伤寒小结"。除肠道病变外，肝、脾也非常显著。胆囊呈轻度炎症病变。少数患者痊愈后伤寒杆菌仍可在胆囊中继续繁殖而成为慢性带菌者。心、肾等脏器也有轻重不一的中毒性病变。

【临床表现】

潜伏期 2~30 天，平均 1~2 周。潜伏期长短和感染细菌的量有关。食物型暴发流行可短至 2 天，水源型暴发流行时间可长达 30 天。

（一）典型伤寒

典型患者临床表现可分为四期。

1. 初期　相当于病程第 1 周。缓慢起病，体温呈阶梯状上升，于 5~7 天达 39.5℃ 或以上，伴有全身不适、食欲不振、咳嗽等。部分患者出现便秘或腹泻。

2. 极期　相当于病程第 2~3 周，其主要表现如下：①高热：持续高热，多呈稽留热，少数呈弛张热或不规则热，持续 10~14 天。②神经系统中毒症状：表情淡漠，反应迟钝，听力减退，重者可出现谵妄、昏迷、病理反射阳性等中毒性脑病的表现。与疾病的严重程度呈正比。③皮疹：于病程的 7~13 天，部分患者在胸、腹、背部的皮肤分批出现淡红色斑丘疹（玫瑰疹），直径 2~4mm，一般在 10 个以下，2~4 天消失。④消化系统症状：出现腹胀、腹部不适、右下腹压痛、便秘或腹泻等。⑤相对缓脉：体温升高与脉搏增加不一致，可能与副交感神经兴奋性增强有关。⑥肝脾肿大：常在病程的第 1 周末开始。

3. 缓解期 相当于病程第 3~4 周。体温开始下降，食欲好转，肿大的脾脏开始回缩，但有出现肠出血和肠穿孔的危险。

4. 恢复期 于病程第 4 周末开始。体温恢复正常，食欲常恢复，但体质虚弱，一般完全康复约需 1 个月。

（二）非典型伤寒

除典型伤寒外，临床偶可见到轻型、暴发型、迁延型、逍遥型及顿挫型等其他临床类型的伤寒。

1. 轻型 患者一般症状较轻，体温多在 38℃ 左右，病程短，1~2 周即可痊愈。多见于儿童，或发病后早期接受抗菌药物治疗，或已接受过伤寒菌苗注射者。由于轻型患者的病情轻，症状不典型，目前又较多见，临床上易致漏诊或误诊。

2. 暴发型 起病急，中毒症状重，患者可出现超高热或体温不升，血压降低，出现中毒性心肌炎、肠麻痹、休克与出血倾向等，预后凶险。

3. 迁延型 起病与典型伤寒相似，但由于人体免疫功能低下，发热持续不退，热程可达 5 周以上，伴有血吸虫感染者，热程可更长。

4. 逍遥型 起病时毒血症状较轻，患者可照常工作，部分患者可因突然肠出血或肠穿孔就医时才被发现。

5. 顿挫型 起病较急，开始症状典型，但病程极短，于 1 周左右发热等症状迅速消退而痊愈。

（三）伤寒的复发与再燃

1. 再燃 当伤寒患者进入缓解期，体温逐渐下降，但未达到正常时，热度又再次升高，血培养可阳性。

2. 复发 患者进入恢复期热退 1~3 周后，发热等临床表现重又出现，但较初发为轻，病程较短（1~3 周）。

【并发症与预后】

（一）并发症

1. 肠出血 多见于病程第 2~3 周，表现为大便潜血阳性至大量血便。少量出血可无症状或仅有轻度头晕、脉快；大量出血时体温骤降，脉搏细速，并有头晕、面色苍白、烦躁、出冷汗、血压下降等休克表现。

2. 肠穿孔 为最严重的并发症，多见于病程第 2~3 周，发生率 1%~4%。表现为突然右下腹剧痛，伴有恶心、呕吐、出冷汗、脉搏细数、体温暂时下降等，但不久体温又迅速上升并出现腹胀、腹壁紧张和腹部压痛、反跳痛等腹膜炎征象，肝浊音界减少或消失，X 线检查见膈下有游离气体，白细胞计数升高。

3. 其他 可并发中毒性心肌炎、中毒性肝炎、肺部感染、溶血性尿毒综合征、胆囊炎等。

（二）预后

预后与患者的体质、年龄、毒血症状，有无并发症或夹杂症，病菌的毒力，治疗早晚，治疗方法，曾否接受过预防注射等有密切关系。在抗菌药物问世以前，伤寒的病死率约为12%，大都死于严重的毒血症、营养不良、肺炎、肠出血及肠穿孔。自应用氯霉素等抗菌药物以来，病死率下降到1%～5%。

【实验室检查】

（一）常规化验

1. 血液检查 白细胞计数偏低或正常，中性粒细胞可减少，嗜酸粒细胞减少或消失，其消长情况可作为判断病情与疗效指征之一。

2. 尿液检查 常出现轻度蛋白尿，偶见少量管型。

3. 粪便检查 在肠出血时有血便或潜血试验阳性。少数病人当病变侵及结肠时可有黏液便甚至脓血便。

（二）细菌学检查

1. 血培养 发病第1周采血进行培养阳性率可达80%以上，以后阳性率下降，第3周末阳性率50%左右。再燃和复发时可呈阳性。

2. 骨髓培养 全病程均可获较高的阳性率，第1周可高达90%，且较少受抗菌药物的影响。

3. 粪培养 在第3～5周时阳性率较高，但在判断结果时，要注意排除慢性胆道带菌者。

（三）血清学检查

伤寒血清凝集试验（肥达反应，Widal reaction）所用的抗原有伤寒杆菌菌体（O）抗原、鞭毛（H）抗原及副伤寒甲、乙、丙鞭毛抗原五种，目的在于测定病人血清中各种相应抗体的凝集效价。一般从病程第2周开始阳性率逐渐增加，至第4周可达70%～90%，病愈后阳性反应可持续数月之久。分析肥达反应结果时应注意以下几点：①正常人血清中可能有低效价凝集抗体存在，故通常O抗体效价在1:80以上，H抗体效价在1:160以上，才有诊断价值。②必须多次重复检查，一般每周检查1次，如凝集效价逐次递增，则其诊断意义更大。③接受伤寒、副伤寒菌苗预防接种后，在患其他发热性疾病时，可出现回忆反应，仅有H抗体效价增高，而O抗体效价不高。④伤寒与副伤寒甲、乙有部分共同的O抗原（Ⅻ），体内产生相同的O抗体。因此，O抗体效价增高，只能推断为伤寒类疾病，而不能区别伤寒或副伤寒。伤寒与副伤寒杆菌甲、乙、丙四种的鞭毛抗原各不相同，所产生的H抗体也各异，故诊断时需依鞭毛抗体凝集效价而定。⑤有少数伤寒患者肥达反应始终呈阴性，其原因可能有：感染轻，特异性抗体形成少；早期应用有效抗菌药物或同时接受皮质激素治疗者，特异性抗体的形成受到影响；患者过于衰弱，免疫反应低下，或患丙种球蛋白缺乏症，不能形成特异性抗体。因此，若患者肥达反应阴性，不能据此排除伤寒。

（四）其他免疫学实验

用乳胶凝集试验或 SPA 凝集试验检测尿中伤寒抗原或血中 IgM 特异性抗体，作为伤寒早期的诊断，近年正逐渐被临床采用。

【诊断与鉴别诊断】

（一）诊断

1. 流行病学资料　注意当地流行情况，流行季节，患者的生活卫生习惯，有否伤寒病史、预防接种史、与伤寒病人密切接触史。

2. 临床特征　①持续高热。发热原因未明，尤其是缓起、呈梯形上升并持续 1~2 周以上者，首先应疑及伤寒的可能。②相对缓脉，成人多见。重脉虽不常见（约 5%），但其存在有利于诊断。③特殊中毒症状，出现伤寒面容、重听、谵妄等。④脾脏肿大，自第 1 周末即出现。也可有肝肿大。⑤玫瑰疹。⑥显著消化道症状。

3. 实验室检查　血和骨髓培养阳性有确诊意义。外周白细胞数减少，嗜酸性粒细胞减少或消失。肥达试验阳性有辅助诊断意义。

（二）鉴别诊断

1. 病毒感染　上呼吸道或肠道病毒感染均可有持续发热、白细胞数减少，与伤寒相似。但此类病人起病较急，多伴有上呼吸道症状，常无缓脉、脾大或玫瑰疹，伤寒的病原与血清学检查均为阴性，常在 1~2 周内不药而愈。

2. 斑疹伤寒　流行性斑疹伤寒多见于冬春季，地方性斑疹伤寒多见夏秋季。一般起病较急，脉搏较速，多有明显头痛。第 5~6 病日出现皮疹，数量多且可有出血性皮疹。外斐反应阳性。治疗后退热比伤寒快。

3. 钩端螺旋体病　本病的流感伤寒型在夏秋季流行期间常见，起病急，伴畏寒发热，发热与伤寒相似。但此病有疫水接触史，临床表现有眼结膜充血，全身酸痛，尤以腓肠肌疼痛与压痛为著，腹股沟淋巴结肿大等。血象白细胞数增高。病原、血清学检查阳性可确诊。

4. 急性病毒性肝炎　伤寒并发中毒性肝炎易与病毒性肝炎相混淆，但伤寒肝功能损害较轻，有黄疸者黄疸出现后仍发热不退，并有伤寒的其他特征性表现。做病原及血清学检查易鉴别。

5. 布氏菌病　患者有与病畜（牛、羊、猪）接触史，或有饮用未消毒的乳制品史。本病起病缓慢，发热多为波浪形，退热时伴盛汗，并有关节痛或肌痛等症状。病程迁延，易于复发。确诊须有血液或骨髓培养出病原体、布氏杆菌凝集试验阳性。

6. 急性粟粒型肺结核　有时可与伤寒相似，但患者多有结核病史或与结核病患者密切接触史。发热不规则，常伴盗汗、脉搏增快、呼吸急促等。发病 2 周后 X 线胸片检查可见双肺有弥漫的细小粟粒状病灶。

7. 败血症　少部分败血症患者的白细胞计数不增高，可与伤寒混淆。败血症多有原发病灶，热型多不规则，常呈弛张热，伴寒战，无相对缓脉。白细胞总数虽可减少，但中性粒细胞升高，血培养可分离出致病菌。

8. 其他　伤寒有时需与疟疾、恶性组织细胞病、风湿热以及变应性亚败血症等进行鉴别。

【治疗】

（一）一般治疗

1. 隔离与休息　按肠道传染病进行消毒和隔离。临床症状消失后，每隔 5 天送粪便进行伤寒杆菌培养，连续两次阴性可解除隔离。发热期间卧床休息，退热 1 周后由轻度活动逐渐过渡到正常活动量。

2. 护理　注意皮肤及口腔的护理，注意观察体温、脉搏、血压、腹部、大便等变化。饮食给予高热量、高维生素、易消化的无渣饮食。

（二）对症治疗

1. 高热　适当应用物理降温如冰袋冷敷，不宜用发汗退热药，以免虚脱，如阿司匹林可引起低血压。

2. 便秘　可用生理盐水低压灌肠。禁用高压灌肠和泻药。

3. 腹泻　调节饮食，选用低糖低脂肪食物，可用收敛药，忌用阿片制剂，以免减少肠蠕动而引起鼓肠。

4. 腹胀　减少豆制品和牛奶等产气食品的摄入，可用松节油腹部热敷及肛管排气，但禁用新斯的明类药物。

（三）病原治疗

目前推荐应用的抗菌药物主要是喹诺酮类和第三代头孢菌素。

1. 喹诺酮类　其抗菌谱广，杀菌作用强，能抑制细菌 DNA 旋转酶，阻碍 DNA 复制。药物有环丙沙星、氧氟沙星、诺氟沙星等，胆汁浓度较高，能口服和注射。儿童和哺乳期妇女慎用，孕妇不宜。

氧氟沙星成人剂量为每次 200mg，每天 2 次，口服，体温正常后继续用药 10 ~ 14 天。不能口服者可静脉给药，每天 200 ~ 400mg，好转后改口服。也可用环丙沙星静脉给药，每天 200 ~ 400mg。

2. 头孢菌素　第三代头孢菌素疗效较好，如头孢哌酮、头孢曲松、头孢噻肟等，体内分布广，且胆汁浓度高，不良反应少，可作为一线治疗药物。一般剂量为每天 2 ~ 4g，分 2 ~ 3 次静脉注射，疗程 2 周。

3. 氯霉素　氯霉素仍是目前治疗伤寒的主要药物之一。成人剂量每天 1 ~ 2g，小儿每天 25 ~ 50mg/kg，分 4 次口服，重症患者可增加剂量。待体温降至正常并稳定 2 ~ 3 天后减为半量，再继续给药 10 ~ 14 天。

间歇疗法可减少复发率，减轻氯霉素毒性反应，开始用法同上，待体温降至正常并稳定 4 天后停药，停药 8 日后再用半量 8 天。少数患者在治疗过程中可发生粒细胞减少，严重者可发生再生障碍性贫血，因此在疗程中应经常检查血象，如白细胞计数低于 $2.0 \times 10^9/L$ 应停药，更换其他抗菌药物。伴有 G－6－PD 缺陷的患者，用药后可发生溶血。用药期间密切注意血象变化。个别患者可出现中毒性精神病，但停药后可恢复。

4. 氨苄西林 疗效稍逊于氯霉素，其适应证为：①对氯霉素有耐药性的患者；②不能应用氯霉素的患者；③妊娠合并伤寒；④慢性带菌者。成人每日 3～4g，儿童每日 40～80mg/kg，分次肌注或静滴。

5. 其他 对耐药菌株引起的伤寒尚可选用丁胺卡那霉素及利福平等药物，但应注意其对肝、肾的毒副作用。

（四）并发症治疗

1. 肠出血 绝对卧床休息，严密观察血压、脉搏、神志变化及便血情况；禁食或进少量流质饮食；注意水、电解质的补充并加用止血药；根据出血情况酌量输血；如患者烦躁不安可给予镇静剂；经积极治疗仍出血不止者，应考虑手术治疗。

2. 肠穿孔 对病变已局限者采取禁食、胃肠减压，加强支持疗法，加强抗感染治疗。肠穿孔尤其伴发腹膜炎的患者应及早手术治疗，同时加用足量有效的抗菌药物。

3. 其他 如中毒性肝炎、胆囊炎、肺炎等，应给予相应的治疗。

【预防】

（一）管理传染源

1. 患者 应及早隔离治疗，其排泄物及衣物等应彻底消毒。隔离期应自发病日起至临床症状完全消失、体温恢复正常后15天为止；有条件者应做粪便培养，5～7天一次，如连续2次阴性，可解除隔离。

2. 带菌者 早期发现，严格登记，认真处理。对托儿所、食堂、饮食行业、自来水厂、牛奶厂等工作人员以及伤寒恢复期病人均应做定期检查（"Vi"凝集试验、粪便培养等），如发现带菌者，应调离工作岗位，并给予彻底治疗。

3. 接触者 对密切接触者应进行检疫。对有发热可疑者，应及早隔离观察。

（二）切断传播途径

切断传播途径是预防和降低伤寒发病率的关键性措施。因此，应深入开展群众性爱国卫生运动，做好卫生宣传工作，搞好"三管一灭"（粪便管理、水源管理、饮食卫生管理和消灭苍蝇）。养成良好卫生与饮食习惯，坚持饭前、便后洗手，不饮生水，不吃不洁食物等。

（三）提高人群免疫力

目前国内应用的伤寒、副伤寒甲、乙三联菌苗是用伤寒、副伤寒甲、乙三种杆菌培养后经过加酚处理的死菌苗。一般皮下注射3次，间隔7～10天，保护率70%～85%，保护期1～3年。近年来，有用伤寒杆菌 Ty21a 变异株制成的口服活菌苗，对伤寒的保护率达96%。

附 副伤寒

副伤寒（paratyphoid fever）包括副伤寒甲、乙、丙，其病原分别属沙门菌 A、B、C 组，生化特性类似伤寒杆菌，流行特点与伤寒相同，易经食品传播，常呈地方性流行，也可散发，但发病率较伤寒低。成人以副伤寒甲多见，小儿副伤寒乙为多。

副伤寒的病理变化与伤寒相仿，肠道病变较少而表浅，所以肠出血、肠穿孔的机会较少。但胃肠型者肠道病变明显，可累及大肠。副伤寒丙可表现为败血症型，常有迁徙性化脓病灶。

临床表现常难以与伤寒鉴别，较突出的差异有：潜伏期稍短，一般 1~10 天，急性起病较多，常有胃肠炎，热型不典型，玫瑰疹少见，肠道并发症少。副伤寒丙除伤寒型外，还有急性胃肠型和败血症型。

确诊靠细菌学检查，治疗同伤寒，预后较好。

第五节 细菌性痢疾

细菌性痢疾（bacillary dysentery）简称菌痢，是由志贺菌属（Shigella）引起的肠道传染病，故亦称为志贺菌病（Shigellosis）。以直肠和乙状结肠的炎症和溃疡为主要病变，以腹痛、腹泻、排黏液脓血便以及里急后重等为主要临床表现，可伴有发热及全身毒血症状，严重者可出现感染性休克和（或）中毒性脑病。菌痢一般为急性，少数迁延成慢性，易反复感染。本病主要通过消化道传播，终年散发，夏秋季可引起流行，是发展中国家的多发病之一，严重危害着人们的健康，尤其是儿童的生长发育。

【病原学】

国际微生物学会根据生化反应和 O 抗原的不同，将志贺菌属分为 4 个群（即痢疾志贺菌、福氏志贺菌、鲍氏志贺菌、宋内氏志贺菌，又依次称为 A、B、C、D 群），共有 40 个血清型（其中 A 群 15 个，B 群 6 个，C 群 18 个，D 群 1 个），不包括亚型。福氏志贺菌感染易转为慢性，宋内志贺菌感染引起症状轻，多呈不典型发作。志贺菌属于肠杆菌科，为革兰阴性杆菌，菌体短小，无荚膜和芽孢，有菌毛，为兼性厌氧菌，在有氧和无氧条件下均能生长，但最适宜于需氧生长。最适生长温度为 37℃，最适 pH 为 7.2~7.4。对营养要求不高，能在普通培养基上生长。我国的优势血清型为福氏 2a、宋内氏、痢疾 I 型，其他血清型相对比较少见。志贺菌存在于病人和带菌者的粪便中，抵抗力弱，加热 60℃ 10 分钟可被杀死，对酸和一般消毒剂敏感。在粪便中数小时内死亡，但在污染物品及瓜果、蔬菜上可存活 10~20 天。D 群宋内志贺菌抵抗力最强，B 群次之，A 群最弱。

志贺菌依侵袭力和释放内、外毒素致病。侵袭力指志贺菌侵入肠上皮细胞后，在细胞内繁殖并向邻近细胞扩散的能力。内毒素是引起全身反应如发热、毒血症及休克的重要因素。外毒素即志贺毒素（Shigatoxin），有肠毒性、神经毒性和细胞毒性，可使部分患者发生溶血性尿毒综合征，亦可引起发热、神志障碍、中毒性休克等。

【流行病学】

（一）传染源

主要是急、慢性菌痢患者和带菌者。非典型病人、慢性菌痢病人及无症状带菌者由于症状不典型而容易误诊或漏诊，且管理困难，因此在流行病学中具有重要意义。

（二）传播途径

主要经粪－口途径传播。志贺菌随病人粪便排出后，通过手、苍蝇、食物和水等途径，经口感染。如食物或饮用水被污染，则可引起食物型或水型暴发流行。通常学龄前儿童发病的风险最高，然后在家庭内传播。

（三）人群易感性

人群普遍易感。病后可获得一定的免疫力，但持续时间短暂，不同菌群及血清型间无交叉保护性免疫，易反复感染。

（四）流行特征

菌痢主要集中发生在医疗条件差且水源不安全的发展中国家或地区。我国目前菌痢的发病率仍显著高于发达国家。菌痢终年散发，各地发生率差异不大，但从5月开始上升，8~9月达高峰，10月以后逐渐减少。在志贺菌感染者中，70%的病人和60%的死亡病人为5岁以下儿童。

【发病机制与病理】

（一）发病机制

志贺菌进入消化道后，多数可被胃酸杀死，少数进入下消化道的细菌也可因正常菌群的拮抗作用，或肠道分泌型 IgA 的阻断作用无法吸附于肠黏膜上皮，而不能致病。但志贺菌的致病力强，即使少到200个细菌感染，就能使25%的健康成人发病，尤其是在人体抵抗力下降时，少量细菌也可致病。

志贺菌经口进入穿过胃酸屏障后，侵袭和生长在结肠黏膜上皮细胞，经基底膜进入固有层，并在其中繁殖、释放毒素，引起炎症反应和小血管循环障碍，在这一过程中炎性介质的释放使志贺菌进一步侵入并加重炎症反应，结果导致肠黏膜炎症、坏死及溃疡。由黏液、细胞碎屑、中性粒细胞、渗出液和血液形成黏液脓血便。

志贺菌的主要致病物质是内毒素。内毒素进入血液后，不但可以引起发热和毒血症，还可直接作用于肾上腺髓质、交感神经系统和单核－吞噬细胞系统释放各种血管活性物质，引起急性微循环衰竭，进而引起感染性休克、DIC 及重要脏器功能衰竭，临床表现为中毒性菌痢（休克型、脑型或混合型）。休克型主要为感染性休克，而脑型则以脑水肿或脑疝引起的昏迷、抽搐与呼吸衰竭为主要临床表现。

外毒素是由志贺菌志贺毒素基因编码的蛋白，它不可逆性地抑制蛋白质合成，从而导致上皮细胞损伤。表现为神经毒性，可引起神经系统症状，细胞毒性导致肠黏膜细胞坏死。肠毒素类似霍乱肠毒素可导致水样泻，可引起出血性结肠炎和溶血性尿毒综合征。

（二）病理

菌痢的病理变化主要是发生于直肠和乙状结肠的炎症与溃疡，严重者可以波及整个结肠及回肠末端。急性期肠黏膜的基本病理变化是弥漫性纤维蛋白渗出性炎症，典型病变过程为初期的急性卡他性炎，随后出现特征性假膜性炎和溃疡形成，最后愈合。

早期黏膜分泌亢进，黏膜充血、水肿，中性粒细胞和巨噬细胞浸润，可见点状出血。病变进一步发展，肠黏膜上皮部分损害，形成浅表坏死，表面有大量的黏液脓性渗出物。在渗出物中有大量的纤维素，与坏死组织、炎症细胞、红细胞及细菌一起形成假膜。1周左右假膜开始脱落，形成大小不等、形状不一的"地图状"溃疡，由于病变仅限于固有层，所以溃疡一般较表浅，不易引起肠穿孔。肠道严重感染可引起肠系膜淋巴结肿大，肝、肾等实质脏器损伤。急性中毒性菌痢肠道病变轻微，多数仅见充血水肿，个别病例结肠有浅表溃疡，突出的病理改变为大脑及脑干水肿、神经细胞变性。部分病例肾上腺充血，肾上腺皮质萎缩。慢性菌痢肠黏膜水肿和肠壁增厚，肠黏膜溃疡不断形成和修复，导致疤痕和息肉形成，少数病例甚至出现肠腔狭窄。

【临床表现】

菌痢病人潜伏期长短和临床症状的轻重取决于病人的年龄、抵抗力、感染细菌的数量、毒力及菌型等因素，潜伏期一般为12~72小时，短者可为数小时，长者可达7天。根据病程长短和病情轻重可以分为下列各型。

（一）急性菌痢

根据毒血症及肠道症状轻重，可分为四型。

1. 典型菌痢　主要特征是起病急，有发热（体温可达39℃或更高）、腹痛、腹泻、里急后重、脓血便，并有头痛、乏力、食欲减退等中度全身中毒症状。腹泻多先为稀水样便，1~2天转为黏液样脓血便，每日十余次至数十次，但大便量少，可为脓血便，伴有里急后重。体检可见肠鸣音亢进，左下腹压痛。重症患者伴有惊厥、头痛、全身肌肉酸痛，也可引起脱水和电解质紊乱。自然病程为10~14天，多数可自行恢复，少数转为慢性。

重型典型菌痢多见于老年、体弱、营养不良患者，急起发热，腹泻每天30次以上，为稀水脓血便，偶尔排出片状假膜，甚至大便失禁，腹痛、里急后重明显。后期可出现严重腹胀及中毒性肠麻痹，常伴呕吐，严重失水可引起外周循环衰竭。部分病例表现为中毒性休克，体温不升，常有酸中毒和水、电解质平衡失调，少数患者可出现心、肾功能不全。

2. 急性轻型菌痢　全身毒血症症状轻微，可无发热或有低热。腹泻水样或稀糊便每天10次以内，有黏液，但无脓血，腹痛较轻，可有左下腹压痛，里急后重较轻或缺如，易被误诊为肠炎，大便培养有志贺菌生长则可确诊。1周左右可自愈，少数转为慢性。

3. 急性中毒性菌痢 以小儿为多见，成人偶有发生。起病急骤、发展快、病势凶险为其特点。突起畏寒、高热，全身中毒症状严重，可有烦躁或嗜睡、昏迷及抽搐等，数小时内可迅速发生循环和呼吸衰竭。临床以严重毒血症状、休克和（或）中毒性脑病为主，而局部肠道症状很轻或缺如。发病初期腹痛及腹泻等肠道症状多不明显，但很快即可出现频繁脓血便。按临床表现分为下列三型。

（1）休克型（周围循环衰竭型）：较为常见，以感染性休克为主要表现。见面色苍白、四肢厥冷、皮肤出现花斑、发绀、心跳加快、脉细速等，血压逐渐下降，救治不及时可出现心、肾功能不全和神志改变。重型病例不易逆转，可致多脏器功能损伤与衰竭。

（2）脑型（呼吸衰竭型）：以中枢神经系统症状为主要表现。由于脑血管痉挛，引起脑缺血、缺氧，出现脑水肿、颅内压增高甚至脑疝。病人表现为现剧烈头痛、频繁呕吐、烦躁、惊厥、昏迷、瞳孔不等大、对光反射减弱或消失等，严重者可出现中枢性呼吸衰竭。此型病情严重，病死率高。

（3）混合型：兼有以上两型的表现，病情最为凶险，病死率很高（90%以上）。该型实质上包括循环系统、呼吸系统及中枢神经系统等多脏器功能损害与衰竭。

（二）慢性菌痢

菌痢反复发作或迁延不愈达2个月以上者，即为慢性菌痢。菌痢慢性化的原因大致包括人体因素和细菌因素两方面。如：原有营养不良、胃肠道慢性疾病、肠道分泌性IgA减少导致的人体抵抗力下降；急性期未获有效治疗；福氏志贺菌易致慢性感染；耐药性菌株感染等。慢性菌痢根据临床表现可分为三型。

1. 慢性迁延型 急性菌痢发作后，迁延不愈，时轻时重。长期腹泻可导致营养不良、贫血、乏力等。大便间歇排菌。

2. 急性发作型 有慢性菌痢史，间隔一段时间又出现急性菌痢的表现，但发热等全身毒血症状不明显。

3. 慢性隐匿型 有急性菌痢史，无明显临床症状，但大便培养可检出志贺菌，结肠镜检可发现黏膜炎症或溃疡等病变。

慢性菌痢中以慢性迁延型最为多见，慢性隐匿型最少。

【并发症与预后】

（一）并发症

菌痢并发症及后遗症较少见。常见并发症包括菌血症、溶血性尿毒综合征、关节炎、瑞特（Reiter）综合征（眼炎、尿道炎、关节炎）等。后遗症主要是神经系统后遗症，可产生耳聋、失语及肢体瘫痪等症状。

（二）预后

大部分急性菌痢病人于1~2周内痊愈，只有少数病人转为慢性或带菌者。中毒性菌痢预后差，病死率较高。预后与全身免疫状态、感染菌型、临床类型及病后治疗是否及时合理等因素密切相关。

【实验室检查】

1. 大便常规检查　粪便外观为黏液脓血便，镜检可见白细胞（≥15个/高倍视野）、脓细胞和少数红细胞，如有巨噬细胞则有助于诊断。

2. 血常规检查　急性菌痢白细胞总数可轻至中度增多，以中性粒细胞为主，可达(10～20)×10⁹/L。慢性病人可有贫血表现。

2. 血常规检查　急性菌痢白细胞总数可轻至中度增多，以中性粒细胞为主，可达$(10 \sim 20) \times 10^9/L$。慢性病人可有贫血表现。

3. 细菌培养　粪便培养出痢疾杆菌可以确诊。在抗菌药物使用前采集新鲜标本，取脓血部分及时送检和早期多次送检均有助于提高细菌培养阳性率。

4. 特异性核酸检测　采用核酸杂交或聚合酶链反应（PCR）可直接检查粪便中的痢疾杆菌核酸，具有灵敏度高、特异性强、对标本要求低等优点，但不便于基层开展，价格高，临床较少使用。

【诊断与鉴别诊断】

（一）诊断

细菌性痢疾的诊断依据流行病学资料、症状、体征及实验室检查等，确诊需病原学检查依据。

夏秋季有不洁饮食或与菌痢病人接触史。急性期临床表现有发热、腹痛、腹泻、脓血黏液便、里急后重，可伴发热。慢性菌痢病人则有急性菌痢史，病程超过2个月。中毒性菌痢以儿童多见，有高热、惊厥、意识障碍及呼吸、循环衰竭，起病时胃肠道症状轻微，甚至无腹痛、腹泻，常需盐水灌肠或肛拭行粪便检查方可诊断。粪便镜检有大量白细胞（≥15个/高倍视野）、脓细胞及红细胞，确诊需要粪便培养志贺菌阳性。

（二）鉴别诊断

菌痢应与多种腹泻疾病相鉴别，中毒性菌痢则应与夏秋季急性中枢神经系统感染或其他病因所致的感染性休克相鉴别。

1. 急性菌痢的鉴别诊断

（1）急性阿米巴痢疾：鉴别要点见表3-2。

表3-2　细菌性痢疾与阿米巴痢疾的鉴别

鉴别要点	细菌性痢疾	阿米巴痢疾
病　　原	痢疾杆菌	溶组织内阿米巴原虫
流行病学	散发或流行	散发
潜伏期	1～7天	数周至数月
全身症状	起病急，全身中毒症状重，多有发热	起病缓，全身中毒症状轻，多无发热
腹部表现	腹痛、腹泻较重，便次频繁，左下腹压痛	腹痛轻，便次少，右下腹轻度压痛
里急后重	明显	不明显

续表

鉴别要点	细菌性痢疾	阿米巴痢疾
粪便检查	黏液或脓血便，量少，镜检可见大量脓细胞、少量红细胞及巨噬细胞，粪便培养痢疾杆菌阳性	量多，呈暗红色果酱样，有腥臭味，红细胞多于白细胞，可见夏科－雷登结晶，可找到溶组织内阿米巴滋养体及包囊
乙状结肠镜检查	肠黏膜弥漫性充血、水肿、浅表溃疡	散发性潜行溃疡，周围红晕，溃疡间肠黏膜正常

（2）其他细菌性肠道感染：如肠侵袭性大肠埃希菌、空肠弯曲菌、气单胞菌等细菌引起的肠道感染也可出现痢疾样症状，鉴别有赖于病原菌的培养检出。

（3）细菌性胃肠型食物中毒：因进食被沙门菌、金黄色葡萄球菌、副溶血弧菌、大肠埃希菌等病原菌或它们产生的毒素污染的食物引起。有进食同一食物集体发病病史，大便镜检通常白细胞不超过 5 个/高倍视野。确诊有赖于从可疑食物及病人呕吐物、粪便中检出同一细菌或毒素。

此外，急性菌痢还需与急性肠套叠及急性坏死出血性小肠炎相鉴别。

2. 中毒性菌痢的鉴别诊断

（1）休克型：其他细菌亦可引起感染性休克，故需与本型鉴别。血及大便培养检出不同致病菌有助于鉴别。

（2）脑型：流行性乙型脑炎（乙脑）也多发于夏秋季，且有高热、惊厥、昏迷，因此需与本型相鉴别。乙脑起病后进展相对较缓，循环衰竭少见，意识障碍及脑膜刺激征明显，脑脊液可有蛋白及白细胞增高，乙脑病毒特异性 IgM 阳性可资鉴别。

3. 慢性菌痢的鉴别诊断 慢性菌痢需与直肠结肠癌、慢性血吸虫病及非特异性溃疡性结肠炎等疾病相鉴别，特异性病原学检查、病理和结肠镜检可资鉴别。

【治疗】

（一）急性菌痢

1. 一般治疗 消化道隔离至临床症状消失，大便培养连续两次阴性。毒血症状重者必须卧床休息。饮食以流质易消化饮食为主，忌食生冷、油腻及刺激性食物，可给口服补液盐（ORS），必要时 ORS 和静脉输液同时应用，以保持水、电解质及酸碱平衡。

2. 病因治疗 细菌性痢疾可以是自限性的，轻型菌痢患者在充分休息、对症处理和医学观察的条件下可以不使用抗生素。对症状比较严重的患者，抗生素治疗可缩短病程、减轻病情和缩短排菌期。但近年志贺菌对各种抗菌药物的耐药性逐年增长，并呈多重耐药性，因此，对于抗菌药物的选择，应根据大便培养及药敏试验结果进行选择，避免无针对性地滥用，在一定地区内注意轮换用药。抗菌治疗的疗程一般为 3~5 天。常用药物包括以下几种：

（1）喹诺酮类药物：常作首选，但儿童、孕妇及哺乳期患者应慎用。常用环丙沙星，儿童每次 15mg/kg，成人每次 500mg，每日 2 次，或每次 1g，每日 1 次，疗程均为 3 天，口服用药。其他如左氧氟沙星、加替沙星等也可选用，不能口服者尚可静脉静滴。

（2）二线药物：主要为第三代头孢抗生素。匹美西林（pivmecillinam）：儿童每次20mg/kg，成人每次400mg，每日4次，疗程5天，口服给药；头孢曲松（ceftriaxone）：儿童与成人均为每次50～100mg/kg，每日1次，肌注或稀释后静脉点滴，疗程2～5天。也可用阿奇霉素（azithromycin），儿童每次6～20mg/kg，成人每次1～1.5g，每天1次，疗程1～5天，口服给药。

二线药物只有在志贺菌菌株对环丙沙星耐药时才考虑应用。给予有效抗菌治疗48小时内许多症状会得到改善，包括便次减少，便血、发热症状减轻，食欲好转。48小时无以上改善，则提示可能对此抗菌药物耐药。

（3）小檗碱：因其有减少肠道分泌的作用，故在使用抗菌药物时可同时使用，每次0.1～0.3g，每天3次，7天为一疗程。

3. 对症治疗　只要有水和电解质丢失，无论有无脱水表现，均应口服补液（ORS），补液量为丢失量加上生理需要量。只有对严重脱水者，才考虑静脉补液，然后尽快改为口服补液。高热者以物理降温为主，必要时适当使用退热药；毒血症状严重者，在强有力抗菌治疗基础上，可以给予小剂量肾上腺皮质激素；腹痛剧烈者可用颠茄片或阿托品。

（二）中毒性菌痢

中毒型菌痢病势凶险，应及时采取对症治疗为主的综合抢救治疗措施，如抗感染、降温镇静、纠正循环衰竭和防治呼吸衰竭等，力争早期治疗。

1. 对症治疗

（1）降温止惊：高热可引起惊厥而加重脑缺氧及脑水肿，故应积极给予物理降温，必要时给予退热药，将体温降至38.5℃以下；高热伴烦躁、惊厥者，可采用亚冬眠疗法，予氯丙嗪和异丙嗪各1～2mg/kg肌注；反复惊厥者可用地西泮、苯巴比妥钠肌注后再用水合氯醛灌肠。

（2）休克型：①迅速扩充血容量以纠正酸中毒。快速给予葡萄糖生理盐水、5%碳酸氢钠及低分子右旋糖酐等液体，补液量及成分视脱水情况而定，休克好转后则继续静脉输液维持。②本病主要为低排高阻型休克，改善微循环障碍可予抗胆碱类药物，如山莨菪碱成人每次20～60mg、儿童0.5～2mg/kg，每5～15分钟静脉注射1次，直至面色红润、肢体转暖、尿量增多及血压回升，然后减量渐停。如经上述治疗效果不佳，可改用酚妥拉明、多巴胺或间羟胺等，以改善重要脏器血流灌注。③保护心、脑、肾等重要脏器的功能。④短期内使用肾上腺皮质激素。⑤有早期DIC表现者可给予肝素抗凝等治疗。

（3）脑型：①改善脑水肿可给予20%甘露醇每次1～2g/kg快速静脉滴注，每4～6小时注射1次，以减轻脑水肿。应用血管活性药物以改善脑部微循环，同时给予肾上腺皮质激素有助于改善病情。②防治呼吸衰竭，保持呼吸道通畅，及时吸痰，给氧，如出现呼吸衰竭可使用呼吸兴奋剂，必要时应用人工呼吸机。

2. 抗菌治疗　药物选择基本与急性菌痢相同，但应先采用静脉给药，成人可用环丙沙星、左旋氧氟沙星等喹诺酮类或第三代头孢菌素类抗菌药物，儿童首选头孢曲松等第三代头孢菌素。

（三）慢性菌痢

由于慢性菌痢病情复杂，可采用全身与局部治疗相结合的原则。

1. 一般治疗 注意生活规律，进食易消化、吸收的食物，忌食生冷、油腻及刺激性食物，积极治疗可能并存的慢性消化道疾病或肠道寄生虫病。

2. 病原治疗 根据病原菌药敏试验结果选用有效抗菌药物，通常联用两种不同类型药物，疗程需适当延长，必要时可予多个疗程治疗。也可药物保留灌肠，选用 0.3% 小檗碱液、5% 大蒜素液或 2% 磺胺嘧啶银悬液等灌肠液任一种，每次 100～200ml，每晚 1 次，10～14天为一个疗程。灌肠液中添加小剂量肾上腺皮质激素可提高疗效。

3. 对症治疗 有肠道功能紊乱者可采用镇静或解痉药物。抗菌药物使用后，菌群失调引起的慢性腹泻可予微生态制剂。

【预防】

菌痢的预防应采用以切断传播途径为主的综合预防措施，同时做好传染源的管理。

（一）管理传染源

急、慢性病人和带菌者应隔离或定期进行访视管理，并给予彻底治疗，直至大便培养阴性。对餐饮人员、水源管理人员、托幼机构保教人员等行业人群中的病人，应立即调离原工作岗位，并给予彻底治疗。慢性菌痢病人和带菌者未治愈前一律不得从事上述行业的工作。

（二）切断传播途径

养成良好的卫生习惯，特别注意饮食和饮水卫生。

（三）保护易感人群

世界卫生组织报告，目前尚无获准生产的可有效预防志贺菌感染的疫苗。我国主要采用口服活菌苗，如 F2a 型"依链"株。活菌苗主要通过刺激肠道产生分泌型 IgA 及细胞免疫而获得免疫性，免疫期可维持 6～12 个月。对同型志贺菌保护率约为 80%，而对其他型别菌痢的流行可能无保护作用。

第六节 霍 乱

霍乱（cholera）是由霍乱弧菌（Vibrio cholerae）所致的烈性肠道传染病，被世界卫生组织（WHO）规定为必须实施国际卫生检疫的传染病之一，在我国传染病防治法中被列为甲类传染病。典型患者由于剧烈泻吐可致严重脱水、肌肉痉挛、低血钾、代谢性酸中毒甚至导致周围循环衰竭和急性肾衰竭等。

【病原学】

（一）抗原结构

霍乱弧菌有耐热的菌体（O）抗原和不耐热的鞭毛（H）抗原。H 抗原是霍乱弧菌共有的，O 抗原有群特异性和型特异性两种抗原，是霍乱弧菌分群和分型的基础。

（二）种群划分

目前 WHO 腹泻控制中心根据 O 抗原的特异性和致病性不同，将霍乱弧菌分为三群。

1. O$_1$群霍乱弧菌　包括古典生物型和埃尔托生物型，前者是 19 世纪第五次世界大流行时 Koch 从患者粪便中分离出来的弧菌。后者为 20 世纪初从埃及西奈半岛埃尔托检疫站发现的溶血弧菌。O$_1$群特异抗原有 A、B、C 三种，A 抗原与其他 B 或 C 抗原结合可分为三型，即异型 AB（小川型，Ogawa）、原型 AC（稻叶，Inaba）和中间型 ABC（彦岛，Hikojima）。B、C 抗原可以因弧菌的变异而互相转化。

2. 非 O$_1$群霍乱弧菌　本群弧菌的菌体（O）抗原不被 O$_1$群霍乱弧菌的多价血清所凝集，又称为不凝集弧菌。根据 O 抗原的不同，又分为 138 个血清型（即 O$_2$ ~ O$_{139}$）。其中一些弧菌能产生类霍乱肠毒素的毒素，而另一些则能产生类似大肠杆菌耐热肠毒素，因此本群少数血清型亦能引起胃肠炎。以往认为非 O$_1$群霍乱弧菌仅引起散发的胃肠炎性腹泻，不引起暴发流行，因此这群弧菌的感染不作霍乱处理。但 1992 年在印度和孟加拉等地暴发霍乱发现一种新的血清型，其菌群的弧菌后经证实不被 O$_1$群霍乱弧菌和 137 个非 O$_1$群霍乱弧菌诊断血清所凝集，Shimada 等将其命名为 O$_{139}$型霍乱弧菌，目前该命名已被 WHO 所认可，并要求将其引起的腹泻与 O$_1$群霍乱弧菌引起腹泻同等对待。

3. 不典型 O$_1$群霍乱弧菌　本群霍乱弧菌可被多价 O$_1$群血清所凝集，但在体内外均不产生肠毒素，因而没有致病性。

（三）染色和形态

霍乱弧菌为革兰染色阴性，菌体长 1.5 ~ 2.0μm，宽 0.3 ~ 0.4μm，呈弧形或逗点状，尾端有一根鞭毛，长度为菌体的 4 ~ 5 倍，运动活泼，在暗视野悬液中可见穿梭运动，粪便直接涂片检查可见弧菌纵列呈"鱼群"样。

（四）培养特性

霍乱弧菌属兼性厌氧菌，营养要求简单，在普通培养基上生长良好，在碱性环境中生长繁殖快，最适宜 pH 为 7.2 ~ 7.4，选择性培养基常用 pH 8.4 ~ 8.6，可抑制其他细菌生长。O$_1$群/O$_{139}$群霍乱弧菌繁殖速度快，在蛋白胨水中生长迅速。

（五）抵抗力

霍乱弧菌对干燥、日光、热、酸及一般消毒剂均敏感。经干燥 2 小时或加热 55℃ 10 分钟即可死亡，煮沸或 0.2% ~ 0.5% 过氧乙酸溶液可立即将其杀死，在正常胃酸中仅能生存 4 分钟，在未经处理的粪便中可存活数天。在自然环境中存活时间较长，在自来水、江、河、海中能生存 1 ~ 4 周，在藻类或甲壳类等生物中存活时间更长，当水中没有其他细菌存在时，霍乱弧菌的存活时间会延长。

【流行病学】

霍乱在人群中流行已达两个世纪。自从 1817 年，霍乱曾发生七次世界大流行，每次均波及我国。霍乱弧菌是在 1883 年第五次大流行时在病人粪便中发现的，目前认为第六次是由古典型霍乱弧菌所致，1961 年以来的第七次大流行则是由埃尔托型霍乱弧菌引起，它们均属于 O_1 群霍乱弧菌。尽管 1949 年以后古典生物型霍乱在我国被控制，但由于国际往来频繁，20 世纪 60 年代埃尔托生物型霍乱又传入我国，1992 年起新的血清型 O_{139} 霍乱弧菌引起的霍乱又波及世界各地，有形成第八次世界性流行的趋势，因此应引起我们的警惕和重视。

（一）传染源

患者和带菌者是霍乱的主要传染源。患者分为重、中、轻型，重、中型病人由于频繁的吐泻无疑是重要的传染源，轻型病人由于及时就诊的少，临床上极易误诊和漏诊，其作为传染源的流行病学意义更大。带菌者指无临床表现而粪便中排出霍乱弧菌的人，包括潜伏期带菌、恢复期带菌、健康带菌和慢性带菌。潜伏期带菌指病人出现症状之前大便排菌者；恢复期带菌指病人临床症状消失后 3 个月内带菌，一般不超过 1 周，持续 4 周以上者很少；慢性带菌为病后排菌超过 3 个月者，可持续数月至数年；健康带菌者指始终没有临床症状而排出霍乱弧菌者，一般不超过 1 周，少数可达 2 周。

（二）传播途径

本病主要通过水、食物、生活密切接触和苍蝇媒介而传播，其中以经水传播最为重要。患者的吐泻物和带菌者的粪便污染水源后易引起局部暴发流行。

（三）人群的易感性

人群对本病普遍易感。新疫区成人发病多，而老疫区儿童发病率高。病后可获一定的免疫力，有的也可再次感染。

（四）流行特征

1. 地区分布 印度素有"人类霍乱的故乡"之称，印度尼西亚的苏拉威西岛则是埃尔托生物型霍乱弧菌的疫源地，每次世界大流行都是从上述地区扩散而来。我国沿海一带如广东、广西、浙江、上海、江苏等地为多。

2. 季节分布 我国发病季节一般在 5～11 月，而流行高峰多在 7～10 月。

3. 流行形式 有暴发及迁延散发两种形式，前者常为经水或食物传播引起暴发流行，多见于新疫区，而后者多发生在老疫区。

4. 感染者年龄与性别 发病以成人为主，男性多于女性。

【发病机制与病理】

（一）发病机制

人体感染霍乱弧菌后是否发病，取决于机体免疫力和食入霍乱弧菌数量。胃酸在抵挡霍乱弧菌的侵入方面起主要作用，若曾进行胃大部切除或大量饮水、大量进食使胃酸分泌减少、浓度降低，或者食入霍乱弧菌数量超过 10^8～10^9 个，均可引起发病。

霍乱弧菌经胃到达肠道后，通过鞭毛运动、黏蛋白溶解酶、黏附素及细菌的化学趋化作用等，穿透肠黏膜上的黏液层，依其毒素协同菌毛（toxin coregulated pilus, TCP）和霍乱弧菌血凝素（HAS），黏附于小肠上段肠黏膜上皮细胞表面，并不侵入肠黏膜下层。霍乱弧菌在碱性环境中大量繁殖，并产生多种毒素，其中最主要的是霍乱肠毒素。霍乱肠毒素由一个 A 亚单位和五个 B 亚单位组成，当肠毒素与肠黏膜接触后，B 亚单位与肠黏膜上皮细胞上受体（神经节苷脂 GM_1）结合，介导 A 亚单位进入细胞，作用于腺苷酸环化酶（AC）使其活化，从而使环腺苷酸（cAMP）在细胞内浓度升高，刺激肠黏膜隐窝细胞过度分泌水、氯化物、碳酸盐，杯状细胞分泌黏液增多，并抑制肠对钠、氯离子的吸收，引起剧烈腹泻。

除肠毒素外，霍乱弧菌内毒素、酶类及其他代谢产物也有一定致病作用。

（二）病理

霍乱患者在临床上出现剧烈泻吐，致使血容量明显减少，血液浓缩，严重者出现周围循环衰竭、急性肾衰；由于剧烈泻吐，电解质丢失，出现低钾、低钠、低钙血症，肌肉痉挛；丢失大量碳酸氢盐加之组织缺氧进行无氧代谢产酸增多致代谢性酸中毒等。

【临床表现】

潜伏期一般 1~3 天，也有短至数小时，长达 7 天者。突然起病，古典生物型与 O_{139} 型霍乱弧菌所致者症状较重，埃尔托型引起的多为轻型或无症状。

（一）典型病例病程

1. 泻吐期 持续时间数小时到 3 天。儿童有时发热，成人常不发热。腹泻是这一时期的首发症状，多为无痛性，无里急后重感，开始含粪质，迅速变为黄色水样便或米泔水样便，无粪臭，少数病人肠道出血可为洗肉水样便或柏油样便，每天排便数次至数十次甚至是不计其数。腹泻后呕吐就会随之发生，一般呈喷射状，初为胃内容物，后为水样，严重者呈米泔水样，轻者无呕吐。

2. 脱水期 持续时间数小时至两三天。轻度脱水会引起口渴，皮肤弹性稍差。中度脱水皮肤弹性差，眼窝凹陷，血压下降，尿量减少。重度脱水则出现皮肤干皱，声音嘶哑，眼窝内陷，面颊深凹，眼裂增大，神志淡漠或不清的"霍乱面容"。如果严重失水，可出现循环衰竭，导致低血容量休克，主要症状是脉搏细弱，四肢厥冷，血压下降或不能测出，继而脑部因供血不足出现意识障碍，如烦躁、嗜睡、昏迷。脱水期还会出现电解质紊乱，导致肌肉痉挛、肌张力减弱、腱反射减弱、心律失常等症状。酸中毒可表现呼吸增快，出现 Kussmaul 大呼吸等。

3. 反应期或恢复期 随着脱水和电解质、酸碱平衡紊乱的纠正，大多数症状消失，逐渐恢复正常，部分病人有反应性低热，一般 38℃~39℃，持续 1~3 天自行消退。

（二）临床分型

按脱水程度、血压、脉搏及尿量分为四型。

1. 轻型 短期腹泻，每天数次，无典型米泔水样便，无明显脱水表现，血压脉搏正常，尿量略少，3~5 天后恢复。

2. 中型 吐泻次数多，每天 10~20 次，水样或米泔样便，脱水明显，脉搏细速，血压下降（收缩压 70~90mmHg），尿量甚少，一天 500ml 以下。

3. 重型 吐泻频繁，严重脱水，极度软弱或神志不清，脉搏细速或不能触及，血压下降或测不出，尿极少或无尿。

4. 暴发型 亦称干性霍乱，起病急骤，不待泻吐症状出现，即因循环衰竭而死亡。

【并发症与预后】

（一）并发症

1. 肾衰竭 由于休克得不到及时纠正和低血钾所引起，表现为尿量减少和氮质血症，严重者出现尿闭，可因尿毒症而死亡。

2. 急性肺水肿 代谢性酸中毒可导致肺循环高压，后者又因补充大量不含碱的盐水而加重。

3. 其他 如低钾综合征、心律不齐等。

（二）预后

感染霍乱弧菌的生物类型、临床表现轻重、治疗是否及时正确都影响霍乱的预后，通常年老体弱、幼儿及有并发症者预后较差，肾衰竭及循环衰竭者可致死。

【实验室检查】

（一）一般检查

1. 血液检查 红细胞、白细胞计数增高，血清钾、钠、氯和碳酸氢盐降低，血 pH 下降，尿素氮增加。治疗前细胞内钾离子外移，血清钾可在正常范围内，酸中毒纠正后，因钾离子移入细胞内而出现低钾血症。

2. 尿液检查 少数病人尿中可有蛋白、红细胞、白细胞及管型。

3. 粪便常规 镜检可见黏液和少许红、白细胞。

（二）病原菌检查

1. 粪便或早期培养物镜检 粪便或早期培养物涂片作革兰染色镜检，可见革兰阴性稍弯曲的弧菌。

2. 悬滴检查 将新鲜粪便做悬滴或暗视野显微镜检，可见运动活泼呈穿梭状的弧菌。

3. 制动试验 取病人的粪便增菌培养 6 小时左右的表层生长物，先做暗视野显微镜检，观察动力。如有穿梭样运动物时，则加入 O_1 群多价血清一滴，若是 O_1 群霍乱弧菌，由于抗原抗体作用凝集成块，弧菌运动停止。如细菌仍活动，应再用 O_{139} 群血清重做试验。

4. 增菌培养 所有怀疑霍乱患者的粪便，除做显微镜检外，均应做增菌培养。应在使用抗菌药物之前留取粪便，且尽快送到实验室做培养。增菌培养基一般用 pH 为 8.4 的碱性蛋白胨水，36℃ ~37℃培养 6 ~8 小时后表面能形成菌膜。此时应进一步做分离培养，并进行做动力观察和制动试验，这将有助于提高检出率和早期诊断。

5. 分离培养 常用庆大霉素琼脂平皿或碱性琼脂平板。前者为强选择性培养基，36℃ ~37℃培养 8 ~10 小时霍乱弧菌即可长成小菌落。后者则需培养 10 ~20 小时。选择可疑或典型菌落，应用霍乱弧菌 O 抗原的抗血清做玻片凝集试验，若阳性即可出报告。近年来国外亦有应用霍乱毒素基因的 DNA 探针做菌落杂交，可迅速鉴定出产毒 O_1 群霍乱弧菌。

6. PCR 检测　新近国外应用 PCR 技术来快速诊断霍乱。其中通过识别 PCR 产物中的霍乱弧菌毒素基因亚单位 Ctx A 和毒素协同菌毛基因（Tcp A）来区别霍乱菌株和非霍乱弧菌。然后根据 Tcp A 基因的不同 DNA 序列来区别古典生物型和埃尔托生物型霍乱弧菌。4 小时内可获结果，据称能检出每毫升碱性蛋白胨水中 10 个以下霍乱弧菌。

（三）血清学检查

感染霍乱弧菌后，人体能产生两种抗体，即抗菌抗体和抗肠毒素抗体。抗菌抗体中的抗凝集素抗体一般在发病第 5 天出现，1～3 周达高峰。抗凝集素抗体双份血清滴度升高 4 倍以上有诊断意义。

【诊断与鉴别诊断】

（一）诊断

霍乱流行期间，凡临床上发现有泻吐症状患者，应取粪便或呕吐物标本，尽快进行排除霍乱的细菌学检查。症状典型者可先按霍乱处理。

1. 确诊标准

（1）凡有腹泻、呕吐等症状，大便培养霍乱弧菌阳性者。

（2）霍乱流行期在疫区有典型霍乱症状而大便培养阴性无其他原因可查者，双份血清凝集素试验滴度 4 倍上升者可诊断。

（3）疫源检索中发现粪便培养阳性前 5 天内有腹泻表现者可诊断为轻型霍乱。

2. 疑似标准

（1）凡有典型霍乱症状的首发病例，在病原学检查未确诊前。

（2）霍乱流行期曾接触霍乱患者，有泻吐症状而无其他原因可查者。

（二）鉴别诊断

1. 与细菌性腹泻鉴别　细菌性腹泻一般由非 O_1 群弧菌和产生肠毒素的大肠杆菌（ETEC）引起。前者病人腹泻多伴剧烈腹痛和发热，1/4 病人粪便呈血性；大肠杆菌引起的腹泻一般病程较短。两者与霍乱的鉴别有赖于病原学检查。

2. 与细菌性痢疾鉴别　如果患者的粪便呈洗肉水样或痢疾样，则需与细菌性痢疾鉴别，后者多伴腹痛和里急后重，粪便量少，呈脓血样。

3. 与急性砷中毒相鉴别　急性砷中毒以急性胃肠炎为主要表现，粪便为黄色或灰白水样，常带血，严重者尿量减少甚至尿闭及循环衰竭等。检查粪便或呕吐物中砷含量可明确诊断。

4. 与各种细菌性食物中毒相鉴别　金黄色葡萄球菌、变形杆菌、蜡样芽孢杆菌及副溶血弧菌引起的食物中毒起病急，常集体发病，先吐后泻，排便前有阵发性腹痛，粪便常为黄色水样，偶带脓血。

【治疗】

（一）补液疗法

1. 静脉补液 基本原则是早期、快速、足量、先盐后糖、先快后慢、纠酸补钙、见尿补钾。

一般入院后最初 2 小时应快速输液以纠正低血容量休克与酸中毒，轻度脱水 24 小时输液量应为 2 000～4 000ml，先输入生理盐水或平衡盐液，后输葡萄糖溶液。中度脱水 24 小时输液量 4 000～8 000ml，先快速滴入生理盐水或平衡盐液，血压恢复正常后酌情减速，改为 3∶2∶1 液体（5% 葡萄糖溶液 3 份，生理盐水 2 份，11.2% 乳酸钠或 1.4% 碳酸氢钠溶液 1 份）静脉滴入。重度脱水 24 小时输液量 8 000～12 000ml，先用生理盐水或平衡盐液，快速、足量补液是关键，但应同时注意观察颈静脉充盈情况，肺部反复听诊，避免肺水肿的发生，血压正常后改用 3∶2∶1 液。

碳酸氢钠的补充能迅速纠正酸中毒，也是治疗成功的重要条件，乳酸盐和醋酸盐可代替碳酸氢钠。在补液、纠酸的同时，也应重视钾盐的补充，可由静脉或口服给予，静脉补液 500ml 加 10% 氯化钾液 10～15ml。

2. 口服补液 配方可按每 1 000ml 水内加葡萄糖 20g、氯化钠 3.5g、碳酸氢钠 2.5g 和氯化钾 1.5g。急性霍乱病人口服氯化钠溶液不易吸收，但可以吸收葡萄糖，葡萄糖的吸收又可促进钾、钠、碳酸氢盐和水分的吸收，因此对轻症或中度病人可以仅给予口服补液治疗。因其使用方便，效果好，价格低，世界卫生组织推荐使用口服补液，特别是在发展中国家更为适用。口服补液量为：在第一个 6 小时成人每小时约 700ml，儿童每小时 250ml，以后每 6 小时口服量为前一个 6 小时出液量的 1.5 倍。

（二）抗菌治疗

抗菌药物的应用可明显地使腹泻时间缩短，减少腹泻次数，缩短排菌时间。但抗菌药物不能代替补液治疗，只能作为辅助治疗措施之一。

环丙沙星，成人每次 250～500mg，每天 2 次口服，也可静滴 200mg，每天 2 次；或口服诺氟沙星 200mg，每天 3 次，连用 3 天。四环素，成人每 6 小时口服 0.5g，儿童每 6 小时口服 12.5mg/kg，连服 4 天。由于霍乱弧菌已有部分对四环素耐药，可用多西环素（强力霉素），成人每天 200mg，小儿每天 6mg/kg，分 2 次口服，疗效与四环素相仿。磺胺类药物复方新诺明每次 2 片，每天 2 次，疗程 3～4 天。红霉素、氨苄西林、氯霉素等也可应用。

（三）对症治疗

频繁呕吐可给阿托品 0.5mg 皮下注射或甲氧氯普胺 10mg 肌肉注射；肌肉痉挛可静脉缓注 10% 葡萄糖酸钙，并配合热敷、按摩；周围循环衰竭在大量补液、纠正酸中毒后，血压仍不回升者，可用间羟胺或多巴胺。尿毒症者应严格控制液体入量，禁止蛋白质饮食，加强口腔及皮肤护理，必要时透析治疗。补液 12 小时后仍剧烈腹泻且中毒症状严重者，可酌情给予地塞米松静脉滴注。高热者可给予物理降温或药物降温。

（四）中医药治疗

中医分寒、热霍乱辨证论治。寒湿困脾证用藿香正气散，中焦湿热证用燃照汤或蚕矢汤，亡阴证用生脉散，亡阳证用四逆加人参汤。

【预防】

（一）管理传染源

设置肠道门诊，及时发现病人，按甲类传染病进行隔离，待临床症状消失后 6 天，粪便隔日培养 1 次，连续 3 次阴性，可解除隔离出院。慢性带菌者粪便连续 7 次培养阴性，胆汁培养每周 1 次，连续 2 次阴性，可解除隔离。

（二）切断传播途径

加强卫生宣传，加强饮水消毒和食品管理，处理好粪便，消灭苍蝇，养成良好的卫生习惯。

（三）保护易感人群

积极锻炼身体，提高抗病能力。霍乱疫苗预防接种效果不理想，以往全菌死疫苗或合用类毒素疫苗免疫人群，保护率低，保护时间短，且不能防止隐性感染和带菌状态，目前已不提倡使用。WHO 曾于 1999 年推荐在霍乱高危地区口服 B 亚单位 – 全菌体疫苗（BS – WC）。理想的口服疫苗正在研制中。

第七节　细菌性食物中毒

细菌性食物中毒（bacterial food poisoning）是指由于进食被细菌或细菌毒素污染的食物而引起的急性感染中毒性疾病。是否发病以及病情的轻重与是否进食过污染食物和进食污染食物量明显相关。根据临床表现特征，可分为胃肠型和神经型两大类。

I　胃肠型食物中毒

胃肠型食物中毒多发生于夏秋季，常集体发病，潜伏期短，以恶心、呕吐、腹痛、腹泻等急性胃肠炎症状为主要表现。

【病原学】

引起胃肠型食物中毒的细菌常见的有以下几种：

（一）金黄色葡萄球菌

革兰阳性菌，在乳类、肉类中极易繁殖，在剩饭菜中亦易生长。此菌污染食物后，在 37℃ 经 6～12 小时繁殖而产生肠毒素（外毒素）。此毒素对热的抵抗力很强，经加热煮沸 30 分钟仍能致病。多因带菌人员的手污染食物，细菌在食物上大量繁殖并产生毒素，人进食后引起中毒。

（二）蜡样芽孢杆菌

革兰阳性粗大芽孢杆菌，在自然界分布较广，污水、垃圾、土壤、人和动物的粪便、昆虫以及食品等均可检出。芽孢体外抵抗力极强，能在110℃存活1~4天，能分泌强烈的外毒素。致病食物由于存放较久或加热不足，细菌大量繁殖，产生毒素引起中毒。

（三）沙门菌属

革兰阴性杆菌，广泛存在于各种家畜、家禽、飞鸟、鼠类的肠道和内脏中。在水和土壤中能存活数月，粪便中能存活1~2个月，在冰冻土壤中能越冬，在适宜温度条件下（22℃~30℃）可大量繁殖，60℃10~20分钟即被灭活。细菌由粪便排出，水、蔬菜、肉类、蛋品、乳类等容易受污染，人进食未煮熟的被污染的食物后受感染而可能发病。

（四）副溶血性弧菌

革兰阴性杆菌，嗜盐生长，广泛存在于海水中，带鱼、黄鱼、乌贼、梭子蟹等海产品带菌率极高。在海水中能存活47天以上，在抹布和砧板上能生存1个月以上。对酸敏感，食醋中3分钟即死亡，56℃5~10分钟、90℃1分钟可被灭活。

（五）大肠埃希菌

大肠埃希菌（大肠杆菌）为革兰阴性杆菌，在15℃~46℃均能生长，最适宜温度为37℃，在水中可存活数周至数月，在冰箱中可长期生存。对酸有较强抵抗力，对高温和化学消毒剂敏感，75℃以上1分钟死亡。大肠埃希菌为肠道正常存在的菌群，多不致病，但某些类型的大肠埃希菌可引起食物源性疾病。主要有致病性大肠埃希菌（EPEC）、产肠毒素大肠埃希菌（ETEC）、侵袭性大肠埃希菌（EIEC）和肠出血大肠埃希菌（EHEC）、肠集聚型大肠埃希菌（EAEC）。近年来造成美国、日本等许多国家暴发流行的出血性结肠炎主要为EHEC O_{157}：H_7所致。

【流行病学】

（一）传染源
被各种致病菌感染的动物和人。

（二）传播途径
通过进食被细菌或细菌毒素污染的食物而传播。

（三）人群的易感性
人群普遍易感，并可反复感染发病。

（四）流行特征
易发生于气温较高、有利于细菌在食物中大量繁殖的夏秋季。病例可散发，亦可集体发病。常因食物不新鲜、食物保存与烹调不当而引起。各年龄组均可发病。

【发病机制与病理】

（一）发病机制

病原菌在污染的食物中繁殖，产生肠毒素，或菌体裂解释放出内毒素。病原菌及其产生的毒素随食物进入人体。细菌在肠道内繁殖，侵袭肠黏膜上皮细胞及黏膜下层，引起黏膜充血、水肿、上皮细胞变性、坏死、脱落并形成溃疡，大便可见黏液和脓血。肠毒素引起分泌性和（或）吸收障碍性腹泻。内毒素引起发热、胃肠黏膜炎症、消化道蠕动加快，促进呕吐、腹泻的发生。由于发病后吐泻症状明显，细菌和毒素大多被迅速排出体外，故较少引起败血症或严重的毒血症。食入被细菌和毒素污染的食物后发病与否及病情轻重与摄入食物被细菌和毒素污染的程度、进食量的多少及人体抵抗力强弱有关。

沙门菌等食物中毒者，细菌在肠道繁殖，向外排菌，具有传染性，而且患者有感染表现，属于感染性食物中毒。金黄色葡萄球菌等食物中毒者则主要是由细菌的肠毒素致病，属于毒素性食物中毒。

（二）病理

重症病例见到胃、肠黏膜充血、水肿，上皮细胞变性、坏死、脱落并形成溃疡。

【临床表现】

潜伏期短，多于进食后数小时发病，一般金黄色葡萄球菌为 1~5 小时，蜡样芽孢杆菌 1~2 小时，沙门菌 4~24 小时，副溶血弧菌 6~12 小时，大肠埃希菌 2~20 小时，超过 72 小时的病例基本排除食物中毒。

各种细菌所致胃肠型食物中毒临床表现大致相似。起病急，以恶心、呕吐、腹痛、腹泻等急性胃肠炎症状为主要表现。呕吐多为进食之食物。金黄色葡萄球菌和蜡样芽孢杆菌所致者呕吐剧烈，呕吐物有胆汁，或带血和黏液。腹痛以中、上腹部持续或阵发性绞痛多见。腹泻轻重程度不一，每天数次至数十次，多为黄色稀水便或黏液便。鼠伤寒沙门菌所致腹泻呈水样或糊状便，有腥臭味，也可见脓血便。部分副溶血弧菌所致病例呈血水样便。肠出血性大肠埃希菌所致严重病例，感染 1 周后可合并溶血性尿毒综合征、血栓性血小板减少性紫癜、脑神经障碍等。腹泻严重者可导致脱水、酸中毒甚至休克。多有中、上腹轻度压痛，肠鸣音亢进。畏寒、发热、头痛、乏力等全身感染中毒症状，可见于感染中毒性食物中毒者。

一般病程短，恢复快，多在 1~3 天恢复。金黄色葡萄球菌所致者病程数小时至 2 天，沙门菌引起者一般 3~5 天，偶可达 1~2 周之久。

【实验室检查与其他检查】

（一）血象

金黄色葡萄球菌和副溶血弧菌引起者，血白细胞总数及中性粒细胞比例增高。沙门菌感染者血白细胞数多在正常范围内。

（二）粪便检查

镜检一般可见少数红细胞及少量白细胞，血性黏液便可见到大量红细胞及白细胞。

（三）细菌培养

将患者的呕吐、排泄物以及进食的可疑食物做细菌培养，如能获得相同病原菌有利于确诊。

（四）动物实验

疑似金黄色葡萄球菌食物中毒者，可进行动物实验观察，以确定耐热葡萄球菌肠毒素的存在。

（五）分子生物学检查

采用特异性核酸探针进行核酸杂交和特异性引物进行聚合酶链反应以检查病原菌，同时可做分型。

【诊断与鉴别诊断】

（一）诊断

1. 流行病学资料 有进食变质食物、未煮熟的肉类、蛋制品、海产品、腌制食品等食物史。共餐者在短期内集体发病，有重要参考诊断价值。

2. 临床表现 起病急，主要为恶心、呕吐、腹痛、腹泻等急性胃肠炎症状，可有畏寒、发热、头痛、乏力等全身感染中毒症状。病程较短，恢复较快。

3. 实验室检查与其他检查 血白细胞正常或增高，大便镜检可见红细胞及白细胞，呕吐、排泄物以及进食的可疑食物细菌培养获得相同病原菌者有利于确诊。动物实验帮助确定细菌肠毒素的存在。聚合酶链反应帮助确定病原菌及其分型。

（二）鉴别诊断

1. 生物和化学性食物中毒 毒蕈、河豚、发芽的马铃薯等生物性食物中毒和砷、有机磷农药等化学性食物中毒者，有进食这类毒物史，除胃肠道症状外，有神经系统与肝肾功能损害的表现，可疑的食物及吐泻物可以检出相应的毒物。

2. 急性细菌性痢疾 恶心、呕吐少见，腹泻为黏液脓血便，每次量少，粪质少，里急后重感明显。大便培养有痢疾杆菌生长。

3. 霍乱 常先泻后吐，吐泻严重，大便呈米泔水样，常有明显的脱水、酸中毒及周围循环衰竭。大便镜检及培养可检到霍乱弧菌。

此外还应与病毒性胃肠炎、急性坏死性肠炎等鉴别。

【治疗】

对症支持治疗为主，重症者辅以病原治疗。

（一）一般治疗

卧床休息。沙门菌食物中毒应床边隔离。进食流质或半流质饮食，重者禁食。

（二）对症治疗

呕吐、腹痛明显者，可口服丙胺太林，亦可皮下注射阿托品或山莨菪碱。能进食者应给予口服补液盐。剧烈呕吐或腹泻严重者，应给予葡萄糖生理盐水静脉滴注。出现酸中毒者酌情补充5%碳酸氢钠注射液或11.2%乳酸钠溶液。脱水严重，甚至休克者，应积极补充液体，维持水、电解质平衡，予抗休克处理。

（三）病原治疗

由于病原菌或肠毒素多于短期内随吐泻物排出体外，病程较短，一般可不用抗菌药物。病重患者，可按不同的病原菌选用抗菌药物。如沙门菌、副溶血弧菌等可选用喹诺酮类抗菌药物。

【预防】

（一）管理传染源

加强对禽畜的宰前检疫。一旦发生可疑食物中毒，应立即报告当地卫生防疫部门，及时进行调查、分析，采取防疫措施，及早控制疫情。

（二）切断传播途径

搞好饮食卫生，食品制作人员要定期体检，食品制作要符合卫生条件，生食与熟食分开存放，防止食物污染，禁止出售变质食品。

（三）保护易感人群

勿吃剩饭剩肉，不吃腐败、变质或未煮熟的肉类食物，不食用病死禽畜。

Ⅱ　神经型食物中毒

神经型食物中毒又称肉毒中毒，是因进食含有肉毒杆菌外毒素的食物而引起的中毒性疾病。临床上以中枢神经系统症状，如眼肌及咽肌瘫痪为主要表现。如抢救不及时，病死率较高。

【病原学】

肉毒杆菌（亦称腊肠杆菌），属革兰阳性厌氧梭状芽孢杆菌，广泛存在于自然界，以芽孢形式存在于土壤、海水及猪、牛、羊粪便中，可附着在蔬菜、水果上，极易污染食物。芽孢体抵抗力极强，沸水中可存活5~22小时。高压蒸汽121℃30分钟才可灭活，5%苯酚、20%甲醛24小时才能将其杀灭。肉毒杆菌有8种血清型，对人致病者以A、B、E型为主，各型均能产生一种剧毒的嗜神经外毒素——肉毒素，对人的致死量仅为0.01mg左右。肉毒素无色、无臭、无味，不易察觉，对胃酸有抵抗力，但在碱性溶液中易被破坏，不甚耐热，80℃30分钟或煮沸10分钟即被破坏。腊肠、火腿、罐头或瓶装食物被肉毒杆菌污染后，在缺氧的环境下，细菌大量繁殖并产生肉毒素，进食了含有这种肉毒素的食物后即可发生中毒。

【流行病学】

（一）传染源

引起肉毒中毒的食品主要为变质的牛、羊、猪肉类，发酵的豆、麦制品和罐头食品。

（二）传播途径

主要通过进食被肉毒杆菌外毒素污染的食物传播，如腊肉、腌肉及罐头食品。

（三）易感人群

人群普遍易感。患者无传染性，亦不产生病后免疫力，可反复感染发病。

（四）流行特征

病例可散发，亦可集体发病。一年四季、各年龄段均可发病。易发生于喜欢食用腊肉、腌肉及罐头食品者，或在卫生条件不好的食堂、小餐饮店就餐者，家庭中易发生于喜欢吃剩肉剩菜者。

【发病机制与病理】

（一）发病机制

肉毒素随污染的食物进入人体后，胃酸及消化酶均不能将其破坏。毒素经肠道吸收进入血液循环，作用于脑神经核、肌肉接头处及自主神经末梢，抑制神经递质乙酰胆碱的释放，使肌肉收缩运动障碍而发生软瘫。

（二）病理

脑及脑膜显著充血、水肿，广泛的点状出血和小血栓形成。镜下可见神经节细胞变性，脑神经水肿。

【临床表现】

潜伏期多为 12～36 小时，最短 2 小时，最长可达 10 天。潜伏期越短，病情越重。

临床表现轻重不一，轻者仅有轻微不适，重者可于 24 小时内死亡。

起病突然，病初为头痛、头昏、眩晕、乏力、恶心、呕吐等，继而视力模糊、复视、眼睑下垂、瞳孔散大，对光反射迟钝。重症者咀嚼、吞咽、发音等困难，甚至呼吸困难。患者一般不发热，肢体瘫痪较少见，可有便秘、尿潴留、唾液和泪液减少，深腱反射减弱或消失，无病理反射，感觉正常，意识清楚。一般病例可于 4～10 天内逐渐恢复，重症患者可在 2～3 天内因呼吸中枢麻痹而死亡。

婴儿中毒，首发症状为便秘、拒奶，随后很快出现颅神经麻痹，病情迅速进展，很快因中枢性呼吸衰竭死亡，是婴儿猝死综合征的原因之一。

【实验室检查与其他检查】

（一）细菌培养

把可疑食物、呕吐或排泄物煮沸 20 分钟后，做厌氧培养，可检出肉毒杆菌。

（二）毒素检查

1. 动物实验　将可疑食物、呕吐或排泄物浸出液饲喂动物，或作小鼠腹腔内注射，同时设对照组。如实验组动物肢体麻痹死亡，而对照组无此现象，则本病的诊断可成立。

2. 中和试验　将各型抗毒素血清 0.5ml 注射小鼠腹腔内，随后接种检查标本 0.5ml，同时设对照组，从而判断毒素有无并做型别鉴定。

3. 禽眼睑接种试验　将含有毒素的浸出液 0.1～0.3ml 注入家禽眼内角下方眼睑皮下，出现眼睑闭合，或出现麻痹性瘫痪和呼吸困难，经数十分钟至数小时家禽死亡，可作快速诊断。

【诊断与鉴别诊断】

（一）诊断

1. 流行病学资料　有进食可疑食物，特别是火腿、腊肠、罐头等食品史。同餐者可集体发病。

2. 临床表现　有特殊的典型神经系统症状与体征，如复视、斜视、眼睑下垂、吞咽及发音困难、呼吸困难等。

3. 实验室检查与其他检查　确诊可用动物实验检查可疑食物或呕吐、排泄物中的肉毒毒素，亦可用可疑食物或呕吐、排泄物进行厌氧培养病原菌。

（二）鉴别诊断

应与河豚、毒蕈所致食物中毒及脊髓灰质炎、流行性乙型脑炎、急性多发性神经根炎等相鉴别。

【治疗】

（一）抗毒素治疗

抗毒素血清对本病有特效，故应及早应用，以尽快缓解病情。早期用多价抗毒素血清，在起病后 24 小时内或瘫痪发生前注射最为有效。经过敏试验无过敏反应者（过敏者先行脱敏处理），静脉或肌肉注射 5 万～10 万 U，必要时 6 小时后重复给予同样剂量 1 次。如已知毒素类型，可用单价抗毒素血清，每次 1 万～2 万 U。

（二）一般及对症治疗

卧床休息，加强监护，密切观察病情变化。肉毒素在碱性溶液中易被破坏，因此，应尽早用 5% 碳酸氢钠或 1:4 000 高锰酸钾溶液洗胃及灌肠。没有肠麻痹者，可服导泻剂或灌肠以清除未吸收的毒素，但不能用镁剂。吞咽困难者宜用鼻饲及输液补充营养及水分。呼吸困难者应予吸氧，并及早气管插管，给予人工辅助呼吸，注意预防肺部感染。继发肺炎时给予抗菌药物治疗。盐酸胍啶有促进周围神经释放乙酰胆碱作用，对神经瘫痪和呼吸功能有改进作用，可经鼻饲给予，每天 15 ~ 50mg/kg，但可出现胃肠反应、麻木感、肌痉挛、心律不齐等，应注意。为防止肉毒杆菌在肠道内繁殖产生毒素，可用青霉素杀灭肠道内肉毒杆菌。

【预防】

（一）管理传染源

一旦发生可疑食物中毒，应立即报告当地卫生防疫部门，及时进行调查、分析，采取防疫措施，及早控制疫情。

（二）切断传播途径

与胃肠型食物中毒相同。尤应注意罐头食品、火腿、腌腊食品、发酵豆的卫生检查。

（三）保护易感人群

如果进食的食物已证明有肉毒杆菌或其外毒素存在，或同进食者已发生肉毒中毒时，未发病者应立即注射多价抗毒血清 1 000 ~ 2 000U，以防止发病。

第八节　流行性脑脊髓膜炎

流行性脑脊髓膜炎（epidemic cerebrospinal meningitis），简称流脑，是由脑膜炎奈瑟菌（Neisseria meningitidis）引起的，以突发高热、头痛、呕吐、皮肤黏膜瘀点和脑膜刺激征为其主要临床表现的一种急性化脓性脑膜炎。本病经呼吸道传播，冬春季多见，全球分布，呈散发或流行，儿童发病率高。

【病原学】

脑膜炎奈瑟菌属奈瑟菌属，革兰染色阴性，呈肾形，多成对排列或四个相连，有荚膜，无芽孢。依据表面特异性荚膜多糖抗原的不同，目前将本菌分为 A、B、C、D、X、Y、Z、29E、W135、H、I、K、L 共 13 个菌群，其中以 A、B、C 三群最常见（占 90%）。在我国长期流行菌群为 A 群，B 群和 C 群散发，但随着 A 群菌苗的广泛预防接种，近年 B 群在有些地区有上升趋势，C 群流行也增多。

该菌仅存在于人体，可从带菌者鼻咽部及患者的血液、脑脊液、皮肤瘀点中检出，专性需氧，对营养要求较高，通常用血液琼脂或巧克力琼脂作分离培养，在 37℃ 和 pH 为 7.4 ~ 7.6 的条件下生长最佳。细菌裂解后可释放内毒素，其具有强烈致病性，是重要的致病因子。

该菌在体外能形成自溶酶，易死亡，对寒冷、干燥、阳光、紫外线及一般消毒剂均敏感。

【流行病学】

（一）传染源

传染源是患者和带菌者。患者易于被发现和隔离，治疗后很快丧失传染性。带菌者不易被发现，人群中带菌者一旦超过 20% 就有发生流行的可能。

（二）传播途径

病原菌主要通过咳嗽、喷嚏、说话等由飞沫借空气经呼吸道传播。因病原菌在体外的生活能力极弱，间接传播机会很少，但密切接触，如同睡、怀抱、喂乳、接吻等对 2 岁以下婴幼儿亦可传播本病。

（三）人群易感性

人群普遍易感，但新生儿有来自母体的特异性抗体，成人则从多次流行过程隐性感染获得免疫，故发病以 15 岁以下少年儿童多见，尤以 6 个月至 2 岁的婴幼儿高发。人群感染后 60%~70% 呈无症状带菌者，仅少数出现轻微上呼吸道症状或皮肤瘀点，绝大多数不治而愈，发病者仅占 1%。感染后对同种菌群可获持久免疫力，非同种菌群间有一定交叉免疫，但缺乏持久性。

（四）流行特征

本病遍及全世界，我国各地区均有病例发生。本病全年散发，但以冬春季高发，一般发病集中在 11 月到来年 5 月，3、4 月份为高峰。本病有周期性流行特点，每隔 10 年左右可有一次较大流行。大城市发病分散，以 2 岁以下幼儿发病率最高；中小城市则以 2~4 岁或 5~9 岁年龄组为最高；而偏僻山区一旦传染源介入，常引起点暴发流行，15 岁以上发病者可占总发病人数的一半以上，且一户 2 人或 2 人以上发病者亦不少。

【发病机制与病理】

（一）发病机制

病原菌自鼻咽部侵入人体，若人体免疫力强，则病原菌可迅速被清除。若人体免疫力弱则成为无症状带菌者。若人体免疫力弱且菌株毒力强、数量多，病原菌则自鼻咽部侵入血流，形成短暂菌血症，此时可无明显症状，或仅有轻微症状而后可自愈。但有少数人因缺乏特异性抗体，细菌侵入血管内皮细胞大量繁殖并释放内毒素而发展为败血症。

败血症期间，内毒素是重要的致病因素。内毒素通过刺激内皮细胞、吞噬细胞等释放大量细胞因子，作用于小血管和毛细血管，导致血管痉挛、内皮细胞损伤，不仅可以引起局部出血、坏死、细胞浸润及栓塞，临床出现皮肤黏膜瘀斑、瘀点，还可致微循环障碍，有效循环血量减少，引起感染性休克。严重败血症时，全身广泛性血管内皮细胞损伤，凝血系统启动，凝血因子大量消耗，引发 DIC 和继发纤溶亢进，可加重微循环障碍、出血及休克，甚至可导致内脏广泛出血，造成多脏器功能衰竭。

病原菌随血流一旦突破血脑屏障，进入脑脊液，释放内毒素，即引起脑膜和脑脊髓膜化脓性炎症，严重者还可延及脑实质，引起颅内压增高，导致头痛、惊厥、昏迷等临床表现。严重脑水肿时脑疝形成，患者可因呼吸衰竭而迅速死亡。

（二）病理

败血症期，主要病变为血管内皮损害，血管壁炎症、坏死和血栓形成及血管周围出血。皮肤、皮下组织、黏膜和浆膜等可出现局灶性出血，肺、心、胃肠道和肾上腺亦可有广泛出血。

脑膜炎期的病变以软脑膜为主。早期主要以血管充血、少量浆液性渗出及局灶性小出血多见，进一步发展则大量纤维蛋白、中性粒细胞及血浆外渗，脑脊液混浊呈化脓性改变。颅底由于化脓性炎症的直接侵袭和炎症后粘连，可引起视神经、展神经、动眼神经、面神经、听神经等颅神经损害。

暴发型脑膜炎病变主要在脑实质，脑细胞有明显充血和水肿，颅内压明显增高者易形成枕骨大孔疝和天幕裂孔疝。

少数慢性患者由于脑室孔阻塞和脑脊液循环障碍而发生脑积水。

【临床表现】

潜伏期 1~10 天，一般为 2~3 天。

（一）普通型

此型约占全部发病病例的 90%。按病情发展，临床表现大致可分为三个阶段。

1. 前驱期（上呼吸道感染期） 此期多数患者无症状，少数患者有低热、咽痛、轻咳、鼻咽分泌物增多等上呼吸道感染症状。

2. 败血症期 患者于前驱期后，突发寒战、高热、头痛、呕吐、全身乏力、肌肉酸痛、食欲不振及精神萎靡等毒血症症状。幼儿则见哭闹拒乳、烦躁不安、皮肤感觉过敏及惊厥等。此期重要的体征是皮疹，约 70% 左右的患者可有皮肤黏膜的瘀点、瘀斑。病情严重者瘀点、瘀斑可迅速扩大，甚至可因血栓形成而发生皮肤大片坏死。此外，约有 10% 患者可出现唇周及其他部位单纯疱疹，少数患者伴脾脏肿大，关节疼痛。多数患者于 1~2 天内发展为脑膜炎。

3. 脑膜炎期 此期患者高热及毒血症持续，但中枢神经系统症状加重。患者头痛欲裂，呕吐频繁，血压增高，脉搏减慢，烦躁或谵妄，并出现颈项强直、角弓反张、克氏征及布氏征阳性等脑膜刺激征，严重者可出现呼吸或循环衰竭。婴儿除高热、烦躁、啼哭不安外，惊厥、腹泻及咳嗽较成人为多见，而脑膜刺激征则可缺如，若前囟隆起有助诊断。此期持续 2~5 天。

4. 恢复期 此期患者体温渐降至正常，意识恢复，症状好转，瘀斑、瘀点消失，神经系统检查正常，1~3 周痊愈。

（二）暴发型

此型儿童高发，病势凶险，死亡率高，如不及时抢救常于 24 小时内危及生命。

1. 休克型 急骤起病，寒战高热，头痛呕吐，精神萎靡，常于短期内出现遍及全身的瘀点、瘀斑，且迅速扩大融合成片伴中央坏死。继后出现面色苍灰，唇指发绀，皮肤花斑，肢端厥冷，呼吸急促，尿量减少，脉搏细速，血压下降等急性循环衰竭的症状。脑膜刺激征大多缺如，脑脊液大多澄清，细胞数正常或轻度增加，血培养多为阳性。

2. 脑膜脑炎型　此型主要以中枢神经系统症状为主。患者除高热、剧烈头痛、喷射样呕吐外，意识障碍加深且迅速陷入昏迷，频繁惊厥，有阳性锥体束征及两侧反射不等，血压可持续升高，视盘可见水肿，严重者可发生脑疝而致呼吸衰竭。

3. 混合型　此型兼有上述两型的临床表现，常同时或先后出现，是本病最严重的一型，死亡率很高。

（三）轻型

多发生于本病流行后期。病变轻微，热势不高，可有轻度头痛、咽痛等上呼吸道症状，皮肤黏膜可见少数出血点。脑脊液无明显变化，咽拭子培养病原菌常可阳性。

（四）慢性败血症型

此型极少见，主要见于成人，病程迁延较久。患者常有间歇发冷、发热，每次发热历时约 12 小时后消退，相隔数天后又有发作。在发作时可见皮肤瘀点及成批出现的皮疹，并可伴有关节疼痛、脾肿大等。诊断主要依据发热期反复多次的血培养阳性。

【并发症与预后】

（一）并发症

主要包括继发感染以及化脓性迁徙性病变，例如化脓性关节炎、全眼炎、中耳炎、肺炎、心包炎、心内膜炎、睾丸炎等。

（二）预后

本病普通型及早使用抗菌药物，大多预后良好。但暴发型、婴幼儿、高龄患者或反复惊厥、持续昏迷者预后较差。极少数会留下后遗症，如耳聋、失明、动眼肌麻痹、瘫痪、精神异常、脑积水等。

【实验室检查】

（一）血象

白细胞明显增加，一般在 $20 \times 10^9/L$ 左右，高者可达 $40 \times 10^9/L$ 或以上，中性粒细胞比例在 $80\% \sim 90\%$。

（二）脑脊液检查

典型脑膜炎期，脑脊液外观混浊，白细胞明显增高，常在 $1.0 \times 10^9/L$ 以上，蛋白质增高，而糖及氯化物明显降低。但流脑初期或经抗菌药物治疗后，脑脊液改变可以不典型。

（三）细菌学检查

1. 涂片检查　包括皮肤瘀点和脑脊液涂片检查。刺破皮肤瘀点挤出少量组织液或脑脊液沉淀涂片，革兰染色后查找病原体，阳性率可达 $60\% \sim 80\%$，因此为早期诊断本病的重要方法。

2. 细菌培养 取患者血液、脑脊液、骨髓等作病原菌培养，阳性者可确诊。但细菌培养受多种因素影响，阳性率不高。

（四）免疫血清学检查

1. 特异性抗原检测 应用对流免疫电泳法、乳胶凝集试验、酶联免疫吸附试验、金黄色葡萄球菌 A 蛋白协同凝集反应、放射免疫法等，检测血、脑脊液中的脑膜炎奈瑟菌抗原，具有普遍较细菌培养阳性率为高的早期诊断意义和灵敏、特异、简捷等优点。

2. 特异性抗体检测 应用间接血凝法、杀菌抗体测定等。如恢复期血清效价大于急性期 4 倍以上，则有诊断价值，阳性率可达 70%。但因抗体多在发病 1 周后才开始升高，故无早期诊断价值。

（五）分子生物学检查

应用 PCR 技术检测血清和脑脊液中脑膜炎奈瑟菌 DNA，可不受抗菌药物治疗的影响，从不同标本中的极少量细菌做出检测诊断。但 PCR 方法对抑制因子、污染、实验条件的影响比较灵敏。

【诊断与鉴别诊断】

（一）诊断

1. 流行病学资料 冬春季节，当地有本病发生或流行，或有与患者的密切接触史，应警惕本病。

2. 临床表现 突起高热、头痛、呕吐，皮肤黏膜瘀点、瘀斑，颈项强直及其他脑膜刺激征。

3. 实验室检查 血象白细胞及中性粒细胞明显升高，脑脊液呈化脓性改变，尤其是细菌学培养阳性及流脑特异性血清免疫检测阳性为确诊的主要依据。

（二）鉴别诊断

1. 其他化脓性脑膜炎 常继发于其他感染、颅脑外伤、手术等，例如肺炎、中耳炎、皮肤疖肿、颅脑手术、腰穿、麻醉、手术造影等。但上述细菌感染无季节性，以散发为主，皮肤瘀点、瘀斑极少见，确诊有赖细菌学检测。

2. 流行性乙型脑炎 有严格季节性，在 7 ~ 9 月间流行。突起高热、惊厥、昏迷，无皮肤黏膜瘀点。脑脊液澄清，白细胞数很少超过 $1.0 \times 10^9/L$，分类以淋巴细胞为主，糖含量正常或稍高。血补体结合试验有诊断价值，特异性 IgM 抗体阳性亦可诊断。

3. 结核性脑膜炎 起病缓，病程长，有结核病史或密切接触史，有低热、盗汗、消瘦等结核中毒症状，无皮肤瘀点，无季节性。脑脊液呈毛玻璃状，白细胞在 $0.5 \times 10^9/L$ 以下，以淋巴细胞为主。脑脊液涂片可检出结核菌。

4. 虚性脑膜炎 败血症、伤寒、肺炎、恶性疟、斑疹伤寒等全身性感染常因有高毒血症而发生脑膜刺激征。但脑脊液检查除压力增高外，一般正常。

5. 中毒型细菌性痢疾 夏秋季高发，主要见于儿童。起病极速，高热、惊厥、昏迷、呼吸循环衰竭。脑脊液检查阴性，粪便常规检查及细菌培养有助鉴别。

【治疗】

（一）普通型流脑的治疗

1. 一般疗法 要求病室安静，空气流通，流质饮食，保证液体量、热量及电解质供应。密切观察病情变化，神志不清者应加强护理，防止褥疮、呼吸道感染及其他并发症。

2. 病原治疗

（1）青霉素：脑膜炎奈瑟菌目前仍对青霉素保持高度敏感，虽然青霉素普通剂量在脑脊液中的浓度不高，但用较大剂量能使脑脊液内药物达到有效浓度，从而获得满意疗效。剂量每日成人为 20 万 U/kg，儿童为 20 万 ~ 40 万 U/kg，分次加入 5% 葡萄糖溶液中快速静脉滴注。

（2）头孢菌素类：第三代头孢菌素对脑膜炎奈瑟菌抗菌活性高，且易通过血脑屏障。对不能使用青霉素或病原诊断尚不明确者可以选用。头孢噻肟成人剂量为 2g，儿童为 50mg/kg，每 6 小时 1 次，静脉快速滴注。头孢曲松成人每日剂量为 2 ~ 4g，儿童为 50 ~ 100mg/kg，一次静脉滴注。

（3）氯霉素：对脑膜炎奈瑟菌敏感，容易透过血脑屏障，脑脊液中药物浓度高。但因其副作用大，尤其是对骨髓的抑制，故不作首选。氯霉素每日剂量成人为 2 ~ 3g，儿童为 50 ~ 75mg/kg，根据病情分次加入葡萄糖溶液内静脉滴注。

（4）磺胺类药：磺胺嘧啶或复方磺胺甲噁唑脑脊液中药物浓度高，仍是治疗普通型流脑的有效药物。但因其副作用多，且有菌株对其耐药性不断增加的报道，故已较少选用。

以上各种抗菌药物的疗程均为 5 ~ 7 天。

3. 对症治疗 高热可用物理降温及药物退热；惊厥可用安定肌肉注射，或用 10% 水合氯醛灌肠。

（二）暴发型流脑的治疗

1. 休克型

（1）病原治疗：首选青霉素，剂量每日 20 万 ~ 40 万 U/kg，用法同前。

（2）抗休克治疗：①静脉快速滴注生理盐水、平衡盐液、葡萄糖注射液、低分子右旋糖酐等以扩充血容量，改善微循环。②5% 的碳酸氢钠纠正酸中毒。③鼻导管或面罩充分供氧。④经过上述处理后，如休克仍未纠正，可应用血管活性药物。山莨菪碱（654-2）可解除血管痉挛，剂量为每次 0.3 ~ 0.5mg/kg，重症可用至 1mg/kg，每 10 ~ 15 分钟静脉注射 1 次，直至面色和指甲变红，四肢转暖，血压回升，然后减少剂量及延长给药时间并逐渐停药。若效果不好还可选用多巴胺，剂量为每分钟 2 ~ 6 μg/kg，根据治疗反应调整速度和浓度。其他还有间羟胺、去甲肾上腺素等药物。⑤肾上腺皮质激素：氢化可的松，剂量成人每日为 300 ~ 500mg，儿童为 8 ~ 10 mg/kg，静脉滴注，休克纠正后即停药。⑥若皮肤瘀点增多、扩大、融合成片并伴有血小板、纤维蛋白进行性减少，应用肝素抗 DIC 治疗。剂量为每次 0.5 ~ 1mg/kg，加入 10% 葡萄糖注射液静脉滴注，并根据情况每 4 ~ 6 小时重复 1 次。同时应给予新鲜血、血浆或纤维蛋白原、凝血酶原复合物，以补充消耗的凝血因子。⑦心率明显加快时可用强心剂，以保护心脏功能。

2. 脑膜炎型

（1）病原治疗：同休克型。

（2）脑水肿治疗：用20%甘露醇及时脱水可以减轻脑水肿，降低颅内压，防止脑疝及呼吸衰竭。剂量每次1～2g/kg，静脉推注或快速滴注，每4～6小时一次，重症患者可用高渗葡萄糖注射液与甘露醇交替应用，直至颅内高压症状好转为止。肾上腺皮质激素亦可同时应用。

（3）呼吸衰竭的处理：及时吸氧、吸痰，保持呼吸道通畅。应用脱水剂的同时给予呼吸兴奋剂洛贝林、尼可刹米交替静脉注射，并视病情作气管插管，应用呼吸器辅助呼吸，并进行心肺监护。

（4）对症治疗：高热及惊厥者应用物理及药物降温，并应及早应用镇静剂，必要时行亚冬眠疗法。

（三）慢性败血症型的治疗

本型主要以病原治疗为主，可结合药敏试验选用敏感抗菌药物或联合应用抗菌药物治疗。

（四）中医药治疗

流脑属中医"春温"范畴。初期卫气同病或卫营同病可选增损双解散、银翘散去淡豆豉加细生地、丹皮、大青叶倍玄参方表里并治；中期气营（血）两燔用清瘟败毒饮大清气营血热；热盛动风用羚角钩藤汤凉肝息风；神昏窍闭用"三宝"清心开窍；气阴欲竭急给生脉散救脱；后期肾阴大亏予加减复脉汤补虚扶正。

【预防】

（一）控制传染源

及早发现病人，就地隔离治疗。患者一般隔离至症状消失后3天，密切接触者应医学观察7天，防止疫情扩散。

（二）切断传播途径

搞好环境卫生，注意室内通风，流行期间避免到拥挤的公共场所，儿童不去流脑病人家，尽可能减少集会，外出应戴口罩。

（三）保护易感人群

1. 菌苗注射 最佳免疫方案是在预测区域流行到来之前，对易感人群进行一次普种，要求覆盖率达85%以上，以后对15岁以下儿童，尤其是6个月～2岁的婴幼儿每年基础免疫1针，共2针，间隔1年。我国多年来应用A群多糖菌苗接种后保护率达90%左右，但近年C群流行增多，我国已开始接种A＋C结合菌苗，也有较好的免疫效果。

2. 药物预防 对密切接触者可用复方磺胺甲噁唑预防，成人每天2g，儿童每天50～100mg/kg，分2次口服，连服3天。亦可用利福平，成人剂量每天600mg，儿童为10mg/

kg，分两次服用，连服 3 天。另外，头孢曲松、氧氟沙星、米诺环素等也有良好预防效果。

第九节　猩红热

猩红热（scarlet fever）是感染 A 组 β 溶血性链球菌（group A β – hemolytic Streptococcus）所致，以发热、咽峡炎、全身弥漫性红色皮疹为主要临床特征的一种急性呼吸道传染病。少数患者可于病后出现因变态反应所致的心、肾、关节损害。

【病原学】

A 组 β 溶血性链球菌呈球形，链状排列，直径 0.5～1μm，有荚膜，不运动，不形成芽孢，革兰染色阳性，在血液培养基上生长良好。

已知该菌有 M、R、T、S 四种表面抗原，其中 M 蛋白是有致病性的菌体部分，可抵抗机体白细胞的吞噬作用。A 组 β 溶血性链球菌的致病性还源于其产生的蛋白酶和毒素。蛋白酶主要有：链激酶（纤维蛋白酶），可溶解血块或阻止血浆凝固；透明质酸酶（扩散因子），能溶解组织间的透明质酸，有利于细菌在组织内扩散；链道酶（脱氧核糖核酸酶），能裂解具有高黏稠度的 DNA，从而破坏宿主的组织和细胞；烟酰胺腺嘌呤二核苷酸酶，可损害含有这种成分的组织和细胞；血清混浊因子（一种 α 脂蛋白酶），可使马血清混浊，对机体产生特异性和非特异性免疫反应有抑制作用，有利于细菌的感染和扩散。毒素有：红疹毒素（致热性外毒素），能引起发热和猩红热皮疹，可抑制吞噬系统细胞和 T 细胞的功能，并能触发内毒素出血性坏死；链球菌溶血素，分 O 和 S 两种，有溶解红细胞、白细胞、血小板等作用。

A 组 β 溶血性链球菌在痰及脓液中可生存数周，加热 56℃ 30 分钟或用一般消毒剂均可将其杀灭。

【流行病学】

（一）传染源

主要为患者和带菌者。患者自发病前 24 小时至疾病高峰时期传染性最强。咽峡炎患者排菌量大，传染性强，且不被隔离，故是主要传染源。

（二）传播途径

主要经空气飞沫传播，少数亦可经污染的玩具、书籍、食品等间接传播，偶有经皮肤伤口或产妇产道侵入而分别被称为"外科猩红热"、"产科猩红热"。

（三）人群易感性

人群普遍易感。感染后可获得抗菌免疫和抗毒素免疫。抗菌免疫主要来自抗 M 蛋白的抗体，具有型特异性，故可抵抗同型菌的侵犯，但对不同型链球菌的感染无保护作用。抗红疹毒素抗体，可长久抵抗同型红疹毒素侵袭，少有二次患病者。但红疹毒素目前已知有五种血清型，之间缺乏交叉免疫，故感染他型红疹毒素仍可再次发病。

（四）流行特点

本病好发于温暖地带，全年均可发生，但以冬春季较多，发病年龄以 5～15 岁儿童多见。近数十年来，猩红热发病率下降，重症患者减少，病死率降低，可能与敏感抗菌药物的早期使用、细菌的变异以及人群整体抵抗力的改善有关。

【发病机制与病理】

猩红热临床表现的产生与以下三种病变引起的病理改变密切相关：

（一）感染化脓性病变

A 组 β 溶血性链球菌大多自呼吸道侵入并黏附于咽峡部或其他部位，并进一步侵入组织，引起局部化脓性炎症反应，致咽部和扁桃体充血、肿胀，炎细胞浸润及浆液性纤维蛋白渗出，部分可有溃疡形成。细菌还可经淋巴间隙侵入邻近组织，引起扁桃体周围脓肿、鼻窦炎、中耳炎、乳突炎、颈淋巴结炎、蜂窝织炎等。

（二）中毒性病变

链球菌产生的毒素进入血液循环后，引起全身中毒症状，如发热、头晕、头痛、食欲不振等。红疹毒素可致皮肤血管充血、水肿，上皮细胞增生，白细胞浸润，并形成以毛囊周围最为明显、典型的猩红热样皮疹。皮疹消退后形成脱屑。黏膜也可有点状充血、出血，称为"内疹"。肝、脾、淋巴结等有不同程度的充血及脂肪变性，间质血管周围有单核细胞浸润。肾脏呈间质性炎症，心肌可有混浊肿胀和变性，严重者可见坏死。

（三）变态反应性病变

极少数病例，多于病程第 2～3 周，可出现心、肾及关节的变态反应性病变。原因可能与抗原抗体复合物在组织沉积有关。

【临床表现】

潜伏期为 1～12 天，一般为 2～5 天。依据主要临床特征，大致可分为以下四型：

（一）普通型

1. 发热 大多数患者急骤起病，持续性发热，体温可达 39℃，伴有头痛、食欲减退和全身不适等中毒症状。热势的高低、热程的长短与皮疹的轻重呈正相关。一般发热持续 1 周。

2. 咽峡炎 患者咽部初感干燥，继而疼痛，吞咽时加重。约 80% 的患者扁桃体肿大，可有点片状脓性渗出物，软腭黏膜亦可见充血或出血点。

3. 皮疹 皮疹多数出现在第二病日，始发于耳后、颈及上胸部，后迅速延及全身。典型皮疹表现为弥漫性充血的皮肤上散布着细小红色丘疹，压之退色，常感瘙痒，偶见带黄白脓头的"粟粒疹"，严重者可见出血性皮疹。在皮肤皱褶处，皮疹密集并常伴有皮下出血，形成深红色皮疹线，称为"帕氏线"。面部充血潮红，多无皮疹，口周充血较轻，相比之下显得苍白，形成所谓"口周苍白圈"。皮疹多于48小时达高峰，后依出疹先后的顺序于2~4天内退尽，重者可持续1周。皮疹消退后开始脱屑，脱屑的程度与皮疹的轻重呈正比。颈、躯干部位脱屑常为糠皮样，四肢尤其是手掌、脚底脱屑常为大片状，有时甚至呈手套、袜套状。

4. 其他 发疹同时，可出现舌乳头红赤肿大，开始舌覆白苔，肿大的舌乳头突出于白苔之外，称为"草莓舌"；后白苔脱落，光滑红赤的舌面上舌乳头仍然隆起，称为"杨梅舌"。部分患者颈及颌下淋巴结肿大、压痛。

（二）轻型

近年此型比例增加，主要表现为低热，轻度咽痛，皮疹稀少，消退很快，脱屑不明显，病程短，但可发生变态反应性并发症。

（三）脓毒型

此型罕见。主要表现为咽部严重的化脓性炎症，由于渗出物多，可形成脓性伪膜，局部黏膜可坏死而形成溃疡。细菌扩散到周围组织，可形成化脓性中耳炎、鼻窦炎、乳突炎、颈淋巴结炎甚至颈部软组织炎，还可引起败血症和迁徙性化脓病灶。

（四）中毒型

此型咽峡炎不重，但皮疹很明显，可为出血性。主要表现为中毒症状明显，病情发展迅速，患者高热、头痛、剧烈呕吐，甚则可出现不同程度的意识障碍、中毒性心肌炎、中毒性肝炎及感染性休克。若发生休克，皮疹常隐见，病死率高，近年少见。

（五）外科型或产科型

病原菌从伤口或产道侵入而致病，故无咽峡炎。皮疹首先出现在伤口或产道周围，由此向全身蔓延。一般中毒症状较轻，预后较好。

【并发症与预后】

（一）并发症

病程的2~3周，因变态反应所致，部分患者可并发风湿性关节炎、风湿性全心炎、肾小球肾炎等。

（二）预后

本病一般预后良好，近年病死率不足1%，但要警惕病后变态反应所致并发症的迁延，例如风湿性心肌炎、全心炎等的迁延，可于数年后引起心脏瓣膜损害。

【实验室检查】

（一）血象

白细胞总数增高，多在（10~20）×10^9/L，中性粒细胞常在80%以上，出疹后嗜酸性粒细胞可有增多，严重患者可出现中毒颗粒。

（二）尿液

常规检查多无异常改变，若发生肾脏变态反应并发症，则可出现尿蛋白、红细胞、白细胞及管型。

（三）细菌学检查

咽拭子、伤口或产道附近脓液培养可获得 A 群 β 溶血性链球菌。免疫荧光法检测咽拭涂片可快速诊断。

【诊断与鉴别诊断】

（一）诊断

1. 流行病学资料 当地有本病流行，有与猩红热患者接触史。

2. 临床表现 急性发热，咽峡炎，典型的皮疹，帕氏线，口周苍白圈，杨梅舌，疹退后脱屑。

3. 实验室检查 咽拭子或其他病灶分泌物培养出 A 群 β 溶血性链球菌；白细胞总数增高，多在 $(10 \sim 20) \times 10^9/L$，中性粒细胞常在 80% 以上，出疹后嗜酸性粒细胞可有增多，均有助于诊断。

（二）鉴别诊断

1. 与其他咽峡炎鉴别 白喉患者的咽峡炎较猩红热患者轻，假膜较坚韧且不易抹掉，而猩红热患者咽部脓性分泌物容易被抹掉。

2. 与其他发疹性疾病的鉴别 ①麻疹：有明显的上呼吸道卡他症状，皮疹在发热第 4 日出现，为暗红色斑丘疹，皮疹之间有正常皮肤，面部皮疹多于躯干部。②风疹：疹出早，多可融合成片，类似猩红热，但无弥漫性皮肤潮红，无脱屑、咽峡炎，耳后淋巴结常肿大。③药疹：有用药史，皮疹多样化，无杨梅舌，一般无咽峡炎症状。④其他细菌感染：如金黄色葡萄球菌、C 群链球菌等，鉴别主要依据细菌培养。

【治疗】

（一）一般治疗

呼吸道隔离，急性期应卧床，给予足够的水分和热量，注意皮肤、口腔清洁。

（二）病原治疗

早期选择敏感抗菌药物治疗，可缩短病程，减少并发症。目前抗菌药物仍首选青霉素，成人 80 万 U，每天 2～4 次，肌肉注射；儿童 2 万～4 万 U/（kg·d），分 2～4 次肌肉注射，疗程 5～10 天。中毒型或脓毒型者可加大剂量，成人 800 万～2 000 万 U/d，儿童 10 万～20 万 U/（kg·d），分 2～4 次静脉滴注，连续用药到热退以后 3 天。对青霉素过敏者，可用红霉素，成人 1.5～2g/d，儿童 30～50mg/（kg·d），分 4 次静脉滴注。还可选用磺胺类、氯霉素、林可霉素或头孢菌素等。

对带菌者可用常规治疗剂量的青霉素，连续 7 天，一般均可转阴。

（三）对症治疗

若发生感染性休克，要积极抗休克治疗；对化脓病灶，必要时可给予切开引流或手术治疗。

（四）并发症治疗

并发风湿病的患者，可给抗风湿治疗；发生了肾炎的患者，可按内科治疗肾炎的方法处理。

（五）中医药治疗

本病可参照中医"烂喉痧"辨证治疗。病初辛凉透表，兼清气营；中期泻火解毒，气营（血）两清；后期滋阴生津以善其后。

【预防】

（一）控制传染源

对患者及密切接触者应隔离至咽拭子培养 3 次阴性，且无化脓性并发症时，但自治疗之日起，不得少于 7 天。咽拭子培养持续阳性者应延长隔离期。

（二）切断传播途径

本病流行时，儿童应避免到公共场所活动。接触患者应戴口罩。患者的分泌物应随时消毒。

（三）保护易感者

隔离患者，流行期儿童避免到公共场所。目前无疫苗。

第十节 白 喉

白喉（diphtheria）是由白喉杆菌（Corynebacterium diphtheriae）引起的急性呼吸道传染病，主要侵犯咽喉等处的黏膜，以局部假膜形成为主要临床特征。严重者可伴全身中毒症状，并发中毒性心肌炎和末梢神经麻痹等。近年由于采用白喉类毒素预防及抗菌药物治疗，白喉的流行已得到控制，死亡病例已极为少见。

【病原学】

白喉杆菌属棒状杆菌属，革兰阳性，菌体形态多样。用奈瑟（Neisser）染色，菌体呈黄褐色，有蓝黑色异染颗粒。其最适生长温度为 37℃，最适 pH 为 7.2~7.8，为需氧菌或兼性厌氧菌，在含血液、血清或鸡蛋的培养基上生长良好，菌落呈灰白色，光滑，圆形凸起。

白喉杆菌所产生的外毒素是一种由 535 个氨基酸组成的多肽，分子量 58kD，为致病的主要因素，毒性极强，可使宿主细胞蛋白质合成受阻。白喉杆菌耐寒冷、干燥，在水和牛奶中可以繁殖，但是对湿热、化学消毒剂、紫外线的耐受力较差，对青霉素和常用抗生素比较敏感。煮沸 1 分钟或加热 60℃ 10 分钟即可死亡，在 5% 石炭酸、0.001% 升汞中即可被灭活。

【流行病学】

（一）传染源

传染源为病人和带菌者。在潜伏期末即从上呼吸道分泌物中排菌，具有传染性。传染期一般为 1~2 周。

（二）传播途径

主要通过呼吸道飞沫传播，亦可经手、衣服、用具等间接传播，偶经破损的皮肤感染。

（三）人群易感性

人类对白喉普遍易感，儿童易感性最高。患病后可获持久免疫力。新生儿从母体胎盘和初乳中获得的特异性抗体在出生后 3 个月即明显下降，1 岁时几乎完全消失。通过锡克（Schick）试验可检测易感性，阳性反应者，表示人体对白喉无免疫力。

（四）流行特征

1. 流行地区 本病见于世界各地，在我国各地均可发生。

2. 感染季节 全年均可发病，但以秋冬季多见。

3. 感染者年龄与性别 好发年龄为 1~3 岁，无明显性别差异。

【发病机制与病理】

（一）发病机制

白喉杆菌侵袭力弱，通常侵入呼吸道黏膜表层组织生长繁殖。白喉杆菌外毒素为主要致病因素，经血液循环播散造成全身性毒血症，并抑制细胞蛋白质合成，导致局部黏膜细胞大量坏死，血管扩张充血，大量纤维蛋白渗出和炎细胞浸润。

（二）病理

坏死细胞和渗出的纤维蛋白、炎细胞及白喉杆菌凝固形成本病特征性的灰白色假膜，覆盖于黏膜表面。咽部的假膜与黏膜下层紧密粘连，不易剥离；喉、气管和支气管的假膜粘连不紧，易脱落而造成呼吸道梗阻和窒息。白喉外毒素在局部被吸收后随血流到达全身可引起全身中毒症状，与组织细胞结合则造成中毒性和退行性病变，以心脏、周围神经及肾脏受损最为显著。

【临床表现】

潜伏期为 1~7 天。

（一）咽白喉

约占发病人数的 80%，各年龄均可发生。分以下四型：

1. 轻型 起病慢，全身中毒症状较轻，表现为低热乏力，轻微咽痛，扁桃体稍红肿，局部可有点状或小片状白色假膜，亦可无假膜而咽拭子培养阳性，极易漏诊、误诊。推广预防接种后大多为轻症。

2. 普通型 即典型白喉，最多见。起病缓慢，咽痛明显，发热乏力，伴纳呆、头痛、恶心、呕吐。扁桃体、咽及腭弓充血、水肿，常伴颌下淋巴结肿痛。假膜于病后 24 小时左右形成，大多局限于扁桃体一侧或两侧，初呈点状，后融合成片，由乳白色逐渐转为灰绿色，边缘整齐，表面光滑，不易剥脱，强行剥离则出血并再次形成。7～10 天后假膜脱落。

3. 重型 全身中毒症状严重，可有高热、咽痛、头痛、乏力、厌食、呕吐、面色苍白、脉细速，常并发心肌炎及周围神经麻痹。假膜质厚，呈灰黄色或污灰黑色，迅速由扁桃体扩展至周围组织，伴口臭及局部淋巴结肿痛。

4. 极重型 起病急骤，局部假膜迅速扩大，坏死腐烂，有腐败臭味，呈污黑色。扁桃体和咽部高度肿胀，导致吞咽、呼吸困难。颈淋巴结肿大，伴软组织严重水肿，致颈粗如"牛颈"。全身中毒症状极重，表现为持续高热、中毒性休克及心力衰竭等。病情重危，预后极其凶险，近年来甚少见。

（二）喉白喉

约占发病人数的 20%，多系咽白喉延伸所致，常见于 1～5 岁小儿。因外毒素吸收量少，中毒症状并不严重。但少数由于假膜延及气管、支气管，喉部有假膜、水肿和痉挛，可形成呼吸道阻塞症状，表现为干咳呈"犬吠样"，吸气深长伴蝉鸣音，声音嘶哑或失音。梗阻严重者吸气有"三凹"征（锁骨上窝、肋间及剑突下凹陷），并有烦躁不安、鼻翼扇动、面色苍白、口唇发绀等症状，可因窒息缺氧和衰竭而死亡。

（三）鼻白喉

较少见，多见于婴幼儿。全身症状轻微，主要表现为顽固性鼻塞、常有浆液性血性分泌物，鼻孔周围皮肤潮红、糜烂或结痂，经久不愈。鼻镜检查见鼻前庭及鼻中隔处有假膜，易被忽略而误诊。

（四）其他部位白喉

少见。可发生于眼结膜、口腔、外耳道、新生儿脐部、女婴阴道、皮肤破损处及手术伤口处，其特征为局部慢性炎症，有灰污色假膜，常经久不愈。

【并发症与预后】

（一）并发症

常见的并发症为中毒性心肌炎，其次为周围神经麻痹，以舌咽神经受损引起的软腭肌麻痹最多见，还可继发支气管肺炎、中耳炎、化脓性淋巴结炎、败血症等，偶有中毒性肾病、脑病。

（二）预后

患者的预后与治疗时间、患者年龄、发病轻重、有否并发症及是否接受过预防接种有关。早期足量抗毒素和抗菌治疗则预后好；年龄越小，预后越差；并发中毒性心肌炎、喉梗阻者预后较差。

【实验室检查】

（一）常规检查

外周白细胞总数（10~20）×10^9/L，中性粒细胞占 80% 以上。尿常规可见轻微蛋白尿，中毒症状严重者尿镜检有蛋白、红细胞、白细胞和管型。神经麻痹时脑脊液蛋白增加。

（二）细菌学检查

取正常黏膜与假膜交界处分泌物直接涂片镜检和培养，可找到白喉杆菌，必要时可做白喉杆菌毒力试验。

（三）血清学检查

荧光抗体法（IFA）：如上取材用荧光标记的特异性抗体染色后，在荧光镜下检查白喉杆菌，阳性率和特异性均较高，可作早期诊断。

【诊断与鉴别诊断】

（一）诊断

1. 流行病学资料 患者 1 周内有无白喉接触史，是否患过白喉或接种过白喉类毒素。

2. 临床资料 主要为局部假膜特征及中毒症状。喉白喉有犬吠样咳嗽、声音嘶哑、喉梗阻症状，鼻白喉有顽固性血性分泌物及鼻孔周围慢性炎症等。当临床疑有白喉即送分泌物做涂片及培养，并根据病情及早采用抗毒素治疗。

3. 病原学依据 依据分泌物涂片镜检和培养及血清抗体检查。

（二）鉴别诊断

1. 咽白喉与下列疾病鉴别 ①急性扁桃体炎：扁桃体上黄色脓性分泌物易剥离。②樊尚咽峡炎或溃疡膜性咽炎：齿龈或咽部可有假膜，常伴典型口臭。咽拭子涂片可见梭形杆菌和螺旋体。③鹅口疮：口腔黏膜附着乳白色凝块，易剥离。④传染性单核细胞增多症：扁桃体上可有白色假膜，涂片和培养无白喉杆菌。

2. 喉白喉应与急性喉炎、气管异物引起的喉痉挛鉴别。

3. 鼻白喉需与慢性鼻炎、鼻腔异物、先天性梅毒鉴别。

【治疗】

（一）一般治疗

严格隔离至症状消失 30 天之后。卧床休息 2~4 周。注意口腔清洁，饮食以流质为主。

（二）病原治疗

1. 抗毒素 抗毒素为治疗白喉的特效药物，可以中和局部病灶和血液循环中游离的外毒素，但不能中和已进入细胞的毒素，故应尽早、足量、一次注射。剂量按中毒症状轻重、假膜范围大小及治疗早晚而定，与年龄、体重无关。多选用 2 万～4 万 U，极重者可用至 10 万 U，肌肉注射或以葡萄糖注射液 20 倍稀释后静脉缓滴。用抗毒素前必须做皮肤过敏试验，阳性者须脱敏后方可使用。

2. 抗菌药物　目的是杀灭白喉杆菌并减少外毒素的产生，抗菌药物不能代替抗毒素。首选青霉素 G，每次 40 万～80 万 U，每天 3～4 次肌注，婴幼儿酌减，疗程 7～14 天。治疗 1 周后培养仍阳性者或青霉素过敏者用红霉素，40mg/（kg·d），分 4 次口服或静脉点滴，疗程 7～10 天，用至症状消失及白喉杆菌培养转阴后停药。

（三）并发症治疗

并发心肌炎患者可静脉给予能量合剂，并短期使用泼尼松每天 20～40mg；出现神经麻痹患者予以鼻饲流质饮食以防误吸；严重喉头梗阻者应随时做好气管切开的准备。

（四）中医药治疗

白喉属中医学温病范畴，可参照中医文献中的"喉痹"、"喉风"、"锁喉风"、"白蚁疮"、"白缠喉"、"白喉风"治疗。多采用益气养阴、扶正固本、解毒利咽之法辨证施治。

【预防】

（一）控制传染源

患者及早隔离治疗，至症状消失、细菌培养连续 2 次阴性为止；密切接触者临床观察 7 天；带菌者应隔离，抗菌治疗 7 天，至连续 3 次培养阴性为止。

（二）切断传播途径

患者及带菌者的分泌物和用具均须严格消毒，用具、衣被分别用暴晒、煮沸 15 分钟或 5% 石炭酸等浸泡 1 小时消毒。呼吸道分泌物用倍量消毒剂，居室用消毒剂喷洒、通风。

（三）保护易感人群

对易感者普遍接种白喉类毒素。主动免疫目前多用百白破三联疫苗（百日咳疫苗、白喉、破伤风类毒素混合制剂），或白喉与破伤风类毒素二联疫苗；被动免疫使用吸附精制白喉类毒素，免疫效果好，持续时间长，不良反应小。

第十一节　布氏菌病

布氏菌病（brucellosis），又称波浪热、波状热或地中海弛张热、马尔他热，是布氏菌（Brucella）引起的自然疫源性人畜共患传染病，临床以不规则的发热、多汗、关节肿痛、肝脾大、易复发为特征的一种慢性疾病。布氏菌病广泛分布于世界各地。我国近年来对本病采取了较为有效的预防措施，现已基本控制，较少见。

【病原学】

布氏菌属为不活动、微小、革兰阴性的多型性球杆菌，无荚膜、鞭毛、芽孢及天然质粒。布氏菌可分为 6 个生物种 19 个生物型，即羊种、牛种、猪种、绵羊附睾种、沙林鼠种、犬种。我国流行的主要是羊种菌、牛种菌和猪种菌，其中以羊布氏菌病最为多见，其次是牛布氏菌病。本菌致病毒力因子的物质基础是脂多糖（LPS）、外膜蛋白和某些毒力相关因子（如过氧化氢酶、尿素酶及超氧歧化酶等）。

布氏菌在自然环境中生存力较强，可通过多种途径传播。在病畜的分泌物、排泄物及在畜的脏器中能生存 4 个月左右，在牛奶中可存活 18 个月，皮毛上可存活 4 个月。但对常用的物理、化学消毒法均较敏感，湿热 60℃ 10~20 分钟或日光下暴晒 10~20 分钟可被杀死。

【流行病学】

（一）传染源

目前已知有 60 多种家畜、家禽和野生动物是布氏菌的宿主，与人类有关的主要是羊、牛、猪，其次是犬。各国的主要传染源不同，国内以羊（绵羊、山羊）为主，其次为牛，猪仅在个别地区有意义。家畜染病后，早期往往引起流产或死胎，其阴道分泌物的传染性最强。病畜的皮、毛、各组织、乳汁、尿液等均有布氏菌存在。染菌动物常首先在同种动物间传播，造成带菌或发病，随后波及人类。

（二）传播途径

1. 经皮肤黏膜接触传染 直接接触病畜或其排泄物、阴道分泌物、娩出物，或在饲养、挤奶、剪毛、屠宰以及加工皮、毛、肉等过程中没注意防护，可经皮肤微伤或眼结膜受染，也可间接接触病畜污染的物品及环境受染。

2. 经消化道传染 食用被污染的食物、水，或食生乳以及未熟的肉、内脏而受染。

3. 经呼吸道传染 病菌污染环境后形成气溶胶，可发生呼吸道感染。

4. 其他 如苍蝇携带、蜱叮咬也可传播本病。

（三）易感人群

人群普遍易感。病后可获得较强免疫力，不同种布氏菌之间有交叉免疫力，再次感染者很少，疫区居民可因隐性感染而获得免疫保护。

（四）流行特征

本病感染率的高低主要取决于与病畜接触机会的多少，因此以牧区最高，半农半牧区次之，农业区稀少，城市最低。感染者以兽医、畜牧工作者、屠宰工人为多。年龄以青壮年为多，季节以春末夏初为多，但近年来随社会和经济的不断发展变化，这些特征也在不断地发生变化。

【发病机制与病理】

研究很多，但迄今仍未完全阐明。一般认为，布氏菌经皮肤黏膜侵入人体后，主要经淋巴管侵入局部淋巴结生长繁殖并被巨噬细胞吞噬，并在细胞内生长繁殖。经大量生长繁殖后冲破淋巴结屏障而进入血液循环。在血液循环中布氏菌继续生长、繁殖、死亡、释放内毒素，并引起菌血症、毒血症。内素素在急性期症状的发生中起重要作用，1mg 内毒素可使体温上升至 40.5℃ 并引起严重的全身症状。此时如人体的免疫功能正常,可通过 T 淋巴细胞、巨噬细胞和特异性抗体的作用将细菌清除而痊愈。如果特异性免疫功能不能将细菌清除,则细菌可随血液特别是巨噬细胞进入各器官、组织形成感染灶或迁徙性病灶。病灶中的细菌又可多次进入血液循环而形成复发和各种变态反应性表现。至慢性期,则细菌主要局限于各器官、组织,形成局部病变。也可能细菌已被清除,而由变态反应引起局部病变。布氏菌主要寄生于细胞内,抗菌药物不易进入发挥作用,这可能是难以根治的原因之一。

本病的病理变化极为广泛,几乎所有器官、组织均可被侵犯。其中以单核－吞噬细胞系统最为常见。在急性期常有弥漫性细胞增生,慢性期则可出现由上皮细胞、巨噬细胞、浆细胞及淋巴细胞组成的肉芽肿。这种肉芽肿和人类结节病的病变类似,无干酪样坏死,是本病的典型病变。其余如心血管系统、运动系统、生殖系统、神经系统等常有轻重不等的病变。

【临床表现】

潜伏期 7～360 天,平均 2 周。

(一)急性期

1. 发热 可持续数周至数月,典型热型为波浪热型,但目前已少见,多为低热或不规则热。

2. 多汗 为本病的主要表现之一,发热或不发热均可多汗,有酸味,夜间或凌晨热退时汗出尤为明显,严重者可发生虚脱。

3. 关节痛 常伴随发热而出现,由感染性或反应性关节炎所致,主要累及肩、髋、膝等大关节,多呈非对称性,局部红肿及游走性疼痛。

4. 泌尿生殖系统表现 可发生睾丸、附睾、前列腺、卵巢、输卵管、子宫内膜等处炎症。

5. 单核－吞噬细胞系统表现 约半数患者可出现肝脏肿大,个别患者可发展为肝硬化。脾脏也可轻度肿大。淋巴结肿大常与病菌侵入部位有关,一般无明显疼痛,可自行消散,少数患者可发生淋巴结炎,出现化脓破溃。

6. 神经系统疼痛 常见坐骨、肋间、三叉等神经受累而疼痛。少数可有脊髓、脑膜受累出现头痛、脑膜刺激征等。

(二)慢性期

病程超过 1 年者为慢性期感染,多由急性期感染发展而来,部分患者也可无明显急性期病史。表现为疲乏无力、盗汗、头痛、肌肉疼痛及关节疼痛等,部分患者也可出现焦虑不安、失眠、注意力不集中等类似神经官能症的表现。可有肝脾肿大,关节畸形。

慢性期可分为慢性活动型及相对稳定型,前者多为低热症状及体征反复发作且逐渐加重,血清学检查阳性;后者体温正常,症状及体征较为稳定,常随气候变化或过度劳累而加重。

约有 10% 的布氏菌病患者经抗菌治疗后数月内复发,亦可多年后复发,这与布氏菌在细胞内寄生有关。

【并发症与预后】

（一）并发症

1. 血液系统　可见红细胞、白细胞和血小板减少，白细胞减少比较常见，主要因细胞吞噬作用引起，骨髓中的肉芽肿也可能起一定作用。

2. 眼睛　葡萄膜炎、视神经炎、视盘水肿及角膜损害均有报告，免疫复合物可能是葡萄膜炎的病因，多见于慢性布氏菌病。

3. 神经系统　发生率3%～5%。可见脑膜炎、脑膜脑炎、脊髓炎、多发性神经根性神经病等。

4. 心血管系统　主要为心内膜炎，且主要侵犯主动脉瓣，50%的患者为主动脉瓣原来就有异常者，死亡率较高。偶见心肌炎、心包炎、主动脉炎等。

此外，肝脓肿、脾脓肿、肺炎、肾小球肾炎、胸膜炎等均有报告。

（二）预后

本病预后良好。未经抗菌药物治疗的病死率为2%～3%。经抗菌药物治疗后死亡病例极少，病死的主要原因是心内膜炎、严重的神经系统并发症、全血细胞减少症等。急性期患者中大多数于3～6个月内恢复健康，部分患者的病程可长达1年以上。慢性期患者的治疗较困难，可有关节病变和肌腱挛缩等后遗症而使肢体活动受限。

【实验室检查】

（一）血象

白细胞半数正常或轻度减少，淋巴细胞增多（分类可达60%以上）。血沉在各期均增速。久病者有轻度或中度贫血。

（二）病原学检查

主要取血或骨髓作培养，4周后无病菌生长可排除本病。一般骨髓培养的阳性率高于血液培养。淋巴组织、脓性分泌物、尿液、脑膜炎患者的脑脊液等培养也可获得阳性结果。

（三）血清学检查

常用试管凝集试验来检测布氏菌抗体，效价在病程中有4倍或4倍以上的增长，或抗体效价≥1:160时，则有诊断意义。凝集试验的高抗体滴度持续时间较长，不能区分复发与感染。

（四）分子生物学检查

PCR技术可快速、准确地检测出布氏菌DNA而做出诊断。

【诊断与鉴别诊断】

（一）诊断

流行病学资料对协助诊断本病有重要意义，如经详细调查，确无感染本病可能，则基本可排除。反之，如确有受染本病的可能，而临床上出现反复发作的发热、出汗显著、关节痛、睾丸痛时，潜伏期也符合，则诊断基本可以成立。血、骨髓、尿液等培养阳性是确诊本病的主要依据，应多次送检。有条件者也可应用 PCR 检测。

（二）鉴别诊断

本病急性期应与血白细胞不高的较长期发热性疾病进行鉴别，特别是同时有多汗、关节痛、肝脾肿大者，如伤寒、结核、类风湿关节炎、淋巴瘤和结缔组织疾病等。慢性期需与慢性骨关节病、神经官能症、慢性疲劳综合征等进行鉴别。流行病学资料和病原学诊断依据是鉴别诊断要点。

【治疗】

（一）急性期

1. 一般治疗及对症治疗　卧床休息，注意补充水分和维生素，高热者以物理降温为主，必要时可加解热镇痛剂，严重者在抗菌治疗的同时可短期应用糖皮质激素。

2. 病原治疗　布氏菌属胞内菌，抗菌治疗时应选用具有良好胞内渗透作用的抗菌药物。多西环素 200mg/d，利福平 600～900mg/d，两药顿服联合治疗，疗程 6 周；四环素 2g/d，分 4 次口服，或多西环素 200mg/d，顿服，联合链霉素 1～2g/d，肌肉注射；喹诺酮类、磺胺类药物均有很好的细胞内渗透作用，亦可应用。抗菌治疗强调联合应用，疗程一般不应短于 3 周，可用 2～3 个疗程，每疗程间隔 5～7 天，以提高疗效，减少复发，防止产生耐药性。

（二）慢性期

1. 病原治疗　对病情活动者、有局限病灶者、细菌培养阳性者等均需抗菌治疗，用法同急性期。

2. 脱敏治疗　少量多次注射含有布氏菌的菌苗，皮下、肌肉或静脉注射。

3. 对症治疗　关节疼痛明显者可用口服布洛芬等止痛，或局部用普鲁卡因封闭。

【预防】

（一）控制传染源

对家畜可采取定期检疫、屠宰病畜、病健畜分群放牧、菌苗免疫等方法。

（二）切断传播途径

加强粪、水管理，防止病畜或患者的排泄物污染水源。禁止销售及食用病畜肉类。自疫区收购的皮毛须检验或杀菌处理才可出售。屠宰场和皮、毛、乳、肉加工厂等工作人员及兽医应穿工作服，戴口罩及手套，污染地面、用具等须严格消毒处理。

（三）提高人群免疫力

对高危职业人群进行疫苗接种。

第十二节 肺 结 核

肺结核（pulmonary tuberculosis）是结核分枝杆菌（Mycobacterium tuberculosis）引起的慢性肺部感染性疾病，占各器官结核病总数的 80% ~ 90%。主要表现为长期低热、乏力、盗汗、消瘦、咳嗽咳痰、咯血、胸痛、呼吸困难等症状。目前结核病有全球性恶化趋势，我国属于 22 个结核病高负担、高危险性国家之一。鉴于当前结核病疫情的严重性，WHO 制定并积极推行直接督导下的短程化学治疗策略（directly observed treatment short - course, DOTS）。DOTS 是国家结核病防治规划的核心内容。

【病原学】

结核分枝杆菌在分类学上属于放线菌目、分枝杆菌科、分枝杆菌属。包括人型、牛型、非洲型和鼠型四类。对人类致病的主要为人型结核分枝杆菌（标准株为 H37Rv），少数为牛型和非洲型分枝杆菌。有人认为非洲型分枝杆菌并非独立菌型，居于人型和牛型之间。鼠型对人一般无致病性，但近年报道 4 例人的鼠型结核病。

结核菌细长而稍弯，约 $0.4\mu m \times 4.0\mu m$，两端微钝，不能运动，无荚膜、鞭毛或芽孢，严格需氧。不易染色，但经品红加热染色后不能被酸性乙醇脱色，故称抗酸杆菌。一般细菌无抗酸性，抗酸染色是鉴别分枝杆菌和其他细菌的方法之一。

人型结核分枝杆菌生长缓慢，增殖周期为 14 ~ 20 小时，为需氧菌，5% ~ 10% 的二氧化碳的环境可刺激其生长，适宜生长温度为 37℃ 左右。培养时间一般为 2 ~ 8 周，人型结核分枝杆菌至少需要 2 ~ 4 周才可见菌落。经抗结核药物作用后细菌活力显著减弱，需 6 ~ 8 周，甚至 20 周后才出现菌落。

结核分枝杆菌菌体成分复杂，主要是类脂质、蛋白质和多糖类。类脂质占总量的50% ~ 60%，主要由磷脂、脂肪酸和蜡质组成，其中蜡质约占 50%，与结核病的组织坏死、干酪液化、空洞发生及结核变态反应有关。菌体蛋白质以结合形式存在，是结核菌素的主要成分，诱发机体变态反应。多糖类由阿拉伯半乳聚糖、阿拉伯甘露聚糖、甘露聚糖和葡萄糖等共同构成，与免疫应答有关。

结核分枝杆菌对干燥、冷、酸、碱等抵抗力强。在干燥的环境中可存活数月或数年，在阴湿处能存活数月。常用杀菌剂中，70% 酒精最佳，一般可在 2 分钟内杀死结核分枝杆菌。结核分枝杆菌对紫外线比较敏感，太阳光直射下痰中结核分枝杆菌经 2 ~ 7 小时可被杀死，实验室或病房常用紫外线灯消毒，10W 紫外线等距照射物 0.5 ~ 1 米，照射 30 分钟具有明显杀菌作用。

结核分枝杆菌根据其代谢状态分为 A、B、C、D 四群，对药物选择具有一定的指导意义。A 菌群：快速繁殖，多位于巨噬细胞外和肺空洞干酪液化部分，占结核分枝杆菌的绝大部分，易产生耐药变异。B 菌群：处于半静止状态，多位于巨噬细胞内酸性环境中和空洞壁坏死组织中。C 菌群：处于半静止状态，可有突然间歇性短暂的生长繁殖，许多生物学特点尚不十分清楚。D 菌群：处于休眠状态，不繁殖，数量很少。

耐药性为结核分枝杆菌重要生物学特性，与治疗成败关系极大。耐药性是细菌基因突变引起的药物对突变菌的效力降低。治疗过程中如单用一种敏感药，菌群中大量敏感菌被杀死，但少量的自然耐药变异菌存活并不断繁殖，逐渐取代敏感菌而成为优势菌群。结核病变中结核分枝杆菌数量愈大，则存在的自然耐药变异菌愈多。如果进行不规则的化疗也可以诱导细菌耐药。因此化学治疗多采用联合、不中断的用药方法，通过交叉杀菌作用防止耐药性产生。短程疗法最好应用全程督导化疗。近年来发现对包括异烟肼和利福平两个或两个以上药物同时耐药的耐多药（multiple－drug resistance，MDR）结核分枝杆菌，MDR 结核分枝杆菌所致结核病称为耐多药结核病(MDR－TB)。

【流行病学】

（一）传染源

痰里查出结核分枝杆菌的开放性肺结核患者是本病的传染源。传染性的大小取决于痰内菌量的多少。痰直接涂片法查出结核分枝杆菌者属大量排菌，仅培养检出者属微量排菌。接受化学治疗后肺结核患者痰中的结核分枝杆菌呈对数减少，化学治疗前痰涂片阳性患者的细菌负荷为 $10^6 \sim 10^7/ml$，化学治疗 2 周后即减少至原有菌量的 5%，4 周减少至原有菌量的 0.25%，而且活力也减弱或丧失。因此正确规范的抗结核治疗是控制传染源的有效办法。

（二）传播途径

经呼吸道飞沫传播是肺结核最重要的传播途径。经消化道和皮肤等其他途径传播现已罕见。带菌牛奶是牛型结核病的重要传染源，需加强奶牛业管理。

（三）易感人群

影响机体对结核分枝杆菌自然抵抗力的因素除遗传因素外，还包括生活贫困、居住拥挤、营养不良等社会因素。婴幼儿细胞免疫系统不完善，老年人、HIV 感染者、免疫抑制剂使用者、慢性疾病患者等免疫力低下，都是结核病的易感人群。获得性免疫抵抗力来自自然或人工感染结核分枝杆菌，山区及农村居民结核分枝杆菌自然感染率低，移居到城市后也成为结核病的易感人群。

（四）流行特征

全球有三分之一的人（约 20 亿）曾受到结核分枝杆菌的感染，每年死于结核病的人数达 300 万，平均每天有 8 000 人死亡。我国是世界结核病大国，结核病人数仅次于印度而居世界第二位。我国结核病疫情表现有"六多"，即：①感染人数多：有 5.5 亿人，约占总人口的 45%；②患病人数多：有活动性肺结核患者 450 万，其中传染性肺结核患者 150 万；③新发患者多：每年新发活动性肺结核患者 145 万，其中传染性肺结核患者 65 万；④死亡人数多：每年约有 13 万人死于结核病；⑤农村患者多：80% 的结核病人集中在农村；⑥耐药患者多：结核病耐药率高达 28%，耐多药结核病人数占全球的 1/4～1/3。

【发病机制与病理】

(一) 发病机制

1. 结核病的发生与发展 首次吸入含结核分枝杆菌的微滴或微粒后，是否感染取决于结核分枝杆菌的毒力和肺泡内巨噬细胞固有的吞噬杀菌能力。结核分枝杆菌的类脂质等成分能抵抗溶酶体酶类的破坏作用，如果结核分枝杆菌能够存活下来，并在肺泡巨噬细胞内外生长繁殖，这部分肺组织即出现炎性病变，称为原发病灶。原发病灶中的结核分枝杆菌沿着肺内引流淋巴管到达肺门淋巴结，引起淋巴结肿大。原发病灶和肿大的气管支气管淋巴结合称原发复合征。原发病灶继续扩大，可直接或经血流播散到邻近组织器官，发生结核病。

当结核分枝杆菌首次侵入人体开始繁殖时，人体通过细胞介导的免疫系统对结核分枝杆菌产生特异性免疫，使原发病灶、肺门淋巴结和播散到全身各器官的结核分枝杆菌停止繁殖，原发病灶炎症迅速吸收或留下少量钙化灶，肿大的肺门淋巴结逐渐缩小、纤维化或钙化，播散到全身各器官的结核分枝杆菌大部分被消灭，这就是原发感染最常见的良性过程。但仍然有少量结核分枝杆菌没有被消灭，长期处于休眠期，成为继发型结核的潜在来源。

潜在病灶中的结核分枝杆菌重新活动发生继发型结核病。约5%的结核分枝杆菌感染者，在某个时期免疫力低下时发病成为继发性结核病。继发型结核病与原发型结核病有明显的差异。继发性结核病有明显的临床症状，容易出现空洞和排菌，有传染性，必须给予积极治疗。继发性结核的发病方式有两种，一种是发病慢，临床症状少而轻，多发生在肺尖或锁骨下，痰涂片检查阴性，一般预后良好。另一种是发病快，几周前肺部检查还是正常，发现时已出现广泛的病变、空洞和播散，痰涂片检查阳性。这类患者多发生在青春期女性、营养不良、抵抗力弱的群体以及免疫功能受损的患者。

2. 结核病免疫和迟发性变态反应 结核病主要的免疫保护机制是细胞免疫，体液免疫的作用相对次要。人体受结核分枝杆菌感染后，肺泡中的巨噬细胞大量分泌 IL-1、IL-6、TNF-α、IFN-γ等细胞因子使淋巴细胞和单核细胞聚集到结核分枝杆菌入侵部位，逐渐形成结核肉芽肿，限制结核分枝杆菌扩散并杀灭结核分枝杆菌。T细胞与巨噬细胞相互作用和协调，对完善免疫保护作用非常重要。

3. 初感染与再感染 Koch 在 1890 年就观察到，将结核分枝杆菌注射到未感染过的豚鼠皮下，10~14 天后注射局部出现肿结，随后溃烂，形成深溃疡，很难愈合，并且进一步发展为肺门淋巴结肿大，终因全身播散而死亡，结核菌素试验呈阴性反应。而对 3~6 周前受染结核菌素反应转阳的豚鼠注射同等量的结核分枝杆菌，2~3 天后局部呈现剧烈反应，迅速形成浅表溃疡，以后较快趋于愈合，无淋巴结肿大和周身播散，动物亦无死亡。这种机体对结核分枝杆菌初感染和再感染表现出不同反应的现象称为 Koch 现象。Koch 现象可以解释原发型结核和继发型结核发病机制的差异。人感染结核分枝杆菌后仅 5% 发病为原发型肺结核，5% 的人在免疫功能低下时发病为继发型肺结核，90% 的人不发病。

（二）病理

1. 基本病变

（1）渗出为主的病变：表现组织充血、水肿与白细胞浸润。早期渗出性病变中有中性粒细胞，以后逐渐被单核细胞（吞噬细胞）代替，可有少量类上皮细胞和多核巨细胞，抗酸染色可以发现结核分枝杆菌。渗出常是病变组织内菌量多、致敏淋巴细胞活力高和变态反应强的反映。

（2）增生为主的病变：可表现为典型的结核结节，为结核病的特征性病变。直径约0.1mm，数个融合后肉眼能见到，由淋巴细胞、类上皮细胞、郎汉斯巨细胞及成纤维细胞组成。结核结节的中间可出现干酪样坏死。类上皮细胞呈多角形，由巨噬细胞吞噬结核分枝杆菌后体积变大而形成，染色呈淡伊红色。大量类上皮细胞互相聚集融合形成多核巨细胞，称为郎汉斯巨细胞。另一种表现是结核性肉芽肿，是一种弥漫性增生型病变，多见于空洞壁、窦道及其周围以及干酪坏死灶周围，由类上皮细胞和新生毛细血管构成，其中散布有朗汉斯巨细胞、淋巴细胞及少量中性粒细胞，有时可见类上皮结节。增生为主的病变发生在机体抵抗力较强、病变恢复阶段。

（3）干酪样坏死为主的病变：多发生在机体抵抗力低下、结核分枝杆菌毒力强、菌量大、机体变态反应强烈的情况下，为病变恶化的表现。镜下先是组织混浊肿胀，继则细胞质脂肪变性，细胞核碎裂溶解，直至完全坏死。肉眼观坏死组织呈黄色，状似乳酪，故称干酪样坏死。坏死区域周围逐渐变为肉芽组织增生，最后成为纤维包裹的纤维干酪性病灶。

上述三种病变可同时存在于一个肺部病灶中，但通常有一种是主要的。例如在渗出性及增生性病变的中央，可出现少量干酪样坏死，而干酪样坏死为主的病变，常同时伴有程度不同的渗出与结核结节的形成。

2. 病理变化的转归　当人体免疫力增强及使用抗结核药物治疗，病灶可逐渐愈合。渗出性病灶通过单核－吞噬细胞系统的吞噬作用而吸收消散，甚至不留瘢痕；较小的干酪样坏死或增生性病变亦可经治疗后缩小、吸收，仅留下轻微纤维瘢痕。病灶在愈合过程中常伴有纤维组织增生，形成条索状瘢痕；干酪样病灶亦可因失水、收缩及钙盐沉着，最终形成钙化灶而愈合。倘若局部组织变态反应剧烈，干酪样坏死组织发生液化，经支气管排出后形成空洞，其内壁含有大量代谢活跃、生长旺盛的细胞外结核分枝杆菌，可经支气管播散到对侧肺或同侧肺其他部位引起新的病灶。

【临床表现】

（一）症状

1. 全身症状　发热为肺结核最常见的全身性毒性症状，多数为午后潮热，可伴有倦怠、乏力、盗汗和体重减轻等。若肺部病灶进展播散，常呈不规则高热。妇女可有月经失调或闭经。

2. 呼吸系统症状

（1）咳嗽、咳痰：是肺结核最常见症状。浸润性病灶咳嗽轻微，干咳，或仅有少量黏液痰。有空洞形成时痰量增加，若伴继发感染，痰呈脓性。合并支气管结核则咳嗽加剧，可出现刺激性呛咳，伴局限性哮鸣或喘鸣。

（2）咯血：1/3 ~ 1/2 的病人在不同病期有咯血。结核病灶的炎症使毛细血管通透性增高，常表现为痰中带血，病变损伤小血管则血量增加。若空洞壁的动脉瘤破裂则引起大咯血。破坏性病灶固然易于咯血，而愈合性的病变纤维化和钙化病灶可直接地或由于继发性支气管扩张间接地引起咯血。

（3）胸痛：固定性针刺样痛，随呼吸和咳嗽加重，而患侧卧位症状减轻，常是胸膜受累的缘故。膈胸膜受刺激，疼痛可放射至肩部或上腹部。

（4）呼吸困难：多见于干酪样肺炎和大量胸腔积液患者。

（二）体征

取决于病变性质、部位、范围或程度。粟粒性肺结核偶可表现严重呼吸困难、呼吸频率加快和发绀。渗出性病变范围较大或干酪性肺炎时，可有肺实变体征，叩诊浊音，听诊闻及支气管呼吸音和细湿啰音。继发型肺结核好发于上叶尖后段，故叩诊肺上界变小、听诊于肩胛间区闻及细湿啰音有极大提示诊断价值。空洞性病变位置浅表而引流支气管通畅时有支气管呼吸音或伴湿啰音。巨大空洞可出现带金属调的空瓮音，现已很少见。慢性纤维空洞性肺结核有较大范围的纤维条索形成时，出现患侧胸廓塌陷、气管和纵隔向患侧移位，叩诊音变浊，听诊呼吸音降低或闻及湿啰音，健侧有肺气肿征象。支气管结核有局限性哮鸣音，呼气或咳嗽末明显。结核性胸膜炎时可有胸腔积液体征，气管向健侧移位，患侧胸廓饱满，触觉语颤减弱，叩诊实音，听诊呼吸音消失。

【并发症与预后】

肺结核可并发气胸、脓气胸、支气管扩张、肺不张和肺源性心脏病等。

本病早期诊断、正规治疗可获痊愈。但到晚期肺部广泛纤维化形成后，预后差。此外超级耐多药结核病以及免疫力低下患者所患结核病治疗难度大，预后差。

【实验室检查与其他检查】

（一）痰结核分枝杆菌检查

是确诊肺结核最特异性的方法，也是制定化疗方案和评价治疗效果的主要依据。有肺结核可疑症状或肺部有异常阴影的患者都必须进行痰结核分枝杆菌检查。初诊患者要送3份痰标本，包括清晨痰、夜间痰和即时痰，如无夜间痰，宜在留清晨痰后2 ~ 3小时再留一份痰标本。

1. 痰涂片检查 抗酸染色镜检快速简便，但欠敏感，每毫升痰中至少含5 000 ~ 10 000个细菌时才可呈阳性结果。痰涂片检查阳性只能说明痰中含有抗酸杆菌，不能区分是结核分枝杆菌还是非结核分枝杆菌，由于非抗酸杆菌少，故痰中检出抗酸杆菌有极重要的意义。

2. 培养法 痰结核分枝杆菌培养为结核分枝杆菌感染提供准确可靠证据，常作为结核病诊断的"金标准"，同时也为药物敏感性测定和菌种鉴定提供菌株。但结核分枝杆菌生长缓慢，培养时间较长，一般为 2~8 周。多采用改良罗氏法。如培养阳性，应进行药物敏感性测定。

3. 其他检测技术　如 PCR、核酸探针检测特异性 DNA 片段、色谱技术检测结核硬脂酸和分枝菌酸等菌体特异成分以及采用免疫学方法检测特异性抗原和抗体等，这些方法尚需改进和完善。

（二）影像学诊断

胸部 X 线检查是诊断肺结核的重要方法，可以发现肺内病变的部位、范围、形态、密度、与周围组织的关系、病变阴影的伴随影像、有无空洞或空洞大小、洞壁厚薄等，对了解其演变及选择治疗具有重要价值。肺结核的常见 X 线表现包括：纤维钙化的硬结病灶表现为密度较高、边缘清晰的斑点、条索或结节；浸润性病灶表现为密度较淡、边缘模糊的云雾状阴影；干酪样病灶表现为密度较高、浓淡不一、有环形边界透光区的空洞等。肺结核病影像特点是病变多发生在上叶的尖后段和下叶的背段。诊断最常用的摄影方法是正侧位胸片。凡 X 线胸片上显示渗出性或渗出增殖性病灶、干酪样肺炎、干酪样病灶、空洞多提示活动性病变；增殖性病变、纤维包裹紧密的干酪硬结灶及纤维钙化灶等，多属非活动性病变。

电子计算机断层扫描（CT）能发现隐蔽的病变而减少微小病变的漏诊，常用于与其他胸部疾病的鉴别诊断。

（三）结核菌素试验

结核菌素是结核菌的代谢产物，是从液体培养基长出的结核菌提炼而成，主要成分为结核蛋白。目前世界卫生组织和国际防痨和肺病联合会推荐使用的结核菌素为纯蛋白衍生物（purified protein derivative, PPD）。由于结核菌素试验阳性不能区分是结核分枝杆菌的自然感染还是卡介苗接种的免疫反应，在卡介苗普遍接种的地区，结核菌素试验对结核分枝杆菌感染者的诊断不理想。

结核菌素试验采用皮内注射法（Mantoux 法）。将 PPD 5IU（0.1ml）注入左前臂内侧上中三分之一交界处皮内，使局部形成皮丘。试验后 48~72 小时观察和记录结果，测量硬结的横径和纵径，得出平均直径〔平均直径 =（横径 + 纵径）/2〕，而不是测量红晕直径，硬结为特异性变态反应，而红晕为非特异性反应。硬结直径 ≤4mm 为阴性，5~9mm 为弱阳性，10~19mm 为阳性，≥20mm 或虽 <20mm 但局部出现水疱和淋巴管炎为强阳性反应。结核菌素试验反应愈强，对结核病的诊断，特别是对婴幼儿的结核病诊断愈有意义。但是阴性反应结果的儿童，不能完全排除结核病，结核分枝杆菌感染后需 4~8 周才建立充分变态反应，在此之前，结核菌素试验可呈阴性。营养不良、HIV 感染、麻疹、水痘、癌症、严重的细菌感染（包括重症结核病和结核性脑膜炎等）和卡介苗接种后，结核菌素试验结果硬结直径多在 10mm 以内。3 岁以下婴幼儿阳性反应按活动性结核处理，成人强阳性反应提示活动性结核病可能，应进一步检查。痰培养结核分枝杆菌阴性的肺结核诊断除典型 X 线征象外，必须有结核菌素试验阳性佐证。

（四）纤维支气管镜检查

纤维支气管镜常应用于支气管结核和淋巴管支气管瘘的诊断，支气管结核表现为黏膜充血、溃疡、糜烂、组织增生、形成瘢痕和支气管狭窄，可以在病灶部位钳取活体组织进行病理学检查、结核分枝杆菌培养。对于肺内结核病灶，可以采集分泌物或冲洗液标本做病原体检查，也可以经支气管获取肺活检标本。

【分类标准与诊断要点】

（一）结核病分类

1. 原发型肺结核 指初次感染即发病的肺结核。典型病变包括肺部原发病灶、引流淋巴管和肺门或纵隔淋巴结肿大，三者联合称为原发复合征。X线胸片表现为哑铃形阴影，有时X线片上仅显示肺门或纵隔淋巴结肿大，诊断胸内淋巴结结核。多见于儿童，无症状或症状轻微，多有结核病家庭接触史，偶尔见于未受感染的成年人。近年来青年和成年人原发型肺结核发病有增高趋势，结核菌素试验多为强阳性。肺部原发性病灶多好发于胸膜下通气良好的肺区如上叶下部和下叶上部。90%以上患者可不治自愈。

2. 血行播散型肺结核 包括急性、亚急性、慢性血行播散型肺结核。大多同时伴有原发型肺结核，儿童较多见，成人也可发生。急性播散型肺结核患者起病急，持续高热，中毒症状严重，多合并结核性脑膜炎，极少有呼吸困难，全身浅表淋巴结、肝脾肿大，可出现颈项强直等脑膜刺激征。部分患者结核菌素试验阴性，随病情好转可转为阳性。X线胸片和CT检查开始为肺纹理重，症状出现两周左右可出现由肺尖至肺底呈大小、密度和分布三均匀的粟粒状结节阴影，结节直径约2mm。亚急性、慢性血行播散型患者起病较缓，症状较轻，X线胸片呈双上、中肺野为主的大小不等、密度不同和分布不均的粟粒状或结节状阴影，新鲜渗出与陈旧硬结和钙化病灶共存。慢性血行播散型患者多无明显中毒症状。

3. 继发型肺结核 是肺结核中的一个主要类型，可出现以增殖病变为主、浸润病变为主、干酪病变为主或以空洞为主等多种病理改变。根据病理和X线表现特点分为浸润性肺结核、干酪样肺炎、空洞性肺结核、结核球、慢性纤维空洞性肺结核等。大多由于初染后体内潜伏病灶中的结核分枝杆菌重新活动和释放而发病，极少数为外源性再感染。

（1）浸润性肺结核：浸润渗出性病变和纤维干酪增殖病变多发生在肺尖和锁骨下，影像学检查表现为小片状或斑点状阴影，可融合和形成空洞。渗出性病变易吸收，而纤维干酪增殖病变吸收很慢，可长期无改变。

（2）空洞性肺结核：空洞形态不一，可有虫蚀样空洞、薄壁空洞、张力性空洞、干酪组织溶解性空洞等。空洞性肺结核多有支气管播散病变，临床症状较多，如发热、咳嗽、咳痰和咯血等。空洞性肺结核患者痰中经常排菌，应用有效的化学治疗后，出现空洞不闭合，但长期多次查痰阴性，空洞壁由纤维组织或上皮细胞覆盖，诊断为"净化空洞"。但有些患者空洞还残留一些干酪组织，长期多次查痰阴性，临床上诊断为"开放菌阴综合征"，仍需随访。

（3）结核球：多由干酪样病变吸收和周边纤维膜包裹或空洞的引流支气管阻塞，空洞内干酪物难以排出而形成。结核球内有钙化灶或液化坏死形成空洞，同时80%以上结核球有卫星灶，可作为诊断和鉴别诊断的参考。直径在2~4cm之间，多小于3cm。

（4）干酪样肺炎：多发生在机体免疫力和体质衰弱又受到大量结核分枝杆菌感染的患

者，或有淋巴结支气管瘘，淋巴结中的大量干酪样物质经支气管进入肺内而发生。大叶性干酪样肺炎 X 线呈大叶性密度均匀磨玻璃样阴影，逐渐出现溶解区，呈虫蚀样空洞，可出现播散病灶，痰中能查出结核分枝杆菌。小叶性干酪样肺炎的症状和体征比大叶性干酪样肺炎轻，X 线呈小叶斑片播散病灶，多发生在双肺中下部。

（5）慢性纤维空洞性肺结核：肺结核未及时发现或治疗不当，空洞长期不愈，空洞壁增厚，病灶出现广泛纤维化，随机体免疫力的高低波动，病灶吸收、修复与恶化、进展交替发生，成为慢性纤维空洞性肺结核。病灶常有反复支气管播散，大多病程迁延，反复进展、恶化，痰查结核分枝杆菌阳性，为重要传染源。X 线显示一侧或两侧单个或多个厚壁空洞，多伴有支气管播散病灶及明显的胸膜增厚。因肺组织纤维收缩，肺门被牵拉向上，肺纹呈垂柳状阴影，纵隔牵向病侧。邻近或对侧肺组织常有代偿性肺气肿，常并发慢性支气管炎、支气管扩张、继发感染或慢性肺源性心脏病。肺组织广泛破坏，纤维组织增生，进一步导致肺叶或全肺收缩（"毁损肺"）。

4. 结核性胸膜炎　为临床上已排除其他原因引起的胸膜炎。在结核性胸膜炎发展的不同阶段，有结核性干性胸膜炎、结核性渗出性胸膜炎和结核性脓胸。

5. 其他肺外结核　按部位及脏器命名，如骨结核、结核性脑膜炎、肾结核、肠结核等。

6. 菌阴肺结核　指三次痰涂片阴性及一次痰培养阴性的肺结核，诊断标准为：①典型肺结核临床症状和胸部 X 线表现；②抗结核治疗有效；③临床可排除其他非结核性肺部疾患；④PPD 皮试（5IU）强阳性，血清抗结核抗体阳性；⑤痰结核菌 PCR 和探针检测呈阳性；⑥肺外组织病理证实结核病变；⑦支气管肺泡灌洗（BAL）液中检出抗酸杆菌；⑧支气管或肺部组织病理证实结核病变。具备①～⑥中 3 项或⑦～⑧中任何 1 项可确诊。

（二）痰菌检查

痰菌检查是确定传染性和诊断、评估治疗效果的主要指标。痰菌检查阳性以（＋）表示，阴性以（－）表示，同时需注明痰检方法，如涂片、培养等，以涂（＋）、涂（－）、培（＋）、培（－）表示。当患者无痰或未查痰时，则注明"无痰"或"未查"。

（三）化疗史

分初治与复治。初治，指既往未用过抗结核药物治疗或用药时间少于 1 个月的新发病例。复治，指既往应用抗结核药物 1 个月以上的新发病例、复发病例、初治失败病例等。

（四）病变范围及部位

肺结核病变范围按左、右侧，每侧以上、中、下肺野记述。上肺野：第二前肋下缘内端水平以上；中肺野：上肺野以下，第四前肋下缘内端水平以上；下肺野：中肺野以下。

【诊断与鉴别诊断】

（一）诊断

1. 流行病学资料　是否有肺结核病人接触史或肺外结核病史。

2. 临床表现　出现可疑症状，咳嗽持续 2 周以上，咯血、午后低热、乏力、盗汗、消瘦、月经不调或闭经等；有结核病诱因或好发因素，尤其是糖尿病、免疫抑制性疾病或接受激素和免疫抑制剂治疗者；有渗出性胸膜炎、肛瘘、长期淋巴结肿大既往史，婴幼儿和儿童有家庭开放性肺结核密切接触者。

3. 实验室检查及其他检查

（1）痰查结核分枝杆菌：涂片法或培养法检查痰中抗酸杆菌。

（2）胸部 X 线或 CT 检查：胸部 X 线或 CT 检查发现有异常阴影者，必须通过系统检查，确定病变是结核性或其他性质。如难以确定，可经 2 周短期观察或抗感染治疗后复查，大部分炎性病变会有所变化，肺结核则一般不会出现明显改变。如诊断为肺结核，应进一步判断病灶的活动性，以便确定治疗方案。活动性病变在胸片上通常表现为边缘模糊不清的斑片状阴影，可有中心溶解和空洞，或出现播散病灶。胸片表现为钙化、硬结或纤维化，痰检查抗酸杆菌阴性，无任何症状，为无活动性结核。

4. 诊断的记录方式 记录内容包括分类、病变部位、范围、痰菌情况、化疗史、并发症、并存症、手术等，按病变范围及部位、分类类型、痰菌情况、化疗史顺序书写。如：右中原发型肺结核，涂（−），初治；双上继发型肺结核，涂（＋），复治；左侧结核性胸膜炎，涂（−），培（−），初治。

如认为必要，可在类型后加括弧说明。如血行播散型肺结核可注明急性或慢性；继发型肺结核可注明空洞或干酪样肺炎等。并发症（如自发性气胸、肺不张等）、并存病（如硅沉着病、糖尿病等）及手术（如肺切除术后、胸廓成型术后等）可在化疗史后按并发症、并存病、手术等顺序书写。

（二）鉴别诊断

1. 肺炎 主要与继发型肺结核鉴别。大多起病急，伴有发热、咳嗽，咳痰明显。胸片表现密度较淡且较均匀的片状或斑片状阴影，抗菌治疗后体温迅速下降，1~2 周后阴影有明显吸收。

2. 支气管扩张 慢性反复咳嗽、咳痰，多有大量脓痰，常反复咯血。轻者 X 线胸片无异常或仅见肺纹理增粗，典型者见"卷发样"改变，CT 特别是高分辨率 CT 能发现支气管腔扩大，可确诊。

3. 肺癌 多有长期吸烟史，表现为刺激性干咳、痰中带血、胸痛和明显消瘦等症状，病情进展快，胸部 X 线检查肺癌肿块常呈分叶状，有毛刺、切迹。癌组织坏死液化后，可以形成偏心厚壁空洞。多次痰脱落细胞和结核分枝杆菌检查和病灶活体组织检查是鉴别的重要方法。

4. 慢性阻塞性肺疾病 多表现为慢性咳嗽、咳痰，少有咯血。冬季多发。急性加重期可有发热。肺功能检查提示阻塞性通气功能障碍。胸部影像学检查有助于鉴别诊断。

5. 肺脓肿 多有高热、咳大量脓臭痰，胸片表现为带有液平面的空洞伴周围浓密的炎性阴影。血白细胞和中性粒细胞增高。

6. 其他 血行播散型结核具有重度毒血症状而早期 X 线征象不明显时当与伤寒、败血症等非结核性感染和其他各类发热性疾病鉴别。从肺部粟粒性病变看，非结核性肺部感染、肺泡细胞癌、肺淋巴管癌、各类肺泡炎和弥漫性肺间质纤维化等都属鉴别之列。

【治疗】

(一) 化学治疗的原则

肺结核化学治疗的原则是早期、适量、规律、联合和全程用药。

1. 早期　对所有检出和确诊患者均应立即给予化学治疗，早期化学治疗有利于迅速发挥早期杀菌作用，促使病变吸收和减少传染性。

2. 适量　用药剂量要适当。药量不足，组织内药物难以达到有效浓度，且细菌容易产生继发性耐药，药量过大则易产生不良反应。

3. 规律　坚持规律服药，不漏服，不停药，避免耐药性产生。

4. 联合　从未接触过抗结核药物的结核分枝杆菌，对药物的敏感性不完全相同，存在原发耐药菌株，由于原发耐药菌株多为单一耐药，联合用药可起交叉杀灭作用，从而大大减少耐药菌出现的几率。

5. 全程　保证完成规定的治疗期是提高治愈率和减少复发率的重要措施。

(二) 化学治疗的生物学机制

1. 药物选择　结核分枝杆菌根据其代谢状态分为 A、B、C、D 四群，对药物选择具有一定的指导意义。抗结核药物对不同菌群的作用各异。抗结核药物对 A 菌群作用强弱依次为异烟肼 > 链霉素 > 利福平 > 乙胺丁醇；对 B 菌群依次为吡嗪酰胺 > 利福平 > 异烟肼；对 C 菌群为利福平 > 异烟肼；对 D 菌群无作用。随着药物治疗作用的发挥和病变变化，各菌群之间也相互变化。通常大多数抗结核药物可以作用于 A 菌群，异烟肼和利福平具有早期杀菌作用，即在治疗的 48 小时内迅速的杀菌作用，使菌群数量明显减少，传染性减少或消失，痰菌阴转。这显然对防止获得性耐药的产生有重要作用。B 和 C 菌群由于处于半静止状态，抗结核药物的作用相对较差，有"顽固菌"之称。杀灭 B 和 C 菌群可以防止复发。消灭 B 菌群是实现灭菌目标的关键。这些细菌存在巨噬细胞内酸性条件下，仅有吡嗪酰胺（PZA）是唯一比较有效的药物，故近年来主张化疗特别是短程化疗加用 PZA 至关重要。

2. 间歇化学治疗　主要理论基础是结核分枝杆菌的延缓生长期。结核分枝杆菌接触不同的抗结核药物后产生不同时间的延缓生长期。如接触异烟肼和利福平 24 小时后分别可有 6～9 天和 2～3 天的延缓生长期。药物使结核分枝杆菌产生延缓生长期，就有间歇用药的可能性。

3. 顿服　抗结核药物血中高峰浓度的杀菌作用要优于经常性维持较低药物浓度水平的情况。每日剂量一次顿服要比一天 2 次或 3 次分服所产生的高峰血浓度高 3 倍左右。

(三) 常用抗结核药物

1. 异烟肼（isoniazid，INH，H）　为单一抗结核药物中杀菌力特别是早期杀菌力最强者。作用机制主要是抑制结核分枝杆菌脱氧核糖核酸（DNA）的合成，并阻碍细菌细胞壁的合成。口服后，吸收快，渗入组织，透过血脑屏障，对巨噬细胞内外的结核分枝杆菌均有杀菌作用。用药后经肝脏乙酰化灭活。常用剂量为成人每日 300mg，顿服；儿童 5～10mg/kg（每日最大剂量不超过 300mg）。结核性脑膜炎和血行播散型肺结核的用药剂量可加大，成人 10～20mg/kg，儿童 20～30mg/kg。不良反应很少，偶见周围神经炎、药物性肝炎。肝功能异常者慎用。发生周围神经炎，可用维生素 B_6 治疗。

2. 利福平（rifampicin, RFP, R） 为利福霉素的半合成衍生物，是广谱抗生素。作用机制在于抑制结核分枝杆菌的 RNA 聚合酶，阻碍其 mRNA 合成。对巨噬细胞内外的结核分枝杆菌均有杀菌作用，尤其对 C 菌群有独特的杀菌作用。常与 INH 联合应用。口服后药物主要集中在肝脏，主要经胆汁排泄。利福平及其代谢物为橘红色，服后大小便、眼泪等为橘红色。常用剂量成人为每日 450～600mg，儿童为 10～20mg/kg；间歇用药为 600～900mg，每周 2 次或 3 次。不良反应轻微，除消化道症状、流感样症候群外，偶有短暂性肝功损害，用药后如出现一过性转氨酶升高可继续用药，给予保肝治疗并密切观察，如出现黄疸应立即停药。

长效利福霉素类药物利福喷汀（rifapentine, RFT），半衰期长，适合间歇用药，常用剂量为 450～600mg，每周 2 次。与 RFP 之间完全交叉耐药。

3. 吡嗪酰胺（pyrazinamide, PZA, Z） 主要是杀灭巨噬细胞内酸性环境中的 B 菌群。消灭 B 菌群是实现灭菌目标的关键。这些细菌存在于巨噬细胞内酸性条件下，仅有 PZA 是唯一比较有效的药物，故近年来主张化疗特别是短程化疗加用 PZA 至关重要。常用剂量成人为每日 1.5g；间歇用药为 1.5～2g，儿童为 30～40mg/kg，每周 3 次。常见不良反应为高尿酸血症、痛风，偶见药物性肝损害。

4. 链霉素（streptomycin, Sm, S） 为广谱氨基糖苷类抗生素，主要对巨噬细胞外碱性环境中的结核分枝杆菌有杀菌作用，对细胞内的结核分枝杆菌作用较小，通过干扰结核分枝杆菌的酶活性，阻碍蛋白合成发挥杀菌作用。常用剂量为每日 0.75g，肌肉注射；间歇疗法每次 0.75～1g，每周 2 次。不良反应主要为第八对颅神经损害，表现为耳毒性、前庭功能损害和肾毒性等。儿童、老人、孕妇、听力障碍和肾功能不全者慎用。

5. 乙胺丁醇（ethambutol, EMB, E） 对结核分枝杆菌有抑制作用，与其他抗结核药物联用时，可延缓细菌对其他药物产生耐药性。口服易吸收，常用剂量成人为每日 0.75g，间歇疗法为每次 1.0～1.25g，每周 3 次。主要不良反应为视神经炎，但较少见，治疗中密切观察，发现视力异常及时停药。儿童禁用。

（四）标准化学治疗方案

1. 初治菌阳肺结核（含初治菌阴空洞肺结核或粟粒型肺结核）

（1）每日用药方案：①强化期：INH、RFP、PZA、EMB，顿服，2 个月；②巩固期：INH、RFP，顿服，4 个月。简写为：2HRZE/4HR。

（2）间歇用药方案：①强化期：INH、RFP、PZA、EMB，顿服，隔日 1 次或每周 3 次，2 个月；②巩固期：INH、RFP，顿服，隔日 1 次或每周 3 次，4 个月。简写为：$2H_3R_3Z_3E_3/4H_3R_3$。

2. 初治涂阴肺结核

（1）每日用药方案：①强化期：INH、RFP、PZA，顿服，2 个月；②巩固期：INH、RFP，顿服，4 个月。简写为：2HRZ/4HR。

（2）间歇用药方案：①强化期：INH、RFP、PZA，顿服，隔日 1 次或每周 3 次，2 个月；②巩固期：INH、RFP，顿服，隔日 1 次或每周 3 次，4 个月。简写为：$2H_3R_3Z_3/4H_3R_3$。

3. 复治涂阳肺结核

由于可能已经产生获得性耐药，复治是一个困难的问题，推荐强化期五药和巩固期三药的方案，希望强化期能够至少有 2 种仍然有效的药物。慢性传染性肺结核治疗更为棘手，需要根据细菌培养及药敏结果，制定个体化方案，常常需要选择二线药物。

（1）每日用药方案：①强化期：INH、RFP、PZA、Sm 和 EMB，顿服，2 个月；②巩固期：INH、RFP 和 EMB，顿服，4～6 个月。巩固期治疗 4 个月时，痰菌未阴转，可继续延长治疗期 2 个月。简写为：2HRZSE/4～6HRE。

（2）间歇用药方案：①强化期：INH、RFP、PZA、EMB，顿服，隔日 1 次或每周 3 次，2 个月；②巩固期：INH、RFP，顿服，隔日 1 次或每周 3 次，4 个月。简写为：$2H_3R_3Z_3E_3/4H_3R_3$。

（五）耐药肺结核治疗

耐药结核病，尤其是耐多药结核病（multidrug resistant tuberculosis，MDR - TB）和超级耐多药结核病（extensive drug resistant or extreme drug resistant tuberculosis，XDR - TB）是当前结核病防治工作的巨大难点。MDR - TB 至少对异烟肼和利福平耐药，XDR - TB 则除异烟肼和利福平外，还对二线抗结核药物耐药。如果对耐药结核病尤其是 MDR - TB 和 XDR - TB 不给予足够的重视，将可能使结核病重新沦为"不治之症"。

MDR - TB 的治疗应尽量根据药敏试验选择敏感药物。分析既往用药史，选择至少 4 种可能敏感的抗结核药物。治疗也按强化期和巩固期进行，强化期最好选择 5 种药物，巩固期至少有 3 种药物，并实施全程督导化疗管理完成治疗。一般在痰菌阴转后，继续治疗 18～24 个月。中国防痨协会推荐的 MDR - TB 的治疗方案：①原发或初始 MDR - TB 既往未用过抗结核药物、用药情况不详或用药时间不足 1 个月，仍可使用标准初治或复治涂阳化疗方案，但以每日用药为宜。②获得性 MDR - TB 耐药发生于已使用抗结核药物的病人，用药时间≥1 个月。除继续保留异烟肼外，主要从二线抗结核药物如乙硫异烟胺（ethionamide，Eto）、丙硫异烟胺（prothionamide，Pto）、对氨基水杨酸（para - aminosalicylic acid，PAS）、对氨基水杨酸 - 异烟肼、卡那霉素（kanamycin，Km）、阿米卡星（amikacin，Am）、卷曲霉素（capreomycin，Cm）、莫西沙星（Moxifloxacin，Mfx）、加替沙星（Gatifloxacin，Gfx）、氧氟沙星（ofloxacin，Ofx）、左氧氟沙星（levofloxacin，Lfx）等中选择组成化疗方案。可供选择的抗结核药物见表 3 - 3。在选择药物时要注意交叉耐药性，如利福平和利福喷汀，Km 和 Am，Eto 和 Pto，氟喹诺酮类药物之间存在完全交叉耐药，一种耐药，不宜选择另一种。Sm 和 Km 或 Am 为单向交叉耐药，对 Sm 耐药者可选用 Km 或 Am 中的一种，而耐 Km 或 Am 者则不能再使用 Sm。对敏感结核分枝杆菌作用强度是 Mfx = Gfx > Lfx > Ofx = Cfx。

表 3 - 3　抗结核药物分组

组　别	药　物
第一组（一线口服药）	异烟肼（H）、利福平（R）、乙胺丁醇（E）、吡嗪酰胺（Z）
第二组（注射用药）	链霉素（S）、卡那霉素（Km）、阿米卡星（Am）、卷曲霉素（Cm）
第三组（氟喹诺酮类药）	环丙沙星（Cfx）、氧氟沙星（Ofx）、左氧氟沙星（Lfx）、莫西沙星（Mfx）、加替沙星（Gfx）
第四组（口服抑菌二线药）	乙硫异烟胺（Eto）、丙硫异烟胺（Pto）、环丝氨酸（Cs）、特立齐酮（Trd）、对氨基水杨酸（PAS）、氨硫脲（Th）

（六）固定剂量复合剂和板式组合药

为使治疗规范化，便于督导，减少耐药，方便服药，改善病人接受治疗的依从性，常将药物制成复合剂或组合药。固定剂量复合剂是将 2～3 种抗结核药物合并为 1 片或 1 个胶囊，疗效与不良反应与散装药相同，便于提高患者的依从性和规律用药率。目前有卫非特（rifater，INH + RFP + PZA）和卫非宁（rifinah，INH + RFP）。此外，INH 和 PAS 以化学键连接的力排肺疾（dipasic 或称结核清），其中 PAS 较常规剂量为低，副作用相应减少，而疗效不减。板式组合药的优点是比散装药方便，剂量不易错。

（七）DOTS 战略

DOTS 本意为"直接督导下的短程化疗"。1995 年世界卫生组织结核病对策部总结近二十余年来的经验，认识到 DOTS 是所有干预项目中费用最低、疗效最好的方法，因而将它上升为一种保证结核病控制对策成功的战略，扩展为五个方面：①政府的支持和承诺；②通过对因症就诊病例进行痰涂片镜检发现病人；③对涂阳病人给予标准短程化疗（6～8 个月）或至少初治两个月在直接面视下服药；④保证抗结核药物供应；⑤可以用来评估治疗效果和全部规划实施的标准化病例登记和报告系统。DOTS 是当今降低和防止结核菌感染、结核病人死亡、控制耐多药结核病最有效、最可能实施的战略，不仅适用于发展中国家，亦适用于发达国家。DOTS 的核心是规则、全程治疗。因此结核病治疗除制定正确的治疗方案外，保证其实施十分重要。不仅防治工作者和专业医师必须掌握和切实贯彻 DOTS，广大内科医师也应当了解和积极实践这一重要战略。

（八）其他治疗

1. 对症治疗　合理、有效的化疗可迅速缓解结核病的临床症状，一般无需特殊治疗。在急性粟粒性肺结核和结核性胸膜炎伴有高热等严重毒性症状时，激素可能有助于改善症状，亦可促进渗液吸收、减少粘连，但必须在有充分有效抗结核药物治疗下早期应用，疗程 1 个月左右即应逐步撤停。咯血是肺结核病人的常见合并症，作用于血管、促进和增加凝血因子以及抗纤溶、抗肝素等各类止血药（包括血制品），都被用于治疗咯血，但疗效难以评价。24 小时咯血量在 500ml 以上者称为大咯血，目前仍以垂体后叶素应用较多，垂体后叶素收缩小动脉，使肺循环血量减少而达到较好止血效果。高血压、冠心病、心力衰竭患者和孕妇禁用。如咯血过程突然中断，出现呼吸急促、发绀、烦躁不安、精神极度紧张有濒死感或口中有血块等，考虑为窒息先兆征象，应立即抢救，进行体位引流，取患侧位、头低脚高位，并令病人张口或使用开口器清除口腔积血，叩击背部刺激咳嗽，以畅通气道，有条件时立即施行气管切开或气管插管。

2. 手术治疗 化疗的发展使外科治疗在肺结核治疗中的比重和地位显著降低。但对药物失效或疾病危及生命的单侧特别是局限性病变，外科治疗仍是可选择的重要治疗方法。其指征是：①化疗尤其是经过规则的强有力化疗药物治疗 9 ~ 12 个月，痰菌仍阳性的干酪性病灶、厚壁空洞、阻塞性空洞；②一侧毁损肺、支气管结核管腔狭窄伴远端肺不张或肺化脓症；③结核性脓胸或伴支气管胸膜瘘；④不能控制的大咯血；⑤疑似肺癌或并发肺癌可能。这些病人大多病情严重、有过反复播散、病变范围广泛，因此是否适宜手术尚需参考心肺功能、播散灶控制与否等，就手术效果、风险程度及康复诸方面全面衡量，以作出合理选择。

（九）肺结核合并相关疾病的治疗

1. 糖尿病 肺结核与糖尿病常合并存在，互相影响。多数为糖尿病在先，而后出现肺结核，相反情形偶或有之，但临床病情多较轻。糖尿病病人肺结核患病率 10 倍于普通人群。肺结核与糖尿病之间可互为因果，形成恶性循环。控制糖尿病首选胰岛素替代治疗，适当放宽饮食限制，以满足肺结核治疗的营养需要。肺结核合并糖尿病的化疗原则与单纯性肺结核相同，只是治疗期适当延长。

2. HIV 感染/艾滋病（AIDS） HIV 感染或 AIDS 合并肺结核病人临床上常以严重毒血症状急性起病，伴有肺外结核，播散多，无反应型结核多，病灶不易局限化而常伴有肺门和纵隔淋巴结肿大，X 线检查继发型结核的典型的多形态特征变得不明显。HIV 感染和 AIDS 病人肺外结核可以高达 70%。治疗应采取最强有力药物联合，疗程需长，但预后差。免疫功能的调整和支持十分重要。

3. 肝炎 异烟肼、利福平和吡嗪酰胺均有潜在的肝毒性作用，用药前和用药过程中应定期监测肝功能。严重肝损害的发生率为 1%，但约 20% 患者可出现无症状的轻度转氨酶升高，无需停药，但应注意观察，绝大多数的转氨酶可恢复正常。如有食欲不良、黄疸或肝大应立即停药，直至肝功能恢复正常。如肝炎严重，肺结核又必须治疗，可考虑使用 2SHE/10HE 方案（即前 2 个月用 S、H、E，后 10 个月用 H、E）。

4. 肺癌 肺结核与肺癌同属多发病、常见病，常合并存在。有人认为肺结核瘢痕组织可以癌变，但肺结核与肺癌的因果关系不能肯定。除肺结核并发肺癌外，偶尔肺癌使静止性结核病灶破溃或抗癌治疗损伤免疫机制而引起肺结核重新活动。40 岁以上肺结核病人尤其是男性病人，在长期随访中出现与结核病灶不相称的呼吸系统症状、体征，如刺激性咳嗽、反复咯血、胸痛、杵状指（趾）等，以及在充分抗结核治疗下 X 线检查示粗线新病灶，特别是孤立性结节灶、肺门向外扇形放射状条索阴影、肺不张、肺门增大、胸腔积液等征象，都应该考虑合并肺癌的可能性，即使痰菌阳性亦不能失之警惕。痰液癌细胞检查和纤支镜检查具决定性意义。手术作为首选治疗措施。放疗可能促使肺结核恶化或重新活动，故在活动性肺结核抗结核治疗同时，抗癌化疗似乎是唯一可供选择的姑息性治疗手段。

【预防】

（一）建立防治系统

根据我国结核病疫情，为搞好防治工作，仍须强调建立、健全和稳定各级防痨机构，负责组织和实施治、管、防、查的系统和全程管理，根据本地区疫情和流行病学特点，制定防治规划，并开展防痨宣传，教育群众养成良好的卫生习惯，培训防痨业务技术人员，推动社会力量参与和支持防痨事业。

（二）早期发现和彻底治疗病人

从当地疫情实际出发，对服务性行业、学校、托幼机构及儿童玩具工作人员等定期健康检查，每1~2年一次。在疫情已经控制的地区可开展重点线索调查，而主要应该是门诊因症就诊病例的及时发现和诊断，避免漏诊和误诊。查出必治，治必正确、彻底，只有这样才能大幅度降低传染源密度，有效降低感染率和减少发病。"寓预防于治疗"是防痨工作的发展方向和重点。

（三）卡介苗接种

卡介苗（BCG）是一种无毒牛型结核菌活菌疫苗，是目前唯一被批准使用的预防结核病的疫苗，接种后机体反应与低毒结核菌原发感染相同，产生变态反应同时获得免疫力，除对结核病有一定特异性抵抗力外，对其他细胞内病原菌感染和肿瘤等的非特异性抵抗力也有提高。BCG 自 1921 年就用于预防结核病，但迄今对它的作用和价值仍有争论。由于有效基因片段丢失，虽然对儿童的严重结核病有一定的预防作用，但对成人结核病却没有预防效果，其保护率波动大（0~80%）。我国结核病感染率和发病率仍高，推行 BCG 接种仍有现实意义。对边远低发病地区进入高发区的新生和新兵等，结核菌素阴性者亦必须接种 BCG。接种方法普遍采用皮上划痕法。BCG 接种后 2~3 周，局部出现红肿、破溃，数周内自行结痂痊愈。少数（约1%）有腋窝或锁骨上淋巴结肿大，可予热敷。偶有破溃，可用 5% INH 或 20% PAS 软膏敷贴。BCG 接种比较安全，但对已患肺结核、急性传染病愈后未满 1 个月或患有慢性疾病的患儿禁忌接种。

（四）化学预防

任何年龄结核菌素新近阳转者第 1 年发病危险性是 3.3%，5 年内为 5%~15%，INH 可以有效预防感染者的发病。在低感染率的发达国家主张推行 INH 化学性预防，对象主要为 35 岁以下结核菌素阳性特别是新近阳转者。方法为 INH 每天 300mg，持续用 9 个月，疗程中应当注意肝功能监测。HIV 感染者亦可酌情预防用药。

第十三节 鼠 疫

鼠疫（plague）是鼠疫耶尔森菌（Yersinia pestis）引起的一种自然疫源性疾病。主要以带菌的鼠蚤为媒介进行传播，经皮肤传入淋巴结引起腺鼠疫，经呼吸道传入发生肺鼠疫。均可发展为败血症，传染性强，病死率高，是危害人类最严重的传染病之一，属国际检疫传染病。我国将其列为法定传染病之首。临床表现为发热、严重毒血症症状、淋巴结肿大、肺炎、出血倾向等。历史上鼠疫曾有多次世界性大流行，死亡人数以千万计，进入 20 世纪以后，仍有 60 多个国家和地区曾有过鼠疫流行。我国鼠疫自然疫源地分布较广，面积较大，近年来鼠疫动物病活动呈逐年上升趋势，应予足够重视。

【病原学】

鼠疫耶尔森菌属于肠杆菌科的耶尔森菌属，为椭圆形小杆菌，长 $1 \sim 1.5 \mu m$，宽 $0.5 \sim 0.7 \mu m$，革兰染色阴性，无鞭毛，无芽孢，有荚膜，在普通培养基上生长良好。本菌的荚膜 F I (fraction I) 抗原分为两种，即 F - D 和 F - IB，抗原性较强，特异性较高，可用凝集试验、补体结合试验或间接血凝试验检测。荚膜还有毒力 V/W 抗原，存在于细胞表面，V 抗原可使机体产生保护性抗体，W 抗原产生的抗体对机体没有保护力。V/W 抗原结合物可促使其产生荚膜，抑制吞噬作用，并有在细胞内保护细菌生长繁殖的能力，与细菌的侵袭力有关。

鼠疫耶尔森菌产生两种毒素，一种为鼠毒素（属外毒素），对小鼠和大鼠有很强毒性，另一种为内毒素（脂多糖），较其他革兰阴性菌内毒素毒性强，能引起发热、DIC、组织器官内溶血、中毒性休克、局部及全身施瓦茨曼（Shwartzman）反应。

鼠疫耶尔森菌对外界抵抗力较弱，对热、干燥敏感，日晒、煮、烤和常用消毒剂均可将其杀灭。但在潮湿、低温及有机物内存活时间则较久，在痰和脓液中可存活 10 ~ 20 天，在蚤粪中可存活 1 个月。本菌可存在于病人的组织、血液和体液中，粪便亦可带菌。

【流行病学】

（一）传染源

主要为鼠类和其他野生啮齿类动物，其中冬眠啮齿类动物（黄鼠属、旱獭属等）最为重要。它们带菌冬眠越冬至翌春发病，再感染幼鼠，对鼠的自然疫源的形成和鼠疫耶尔森菌种族延续均起重要作用。褐家鼠、黄胸鼠是次要储存宿主，但却是人间鼠疫的主要传染源。肺鼠疫病人及带菌者可直接传染他人，是人间鼠疫的重要传染源。

（二）传播途径

1. 经鼠蚤传播 主要以鼠蚤为媒介，构成"啮齿动物→蚤→人"的传播方式。鼠蚤吸入含有病菌的鼠血后，鼠疫耶尔森菌在其前胃大量繁殖，当蚤再叮咬其他鼠或人时构成感染。蚤类亦含病菌，可因搔痒通过皮肤伤口侵入人体。

2. 经皮肤传播 少数可因剥食啮齿类动物的皮、肉或直接接触病人的脓血或痰经皮肤伤口而感染。

3. 经呼吸道飞沫传播 肺鼠疫病人痰中的鼠疫耶尔森菌借飞沫以"人→人"的方式传播，可造成人间鼠疫的大流行，但腺鼠疫并不造成对周围的威胁。

（三）人群易感性

人群对鼠疫普遍易感，患病后有持久免疫力。预防接种可获一定免疫力，使易感性降低，常发生隐性感染，通过咽拭子培养可查出鼠疫耶尔森菌。

（四）流行特征

人间鼠疫以非洲、亚洲、美洲发病为最多。亚洲主要在越南、尼泊尔、缅甸、印度、俄罗斯和蒙古，我国主要发生在云南和青藏高原。发病最多是在云南西部黄胸鼠疫源地和青藏高原喜马拉雅旱獭疫源地。鼠疫多由疫区通过交通工具向外传播，引起流行及大流行。人间鼠疫流行，均发生于动物间鼠疫之后，多由野鼠传至家鼠，由家鼠传染至人引起。人间鼠疫流行季节与鼠类活动（黄鼠与旱獭能带菌冬眠）和鼠蚤繁殖有关，多发生于夏秋季。肺鼠疫以冬季为多。

【发病机制与病理】

鼠疫耶尔森菌经皮肤侵入后，被吞噬细胞吞噬，先在局部繁殖，再迅速经由淋巴管至局部淋巴结繁殖，引起原发性淋巴结炎（腺鼠疫）。鼠疫耶尔森菌先侵入血液，经血液循环进入肺组织，则引起"继发性肺鼠疫"。由呼吸道排出的鼠疫耶尔森菌通过飞沫传入他人体内，则可引起"原发性肺鼠疫"。各型鼠疫均可发生鼠疫败血症。

鼠疫的基本病理改变为淋巴管、血管内皮细胞损害和急性出血性、坏死性病变。腺鼠疫表现为淋巴结的出血性炎症和凝固性坏死；肺鼠疫呈支气管或大叶性炎性改变，支气管及肺泡有出血性浆液性渗出以及散在细菌栓塞引起的坏死性结节；鼠疫败血症则全身各组织、脏器均可有充血、水肿、出血及坏死改变，浆膜腔发生血性积液。

【临床表现】

潜伏期腺鼠疫多为 2~5 日（1~8 日），原发性肺鼠疫数小时至 3 天，曾经接受预防接种者可延至 9~12 日。临床上表现为腺型、肺型、败血症型、轻型及隐性感染。轻型仅表现为不规则低热，全身症状轻微，局部淋巴结轻度肿大、压痛，无出血现象。轻型多见于流行初、末期或预防接种者。除轻型外，其他各型初期均有较重的毒血症症状及出血现象。起病急骤，畏寒发热，体温迅速升至 39℃~40℃，伴恶心呕吐、头痛及四肢痛、颜面潮红、结膜充血、皮肤黏膜出血等，继而可出现意识模糊、言语不清、步态蹒跚、腔道出血及衰竭和血压下降等。不同的临床类型尚有其特征性表现。

（一）腺鼠疫

最为常见，多发生于流行初期。

1. 严重的急性出血坏死性淋巴结炎　腹股沟淋巴结最常累及（70%），其他依次为腋下淋巴结（20%）、颈部及颌下淋巴结（约占10%），多为单侧，偶见双侧或多处同时出现。病初即有淋巴结肿大且发展迅速，伴红、肿、硬、痛，疼痛尤其明显，于第2~3日达高峰，若治疗及时，淋巴结肿大可逐渐消退；如能度过1周，则恢复机会增多。

2. 严重的全身毒血症　常见寒战、高热、乏力、头痛、全身痛，可见烦躁不安、呼吸加速、脉搏加快及血压下降等。若治疗不及时，肿大的淋巴结可化脓溃破，继发败血症、心力衰竭或肺鼠疫。

（二）肺鼠疫

1. 多见于流行期的高峰，可为原发性，亦可继发于腺鼠疫患者。

2. 起病急骤，毒血症更显著。

3. 严重的出血坏死性肺炎　在起病24~36小时内出现剧烈胸痛，咳嗽，咳大量泡沫血痰或鲜红色痰，呼吸短促，并迅速呈现呼吸困难和发绀，而肺部仅闻及少量散在啰音或胸膜摩擦音，严重的全身症状与较少的肺部体征极不相称。X线检查呈支气管肺炎改变。

4. 病情发展迅速，如不及时治疗，多于2~3日内死于休克、呼吸循环衰竭。

（三）败血症型鼠疫

亦称鼠疫败血症，为最凶险的一型，多继发于肺鼠疫或腺鼠疫。

1. 极严重的全身毒血症　寒战高热，或体温不升，神志不清，谵妄或昏迷，无淋巴结肿大。

2. 弥漫性血管内凝血（DIC）表现　表现为皮肤黏膜出血、鼻出血、呕吐、便血或血尿、休克或心力衰竭。肺鼠疫和腺鼠疫病人因发绀、皮肤广泛出血和坏死以及死后皮肤常呈紫黑色，故有"黑死病"之称。

3. 病情发展迅速，多在发病后数小时至2~3日内死亡。

（四）其他类型鼠疫

除轻型如上述外，尚有皮肤鼠疫、眼鼠疫、扁桃体鼠疫、肠鼠疫、脑膜型鼠疫等，均少见。

【预后】

以往腺鼠疫的病死率自20%~70%不等，肺型、败血症型、脑膜型等鼠疫病人几乎无幸存者。自应用抗菌药物后，病死率已降至10%左右。

【实验室检查】

（一）常规检查

白细胞总数大多升高，常达（20~30）×10^9/L以上。初为淋巴细胞增高，以后中性粒细胞显著增高，红细胞、血红蛋白与血小板减少。小便量减少，有蛋白尿和血尿。大便检查肠鼠疫患者呈血性或黏液血便。

（二）细菌学检查

1. **涂片检查**　取血、脓、痰、脑脊液、淋巴结穿刺液作涂片或印片，可找到革兰染色阴性两端浓染的短杆菌，50%~80%阳性。

2. **细菌培养**　根据不同情况，取血、脓、痰、脑脊液、淋巴结穿刺液、死者及动物的脏器（包括骨髓）等，接种于血琼脂平板或肉汤培养基可分离出鼠疫耶尔森菌，进一步鉴定用生化反应、噬菌体裂解试验或血清学试验。

3. 动物接种 以前述所取材料，以生理盐水调成乳剂，注射于豚鼠或小鼠的皮下或腹腔，24～72 小时内死亡，解剖作细菌学检查。

（三）血清学检查

1. 间接血凝法（PHA） 用 F I 抗原检测病人或动物血清中 F I 抗体，感染后 5～7 日出现阳性，2～4 周达高峰，此后逐渐下降，可持续 4 年，常用于回顾性诊断或流行病学调查。

2. 酶联免疫吸附（ELISA） 较 PHA 更为敏感。用于测定 F I 抗体，亦可测定 F I 抗原。滴度 1∶400 以上为阳性。适合大规模流行病学调查。

3. 荧光抗体法（FA） 用荧光标记的特异性抗血清检测可疑标本，可快速准确诊断，特异性、灵敏性较高。

（四）分子生物学检测

主要有 DNA 探针和聚合酶链反应（PCR），具有快速、敏感、特异的优点，近年来应用较多。

【诊断与鉴别诊断】

（一）诊断

1. 流行病学资料 起病前 10 日内曾到过鼠疫流行区，有鼠疫动物或病人接触史。

2. 临床表现 突然发病，出现高热，白细胞总数剧增，在未用抗菌药物情况下，病情在 24 小时内迅速恶化并具有下列症候群之一者，应作为疑似病例诊断。

（1）急性淋巴结炎，肿胀，剧烈疼痛，并出现强迫体位。

（2）出现严重的毒血症、休克症候群而无明显的淋巴结肿胀。

（3）咳嗽、胸痛、痰中带血或咯血。

（4）重症结膜炎并有严重的上下眼睑水肿。

（5）剧烈头痛、昏睡、颈强直、谵妄、颅内压增高、脑脊液混浊。

3. 实验室检查 从病人的淋巴结穿刺液、脓、血、痰等标本中检出鼠疫耶尔森菌。病人两次（间隔 10 日）采集血清，用 PHA 法检测 F I 抗体滴度呈现 4 倍以上增长。

（二）鉴别诊断

腺鼠疫需与急性淋巴结炎、丝虫病的淋巴结肿等鉴别；肺鼠疫需与大叶性肺炎、支原体肺炎、肺炭疽等鉴别；败血症型鼠疫需与其他原因所致败血症、钩端螺旋体病、流行性出血热、流行性脑脊髓膜炎等相鉴别；皮肤鼠疫应与皮肤炭疽相鉴别。

【治疗】

（一）严格隔离和消毒

病人应隔离在隔离病院或隔离病区，病区内应做到无鼠、无蚤，病人须经仔细灭蚤、淋浴后方可收入。病区、室内定期进行消毒，病人排泄物和分泌物应彻底消毒。鼠疫病人应独室隔离，隔离到症状消失，每3日进行一次血液或局部分泌物培养，3次阴性方可出院；肺鼠疫者还应每3日进行一次痰培养，6次阴性始可出院。

（二）一般治疗

急性期应绝对卧床，给流质或半流质饮食及足量水分，并按需要静脉内补液。

（三）病原治疗

治疗原则是早期、联合、足量应用敏感的抗菌药物。首剂宜大，疗程视不同病型而异，热退后继续用药4～5日。氨基糖苷类抗生素最为有效，早期以静脉用药为宜。肺鼠疫、败血症型鼠疫等以联合用药为宜，首选链霉素加氯霉素或四环素，次选庆大霉素加氯霉素或四环素，早期、足量给药为治疗成功的关键。氨基糖苷类偶可导致赫氏样反应（Herxheimer type reaction）。

1. 链霉素　成人首次剂量1g，以后每次0.5g，每4小时1次，肌注，1～2日后改为每6小时1次。链霉素可与磺胺类或四环素等联合应用，以提高疗效，剂量可酌减。疗程一般7～10日。

2. 庆大霉素　成人每次8万U，每日2～3次，肌肉注射，亦可静脉注射，疗程7～10日。

3. 四环素　成人每日2g，分4次口服或静脉滴注，好转后减量，疗程7～10日。

4. 氯霉素　成人每日3～4g，分次静脉滴注或口服，退热后减半，疗程5～6日。脑膜炎型鼠疫尤其适用。

5. 氟喹诺酮类　环丙沙星、氧氟沙星等可选用。

（四）对症治疗

烦躁不安、局部淋巴结疼痛者，给予镇静、止痛药。呼吸困难者吸氧，出现休克、DIC、心力衰竭等做相应处理。对严重毒血症病人可短期应用肾上腺皮质激素，如100～300mg氢化可的松静滴，但必须与有效抗菌药物同用。

（五）局部治疗

腺鼠疫肿大淋巴结切忌挤压，以防导致败血症发生，可予以湿敷，至确已软化后方可切开引流，宜在应用足量抗菌药物24小时以后进行。早期可用抗菌药物外敷，淋巴结周围组织内注射链霉素0.5～1g，有一定疗效。眼鼠疫可用四环素、氯霉素眼药水滴眼。皮肤鼠疫可用抗菌药液湿敷、冲洗，或用0.5%～1%链霉素软膏或四环素软膏外敷。

【预防】

（一）管理传染源

1. 灭鼠、灭蚤，监测和控制鼠间鼠疫。

2. 加强疫情报告，严格隔离病人，患者和疑似患者应分别隔离。腺鼠疫隔离至淋巴结肿完全消散后再观察7天。肺鼠疫隔离至痰培养6次阴性。接触者医学观察9天，曾接受预防接种者应检疫 12 天。

3. 病人的分泌物与排泄物应彻底消毒或焚烧，死于鼠疫者的尸体应用尸袋严密包套后焚烧。

（二）切断传播途径

加强国际检疫与交通检疫，对来自疫区的车、船、飞机进行严格检疫并灭鼠、灭蚤，对可疑旅客应隔离检疫。

（三）保护易感人群

1. 加强个人防护 参与治疗或进入疫区的医护人员必须穿防护服和高筒靴，戴面罩、厚口罩、防护眼镜、橡皮手套等。

2. 预防性服药 可口服磺胺嘧啶，每次 1.0g，每天 2 次。亦可用四环素，每次 0.5g，每天 4 次，口服。均连用 6 天。

3. 预防接种 参见附录Ⅱ：预防接种。

第十四节 炭 疽

炭疽（anthrax）是由炭疽杆菌（Bacillus anthracis）引起的人畜共患病，因可引起皮肤等组织发生黑炭状坏死，故称为"炭疽"。人通过接触、吸入、食用等方式分别发生皮肤炭疽、肺炭疽、肠炭疽。严重者可继发炭疽性脑膜炎、炭疽性败血症，病死率高。

【病原学】

炭疽杆菌是革兰阳性需氧芽孢杆菌，菌体较大，（5~10）μm ×（1~3）μm，两端钝圆，芽孢居中，呈卵圆形，排列成长链，呈竹节状。在宿主体内形成荚膜，荚膜具有抗吞噬作用和很强的致病性。细菌可产生三种毒性蛋白（属外毒素），包括保护性抗原（protective antigen，PA）、水肿因子（edema factor，EF）和致死因子（lethal factor，LF）。细菌在有氧条件下普通培养基上生长良好，在体外可形成芽孢。芽孢有很强的抵抗力，可在动物尸体及土壤中存活数年至数十年，而细菌的繁殖体则对热和普通消毒剂都很敏感。

【流行病学】

（一）传染源

患病的牛、马、羊、骆驼等食草动物是人类炭疽的主要传染源。猪可因吞食染菌青饲料，狗、狼等食肉动物可因吞食病畜肉类而感染得病，成为次要传染源。炭疽患者的分泌物和排泄物也具传染性。

（二）传播途径

接触感染是本病的主要传播途径。皮肤直接接触病畜及其皮毛最易受染，吸入带大量炭疽芽孢的尘埃、气溶胶或进食受污染的肉类，可分别发生肺炭疽、肠炭疽。被带菌的昆虫叮咬，偶可致病。

（三）人群易感性

人群普遍易感，主要取决于接触病原体的程度和频率。农民、牧民、兽医、屠宰场和皮毛加工厂工人与病畜及其皮毛和排泄物、带芽孢的尘埃等接触机会较多，其发病率较高。

（四）流行特征

本病在世界各地均有发生，但一般多在低洼易涝、干枯的水道及牧区、皮毛加工厂周围及其河流下游地区发生流行。本病一年四季均可发生，一般以 6~9 月份为高峰期。

【发病机制与病理】

当炭疽杆菌侵入伤口或破损的皮肤后，进入人体内的芽孢被吞噬细胞吞噬，进而被携带到局部淋巴结，芽孢在吞噬细胞内发芽成为繁殖体，产生外毒素以及抗吞噬的荚膜。外毒素直接引起局部组织水肿、出血、坏死，并可引起全身毒血症状。抗吞噬的荚膜使细菌更易于扩散，引起局部淋巴结炎，甚至侵入血流发生败血症。侵入肺部以及肠道的炭疽杆菌，导致严重的出血性肺炎和肠炎。除侵犯相应的局部淋巴结外，两者均易侵入血液循环而引起败血症。若细菌全身扩散，引起各组织器官的炎症，其中最严重的为脑膜炎、血源性肺炎、出血性肺炎、出血性心包炎及胸膜炎，严重者并发感染性休克。

炭疽感染的组织病理学特征为浸润性出血、坏死以及周围明显水肿。血性渗出物和坏死组织形成特征性的焦痂。吸入的炭疽杆菌芽孢经肺泡吞噬细胞吞入后进入纵隔和支气管周围淋巴结，在淋巴结内增生，引起出血性纵隔炎。肺实质一般正常，偶尔可出现局灶性坏死。肠炭疽病变多发生于回盲部，肠壁发生出血性炎症，明显水肿，最终可形成溃疡。炭疽性脑膜炎的软脑膜及脑实质均极度充血、水肿，并伴有坏死，蛛网膜下腔有炎性细胞浸润并有大量炭疽杆菌。

【临床表现】

潜伏期一般为 1~5 天，长者可达 12 天或更长，肺炭疽可短至 12 小时，肠炭疽也可于 24 小时内发病。

（一）皮肤炭疽

即体表感染型，占 90% 以上。主要经皮肤破损处感染，偶有被昆虫叮咬或经黏膜感染，多发生于面、颈、肩、手等暴露部位。开始于病菌侵袭部位出现红斑，1~2 天后变成直径约 1cm 的无痛丘疹，继成水疱，周围组织硬肿。在第 3 天，呈出血性坏死，结成直径约 4cm 大小、黑而硬的焦痂，周围皮肤浸润及有较大范围水肿，局部无痛而有轻度发痒。起病同时，可有发热、头痛和全身不适症状，局部淋巴结肿大。体温持续 5~6 天后下降，皮肤水肿、浸润逐渐消退，焦痂在 2~3 周后脱落形成痂痕。重者可造成转移性病灶及发生败血症引起死亡。

（二）肺炭疽

为吸入感染型，比较少见。急起干咳、低热、乏力与心前区压迫感。2~14 小时出现高热、寒战，咳嗽加重，痰呈血性，伴胸痛、气紧、发绀与大汗。肺部仅有少量湿啰音，与肺部症状不相称。还可伴见胸腔积液征。X线检查呈现支气管肺炎、胸腔积液及纵隔增宽。常并发败血症和感染性休克，若不及时诊治抢救，在24~48小时内可因呼吸、循环衰竭而死亡。

（三）肠炭疽

亦较少见。急起剧烈腹泻、腹痛与呕吐，大便呈水样便，可伴发热，多于数日内迅速康复。重者可有严重毒血症症状，持续性呕吐、腹泻，血水样便，并见腹胀、腹痛等，腹部有压痛或呈腹膜炎征象。若不及时治疗，常并发败血症和感染性休克而于起病后3~4天死亡。

（四）脑膜炎型炭疽

大多继发于伴有败血症的各类炭疽，原发性偶见。临床症状有剧烈头痛、呕吐、抽搐、项强、明显脑膜刺激征，继而出现谵妄、昏迷、呼吸衰竭，脑脊液多为血性。病情凶险，发展迅速，患者可于起病2~4天死亡。

（五）败血症型炭疽

多继发于肺炭疽或肠炭疽，由皮肤炭疽引起者较少。严重的全身中毒症状，高热，寒战；感染性休克与弥漫性血管内凝血表现，皮肤出现出血点或大片瘀斑，腔道中出现活动性出血，迅速出现呼吸与循环衰竭。在循环血液中可检出大量炭疽芽孢杆菌。

【预后】

预后与就诊的早晚有直接关系。若不及时诊治，炭疽病死率较高。皮肤型炭疽的病死率为5%~11%，肺炭疽的病死率在80%以上，肠炭疽的病死率为25%~75%。未经治疗的皮肤炭疽的病死率为20%~25%，炭疽败血症病死率为80%~100%。

【实验室检查与其他检查】

（一）血细胞计数分类

白细胞增高，$(10~20) \times 10^9/L$，甚至可高达 $(60~80) \times 10^9/L$，中性粒细胞显著增高。

（二）涂片与培养

可分别取病灶渗出物、分泌物、痰液、粪便、血液及脑脊液做直接涂片染色镜检，可见粗大的革兰阳性杆菌，培养可有炭疽杆菌生长。

（三）动物接种

将上述标本接种于豚鼠、家兔或小鼠皮下，动物多于2~3天死亡，局部有胶冻样水肿和出血。取肝、脾和血液做镜检，可见典型炭疽杆菌。

（四）血清免疫学检查

有间接血凝试验、补体结合试验、ELISA法试验、荧光免疫法试验、酶标SPA法试验等。

【诊断与鉴别诊断】

（一）诊断

诊断依据以下三方面：

1. 流行病学资料 有与病畜或其皮毛密切接触史。注意询问患者从事职业以及新近有无去畜牧区、有无去可能投放生物武器地区。

2. 临床表现 皮肤炭疽不化脓、无疼痛的特征性焦痂对临床诊断有较大特异性。但肺炭疽和肠炭疽单凭临床表现诊断较困难。如临床出现有纵隔增宽、血性胸腔积液、出血性肺炎及剧烈腹痛、腹泻并有血性水样便者应注意询问病史以协助诊断。

3. 实验室检查 外周血白细胞和中性粒细胞明显增高。诊断要依据病原学检查阳性结果，直接涂片检查或培养分离到炭疽杆菌可确诊。

（二）鉴别诊断

皮肤炭疽应同痈、蜂窝织炎、恙虫病的焦痂、黑热病的溃疡等相鉴别；肺炭疽应同大叶性肺炎、钩端螺旋体病等相鉴别；肠炭疽应同沙门菌肠炎、出血坏死性肠炎及其他急性腹膜炎等相鉴别；败血症型和脑膜炎型炭疽应与各种脑膜炎、蛛网膜下腔出血和败血症相鉴别。

【治疗】

（一）病原治疗

及时有效的抗菌治疗是抢救患者的关键，本病抗菌治疗原则是早期、足量应敏感抗菌药物。针对自然感染的炭疽，目前青霉素 G 仍为首选的炭疽治疗药物，常用剂量为青霉素每天 240 万 ~ 1 000 万 U。皮肤炭疽疗程 7 ~ 10 天，肺炭疽和肠炭疽的疗程应延至 2 ~ 3 周。

（二）一般对症支持治疗

患者应隔离，卧床休息。排泄物及污染物应严格消毒。鼓励多饮水，进流质或半流质饮食。对严重呕吐、腹泻者应给予静脉补液。具有严重毒血症状者，可用糖皮质激素缓解其中毒症状，常用氢化可的松 100 ~ 300mg 静脉滴注。注意维持体液电解质平衡。皮肤炭疽的局部处理可用 1:2 000 的高锰酸钾溶液湿敷，涂 1% 甲紫溶液，但不可清创，严禁挤压、切开伤口，以免感染扩散，应用消毒纱布包扎。呼吸困难者给氧，并保持呼吸道通畅。

（三）抗毒治疗

临床曾尝试炭疽抗毒血清缓解患者症状，目前已经不常用。由于对炭疽毒素的进一步了解，目前临床尝试对重症病例给予 PA（炭疽杆菌的保护性抗原）受体蛋白吸附 PA。

【预防】

（一）管理传染源

病畜应及时焚毁并深埋，对怀疑受炭疽芽孢污染的皮毛等物品应予有效的消毒和焚烧，对疫区应做好管理和消毒工作。对患者、疑似患者和带菌者要在有污水处理、污物处理和消毒设施的传染病院隔离治疗。

（二）切断传播途径

对可疑受污染的皮毛原料应消毒后再加工，畜产品在屠宰、运输、收购等过程中应做好检疫工作。加强卫生宣教工作，养成良好卫生习惯。应加强饮食卫生管理，熟食品加热后再吃。

（三）保护易感人群

职业性接触家畜以及畜产品者应做好个人防护工作，通常要求穿工作服，戴口罩、手套。在流行区给动物以及工人接种炭疽菌苗是最好的预防措施，我国一般采用的是人用皮上划痕炭疽减毒活疫苗，接种后2天即可产生免疫力，并可维持1年。

第四章

立克次体感染

第一节　流行性斑疹伤寒

流行性斑疹伤寒（epidemic typhus）又称虱传斑疹伤寒（louse–borne typhus），是感染普氏立克次体（Rickettsia prowazeki）所致，以急性起病、稽留高热、剧烈头痛、皮疹及中枢神经系统症状为主要临床特征的一种急性传染病。本病以人虱为传播媒介，自然病程为2~3周，多数呈自限性过程。

【病原学】

普氏立克次体有别于细菌、病毒，为形性微小球杆菌，大小（0.3~1）μm×（0.3~0.4）μm，革兰染色阴性。该病原体可在鸡胚卵黄囊组织培养基上生长、繁殖，亦可接种雄性豚鼠腹腔，引起发热但不引起明显的阴囊红肿，借此可与地方性斑疹伤寒的病原体莫氏立克次体鉴别。普氏立克次体主要有两种抗原：一是可溶耐热群特异性抗原，可用于与其他组立克次体鉴别；二是不耐热颗粒性抗原，含有种特异性抗原。

普氏立克次体对外界抵抗力不强，对热、紫外线及一般消毒剂均很敏感，56℃30分钟或37℃6~7小时均可被灭活。但耐低温及干燥，-20℃可长期保存，在干燥虱粪中可存活数月。

【流行病学】

（一）传染源

患者是本病唯一的传染源。自潜伏期末至热退后数天均有传染性，以发病第一周传染性最强，此时寄生虱感染率最高，因此患者的早期隔离对防止本病传播非常重要。此外有报告东方鼯鼠及牛、羊、猪等家畜，亦可为该病原体的宿主，但确实为本病的传染源尚未证实。

（二）传播途径

人虱为本病的传播媒介，其中体虱为主，头虱其次。立克次体在虱肠壁上皮细胞内大量繁殖，细胞破裂后，立克次体进入虱肠腔内随粪便排出。当虱咬人吮血时，排粪于皮肤上，通过抓痕经皮肤侵入而感染。干虱粪或虱被压碎逸出立克次体，偶可随尘埃经呼吸道、口腔黏膜或眼结膜感染。虱喜生活于29℃左右的环境，故常易离开高热或死亡患者而趋向新宿主引起传播。

（三）人群易感性

人群普遍易感，病后可获较持久的免疫力。但有极少数人因免疫力不足，可再次感染或立克次体潜伏后再繁殖而复发。

（四）流行特征

本病多发于寒冷的冬春季，因天冷洗澡、更衣次数减少，有利虱的寄生和繁殖。战争、饥荒、贫困及不良的卫生条件及习惯，均易引起本病的发生及流行。我国新中国成立前有过十多次大的流行，目前主要在高寒贫困地区散发。

【发病机制与病理】

（一）发病机制

本病的发生主要是因病原体引起的血管病变、毒素引起的毒血症及免疫损伤所致。普氏立克次体侵入人体后，首先在小血管及毛细血管内皮细胞内繁殖，引起血管内皮细胞病变，血管内皮细胞损伤后进入血液引起立克次体血症，并释放内毒素样的毒性物质，引起发热及全身毒血症状。病原体及其毒素随血流侵入全身小血管及主要脏器的血管内皮细胞引起全身病变，而病原体诱导的变态反应使原有损害更加严重。

（二）病理变化

本病的基本病理是小血管炎，典型病变特点是增生性、血栓性或坏死性血管炎及血管周围炎细胞浸润而形成的立克次体肉芽肿，称为斑疹伤寒结节。此病变可遍及全身，尤以皮肤、心肌、肺、脑及脑膜、肝、肾、肾上腺等脏器部位明显。可有心肌细胞水肿、灶性或弥漫性心肌炎症，肾上腺可有出血及水肿，可有间质性肺炎、间质性肾炎、间质性肝炎、间质性心肌炎等。中枢神经系统可从大脑皮质至脊髓形成广泛的严重病变。

【临床表现】

（一）典型斑疹伤寒

潜伏期5~24天，一般10~14天。少数患者可有头痛、疲乏、畏寒、低热等前驱症状，大多急骤起病。主要表现为：

1. 发热 体温常在1~2天内迅速上升至39℃以上，多为稽留热。高热大约持续2周，然后经3~4天逐渐降至正常。可伴寒战、乏力、剧烈头痛、全身肌肉疼痛、面部及眼结膜充血等全身毒血症症状。

2. 皮疹 为本病重要体征，90%以上病例有皮疹。皮疹多于第4~5病日始出，大约1~2天内由躯干遍及全身，但面部多无皮疹。开始为充血性斑丘疹，后转为暗红色，也可有出血性皮疹。皮疹轻者一两天即消失，一般1周左右消退，疹退后常遗留色素沉着。

3. 中枢神经系统症状 出现早，持续时间长，突出表现为剧烈头痛，伴头晕、耳鸣及听力减退，严重者有反应迟钝、谵妄、狂躁、手颤或脑膜刺激征。

4. 肝脾肿大 约90%患者脾肿大，少数患者出现肝肿大。

5. 其他 可有食少、恶心、呕吐、腹胀、便秘等消化道症状。合并中毒性心肌炎者可有心律失常、心音低钝、奔马律、低血压甚至循环衰竭。

（二）轻型斑疹伤寒

此型主要特点是：热度较低，体温多在39℃以下，热程较短，一般为8~9天。毒血症症状轻，除有明显头痛及全身疼痛不适外，很少有意识障碍及其他神经系统表现。无皮疹或仅有少量充血性皮疹，且持续时间短，1~2天即消退。亦少见脾肿大。

（三）复发型斑疹伤寒

又称 Brill – Zinsser 病。既往有流行性斑疹伤寒史，第一次感染或发病后，立克次体未被完全清除，在体内长期潜伏，数年甚或数十年后，因机体免疫力下降复发。此型症状轻，热度低，热程短，仅7~10天。除头痛外无其他神经系统症状，无皮疹或仅少量斑丘疹。成年人高发，无季节性。

【并发症与预后】

（一）并发症

支气管肺炎是最常见的并发症，亦可有心肌炎、中耳炎、腮腺炎及脑膜脑炎等，感染性精神病及指、趾端坏疽，近年已少见。

（二）预后

本病预后与病情轻重、年龄大小、有无并发症、治疗早晚密切相关。及时有效的抗生素治疗，多可治愈，病死率已降至1.4%。有严重毒血症、显著中枢神经系统症状和支气管肺炎等并发症者，预后不良。

【实验室检查】

（一）血象

白细胞计数多在正常范围，中性粒细胞常增高，嗜酸性粒细胞可减少或消失，血小板亦可减少。

（二）脑脊液检查

有脑膜刺激征者查脑脊液可见颅压、蛋白质及白细胞轻度增高。

（三）血清免疫学检查

1. 外斐反应（变形杆菌 OX_{19} 凝集试验） 第1周即可呈阳性，第2~3周达高峰，滴度大于1:160或病程中呈4倍以上增高者有诊断意义。

2. 补体结合试验 病程第1周阳性率约64%，第2周阳性率可高达100%，效价≥1:32有诊断意义。本试验特异性强，可用于诊断，亦用于流行病学调查。

3. 立克次体凝集试验 效价1:40即为阳性，出现早，病程第5天阳性率约为85%，第2~3周可达100%，第4周后逐渐下降，且特异性强。虽与地方性斑疹伤寒患者有血清交叉凝集反应，但后者效价低，易鉴别。

4. 微量间接血凝试验　用于检测特异性抗原，敏感度高，特异性强，与其他立克次体感染无交叉反应。亦可用此种可溶性抗原免疫动物，制备抗血清进行间接血凝抑制试验检测特异性抗原，用于早期诊断。

5. 微量间接免疫荧光试验　用于检测特异性抗体 IgM，敏感度高，特异性强，用于早期诊断及与其他立克次体病鉴别。

（四）病原体分离

一般不用于临床诊断，某些情况下用于确诊。取急性期病人血液 3～5ml，注入雄性豚鼠腹腔，7～8 天后豚鼠发热，阴囊无明显肿胀，即取其脑、脾、肾上腺、睾丸鞘膜或腹膜，做涂片或刮片及染色，可检出大量立克次体。也可接种到鸡胚卵黄囊内，经多次传代后分离立克次体。

（五）核酸检测

用 DNA 探针杂交或 PCR 基因扩增技术，检测患者血中普氏立克次体 DNA，临床用于早期诊断。

【诊断与鉴别诊断】

（一）诊断

1. 流行病学资料　在疫区居住或 1 个月内去过疫区，有被虱叮咬史。

2. 临床表现　急性起病，高热，第 4～5 病日出现皮疹，皮疹数量多且可转为出血性。有明显的中枢神经系统症状，如剧烈头痛及意识障碍等。

3. 实验室检查　外斐反应，滴度大于 1:160 或效价逐渐升高即可诊断。有条件亦可通过立克次体凝集试验、补体结合试验、间接血凝特异性抗原检测或间接免疫荧光试验特异性抗体检测及分子生物学检测诊断。

（二）鉴别诊断

1. 与其他立克次体病鉴别

（1）地方性斑疹伤寒：鉴别要点见表 4-1。

表 4-1　流行性斑疹伤寒与地方性斑疹伤寒的鉴别

主要鉴别点	流行性斑疹伤寒	地方性斑疹伤寒
病原体	普氏立克次体	莫氏立克次体
流行强度	流行或暴发	地方性、散发
发病季节	冬春季多发	无明显季节性
传播媒介	体虱	鼠蚤
皮疹	斑丘疹或瘀斑，数量多	斑丘疹，多为充血疹，较少
神经系统症状	明显	较轻

续表

主要鉴别点	流行性斑疹伤寒	地方性斑疹伤寒
豚鼠阴囊反应	阴囊不肿或微肿	阴囊明显肿胀
外斐反应滴度	强阳性，1∶320~1∶5120	阳性，1∶160~1∶640

（2）恙虫病：亦可有高热、头痛、皮疹及外斐反应阳性，但恙螨叮咬处皮肤有焦痂、溃疡，邻近淋巴结肿大。

（3）Q热：由贝纳立克次体引起，临床亦有发热、头痛，但主要表现为间质性肺炎，无皮疹。外斐反应阴性，贝纳立克次体凝集试验、补体结合试验及荧光抗体检测均阳性。

2. 与伤寒鉴别　伤寒多见于夏秋季，起病较缓，持续发热，相对缓脉，皮疹为充血性斑丘疹，稀少色淡，伴食少、腹胀及毒血症状等。无明显头痛，血（或胆液、骨髓）培养有伤寒杆菌，肥达反应阳性。

3. 与肾综合征出血热鉴别　肾综合征出血热以发热、出血、休克及肾功能损害为主要表现，典型病人有发热期、低血压休克期、少尿期、多尿期及恢复期五期经过。血清学检测特异性抗体IgM可确诊。

4. 与回归热鉴别　回归热亦由虱传播，冬春急骤起病，有发热、全身痛、头痛及肝脾肿大。但发热间断数日可再次发热是其特征。发热患者血及骨髓涂片检出回归热螺旋体可确诊。

【治疗】

（一）一般治疗

监测病情，做好护理，防止并发症，提供营养支持，保证足够水分及热量。

（二）病原治疗

多首选四环素，成人每天2g，小儿每天25mg/kg，分4次口服，一般用药后1~2天开始退热，症状改善，热退后继续用药3天。亦可用多西环素，成人每天0.2~0.4g顿服，小儿用量酌减。若合用甲氧苄啶（TMP），成人每天0.2~0.4g，分2次服用，疗效更好。氯霉素、喹诺酮类药物亦有较好的疗效，但因毒副作用，小儿、孕妇及哺乳期妇女禁用。

（三）对症治疗

有严重毒血症者可短期应用肾上腺皮质激素，剧烈头痛可用止痛镇静剂。慎用退热剂，以防大汗虚脱。

（四）中医药治疗

根据本病冬春高发，急性起病，发展迅速，病情凶险，热毒炽盛，易入营入血的特征，可参照温病"伏暑"、"春温"、"疫疹"辨治。初期寒战高热、头痛身楚等可用增损双解散表里双解；中期、极期高热烦渴，斑疹密发，闭窍动风，可选犀角地黄汤、神犀丹、羚角钩藤汤等治疗；后期、恢复期可予沙参麦冬汤以善其后。

【预防】

采用以灭虱为中心的综合措施，是控制流行、预防本病发生的关键。

（一）管理传染源

尽早隔离病人，并对病人进行灭虱消毒处置。密切接触者医学观察 21 天并消毒灭虱。

（二）切断传播途径

注意个人卫生，勤洗澡，勤更衣，用干燥、湿热、煮沸或药物等多种方法防虱灭虱。

（三）提高人群免疫力

对疫区居民及新入疫区人员行疫苗接种，常用鸡胚或鼠肺灭活疫苗，第一年注射 3 次，以后每年加强 1 次。经过 6 次以上免疫即可获得持久的免疫力。亦可用减毒 E 株活疫苗，注射 1 次免疫效果可维持 5 年。人工免疫虽然发病率无明显降低，但可减轻病情。

第二节 地方性斑疹伤寒

地方性斑疹伤寒（endemic typhus）又称鼠型或蚤型斑疹伤寒，是感染莫氏立克次体（Rickettsia mooseri）所致的一种自然疫源性传染病。以鼠蚤为传播媒介，临床表现与流行性斑疹伤寒相似，但其病情轻，病程短，皮疹少，预后较好。

【病原学】

莫氏立克次体，其形态、染色性质、培养特性及对热及消毒剂的抵抗力，与普氏立克次体相似。二者因有共同的耐热可溶性抗原有交叉反应，而不耐热的颗粒抗原则有所不同，可用补体结合试验及立克次体凝集试验来鉴别。莫氏立克次体接种雄性豚鼠腹腔，可引起阴囊明显肿胀，是与普氏立克次体的重要鉴别点。另外，莫氏立克次体对大鼠、小鼠均有明显致病性，可用之保存、传代及分离病原体，而普氏立克次体则对大鼠、小鼠无致病性，故亦可据此鉴别。

【流行病学】

（一）传染源

本病的主要传染源是家鼠，莫氏立克次体通过鼠→鼠蚤→鼠的形式在鼠间传播。鼠蚤在鼠死亡后转而叮咬人，使人受染。此外，有人认为患者及家畜亦有可能是传染源。

（二）传播途径

主要通过鼠蚤叮咬传播。鼠蚤吸吮病鼠血时，莫氏立克次体随血进入蚤肠细胞内并大量繁殖，蚤叮咬人时可排出含有病原体的蚤粪和呕吐物于皮肤，当搔抓时病原体经破损皮肤进入体内。干蚤粪内的病原体偶可通过呼吸道及眼结膜使人感染。如有人虱寄生，虱亦可作为传播媒介。

（三）人群易感性

人群普遍易感，隐性感染率高，感染及病后均可获得强而持久的免疫力，且与流行性斑疹伤寒有一定交叉免疫。

（四）流行特征

全球散发，夏秋多见，偶见局域发生小的暴发流行。

【发病机制与病理】

与流行性斑疹伤寒大致相同，但血管病变较轻，小血管中血栓形成少见。

【临床表现】

潜伏期 1～2 周，临床表现与流行斑疹伤寒相似，但病情轻，病程短。

（一）发热

急起发热，体温多在 39℃ 左右，以稽留热或弛张热多见，热程一般为 9～14 天，可伴发冷、头痛、全身痛及结膜充血。

（二）中枢神经系统症状

常见头痛、头晕、失眠等，但症状较轻。少数重症患者可有烦躁、谵妄、脑膜刺激征、昏睡甚或昏迷、大小便失禁等。

（三）皮疹

皮疹一般于第 4～7 病日始发于胸腹，24 小时遍及背、肩、四肢，其他部位则少发。皮疹开始多为淡粉色、充血性斑疹，后转为暗红色斑丘疹，出血性皮疹极少见，持续数日后消退。

（四）其他

还可见乏力、恶心、呕吐等表现，约半数患者还可有轻度脾脏肿大，但肝脏肿大少见。

【并发症与预后】

（一）并发症

可并发支气管炎，偶见多脏器衰竭，但大多无并发症发生。

（二）预后

大多预后良好，经有效抗生素治疗后痊愈。暴发流行时，极少数严重病例发生多器官功能衰竭，有死亡病例。

【实验室检查】

（一）血象

白细胞总数及分类多正常。

（二）血清学检查

血清学检测同流行性斑疹伤寒，外斐反应亦阳性，但效价较流行性斑疹伤寒低，两者难以区分，须用莫氏立克次体特异性抗原做补体结合试验及乳胶凝集试验鉴别。

（三）病原体分离

将患者血液注入雄性豚鼠腹腔，5~6天后豚鼠出现发热及阴囊肿胀，鞘膜渗出液中可检出大量立克次体。

【诊断与鉴别诊断】

（一）诊断

1. 流行病学资料　来自疫区，或近1月内有疫区旅居史，有鼠蚤叮咬史。

2. 临床表现　与流行性斑疹伤寒相似，但较其症状轻，皮疹数量少，病程短。

3. 实验室检查　外斐反应阳性有助诊断，补体结合试验及乳胶凝集试验可明确诊断。

（二）鉴别诊断

注意与流行性斑疹伤寒鉴别，鉴别要点参阅表4-1。

【治疗】

与流行性斑疹伤寒基本相同，病原治疗儿童用多西环素效佳，成人还可选用喹诺酮类。中医仍可按"疫疹"辨治。

【预防】

（一）管理传染源

隔离患者，及早治疗。

（二）切断传播途径

主要是灭鼠、灭蚤、灭虱。

（三）提高人群免疫力

本病多散发，一般无须预防注射疫苗。如有暴发流行，对高危人群应进行疫苗接种，可用普氏立克次体株灭活疫苗。

第三节　恙虫病

恙虫病（tsutsugamushi disease）又名丛林斑疹伤寒（scrub typhus），是由恙虫病立克次体（Orientia tsutsugamushi，又称东方立克次体）所致的急性自然疫源性传染病，临床以发热、焦痂或溃疡、皮疹、淋巴结肿大、肝脾大为特征。鼠类是主要的传染源，通过恙螨幼虫叮咬传播给人。我国是恙虫病流行区，近年来恙虫病发病率和病死率已有所降低。

早在一千六百多年前，晋代医学家葛洪已发现此病，称之为沙虱热。1927 年日本学者首先从病人血液中分离出病原体，命名为恙虫病立克次体。

【病原学】

恙虫病立克次体呈球形或球杆状，在细胞质内靠近细胞核旁成堆分布，姬姆萨染色呈紫蓝色。根据抗原性的差异，可将恙虫病立克次体分为 10 个血清型，我国大陆约 50% 为 Gilliam 血清型，其次是 Karp 血清型。不同血清型的抗原性、致病力有较大的差异，但感染不同血清型后有一定的交叉免疫作用。恙虫病立克次体与变形杆菌 OX_K 株有交叉免疫原性，利用变形杆菌 OX_K 的抗原与病人的血清进行凝集反应，有助于本病的诊断。恙虫病立克次体对幼龄小鼠的致病力较强，可通过小鼠腹腔内接种来分离病原体。

恙虫病立克次体抵抗力较弱，对热和各种化学消毒剂敏感，如加热至 56℃ 10 分钟或在 0.5% 苯酚溶液中即死亡；但较耐低温，在液氮中可存活 1 年以上。对氯霉素、四环素和红霉素类抗生素极敏感，但能耐受青霉素类、头孢菌素类及氨基糖苷类抗生素。

【流行病学】

（一）传染源

鼠类是主要传染源。我国以家鼠、社鼠、黄毛鼠为主。鼠类感染恙虫病立克次体后常无症状而成为贮存宿主。兔、猪、猫和鸡等也能感染本病成为贮存宿主。恙螨感染恙虫病立克次体后，可经卵传给后代，亦起到传染源的作用。人患本病后，虽然血液中也有立克次体，但再被恙螨幼虫叮咬的机会很小，且人与人之间不直接传染，故患者一般不成为传染源。

（二）传播途径

传播媒介是恙螨。在我国最主要的是地里纤恙螨和红纤恙螨。恙螨生活于温度较高、湿度较大的丛林边缘、草莽地带、江湖沿岸和农田土壤中，这些地方也是鼠类活动场所。恙螨幼虫是寄生性，需吸吮动物或人体的组织液成长。当恙螨幼虫叮咬带有恙虫病立克次体的鼠类时受感染，经过蛹、稚虫、成虫、卵到第二代幼虫，仍带有该病原体。该幼虫再可咬鼠类时，又将病原体传染给鼠。如此在鼠类中不断循环，形成自然疫源性。当人在恙螨生活的场所上工作、活动或坐卧时，容易被带有病原体的幼虫叮咬而得病。

（三）人群的易感性

人对本病普遍易感。野外劳作、露天野营或在田边草丛上坐、卧地休息容易得病，野外劳作者、青壮年因暴露机会多而发病率较高。得病后对同一血清型的病原体有较持久的免疫力，对不同血清型的病原体免疫力较弱，一般仅能维持数月，所以可再次感染发病。

（四）流行特征

1. 流行地区　主要流行于亚洲太平洋地区，尤以东南亚多见。我国流行区主要有广东、福建、广西、江西、湖南、云南、浙江、海南、台湾等地，以东南沿海地区为多发。

2. 感染季节　我国南方地区多发生于夏秋季的 5～11 月，以 6～8 月为高峰，与此期间降雨集中引起地面恙螨扩散有关。北方地区于秋冬季多发，以 9～12 月为多，流行高峰在

10 月，与恙螨及野鼠的密度增加有关。

3. 一般为散发，夏秋季农忙和洪水期间可发生流行。

【发病机制与病理】

（一）发病机制

恙虫病立克次体经恙螨幼虫叮咬侵入人体，先在叮咬处局部组织细胞内繁殖，引起局部皮肤组织损害（出现丘疹、焦痂或溃疡），继而直接或经淋巴系统进入血液循环（形成立克次体血症），再进入血管内皮细胞和单核－吞噬细胞内生长繁殖，病原体死亡后产生内毒素，引起全身毒血症状和多脏器炎症、变性病变。

（二）病理

基本病理改变是全身小血管炎、血管周围炎及单核－吞噬细胞系统增生。血管周围见单核细胞、淋巴细胞、浆细胞浸润，重者见血管内皮细胞水肿及血管壁坏死、破裂。内脏普遍充血，单核吞噬细胞增生，部分可出现局灶性或弥漫性心肌炎、出血性肺炎、间质性肾炎及淋巴细胞性脑膜炎等。

【临床表现】

潜伏期 4~21 天，多数 10~14 天。临床自然病程多为 3 周左右。

（一）发热及全身毒血症状

多数病例无前驱症状，起病急，体温可在 1~2 天内达 39℃~41℃，多呈弛张热型，亦可呈稽留热或不规则热型，持续 1~3 周。伴有畏寒或寒战、头痛、全身酸痛、疲乏嗜睡、食欲减退、恶心、呕吐等症状。可有颜面及颈胸部潮红、结膜充血、焦痂或溃疡、皮疹、淋巴结肿大、肝脾大等体征。

病程第 2 周，病情常加重，高热持续，神情淡漠，重听，烦躁，谵妄，甚至抽搐或昏迷，可出现脑膜刺激征；可有心率快、心音弱、心律不齐等心肌炎表现；可出现咳嗽、气促、胸痛、两肺啰音等肺炎表现。少数患者可有鼻出血、胃肠道出血等出血现象。严重病例可出现心、肝、肾等多脏器功能衰竭，还可发生 DIC。

病程第 3 周后，患者体温渐降至正常，症状减轻至消失，逐渐康复。如未及时得到有效的抗病原治疗，部分患者可病重死亡。

（二）焦痂与溃疡

对本病的诊断最具特征性，70%~100% 的病例可见到。带病原体的恙螨幼虫叮咬人后，被叮咬处局部随即出现红色丘疹，渐成水疱，继而发生坏死和出血，随后结成焦痂。焦痂外观圆形或椭圆形，直径 3~15mm 不等，焦黑色，边缘稍隆起，周围有红晕，如无继发感染，则不痛不痒，也无渗液。痂皮脱落后，中央凹陷形成溃疡，其基底部为淡红色肉芽创面，可有血清样渗出液。多数患者只有 1 个焦痂或溃疡，个别有 2~3 个。焦痂或溃疡常见于恙螨幼虫喜好叮咬的腋窝、腹股沟、会阴、肛周、外生殖器和腰背等处。多数患者发病时已有焦痂形成，因此，查体时要特别注意细致检查。

（三）皮疹

多数病例于病程的第 4~6 天出现，少数于发病时即出现，或病程第 14 天才出现。皮疹常为暗红色充血性斑丘疹，少数呈出血性，直径 2~5mm，不痒，主要散见于胸、腹、背部，可扩展到四肢，面部很少，手掌和脚底部缺如。大多持续 3~7 天后消退，不脱屑，可遗留少许色素沉着。部分患者于病程第 7~10 天可在口腔软、硬腭及颊部黏膜上出现黏膜疹或出血点。

（四）淋巴结肿大

焦痂附近的淋巴结常明显肿大、疼痛，可大如核桃，移动，压痛，不化脓，消退较慢，在疾病的恢复期仍可扪及。全身其他表浅淋巴结呈轻度肿大。

（五）肝脾肿大

少部分人出现肝肿大，脾肿大者占 30%~50%，表面平滑，质软，可有轻微触痛。

【并发症与预后】

（一）并发症

较常见的有中毒性肝炎、支气管肺炎、心肌炎、脑膜脑炎、消化道出血等。

（二）预后

早期诊断及有效的病原治疗，绝大多数预后良好。老年人、有严重并发症者预后较差。应用有效抗生素治疗后病死率为 1%~5%。

【实验室检查】

（一）血象

周围血白细胞总数多减少或正常，有并发症时可增多，可有中性粒细胞核左移。

（二）血清学检查

1. 变形杆菌 OX_K 凝集试验（外斐试验）　最早可于病程第 4 天出现阳性，第 1 周末约 30% 阳性，第 2 周末约为 75%，第 3 周可达 90% 左右，第 4 周阳性率开始下降，至第 8~9 周转为阴性。效价在 1:160 以上才有诊断意义。病程前后检查，效价升高 4 倍以上者诊断意义更大。但本试验在其他疾病（如钩体病）中也可出现阳性，特异性较低。

2. 补体结合试验　特异性较强，阳性率较高，但出现较晚。

3. 特异性 IgM 抗体测定　用酶联免疫吸附试验（ELISA）、酶免疫测定（EIA）、斑点免疫测定等检测，敏感性高，特异性强，可区分血清型，早期有较高的阳性率，有早期诊断价值。一般在病程第 1 周末开始出现阳性，第 2~3 周末达高峰。

（三）病原学检查

1. 病原体分离　取患者全血 0.5~1.0ml 接种小鼠腹腔，小鼠多在接种后第 7~9 天发病，11~16 天死亡，取濒死小鼠的腹水涂片，取腹膜、肠系膜、肝、脾或肾印片，干后用姬姆萨染色镜检，可在单核细胞胞质内，靠近核旁发现紫蓝色、团状分布的恙虫病立克次体。

2. 分子生物学检查 采用聚合酶链反应（PCR）技术检测细胞、血液等标本中的恙虫病立克次体基因，敏感度高，特异性强，对于本病诊断及血清型的鉴定有一定价值。

【诊断与鉴别诊断】

（一）诊断

1. 流行病学资料 是否为流行季节，发病前3周内是否到过流行区，有无户外劳作、露天野营或在林地草丛上坐、卧等。

2. 临床特征 起病急，有高热寒战、焦痂或溃疡、皮疹、浅表淋巴结肿大、肝脾大等表现。焦痂或溃疡的发现对诊断十分重要，对可疑本病者应注意仔细寻找焦痂或溃疡。

3. 实验室检查 外周血白细胞数减少或正常。血清学检测可助确诊。如变形杆菌 OX_K 凝集试验阳性，或特异性 IgM 抗体、补体结合抗体阳性，或聚合酶链反应阳性者，可明确诊断。病原体分离检出恙虫病立克次体可确诊。

（二）鉴别诊断

1. 斑疹伤寒 多见于寒冷地区的冬春季，有虱寄生或叮咬史，无焦痂或溃疡。血清变形杆菌 OX_K 凝集反应为阴性。

2. 伤寒 起病较缓，持续高热，表情淡漠，相对缓脉，可见玫瑰疹，无焦痂或溃疡，外周血嗜酸性粒细胞减少，肥达试验阳性，血或骨髓培养出伤寒杆菌。

3. 钩端螺旋体病 两者均多见于夏秋季节，均有发热、淋巴结肿大、眼结膜充血、多器官损害等特征，故应注意鉴别。钩端螺旋体病常有明显腓肠肌疼痛、压痛，但无皮疹、焦痂或溃疡。血清学与病原学检查可资鉴别。

4. 其他 如流行性感冒、败血症、疟疾、登革热和肾综合征出血热等也应注意鉴别。

【治疗】

对本病病原有特效治疗药物，故及早诊断、及早使用有效抗病原药物治疗，配合对症治疗会取得良好疗效。

（一）病原治疗

氯霉素有特效，用药后多在 1~3 天内退热。用量为每天 2g（儿童每天 25~40mg/kg），分4次口服，热退后剂量减半，再用 7~10 天，防复发。严重病例可作静脉滴注。由于不良反应大，不宜首选，用药期间每周查血象2次，白细胞 $<2.5 \times 10^9$/L 时应停用。

四环素、红霉素和氟喹诺酮类药物对本病有良好疗效。如四环素、红霉素、多西环素、罗红霉素、阿奇霉素、诺氟沙星等均可选用，一般用 5~10 天。但四环素、氟喹诺酮类对胎儿、儿童的影响较大，故妊娠和哺乳期妇女、儿童不宜用。

青霉素类、头孢菌素类和氨基糖苷类抗生素对本病无治疗作用。

（二）一般治疗

卧床休息，进食易于消化的食物，多饮水，注意水、电解质平衡，加强护理，注意口腔卫生。重症患者应加强观察，及时发现各种并发症，并采取适当的治疗措施。

（三）对症治疗

高热用冰敷、乙醇拭浴等物理降温为主，酌情使用解热药物，但应慎用大量发汗的解热药。烦躁不安时可适量应用镇静药物。

【预防】

（一）消灭传染源

大力灭鼠，消灭传染源。采取综合的措施，使用各种捕鼠灭鼠器与药物灭鼠相结合。不用隔离病人。

（二）切断传播途径

改善环境卫生，清杂草，消除恙螨孳生地，在丛林草地喷洒杀虫剂消灭恙螨。

（三）保护易感人群

目前尚无预防疫苗，主要在于个人防护，避免恙螨幼虫叮咬。如在流行季节不要在草地上坐、卧、晒衣被，在野外劳作活动时，应扎紧衣袖口和裤脚口，可在外露的皮肤上涂抹邻苯二甲酸二苯酯或苯甲酸苄酯等防虫剂等。

第五章
螺旋体感染

第一节　螺旋体感染概述

　　螺旋体（Spirochaeta）是一类细长、柔软、弯曲呈螺旋状、运动活跃的单细胞型微生物，全长 3～500μm，在生物学上的位置介于细菌与原虫之间。它与细菌的相似之处是：具有细菌细胞的所有内部结构，如有与细菌相似的细胞壁，内含脂多糖和胞壁酸，以二分裂方式繁殖，无定型核（属原核型细胞），对抗生素敏感。与原虫的相似之处有：体态柔软，胞壁与胞膜之间绕有弹性轴丝，借助它的屈曲和收缩能活跃运动；易被胆汁或胆盐溶解。在分类学上由于更接近于细菌而归属在细菌的范畴。

　　螺旋体广泛分布在自然界和动物体内，种类很多，有的有致病性，有的无致病性。根据螺旋的数目、大小和规则程度及两螺旋间的距离分为三科五属：包柔氏螺旋体属（Borrelia，又名疏螺旋体属）、密螺旋体属（Treponema）、钩端螺旋体属（Leptospira）、脊螺旋体属（Cristispira）、螺旋体属（Spirochaeta）。前三属中有引起人患回归热、梅毒、钩端螺旋体病的致病螺旋体，后两属不致病。疏螺旋体属、密螺旋体属和钩端螺旋体属的特性比较见表5－1。

表 5－1　三种致病性螺旋体的特性比较

特性	钩端螺旋体	疏螺旋体	密螺旋体
外形	螺旋细密两端呈钩状	螺旋稀疏，旋幅不一，呈波浪状	螺旋细密，两端尖直
轴丝数	2	15～20	1～8
常用染色法	镀银法	瑞氏或姬姆萨法	镀银法
体外培养	28℃～30℃，pH 6.8～7.5，3～4 天	不佳	不佳
需氧特性	需氧	微需氧	厌氧
胞壁	含胞壁酸、二氨基庚二酸	不含胞壁酸、二氨基庚二酸	不含胞壁酸、二氨基庚二酸
抵抗力	中性水中能活 20 天以上，酸性水土中很快死亡	血内室温下存活 60 天以上，0℃下至少活 100 天	自然环境下不能存活

续表

特性	钩端螺旋体	疏螺旋体	密螺旋体
抗原特性	稳定，有型、群、属特异性，群及属抗原间有交叉	易变，属内抗原有交叉型、株的抗原特异性高	较稳定，有种属特异性，属内抗原有交叉
已知种型	1 种，20 群，255 个血清型	42 种，18 种致病	101 种，3 种致病
储存宿主	野生鼠类、猪、牛、家畜、人	虱、蜱、人、动物	人
所致疾病	钩端螺旋体病	回归热、莱姆病、咽炎等	地方性梅毒、雅司病、品他病等

（一）疏螺旋体属

疏螺旋体属（Borrelia），也译作博氏疏螺旋体、伯氏疏螺旋体、布氏疏螺旋体、巴格朵夫疏螺旋菌。有 5～10 个稀疏而不规则的螺旋，其中对人致病的有回归热螺旋体、莱姆病螺旋体及樊尚螺旋体，后者常与梭形杆菌共生，共同引起咽峡炎、溃疡性口腔炎等。

1. 回归热（relapsing fever） 回归热又称蜱热、复发热或饥荒热，是由回归热螺旋体经虫媒传播引起的急性传染病，临床特点为周期性高热伴全身疼痛、肝脾肿大等，重症可有出血倾向和黄疸。根据传播媒介不同，可分为虱传回归热（流行性回归热）和蜱传回归热（地方性回归热）两种类型。在我国流行的回归热主要是虱传型。虱传型回归热：潜伏期 2～14 天，平均 7～8 天，起病大多急骤，始以畏寒、寒战和剧烈头痛，继之高热，体温 1～2 天内达 40℃ 以上，多呈稽留热，少数为弛张热或间歇热。头痛剧烈，四肢关节和全身肌肉酸痛。回归热发作多数症状较轻，热程较短，经过数天后又退热进入第二个间歇期，一个周期平均约 2 周。以后再发作的发热期渐短，而间歇期渐长，最后趋于自愈。蜱传型回归热：潜伏期 4～9 天，临床表现与虱传型相似，但较轻，热型不规则，复发次数较多，可达 5～6 次。蜱咬部位多呈紫红色隆起的炎症反应，局部淋巴结肿大。肝脾肿大、黄疸、神经症状均较虱传型为少，但皮疹较多。

2. 莱姆病（lyme disease） 莱姆病由博氏疏螺旋体引起，通常是由小鹿蜱传播。本病最早是 1975 年在美国康涅狄格州的莱姆小镇出现成群的病例时被认识和命名的，后在美国 47 个州发现。本病在欧洲已很熟悉，在前苏联、中国、日本和澳大利亚也有报道。该病好发在夏季和早秋，常见于生活在林区的儿童和年轻人。潜伏期 3～32 天（平均 7 天）。临床症状可分三期。第一期：主要表现为皮肤的慢性游走性红斑，见于大多数病例。病初常伴有乏力、畏寒、发热、头痛、恶心、呕吐、关节和肌肉疼痛等症状，亦可出现脑膜刺激征。局部和全身淋巴结可肿大。偶有脾肿大、肝炎、咽炎、结膜炎、虹膜炎或睾丸肿胀。第二期：发病后数周或数月，约 15% 和 8% 的患者分别出现明显的神经系统症状和心脏受累的征象。第三期：感染后数周至 2 年内，约 80% 的患者出现程度不等的关节症状如关节疼痛、关节炎或慢性侵蚀性滑膜炎，以膝、肘、髋等大关节多发，小关节周围组织亦可受累。主要症状为关节疼痛及肿胀，膝关节可有少量积液。常反复发作。

3. 樊尚咽峡炎（vincents angina） 是一种溃疡膜性炎症，由厌氧梭形杆菌及螺旋体共同寄生而引起。临床表现：咽痛为主要症状，因病变先发生于一侧扁桃体或牙龈，故早期多为一侧咽痛。病人常有口臭，吞咽困难，头痛，全身不适，背及关节痛，体温一般不超过38.5℃，全身症状较急性扁桃体炎为轻。检查可见扁桃体上有覆以假膜的溃疡，周围组织充血，病情严重者，病变可蔓延到整个咽部或口腔。涂片可找到梭形杆菌及螺旋体。本病假膜为溃疡的坏死物所形成，易于拭去，拭去后溃疡面上有小出血点。患侧下颌淋巴结早期即可出现肿大，并有压痛。

（二）密螺旋体属

密螺旋体属（Treponema）有 8~14 个较细密而规则的螺旋，对人有致病的主要是梅毒螺旋体、雅司螺旋体和品他螺旋体，分别导致地方性梅毒、雅司病和品他病。均可通过接触传播。

1. 地方性梅毒（endemic syphilis）　　即非性病性梅毒，又称 Bejel（在叙利亚）、Njovera（在津巴布韦）、Skerljevo（在波斯尼亚）等。主要见于东地中海地区和西非（撒哈拉）干旱地区的国家，通过口对口接触或共用餐饮器具而传播。见于儿童，开始在颊内侧黏膜上出现细长的斑块，紧接着于躯干、臀部、下肢出现成簇的水疱，下肢骨骼常受累。疾病的后期阶段，在鼻腔和口腔软腭上出现软的含胶质的瘤块。

2. 雅司病（yaws）　　本病流行于中非、南美、东南亚一些热带地区，偶也见于温带，我国原无此病，第二次世界大战末期曾流行于江苏北部淮阴一带及其邻近地区。新中国成立后经大力防治，加上群众生活改善，卫生状况改善，本病在 20 世纪 60 年代中期即已基本消灭。临床表现：接触密螺旋体后数周，在受感染部位出现略凸起的溃疡，常见于一侧下肢。溃疡愈合后留下软的肿瘤样组织结节（肉芽肿），然后在面部、下肢和臀部播散。这些肉芽肿愈合缓慢并可以复发，在足底上可发生疼痛的开放溃疡（角化过度型雅司病，crabyaws）。后期可产生破坏性病变，包括骨膜炎（特别是胫骨）、颌骨的鼻骨部分增殖性外生骨疣（巨鼻症）、关节旁结节、树胶肿样皮肤病变，最后为多发性面部溃疡，特别是鼻周围（毁形性鼻咽炎）。

3. 品他病（pinta，carate）　　是一种非性病性螺旋体慢性皮肤病，常见于中美、南美以及亚、非热带地区的儿童和青年，特别在墨西哥、古巴及哥伦比亚成为地方病。临床表现：从手、足、下肢、臂、面部和颈部出现扁平的发红区开始，数月后，在身体两侧和多骨的部位如腕部上的同一区域出现蓝灰色斑块，最后，斑块的颜色消失，退色如同白斑病，足底和手掌可发生过度角化，破坏性病损可留下瘢痕。

（三）钩端螺旋体属

钩端螺旋体属（Leptospira）螺旋数目较多，螺旋较密，比密螺旋体更细密而规则，菌体一端或两端弯曲呈钩状。本属种类很多，可分为致病性钩端螺旋体及非致病性钩端螺旋体两大类。致病性钩端螺旋体能引起人及动物的钩端螺旋体病，是在世界各地都广泛流行的一种人畜共患病，我国绝大多数地区都有不同程度的流行，尤以南方各省最为严重，对人民健康危害很大，是我国重点防治的传染病之一。因此，本章重点介绍钩端螺旋体病。

第二节　钩端螺旋体病

钩端螺旋体病（leptospirosis，简称钩体病）是由一组不同型别的致病性钩端螺旋体（Leptospira，简称钩体）所引起的一种急性传染病，为人畜共患疾病（anthropozoonosis），即自然疫源性疾病（natural focus diseases）。主要临床表现为急性发热、全身酸痛乏力、眼结膜充血、腓肠肌压痛、浅表淋巴结肿大等，轻型似感冒，重型可致严重肝、肾、中枢神经系统损害及肺弥漫性出血而导致患者死亡。好发于夏秋季（6~9月），人体因破损的皮肤或黏膜接触含钩端螺旋体的疫水而感染。鼠和猪是主要传染源。本病几乎遍及世界各地，我国绝大部分地区有本病存在和流行。近年来，随着有效预防措施的实施及耕作环境的改善，我国本病的流行有明显减轻趋势。

1886年，Weil首次报道本病，称为Weil病，后证实为黄疸型钩体病，故钩体病又称Weil病。1914年，日本学者稻田用钩体病患者的血感染动物成功；1916年，井户从家鼠和沟鼠肾脏中查见具毒力的钩体；1917~1918年，野口认为从患者、鼠体查到的钩体与已知的螺旋体不同，故命名为钩端螺旋体。我国于1937年由汤泽光首先报告了3例Weil病，将病人血液注入豚鼠后，在豚鼠肝脏切片中观察到了典型的钩体。1939年钟惠澜报告2例脑膜炎症状钩体病患者，并得到血清学证实。

我国古代医书中有"打谷黄"、"稻疫病"等病记载，与现代的钩体病类似。

【病原学】

（一）形态

钩端螺旋体属螺旋体目，呈细长丝状（直径0.1μm，长6~20μm），圆柱形，螺旋顺时针盘绕，每个菌体有12~18个螺旋。钩体革兰染色阴性，在光学显微镜下，镀银染色易查见。在暗视野显微镜下观察，其一端或两端弯曲呈钩状，可见钩体延长轴旋转运动。电镜下观察到钩体结构包括圆柱形菌体、轴丝（又称鞭毛）和外膜三部分，外膜具有抗原性和免疫原性，其相应抗体为保护性抗体。

（二）分型

钩体的抗原结构复杂，迄今，钩端螺旋体分类主要以血清学反应为准。目前，主要采用显微镜凝集试验（MAT）和凝集素交叉吸收试验对钩端螺旋体进行血清群、型鉴定，全球已经分离出24个血清群和255个血清型，中国具有19个血清群和74个血清型，并有新群不断发现，其中1个血清群（曼耗群）和36个血清型（赖型等）为中国首先发现。我国已从67种动物分离出钩体，其中危害最大的主要宿主动物是啮齿动物（黑线姬鼠、黄毛鼠、黄胸鼠和褐家鼠）以及家畜（猪、犬和牛）。

（三）生物学特性

不同型别的钩体对人的致病性和毒力也不同，因而致病的轻重不同。有些钩体可产生毒素或溶血素。钩体为嗜氧菌，常用含兔血清的柯氏（Korthof）培养基培养，孵育的适宜温度为28℃~30℃，需有氧条件下进行。培养生长缓慢，需1周以上时间。

（四）抵抗力

钩体对理化因素的抵抗力较其他致病螺旋体为强，在水或湿土中可存活数周至数月，这对本菌的传播有重要意义。对干燥、热、日光直射的抵抗力均较弱，56℃10分钟即可被杀死，60℃只需10秒，对常用消毒剂如0.5%来苏、0.1%石炭酸、1%漂白粉等敏感，10~30分钟可被杀死，对青霉素、金霉素等抗生素敏感。

【流行病学】

（一）传染源

钩体的宿主非常广泛，在我国已证实有80多种动物。家畜如猪、犬、牛、羊、马等，野生动物如鼠、狼、兔、蛇、蛙等均可成为传染源。但主要传染源为鼠类、猪和犬。钩体在动物的肾脏内生长繁殖达数月甚至数年而不引起临床疾病，但菌随尿排出，污染水及土壤。带菌期猪排菌可达1年；鼠、犬排菌可长达数月至数年。

1. 鼠类 以黑线姬鼠、黄胸鼠、褐家鼠和黄毛鼠最为重要，是我国南方地区稻田型钩体病的主要传染源。鼠感染钩体后呈隐性经过，带菌率高，带菌时间长，甚至终身带菌，主要由尿排出钩体，污染水、土壤及食物。如尿排入稻田，农民田间劳作时易接触致感染。鼠类所带菌群主要为黄疸出血群，其次为波摩那型、犬群和流感伤寒群。

2. 猪 是我国北方钩体的主要传染源。猪分布广，数量多，带菌率高，排菌时间长，排菌量大，且与人接触密切，易引起洪水型或雨水型的流行。猪所带的钩体主要是波摩那型，其次是犬群和黄疸出血群。

3. 其他 除鼠和猪外，犬的钩体带菌率也很高。由于犬的活动范围广，因而污染面也广，是造成雨水型流行的主要传染源。但犬带菌主要是犬群，其毒力也较弱，所致钩体病也较轻。另外，牛、羊、马等动物亦可长期带菌，但传染源的作用远不如猪和犬重要。人类带菌时间短，排毒量小，再加上人尿为酸性，不宜钩体生存，故一般认为人作为传染源的意义不大。

（二）传播途径

主要为间接接触传播。带菌动物排尿污染周围环境，人与环境中污染的水和土壤等接触为本病的主要感染方式。如人在下田劳动、接触生活用水、抗洪、泅渡、开荒生产、饲养家畜、宰割病畜及坑道井下作业接触被污染的疫水或土壤均可受到感染；病原体通过破损的皮肤或黏膜侵入体内而受染；患钩体病的孕妇可经胎盘传给胎儿；进食被钩体污染的食物，可经消化道感染；实验室操作、处理含菌物或感染动物也有受染可能。

（三）人群易感性

人对钩体病普遍易感，感染后可对同型钩体产生较强的特异免疫，但对其他型钩体仍可感染。疫区人群多呈隐性感染或轻型感染，可获一定免疫力。非疫区居民进入疫区，尤易受感染，且病情也较重。钩体以体液免疫为主，型特异性抗体可保持多年，部分型间或群间可有一定的交叉免疫。

（四）流行特征

1. 流行形式和地区分布　流行形式主要为稻田型、洪水型及雨水型。我国南方各省以稻田型为主，主要传染源是鼠类，以黑线姬鼠为主。北方各省呈洪水型暴发流行；平原低洼地区也可呈雨水型，主要传染源为猪。当南方各省发生洪水暴发流行时，猪也是主要传染源，以洪水淹没过的地区作为重点监测区。钩体病受降雨量和洪涝灾害影响颇大，我国特大钩体病流行通常发生在有洪涝灾害的年份，其他自然灾害如引起水源受畜粪污染，或鼠类生态环境改变，鼠密度增加，鼠尿污染水源，尤其是灾害又发生在钩体病流行季节时，应引起高度重视。本病世界流行，我国除新疆、甘肃、宁夏和青海外，其他地区均有流行，尤以西南和南方诸省多见。

2. 发病季节　稻田型主要集中于夏秋季之交水稻收割期间，以 7～9 月份为高峰。在双季稻区有两个高峰。洪水型发病高峰与洪水高峰一致，常在 6～9 月。

3. 发病年龄、性别和职业　青壮年发病多。20～40 岁组占病例总数 40% 左右。疫区儿童常下河洗澡、嬉水亦易感染。性别与职业的发病情况常取决于与传染源及疫水接触的频度，男性高于女性。农民、渔民发病率较高，畜牧业及屠宰工人常与病畜接触，亦易发病。

【发病机制与病理】

钩体经皮肤、黏膜侵入人体，迅速经小血管和淋巴管至血液循环。在血液中繁殖，形成钩体败血症（leptospiremia），并释放溶血素、细胞致病作用物质、细胞毒因子及内毒素样物质等致病物质，引起临床症状。起病 1 周内，在周围血液中可找到钩体。起病 3～14 天，钩体进入内脏器官，使其受到不同程度的损害。大多数为单纯败血症，内脏损害较轻，少数病人有较重的内脏损害，如钩体大量侵入内脏如肺、肝、肾、心及中枢神经系统，致脏器损害，并出现相应脏器的并发症。毒力强的钩体可引起肺出血、黄疸、肾衰竭、脑膜炎等临床表现。在恢复期或后发症期，因免疫病理反应，可出现后发热、眼后发症和神经系统后发症等。

钩体病病情的轻重与钩体的菌型、菌量、毒力及人体免疫状态有关。毒力强的钩体可引起肺出血、黄疸及其他严重表现；毒力弱者很少引起黄疸和出血。但病情的轻重更取决于机体的免疫状态，如初入疫区而患病者，病情较重；久居疫区或接受过免疫接种者，病情较轻。同一菌型也可引起不同的临床表现，不同菌型亦可引起相同的临床表现。总之，本病临床表现复杂，病情轻重不一，临床可因某一脏器病变突出而表现不同的临床类型。

钩体病的病变基础是全身毛细血管感染中毒性损伤。轻者除中毒反应外，无明显的器官和组织损伤，或损伤轻微；重者可有下列不同脏器的病理改变。

1. 肺　主要表现为肺毛细血管广泛扩张充血、弥漫性点片状出血。肺泡含有红细胞、纤维蛋白及少量白细胞，部分肺泡内含有渗出的浆液，肺间质呈现轻重不等的充血、水肿、较轻的炎性反应。电镜下可见肺毛细血管内皮枝状突起增多，但毛细血管未见裂口，血管内皮细胞间隙增宽。有的细胞质内有变性的钩体。

2. 肝　肝肿大，包膜下出血。肝小叶显示轻重不等的充血、水肿及肝细胞退行性变与坏死。肝窦间质水肿，肝索断裂，炎性细胞浸润，以单核细胞和中性粒细胞为主；汇管区胆汁淤积。电镜下可见肝细胞浆内线粒体肿胀，嵴突减少或消失、变空，毛细胆管的微绒毛减少。有时在肝细胞和星状细胞内可见变性钩体。

3. 肾　肾肿大。光镜下见肾组织广泛充血、水肿，肾小管退行性变与坏死，肾间质水肿，单核和淋巴细胞浸润，见小出血灶。电镜下肾小球上皮细胞不规则，呈灶性足突融合和灶性基底膜增厚。近曲管上皮细胞刷毛显著减少或完全消失。多数肾组织中可查见钩体。

4. 其他　脑膜及脑实质充血、出血，神经细胞变性及炎性细胞浸润。心包膜可见出血点；间质见炎症和水肿；心肌灶性坏死及肌纤维溶解等。骨骼肌，尤以腓肠肌病变为明显，表现为肿胀、灶性坏死、横纹消失、出血及炎性细胞浸润。

【临床表现】

潜伏期 2~28 天，一般为 7~13 天。

钩体病临床表现复杂，轻重差异很大。整个病程可分为早期、中期和晚期。

（一）早期（钩体毒血症期）

一般为起病后 3 天内，为早期钩体毒血症阶段，表现为畏寒、发热、头痛、身痛、眼结膜充血及浅表淋巴结肿大等全身中毒症状。

1. 发热　起病急，可有畏寒。短期内体温可达 39℃ 左右，常为稽留热，部分为弛张热，热程约 7 天。部分病人发热前数天有软弱、乏力。

2. 头痛、身痛　头痛明显，多为前额痛。全身肌肉酸痛，包括颈、胸、腰背肌和腿肌。

3. 腓肠肌疼痛和压痛　病后第 1 天即可出现，轻者仅感小腿胀，轻度压痛，重者疼痛剧烈，不能行走，甚至拒按，为本病之特征表现。但在重症如肺出血时，有时反倒不明显。

4. 乏力　全身乏力，特别是腿软明显。

5. 眼结膜充血　发病第 1 天即可出现，无分泌物，不痛，不畏光。轻者主要在眼球结膜、外眦及上下穹隆部，重者除角膜周围外的全球结膜血管扩张呈网状。

6. 淋巴结肿大　多在病后第 2 天出现。主要为浅表淋巴结及腹股沟淋巴结，一般为 1~2cm，质偏软，有压痛，但无红肿和化脓。

7. 其他　可有咽喉疼痛和充血，扁桃体肿大，软腭小出血点，也可出现恶心、呕吐、腹泻及肝脾轻度肿大等。

以上表现持续时间长短不一，短者 3~5 天，重者达 10 天，但预后多良好。

（二）中期（器官损伤期）

起病后 3~10 天，为症状明显期。其表现因临床类型不同而异，据临床特点又可分为流感伤寒型、黄疸出血型、肺出血型、肾衰竭型、脑膜脑炎型等。

1. 流感伤寒型（又称感染中毒型）　60%~80% 钩体病属于此型。特点：为钩体病轻型患者，仅有一般全身中毒的症状，经 5~7 天后可自行缓解。

2. 黄疸出血型　早期表现同流感伤寒型。于病程 3~5 天，退热前后，出现黄疸；肝脏肿大、压痛。黄疸于病程 10 天左右达高峰。深度黄疸者可发展成急性或亚急性肝坏死，出现凝血机制障碍、腔道出血、休克。尿中常见红细胞、白细胞、蛋白、管型。重者出现尿少、尿闭，以至酸中毒、尿毒症、急性肾功能衰竭。此型原称为 Weil 病，以往为致死的主要原因，占病死者 60% ~ 70%。近年国内此型较少见。

3. 肺出血型　约占流行病例的 10%，为本病病情最重、病死率最高的一型，亦为我国钩体病死亡的主要类型。起病初期与流感伤寒型相似，但 3 ~ 4 天后病情加重，可呈现下述类型：

（1）肺出血轻型：咳血，或痰中带血，为鲜红色泡沫。肺部可闻及少量湿性啰音，X 线检查见肺纹理增粗或见散在点片状阴影。经及时和适当的治疗较易痊愈。

（2）肺弥漫性出血型：原称"肺大出血型"，是近年来无黄疸型钩体病的常见死亡原因。临床上先有钩体败血症早期表现，于 2 ~ 5 病日突然发展成肺弥漫性出血。病人面色苍白，烦躁，恐惧不安，心慌，呼吸变频，心率加速，肺部啰音不断增多，咳嗽，咳血。进而口唇发绀，面色灰暗，咯出鲜红色血痰，双肺布满湿性啰音。X 线示双肺广泛点片状阴影或大片融合。如果病情继续恶化，则极度烦躁，神志模糊，甚至昏迷。喉部痰鸣，呼吸不规则或减慢，极度紫绀，继而口鼻涌出不凝的血性泡沫液体。最终因进行性广泛肺脏内出血导致窒息或血压下降，呼吸循环衰竭而死亡。少数患者呈暴发型，开始不出现咯血，而在人工呼吸时血才从口鼻大量涌出。

4. 肾衰竭型　各型钩体病人都可有不同程度肾脏损害的表现，如尿中有蛋白、红细胞、白细胞与管型，多可恢复正常。仅少数病人因肾衰竭而发生氮质血症。此型常与黄疸出血型合并出现，单独肾衰竭者少见。

5. 脑膜脑炎型　起病后 2 ~ 3 天，出现剧烈头痛、频繁呕吐、嗜睡、谵妄或昏迷，部分患者有抽搐、出现瘫痪等，颈项强直。克氏征与布氏征均阳性。重者可发生脑水肿、脑疝导致呼吸衰竭。脑脊液外观呈毛玻璃状，细胞数多为 $5 \times 10^8/L$ 以下，以淋巴细胞为主，蛋白含量增多，葡萄糖正常或稍低，氯化物正常。脑脊液分离出钩体的阳性率较高。单纯脑膜炎者预后较好，脑炎或脑膜脑炎者往往病情重，预后较差。

（三）后期（恢复期或后发症期）

少数患者在发病 10 天后，亦可在数月后，热退后，于恢复期再次出现发热，眼部炎症如虹膜睫状体炎、葡萄膜炎等，以及闭塞性脑动脉炎等症状，统称为钩体病后发症。此系免疫反应所致，常见的有：

1. 后发热　部分钩体病经治疗或自愈热退后 1 ~ 5 天，再度发热（38℃左右），重现早期症状。此时无钩体血症，血内嗜酸细胞可增高。无需青霉素治疗，经 1 ~ 3 天自行缓解。

2. 反应性脑膜炎　少数患者在后发热的同时可出现脑膜炎症状与体征，但脑脊液培养钩体阴性。用青霉素治疗无效，预后良好。

3. 眼后发症　本病在我国北方流行区常见，南方较少，与波摩那群感染有关，常发生于热退后 1 周至 1 月。以葡萄膜炎和虹膜睫状体炎常见，其中葡萄膜炎病情较重，迁延持久。也有脉络膜炎或球后视神经炎、玻璃体浑浊等。

4. 神经系统后发症　钩体病急性期热退后 2 ~ 5 月，个别可在 9 个月后，发生脑内动脉炎、蛛网膜下腔出血、脊髓炎、周围神经炎、精神异常等，其中以闭塞性脑动脉炎较严重和常见。多由波摩那型引起，好发于儿童及青壮年，多为隐性感染，因而诊断困难。临床表现为偏瘫、失语、多次反复短暂发作肢体瘫痪。脑血管造影显示脑基底部多发性动脉炎和狭窄。除与迟发性变态反应有关外，也有人认为系钩体直接损害脑血管所致。

【并发症与预后】

本病预后相差悬殊，与治疗的早晚、个体差异、疾病类型等有关。轻症者预后良好，起病48小时内接受抗生素和对症治疗者恢复快，病死率低。重症者，如延至中晚期，则病死率增高。免疫功能低下者易演变为重型，肺弥漫性出血型病死率高达10%～20%。葡萄膜炎与脑动脉栓塞者可遗留长期的眼部和神经系统后遗症。

【实验室检查与其他检查】

（一）血、尿常规检查

外周血白细胞总数及中性粒细胞可正常或轻度增高，黄疸出血型病人多升高；红细胞沉降率加快；重型病人可有外周血中性粒细胞核左移，血小板减少。约70%的病人有轻微蛋白尿，镜检见白细胞、红细胞及少量管型。

（二）血清生化及其他检查

黄疸出血型病人有肝功能异常，血清转氨酶及总胆红素升高。脑膜脑炎型患者可见脑脊液检查异常，颅内压升高；脑脊液外观呈毛玻璃状，细胞数多为 $5 \times 10^8/L$ 以下，以淋巴细胞为主，蛋白含量增多，糖正常或稍低，氯化物正常。

（三）血清学检查

1. 显微凝集试验（microscopic agglutination test，MAT） 检查血清中存在特异性抗体，一般病后1周可出现阳性，5～20天达高峰。一次凝集抗体效价≥1:400或早、晚期两份血清比较，效价增高4倍即有诊断意义。目前国内常用此血清学诊断方法。

2. 酶联免疫吸附试验（ELISA） 近来国外已广泛应用ELISA方法测定血清钩体IgM抗体，其特异性和敏感性均高于MAT。该法还可用于检测脑脊液中的钩体IgM抗体，在鉴定不明原因脑膜炎的病原学诊断方面有较高的价值。

（四）病原学检查

1. 血培养 采用柯氏培养基，发病1周内抽血接种标本后，28℃培养1～8周，阳性率20%～70%。由于培养时间长，对急性期病人诊断帮助不大。

2. 分子生物学检查 应用聚合酶链反应（PCR）可特异、敏感、简便、快速地检测血清、脑脊液（病后7～10天）或尿液（病后2～3周）中的钩体DNA。

（五）X线胸片检查

肺出血型病人可见双肺弥散性点状、片状或融合片状阴影。

【诊断与鉴别诊断】

（一）诊断

1. 流行病学资料 因本病临床表现不典型，故流行学资料对诊断很重要。在流行地区、夏秋季节，易感者在近期（28 天内）有接触疫水或动物尿或血史。

2. 临床表现

（1）发热：起病急，可有畏寒，短期内体温可达 39℃ 左右，常为弛张热。

（2）肌痛：全身肌痛，特别是腓肠肌酸痛。

（3）乏力：全身乏力，特别是腿软明显。

（4）眼结膜充血：轻者主要在眼球结膜、外眦及上下穹隆部，重者除角膜周围外的全球结膜血管扩张呈网状，无分泌物，不痛，不畏光。

（5）腓肠肌压痛：双侧腓肠肌压痛，重者拒按。

（6）淋巴结肿大：主要为浅表淋巴结及腹股沟淋巴结肿大，一般为 1～2cm，质软，有压痛，无化脓。

以上早期的"三症状"（即寒热、酸痛、乏力）和"三体征"（即眼结膜充血、腓肠肌压痛、淋巴结肿大）是钩体病的典型临床表现。

3. 实验室检查 特异性血清学检查或病原学检查阳性，可明确诊断。

（二）鉴别诊断

根据不同临床类型，进行鉴别。

1. 感染中毒型 当与流感、伤寒、急性血吸虫病、疟疾、肾综合征出血热、立克次体病和败血症等鉴别。

2. 黄疸出血型 应与急性黄疸型肝炎、肾综合征出血热、急性溶血性贫血、化脓性胆管炎等鉴别。

3. 肺出血型 应与肺结核、肺炎、支气管扩张、肺鼠疫、肺炭疽等鉴别。

4. 脑膜脑炎型 应与流行性脑炎、病毒性脑炎、化脓性脑炎及结核性脑炎等区分，根据不同的临床表现、检查出不同的特异性抗体来鉴别。

【治疗】

钩体病的治疗原则是"三早一就"，即早发现、早诊断、早治疗和就地治疗。

（一）一般治疗

应强调休息，细心护理，注意营养，酌情补充热量及维生素 B 族和 C。

（二）病原治疗

消灭体内病原体是治疗本病的关键和根本措施，因此强调早期使用有效的抗生素治疗。钩体对青霉素 G、庆大霉素、四环素、氯霉素、红霉素、头孢菌素及喹诺酮类等均敏感，青霉素为首选药物。常用剂量为每次 40 万 U，肌肉注射，6～8 小时 1 次，疗程 5～7 天，或至热退后 3 天。部分患者（25%～80%）第一次注射后可发生赫氏反应（Herxheimer's reaction），即于注射青霉素后 2～4 小时（0.5～6 小时）突起发冷，寒战，高热，全身痛及头痛，心率、呼吸加快，严重者可发生休克。这是因为大量钩体被青霉素杀灭后释放大量的内毒素引起严重中毒所致。故主张用青霉素治疗钩体病时，宜小剂量和分次给药。有人主张首剂 5 万 U，4 小时后 10 万 U，逐渐过渡到每次 40 万 U；或在应用青霉素时同时静脉滴注肾上腺皮质激素如氢化可的松 200mg，可减少赫氏反应的发生。如青霉素过敏，可选用其他抗生素。如庆大霉素每次 8 万 U，肌肉注射，8 小时 1 次，疗程同青霉素；四环素 0.5g，每 6 小时口服 1 次，疗程 5 ~ 7 天。

（三）对症治疗

1. 肾上腺皮质激素 用于中毒严重者或发生赫氏反应者，可用氢化可的松 100 ~ 200mg/d 加入 5% 葡萄糖液内静脉滴注。

2. 肺出血型 尤其是肺弥漫性出血型，应及时给予氢化可的松静脉滴注，并应用地西泮（安定）或异丙嗪等镇静剂使病人安静。如心率明显加快者可给予强心药如毛花苷 C 每次 0.2 ~ 0.4 mg 或毒毛花苷 K 每次 0.125 ~ 0.25mg，加入 5% 葡萄糖液内缓慢静脉注射，必要时 4 ~ 6 小时重复一次。并可同时应用止血药。

3. 黄疸出血型 可参照急性黄疸型肝炎治疗，加强护肝、解毒、止血。如有肾衰竭，可参照一般急性肾衰竭的治疗。

4. 脑膜脑炎型 酌情予以甘露醇降低颅内压。

（四）后发症治疗

1. 后发热及反应性脑膜炎 一般采取简单对症治疗，短期即可缓解。

2. 闭塞性脑动脉炎 可予以青霉素 G 联合肾上腺皮质激素及血管扩张剂治疗。

3. 眼后发症 如葡萄膜炎，可采用 1% 阿托品或 10% 去氧肾上腺素（新福林）滴眼扩瞳，必要时可用肾上腺皮质激素治疗。

【预防】

采取综合性预防措施。灭鼠，管理好猪、犬和预防接种是控制钩体病流行和减少发病的关键措施。

（一）控制传染源

鼠类是钩体病的主要宿主，灭鼠是重要措施。加强猪的管理，疫区在流行前 1 个月，猪可用钩体疫苗注射。消灭野犬，拴养家犬，并进行检疫。

（二）切断传播途径

保护好饮用水源，防止被污染。稻田在收割时应放干水及减少积水，疫区的积水用漂白粉或其他消毒剂进行消毒，工作需要时，可穿长筒皮靴，戴橡胶手套。做好环境卫生和饮食卫生工作，防止经消化道传播。

（三）保护易感人群

1. 预防接种 疫区高危人群及新入疫区的人，可采用多价钩体疫苗接种，目前常用的钩体疫苗是一种灭活全菌疫苗。接种对象：①重点流行区域，除有禁忌证者外，均应接种；②一般流行区，主要是接触疫水机会较多的人群；③新入疫区者及疫区的儿童、饲养员、屠宰场人员等。接种时间：对易感人群，在钩体流行前 1 月完成疫苗接种，一般是 4 月底或 5 月初。接种方法：皮下注射，每年 2 次，第 1 次 1ml，第 2 次 2ml，间隔

7~10 天。儿童减半。如为浓缩疫苗，剂量减半。接种后 1 个月左右产生免疫力，免疫力可保持 1 年左右。

2. 药物预防 对进入疫区短期工作的高危人群，可服用多西环素（强力霉素）预防，每次 0.2g，每周 1 次口服。对高度怀疑已受钩体感染者，可用多西环素 0.2g，每日 1 次口服，连服 5~7 天，或每天肌肉注射青霉素 80 万 U~120 万 U，连续 2~3 天。

第六章
原虫感染

第一节 肠阿米巴病

由溶组织内阿米巴原虫（Entamoeba histolytica）侵入人体引起的疾病统称为阿米巴病（amoebiasis）。病变部位的不同，临床表现不一，最常见的是肠阿米巴病。肠阿米巴病是由溶组织内阿米巴原虫寄生于结肠而引起的，因临床上常出现腹痛、腹泻等症状，又称为阿米巴痢疾。溶组织内阿米巴原虫侵入肠外组织如肝、肺、脑等则产生肠外阿米巴病，其中肝阿米巴病最常见。

【病原学】

溶组织内阿米巴原虫可分包囊和滋养体两种形态或时期，成熟的四核包囊为感染期。

（一）滋养体

直径 10～60 μm，从有症状患者组织中分离出的，常含有摄入的红细胞，有时也可见到白细胞和细菌。有透明的外质和富含颗粒的内质，具一个球形的泡状核，直径 4～7 μm。滋养体借助单一定向的伪足而运动。滋养体可侵入肠黏膜，吞噬红细胞，破坏肠壁，引起肠壁溃疡，也可随血流进入其他组织或器官，引起肠外阿米巴病。随坏死组织脱落进入肠腔的滋养体，可通过肠蠕动随粪便排出体外，滋养体在外界自然环境中只能短时间存活，即使被吞食也会在通过上消化道时被消化液杀灭。

（二）包囊

成熟包囊有 4 个核，圆形，直径 10～16 μm，包囊壁厚 125～150nm，光滑。核为泡状核，与滋养体的相似但稍小。滋养体在肠腔内随肠内容物下移的过程中，受到肠内生存环境变化的刺激，逐渐缩小，停止活动，变成近似球形的前包囊，分泌出厚的囊壁变成一核包囊，经二次有丝分裂形成四核包囊，随粪便排出。包囊在外界潮湿环境中可存活并保持感染性数日至 1 个月，但在干燥环境中易死亡。滋养体在肠腔以外的脏器或外界不能成囊。

迪斯帕内阿米巴（Entamoeba dispar）与溶组织内阿米巴形态相似、生活史相同，但仅寄生于肠腔，无致病性。

【流行病学】

（一）传染源

粪便中持续带包囊者为传染源，包括无症状排包囊者、慢性感染者及恢复期患者。溶组织内阿米巴滋养体抵抗力极差，并可被胃酸杀死，无传染性。

（二）传播途径

粪－口途径是主要的传播方式。通过食用被含有成熟包囊的粪便污染的食物、水或使用受污染的食具而感染；苍蝇、蟑螂等也可带虫而传播。另外，口－肛性行为的人群，包囊可直接经口侵入体内，所以阿米巴病在欧、美、日等国家也被列为性传播疾病（sexually transmitted disease，STD）。

（三）易感人群

人群对溶组织内阿米巴包囊普遍易感，但 10 岁以下儿童少见。营养不良、免疫功能低下者感染率较高。感染后机体可产生特异性抗体 IgM 及 IgG，但无保护作用，可反复感染。

（四）流行特征

本病遍及世界各地，但以热带及亚热带地区为多见。在我国南方多于北方，农村多于城市，夏秋季多见。随着卫生状况的不断改善，近年来我国发病明显减少，仅少数地区有散发。

【发病机制与病理】

（一）发病机制

主要是由于经口摄入被包囊污染的食物和水等而引起。包囊囊壁具有抗胃酸作用，包囊能通过胃而到达小肠下段，在肠液的消化作用下脱囊而出，发育成为滋养体寄生于结肠腔内。大多数感染者与溶组织内阿米巴原虫呈共栖状态，为无症状的包囊携带者，是本病的重要传染源。如果溶组织内阿米巴原虫的毒力和侵袭力强，宿主局部肠功能紊乱、细菌感染、黏膜损伤或全身因营养不良和免疫功能低下时，滋养体便能侵入肠壁组织而致病。滋养体黏附于结肠上皮，凭借其伪足的机械运动及其酶的溶解破坏作用侵入肠壁并大量增殖，吞噬红细胞及组织细胞，损伤肠壁，造成局部肠黏膜溶解坏死和溃疡形成。

溶组织内阿米巴原虫的致病机制目前尚不完全清楚，其毒力和侵袭力主要表现在对宿主组织的溶解破坏作用，包括变形、活动、黏附、酶解、细胞毒及吞噬等作用。滋养体尚可分泌一种细胞毒素——肠毒素（enterotoxin），在肠黏膜的损伤和腹泻中起重要作用。另外，溶组织内阿米巴滋养体与肠道某些细菌的共生作用在协同致病上起重要作用。

本病的发病可能主要与宿主的细胞免疫状态有关。

（二）病理

病变部位主要在结肠，多见于盲肠、升结肠，其次为乙状结肠和直肠，严重者可累及整个结肠和小肠下段。

主要病变为伴组织溶解液化的坏死性炎症，早期在肠黏膜表面可见多数隆起的灰黄色细小的点状坏死或浅在溃疡。随着疾病的进展，病灶扩大可达到黏膜下层。由于黏膜下层组织疏松，阿米巴易于向四周侵袭，坏死组织液化脱落后，形成口小底大的烧瓶状溃疡，溃疡间黏膜多正常。严重的病例，溃疡间可在黏膜下层形成窦道相通，进一步发展，表面黏膜大片坏死脱落，形成巨大溃疡。镜下，病灶为无结构淡红染的液化性坏死，周围组织炎症反应轻微，仅见充血、出血及少量淋巴细胞和浆细胞浸润。病变周围常常可找到较多的阿米巴滋养体，其中可见红细胞、淋巴细胞和组织碎片等。

随着病程的迁延发展，一些溃疡已愈合，另一些溃疡可继续存在甚至扩大，坏死、溃疡、肉芽组织增生和瘢痕形成并存，可形成肠息肉、肉芽肿，最终可使肠黏膜完全失去正常形态。肠壁可因纤维组织增生而增厚变硬，甚至引起肠腔狭窄。有时可因组织增生过多，而形成局限性包块，称为阿米巴肿（amoeboma），多见于盲肠，临床上易误诊为结肠癌。

【临床表现】

潜伏期一般为 1~2 周，短者 4 天，长者可达数月。

（一）无症状型

临床上无症状，但粪便检查可找到阿米巴包囊。如果感染者免疫功能低下，可发展为侵袭性病变（阿米巴痢疾甚或肠外阿米巴病）。

（二）急性阿米巴痢疾

由于病变范围及程度不一，病程长短不等，临床上可分为如下几型：

1. 轻型 表现为轻度的腹痛、腹泻，粪便中可找到阿米巴滋养体及包囊。

2. 普通型 起病缓慢，常无发热，全身症状较轻。腹泻，每日数次至十余次不等，粪便为血性黏液便，血色较暗，呈果酱样，量中等，有腥臭味，伴腹痛、腹部不适、胀气等，常无里急后重。回盲部及升结肠处轻度压痛。上述表现数日或数周后常可自行缓解，但易慢性化。

3. 重型 极少见，多见于感染严重、营养不良、年老、孕妇或应用免疫抑制剂者。起病突然，全身中毒症状重，高热，腹泻每日十余次，为黏液血性或血水样便，可伴有里急后重，腹泻前常先有剧烈下腹绞痛。可因失水而虚脱。体检可有明显鼓肠，腹部广泛压痛，肠鸣音减弱。可发生肠出血、肠穿孔、腹膜炎等并发症。如救治不及时，患者可于 1~2 周内死亡。

4. 慢性型 急性阿米巴痢疾病程迁延超过 2 个月即转为慢性。特点是腹泻反复发作，或与便秘交替出现，发作前常有饮食不当、饮酒、受凉、情绪紧张等诱因。病程长者可有体重下降、营养不良、贫血、维生素缺乏等。

【并发症与预后】

（一）并发症

1. 肠道并发症 如肠黏膜溃疡深达肌层并侵及血管，可引起不同程度的肠出血及肠穿孔。急性穿孔可发生弥漫性腹膜炎或腹腔脓肿。慢性穿孔较急性穿孔多见，常形成局部脓肿或穿入附近器官形成内瘘。亦可引起阑尾炎。结肠壁慢性炎性增生反应，可形成肉芽肿、阿米巴瘤（结肠肉芽肿）、纤维性狭窄，甚至可导致肠套叠或肠梗阻。

2. 肠外并发症 阿米巴滋养体可经血液或淋巴蔓延至肠外器官，形成脓肿或溃疡，以肝脓肿最为常见，脑、肺、睾丸、前列腺、卵巢等也可累及。

（二）预后

预后与治疗是否及时、合理有关。多数患者预后良好。如并发肠外阿米巴病且治疗不及时、不合理则预后较差。

【实验室检查与其他检查】

（一）血象

急性普通型及重型患者血白细胞总数及中性粒细胞比例常增加，慢性患者常无明显变化。

（二）粪便检查

典型患者的粪便外观呈暗红色果酱样，血液混在粪质中，有腥臭味。镜下可见大量成团红细胞、少量白细胞、夏科 – 雷登晶体（Charcot – Leyden crystal）、阿米巴包囊及滋养体等，如找到活动的吞噬有红细胞的滋养体有确诊价值。

（三）血清学检查

人感染溶组织内阿米巴原虫后 1 周即可出现抗体。常用酶联免疫吸附试验（ELISA）等检查，如特异性抗体 IgM 阳性提示为近期感染或现症感染，特异性抗体 IgG 阳性提示为既往感染或现症感染，如果 IgG 抗体阴性一般可除外本病。迪斯帕内阿米巴感染血清抗体为阴性。

（四）PCR 检查

检测感染者粪便、脓液或血液中溶组织内阿米巴滋养体 DNA，具有较高的特异性及灵敏性。

（五）肠镜检查

结肠壁可见大小不一的散在溃疡，边缘整齐，中心有渗出，周边黏膜有红晕，溃疡间黏膜正常。取溃疡边缘部分涂片及活检较易发现滋养体。

【诊断与鉴别诊断】

（一）诊断

1. 流行病学资料　当地有阿米巴病流行，发病前有进食不洁食物史，或与慢性腹泻患者有密切接触史。

2. 临床表现　缓慢起病，腹痛，腹泻，大便呈果酱样，腥臭味明显，便次不多，无明显里急后重，全身中毒症状轻，病情有反复发作倾向。病因不明的急慢性腹泻患者，按细菌性痢疾治疗无效者均应想到肠阿米巴病的可能。

3. 实验室检查　粪便或肠壁组织病变处取标本找到溶组织内阿米巴滋养体或包囊可确诊，必要时可做血清学检查溶组织内阿米巴滋养体抗原或抗体或 PCR 检测溶组织内阿米巴滋养体 DNA。

（二）鉴别诊断

1. 细菌性痢疾 见表3-2细菌性痢疾与阿米巴痢疾的鉴别。

2. 细菌性食物中毒 病前多有进食不洁食物史，同餐者先后发病，潜伏期短，起病急，全身中毒症状较重，腹痛、腹泻剧烈，常伴呕吐。剩余食物与患者的排泄物培养可有相同的致病菌生长。

3. 血吸虫病 与肠阿米巴病较难鉴别，如果两病同时存在极易漏诊。血吸虫病人常居住于血吸虫病疫区或有疫水接触史，患者常有肝脾肿大，血嗜酸粒细胞增加，粪便可检出血吸虫卵或孵出毛蚴，肠镜检查可发现虫卵等有助于二者的鉴别。

4. 结肠癌 结肠癌的肿瘤组织坏死形成溃疡，可出现类似肠阿米巴病的表现，应注意鉴别。结肠癌患者常有排便习惯的改变，或排便不畅感，不规则发热，体重下降，进行性贫血等。直肠指诊、纤维结肠镜等检查有助于鉴别。

【治疗】

（一）一般治疗

进食流质或少渣饮食。有脱水者适当补充水、电解质和维生素等。慢性患者应加强营养。

（二）病原治疗

对溶组织内阿米巴原虫感染者无论有无症状均应进行抗溶组织内阿米巴原虫治疗。

1. 硝基咪唑类 对肠腔内及组织内阿米巴原虫均有强大的杀灭作用，是目前治疗肠内外阿米巴病的首选药物。

（1）甲硝唑（metronidazole）：成人0.4～0.8g，每天3次，连服7～10天，儿童每天50mg/kg，分3次服，疗程同成人。重型或不能口服者可静脉滴注。副作用有恶心、头昏、心悸及可逆性白细胞降低等。

（2）替硝唑（tinidazole）：与甲硝唑类似，口服更易吸收，半衰期较长，不良反应较少且较轻。成人每天2g，顿服，3～5天为一疗程。

（3）奥硝唑（ornidazole）：成人每天1.5g，晚间顿服，连服3天。

2. 二氯尼特（diloxanide） 为目前最有效的杀包囊药物。成人每次0.5g，每8小时1次，疗程10天。儿童每日20mg/kg，分3次口服，连用10天。常见不良反应为腹胀等。

3. 抗菌药物 不仅可以抑制肠内共生菌而影响肠腔内阿米巴原虫的生长，也可直接杀灭肠腔内的原虫。常用巴龙霉素，每天25～30mg/kg，每6～8小时1次，7～10天为一疗程。口服不易吸收，不良反应轻微。

（三）中药治疗

本病属中医"痢疾"范畴，中医学对本病的认识与细菌性痢疾相似，辨证论治基本相同。鸦胆子对本病有较好的疗效。

【预防】

（一）管理传染源

对患者进行肠道隔离至临床症状消失，并且隔天 1 次粪便检查连续 3 次找不到阿米巴包囊。对饮食业从业者加强体检，彻底治疗患者及排包囊者。

（二）切断传播途径

加强食品及生活饮用水的管理，加强卫生宣教工作，养成良好的个人卫生习惯。

附　肝阿米巴病

肝阿米巴病（hepatic amebiasis）又称阿米巴肝脓肿（amebic liver abscess），是最常见的肠外阿米巴病。大多数为肠阿米巴病的并发症，部分也可无肠阿米巴病的临床表现而单独发生。

【发病机制与病理】

肝阿米巴病是寄生在肠壁的阿米巴滋养体侵入肝脏引起的。侵入途径包括经门静脉、淋巴管或直接蔓延。侵入肝脏的滋养体大多被肝内的 Kupffer 细胞等消灭，仅少数存活并继续繁殖，可通过轻微的炎症、原虫在门静脉小分支内形成栓塞及原虫的溶组织作用等造成肝组织局灶性坏死、液化，形成微小脓肿并逐渐融合而成肝脓肿。

肝脓肿数目不一，常为单个大脓肿，也可为多发，多位于肝右叶顶部。脓肿中央为坏死区，脓液呈巧克力样。镜下可见溶解坏死的肝细胞、坏死肝组织、脂肪、白细胞、红细胞、夏科 – 雷登晶体等，脓肿周边组织中可发现阿米巴滋养体。脓肿可向邻近组织或器官穿破而出现相应的临床表现。

【临床表现】

临床表现因病程的长短、脓肿的部位及大小、是否合并细菌感染等而不同。

（一）发热

早期均有发热，体温在 39℃ 左右，多为不规则热，可伴有畏寒、盗汗等。脓肿形成后常无发热，或仅为低热。如合并细菌感染则可出现 40℃ 或以上的弛张高热。

（二）疼痛

多局限于右上腹，也可在剑突下或右腰部；常为持续性的，也可为阵发性；可为钝痛、胀痛、刺痛或灼痛；体位变化或深吸气时可加重。脓肿向肝脏顶部发展可刺激膈肌使疼痛向右肩部放射。

（三）肝脏肿大

患者可有肝脏肿大，常为进行性肿大，边缘较钝，肝区叩击痛明显。如脓肿表浅则可见

局部隆起、肌紧张等现象。

（四）其他表现

患者常有食欲不振、恶心、呕吐、腹胀等消化道症状。左叶脓肿可出现上腹或左上腹包块并伴有类似溃疡病样表现。脓肿压迫右下肺可发生炎症、反应性胸膜炎，出现咳嗽、胸痛、右胸腔积液。偶有患者出现黄疸。

【并发症与预后】

（一）并发症

1. 继发细菌感染 出现寒战、高热，全身中毒症状明显，血白细胞及中性粒细胞明显增加，单纯抗阿米巴原虫治疗无效。

2. 脓肿向邻近组织或器官穿破 向肺实质及胸腔穿破最多见，可形成肺脓肿或脓胸。也可穿破腹腔形成腹膜炎，穿破心包形成心包炎，穿破膈肌形成膈下脓肿，形成肾周围脓肿，有时也可穿破胃、胆等处。

（二）预后

肝阿米巴病的预后与发现的早晚，脓肿的大小、部位，患者的全身状况及并发症等有关。早期发现、及时有效治疗者预后较佳，全身状况差、出现严重并发症、治疗措施不当者预后较差。

【实验室检查与其他检查】

（一）血象

急性感染者血白细胞总数及中性粒细胞均增高，病程较长者白细胞总数近于正常，可有贫血，血沉增快。

（二）粪便检查

粪便镜检可找到阿米巴原虫，以包囊为主。

（三）脓肿穿刺液检查

典型脓液为棕褐色、糊状、黏稠、有腥臭味。脓液内如能检出滋养体则可确诊，但阳性率不高。

（四）肝功能检查
大多仅有轻度肝功能受损的表现，如白蛋白下降、碱性磷酸酶增高、胆碱酯酶活力降低等，其余项目基本正常。

（五）血清学检查

血清溶组织内阿米巴原虫特异性抗体IgM阳性提示为近期或现症感染，特异性抗体IgG阴性可除外本病。也可检测患者粪便或肝脓肿穿刺液，如溶组织内阿米巴原虫特异性抗原阳性可明确诊断。

（六）影像学检查

1. X线检查 可见右侧横膈抬高或伴右肺底云雾状阴影、胸膜反应或积液。

2. 超声波检查 B 型超声可见液性病灶，可了解脓肿的部位、大小、数目，还可指导行肝穿刺或手术治疗。

3. 其他 CT、磁共振成像检查、放射性核素肝扫描及肝动脉造影等检查亦有助于肝脓肿的诊断与鉴别诊断。

【诊断与鉴别诊断】

（一）诊断

1. 临床表现 发热，右上腹痛，肝肿大、压痛及叩击痛。有腹泻史。

2. 实验室及其他检查 ①早期血白细胞总数及中性粒细胞均增高；②肝穿刺引流液呈巧克力色糊状，黏稠，有腥臭味；③影像学检查肝区可见液性病灶；④粪便或脓肿穿刺液检出阿米巴原虫；⑤血清溶组织内阿米巴原虫特异性抗体或抗原阳性等均有助于诊断。

（二）鉴别诊断

1. 细菌性肝脓肿 起病急，高热，全身中毒症状重，呈多发性，脓肿小，肝肿大不明显，血白细胞明显增加，血或脓液细菌培养可阳性，血清溶组织内阿米巴原虫特异性抗体阴性，抗菌治疗有效。

2. 原发性肝癌 临床表现常难于与肝阿米巴病相鉴别。原发性肝癌患者常有慢性肝炎或肝硬化病史，肝区可触及包块且质地硬。血清甲胎蛋白、肝脏影像学检查等均有助于鉴别。

3. 胆囊炎、胆石症 起病急，右上腹剧烈绞痛，伴发热、呕吐、黄疸等。B 型超声检查可见胆囊肿大，胆道结石。抗菌治疗有效。

【治疗】

（一）病原治疗

1. 硝基咪唑类

（1）甲硝唑：成人 0.4～0.8g，每天 3 次，连服 10 天，重者可静脉滴注。一般用药后72 小时病情开始缓解，6～9 天内体温恢复正常，脓腔吸收需 4 周左右。

（2）替硝唑：成人每天 2g，一次顿服，5 天为一疗程，重者可静脉滴注。

硝基咪唑类可加用二氯尼特或巴龙霉素防止复发。

2. 氯喹 基质 600mg，每天 1 次，连用 2 天，改为 300mg，连用 2～3 周。可用于硝基咪唑类疗效不佳者。

（二）肝穿刺引流

B 型超声显示脓肿直径 3cm 以上、靠近体表或有突破危险者，经抗阿米巴治疗 2～4 天后，应在超声引导下行肝穿刺引流。引流脓液后可向脓腔内注射甲硝唑或替硝唑等抗阿米巴药物有助于脓腔愈合。

（三）手术治疗

如经病原治疗无效，穿刺引流无改善或脓肿穿破邻近器官或组织等情况下可考虑行外科手术治疗。

第二节 疟 疾

疟疾（malaria）是疟原虫寄生于人体所引起的传染病，经疟疾媒介叮咬或输入带疟原虫者的血液而感染，广泛流行于热带、亚热带甚至温带边缘地区。疟原虫寄生于人体肝细胞或红细胞内，在红细胞内进行裂体增殖，使红细胞成批破裂而发病。临床表现以间歇性寒战、高热、出汗退热为特点，多次发作后可出现贫血、脾肿大等。患者治疗不彻底可致再燃，间日疟与卵形疟可出现复发，恶性疟可引起脑型疟等严重的并发症。

【病原学】

感染人类的疟原虫有四种，即间日疟原虫（Plasmodium vivax）、卵形疟原虫（P. ovale）、三日疟原虫（P. malariae）和恶性疟原虫（P. falciparum）。疟原虫是一种复杂的多阶段发育生物，在人体内的裂体增殖阶段称为无性繁殖期，在按蚊体内的繁殖阶段为有性繁殖期。

在人体内阶段：寄生于雌性按蚊唾液腺具有感染性的疟原虫子孢子，随着按蚊叮人吸血时的唾液腺分泌物进入人体，经血液循环约30分钟陆续侵入肝细胞，在肝细胞内发育为成熟的裂殖体。肝细胞破裂时，释放出大量裂殖子快速进入血液循环，侵犯红细胞，开始红细胞内的无性繁殖周期。在红细胞内裂殖子发育为早期滋养体（环状体）、大滋养体、裂殖体。裂殖体充分发育后红细胞胀大破裂，释放出大量的裂殖子及代谢产物，引起临床上典型的疟疾发作症状。释放出的裂殖子一部分被吞噬细胞吞噬，其余再侵犯未被感染的红细胞，重新开始新一轮的无性繁殖，形成临床上周期性发作。间日疟及卵形疟于红细胞内的发育周期约为48小时，三日疟约为72小时。恶性疟的发育周期为36~48小时，且发育先后不一，故临床发作亦不规则。在红细胞内部分疟原虫裂殖子经3~6代增殖后发育为雌性配子体与雄性配子体。配子体在人体内可存活30~60天。

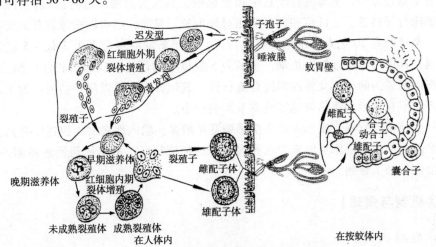

图6-1 间日疟和卵形疟原虫生活史

间日疟原虫和卵形疟原虫有速发型子孢子和迟发型子孢子。速发型子孢子在肝细胞内的发育较快，经 12 ~ 20 天就能发育为成熟的裂殖体。迟发型子孢子亦称休眠子，其发育较缓慢，需经一段或短的休眠期后，约 6 ~ 11 个月才能发育为成熟的裂殖体。迟发型子孢子是间日疟与卵形疟复发的根源。三日疟和恶性疟无迟发型子孢子，故无复发现象。

在按蚊体内阶段：当雌性按蚊吸吮疟疾患者或带虫者血液时，配子体被吸入蚊胃内，开始有性繁殖期。雌、雄配子体分别发育为雌、雄配子，两者结合后形成合子，合子发育具有伸长能动的动合子，动合子侵入按蚊的胃壁发育为囊合子（卵囊），虫体在囊内迅速进行孢子增殖。成熟囊合子中含有数千个甚至上万个具有感染能力的子孢子。这些子孢子可主动地移行于按蚊的唾液腺中，当按蚊再次叮人吸血时，子孢子侵入人体继续无性繁殖期。

【流行病学】

（一）传染源

疟疾患者和带疟原虫者。

（二）传播途径

疟疾的传播媒介是雌性按蚊。我国以中华按蚊、嗜人按蚊、微小按蚊、大劣按蚊等为主要传播媒介，按蚊经叮咬人体皮肤进行传播。极少数病例可因输入带有疟原虫的血液或经母婴传播后发病。母婴传播的疟疾称为先天性疟疾或经胎盘传播的疟疾。

（三）人群易感性

人群对疟疾普遍易感。感染后虽可获得一定程度的免疫力，但不持久。各型疟疾之间无交叉免疫性。同种疟原虫反复感染者，其临床症状较轻，甚至无症状。非疟疾流行区的外来人员感染疟原虫时临床症状较重。

（四）流行特征

疟疾呈全球性分布，主要流行于热带和亚热带，其次为温带。流行区以间日疟为最广，恶性疟主要流行于热带。三日疟和卵形疟相对较少见。目前，疟疾在全球致死的寄生虫病中居第一位，全球约有 20 亿人居住在疟疾流行区，每年新发疟疾患者为 3 亿 ~ 5 亿例，病死约 300 万例，其中约 100 万例为儿童，且多为 5 岁以下的幼儿。我国以长江以南发病率高，除云南、海南两省为间日疟及恶性疟混合流行外，其他省份主要以间日疟流行为主。发病以夏秋季较多，但在热带和亚热带地区受季节影响较小。

随着社会经济的发展，流动人口疟疾感染逐年增多，输入性病例比例逐年升高。自发现耐氯喹抗疟药物的恶性疟原虫以来，在我国的恶性疟流行区，多重抗药性恶性疟不断扩散，给疟疾的治疗带来了难题。

【发病机制与病理】

（一）发病机制

疟疾的发作主要是被寄生的红细胞破裂后，裂殖子、疟原虫的代谢产物、残余和变性的血红蛋白、红细胞碎片等进入血液，其中一部分可被多形核白细胞及单核－吞噬细胞吞噬，刺激这些细胞产生内源性致热原，与疟原虫代谢产物共同作用于下丘脑的体温调节中枢引起发热。临床表现为寒战、高热、汗出退热的典型发病症状。释放出来的裂殖子，一部分未被吞噬细胞吞噬侵入新的红细胞，并继续发育、繁殖，不断循环。不同疟原虫裂殖体成熟时间不一，导致间日疟、三日疟、恶性疟发作周期时间不同，即使同种疟原虫先后感染同一机体，或不同种疟原虫混合感染，发作周期时间也不一。部分患者感染疟疾后将获得一定的免疫力，此时虽仍发生小量的疟原虫增殖，但无临床表现，称该感染者为带虫者。

疟疾病人的严重程度与感染疟原虫的种类、数量密切相关。间日疟和卵形疟原虫仅侵犯较年幼的红细胞，每立方毫米血液中受感染的红细胞常低于 25 000 个；三日疟仅侵犯衰老的红细胞，每立方毫米血液中受感染的红细胞常低于 10 000 个，红细胞受感染率较低，故贫血和其他临床表现都较轻。恶性疟原虫能侵犯任何年龄的红细胞，可使 20% 以上的外周血红细胞受感染，且繁殖周期较短，因此可产生大量的原虫血症，其临床症状和贫血都较严重。

三日疟原虫在人体内持续存活时间较长，可向宿主提供可溶性循环抗原，不断产生抗原抗体复合物，并沉积于肾小球的毛细血管基底膜上，激活补体，导致肾小球上皮细胞、基底膜和血管襻内皮细胞结构和功能的损伤，出现肾病综合征，严重者可导致肾衰竭。被恶性疟原虫寄生的红细胞短期内在血管内大量裂解，可引起高血红蛋白血症，甚至发生急性肾衰竭。

（二）病理

疟原虫侵犯肝脏，肝细胞可有混浊、肿胀、变性，尤以小叶中心区为甚，肝脏轻度肿大。慢性病人的肝脏汇管区可发生结缔组织增生，长期不愈能引起肝硬化。疟疾病人脾脏可见充血性改变及网状内皮细胞的增生，伴有脾脏肿大，显微镜检查在脾髓内可见大量寄生红细胞内的疟原虫与疟色素，反复慢性感染者还可导致脾纤维化。恶性疟原虫可使受感染的红细胞体积增大成为球形，彼此黏附成团，并容易黏附于微血管内皮细胞上，引起微血管局部管腔变窄或堵塞，使相应部位的组织细胞发生缺血性缺氧而引起变性、坏死的病理改变。若此种病理改变发生于脑、肺、肾等重要器官，则可引起相应的严重临床表现，如脑型疟疾，引起脑组织水肿，局灶性坏死，脑白质内弥漫性小出血点等。

【临床表现】

（一）疟疾典型发作的临床表现

1. 发冷期 疟疾症状为突发性发冷、寒战、面色苍白、唇甲发绀，寒战常持续 10～60 分钟，随后体温迅速上升。

2. 发热期 寒战停止后随即出现高热，通常可达 40℃ 以上，伴头痛、全身酸痛、口渴、乏力、呼吸急促、脉搏快而饱满，但神志清楚。发热常持续 2～6 小时。

3. 出汗期 高热后开始大量出汗，体温骤降，持续时间 0.5～1 小时。除感疲倦外，患者顿觉症状缓解，舒服轻松，常安然入睡。

（二）间日疟和三日疟的临床特征

间日疟和三日疟又称良性疟，间日疟潜伏期一般为 13~15 天，初发时常有先兆症状，起病缓慢，发热不高，开始 2~5 天呈弛张热，经数次发作转为间日发作的间歇热型，间歇期为 48 小时。三日疟潜伏期为 24~30 天，起病也较缓慢，但其热型一开始即呈间歇型，间隔 72 小时发作一次，间隔周期常保持不变，二重、三重感染较少见，脾肿大与贫血不显著。卵形疟的潜伏期和间歇期与间日疟相同，发病同间日疟。

（三）恶性疟的临床特征

恶性疟潜伏期为 36~48 小时，临床表现复杂多样。发热前寒战较少，仅畏寒感、头痛、肌痛、恶心、呕吐、烦渴等症状显著。热后较少出汗，热型多不规则。临床症状重，但多有自限倾向，病程一般不超过 6 周。血中疟原虫密度较高。

（四）凶险疟疾的临床类型

1. 脑型　脑型疟是恶性疟的严重临床类型，亦偶见于间日疟。主要的临床表现为剧烈头痛、发热，常出现不同程度的意识障碍。其发生除与受感染的红细胞堵塞微血管有关外，低血糖及细胞因子亦可能起一定作用。低血糖的发生与患者进食较少和寒战、高热时消耗较多能量有关。脑型疟的病情凶险，病死率较高。

2. 肺型　常见于恶性疟病程第 5 天左右，表现为急性肺水肿而致呼吸衰竭，产生急性肺水肿前均有脑、肾并发症，可见昏迷、抽搐、尿毒症等。

3. 胃肠型　表现类似急性胃肠炎，腹泻可多达数十次，易造成脱水。类似急腹症表现，但经抗疟治疗后腹痛迅速消失。

（五）疟疾的再燃和复发

再燃是指疟疾初发后，因为患者治疗不彻底或未经治疗，残存于红细胞内的疟原虫由于抗原变异以及宿主抵抗力或特异性免疫力下降而大量增殖，出现原虫血症并引起临床症状。复发是疟疾初发后红细胞内疟原虫已被消灭，经过数月或年余，又出现原虫血症及临床症状。多见于病愈后的 3~6 个月。迟发型子孢子是间日疟和卵形疟复发的原因。

输血感染的疟疾，临床表现与蚊传感染疟疾相同，但因无肝细胞内繁殖阶段，缺乏迟发型子孢子，故不会复发。母婴传播的疟疾常于出生后 1 周左右发病，亦不会复发。

疟疾反复发作易造成大量红细胞破坏，可使患者出现不同程度的贫血和脾大。

【并发症与预后】

（一）并发症

1. 黑尿热　是恶性疟严重并发症。主要是短期内发生大量被疟原虫感染的红细胞破坏，引起高血红蛋白血症，出现腰痛、酱油色尿，严重者可出现中度以上贫血、黄疸，甚至发生急性肾衰竭，称为溶血性尿毒综合征，亦称为黑尿热。

2. 肝损害　疟疾可引起肝炎，尤以恶性疟损害为甚。疟疾慢性反复发作可引起肝硬化。

3. 肾损害　三日疟长期未愈的部分病人可出现肾病综合征，甚至肾衰竭。早期抗疟治疗，肾病综合征可逆转。

4. 肺部病变 部分疟疾病人在发作时，X 线检查发现肺部多呈小片状阴影炎症改变，但呼吸道症状轻微或不明显。

5. 其他 妊娠期间感染疟疾可致流产、早产、死胎等。

（二）预后

间日疟、卵形疟和三日疟预后良好。但恶性疟治疗不及时，易引起脑型疟凶险发作，病死率较高。黑尿热的病死率也高达 25% ~30% 左右。婴幼儿感染、延误诊治和耐多种抗疟药虫株感染者的病死率较高。

【实验室检查与其他检查】

（一）血象

红细胞和血红蛋白在疟疾多次发作过程中逐渐减少。初次发作白细胞与中性粒细胞偶可见显著升高，多次发作后大多转为正常或降低。但在间歇期，白细胞和中性粒细胞可回升。少数患者可有血小板减少。

（二）尿液检查

尿胆原可见增加，部分病人有尿蛋白、红细胞、白细胞和管型。

（三）免疫学检查

主要有间接荧光抗体试验、间接红细胞凝集试验、酶联免疫吸附试验、免疫层析技术等。主要检测血液中疟原虫的特异性抗原或抗体。鉴于患者特异性抗体常于感染后 3 ~4 周才会出现，因而特异性抗体的检测价值较小，常用于对疟疾的回顾性诊断、献血员检查和流行病学调查等。

（四）肝、肾功能检查

血清胆红素可略增高，少数血清转氨酶、肌酐、尿素氮升高。在恢复期血清白蛋白降低而球蛋白增高。

（五）血涂片查疟原虫

通过血涂片查到疟原虫是确诊的最可靠依据。

（六）影像学检查

B 超、CT、MRI 检查可提示肝脏、脾脏肿大。

【诊断与鉴别诊断】

（一）诊断

除流行病学和临床表现外，主要以实验室检查作为诊断依据。对少数临床表现酷似疟疾而未发现疟原虫者，也可进行抗疟药物假定性治疗。

1. 疟原虫诊断 血液的厚、薄涂片经姬姆萨染色后用显微镜油镜检查疟原虫。厚血涂片检出率可比薄血涂片提高 10 倍以上，但较难确定疟原虫的种类，而薄血涂片鉴定虫种较好。恶性疟患者的疟原虫密度常较高，在一个红细胞内常同时有一个以上的恶性疟原虫寄生。在发冷期及发作 6 小时以内，血内疟原虫较多，较容易查出。发作期骨髓涂片的阳性率稍高于外周血液涂片。

疟疾的其他实验室诊断方法，如吖啶橙荧光染色法，具有检出速度较快、检出率较高的优点，但需用荧光显微镜配合检查；特异性 DNA 聚合酶链反应（PCR）检测法，灵敏度高，可达每毫升血液中含 10 个以上疟原虫的水平，但检测要求较高。

2. 免疫学诊断　免疫学方法检测血液中疟原虫的特异性抗原与特异性抗体，具有方便、快速、敏感的特点。其中，免疫层析技术适于在偏远地区使用，有望成为自测试纸。如何降低试剂盒的成本、排除残留抗原和类风湿因子（RF）等对检测结果的影响、提高低原虫血症的检出率将是今后研究的重点方向。

3. 抗疟药物假定性治疗　采用抗疟药治疗后，若体温下降、症状一般于 24～48 小时后消失者，可诊断为疟疾，但必须结合流行病学和临床资料综合分析。

（二）鉴别诊断

疟疾应与多种发热性疾病相鉴别，如急性血吸虫病、败血症、血行播散性结核、伤寒、副伤寒、钩端螺旋体病、肾综合征出血热、恙虫病、胆道感染和尿路感染等。脑型疟时，应与乙型脑炎、中毒型菌痢、散发病毒性脑炎等相鉴别。鉴别诊断最重要的依据是确定其病原体。

【治疗】

（一）抗疟原虫治疗

1. 杀灭红细胞内裂殖体的常用药物

（1）磷酸氯喹（简称氯喹）：主要通过干扰原虫裂殖体 DNA 的复制与转录或阻碍其内吞作用，使虫体缺乏氨基酸而死亡。一般成人口服总剂量 1 200mg（基质，下同），第 1 天 600mg 顿服，或分 2 次服，每次 300mg；第 2、3 天再各服 300mg。适用于间日疟治疗，也可用于卵形疟和三日疟治疗。

（2）磷酸咯萘啶（疟乃停）：系我国 1970 年研制的抗疟药。成人口服总剂量 1 600mg，分 3 天服，第 1 天服 2 次，每次 400mg，间隔 8 小时，第 2、3 天各服 1 次，每次 400mg。适用于恶性疟治疗，也可用于间日疟、卵形疟和三日疟治疗。

（3）哌喹：临床上常用磷酸哌喹，本品作用类似氯喹，半衰期为 9 天，常用于疟疾的预防。哌喹成人口服总剂量 1 200mg（基质，下同），第 1 天 600mg 顿服，或分 2 次服，每次 300mg，第 2、3 天分别服 300mg。适用于间日疟治疗，也可用于卵形疟和三日疟治疗。

（4）青蒿素及其衍生物：作用机制可能是抑制疟原虫蛋白的合成。该类药物吸收快，适用于凶险疟疾的抢救，尤其适用于孕妇和脑型疟疾患者的治疗。双氢青蒿素片，成人每天口服 60mg，首日加倍，连用 7 天；蒿甲醚注射剂，肌注首剂 160mg，第 2 天起每天肌注 80mg，连用 7 天；青蒿琥酯，成人第 1 天 2 次，每次服 100mg，第 2～7 天每天 1 次，每次

100mg，连服 7 天，总剂量为 800mg。青蒿琥酯的抗疟疗效显著，不良反应轻而少，已在世界范围内广泛应用。适用于恶性疟治疗，也可用于间日疟、卵形疟和三日疟治疗。

（5）青蒿琥酯片加阿莫地喹片：成人口服青蒿琥酯和阿莫地喹各 12 片，其中青蒿琥酯每片 50mg，阿莫地喹每片 150mg。每天服青蒿琥酯片和阿莫地喹片各 4 片，连服 3 天。适用于恶性疟治疗，也可用于间日疟、卵形疟和三日疟治疗。

（6）双氢青蒿素哌喹片剂：成人口服总剂量 8 片，其中每片含双氢青蒿素 40mg，磷酸哌喹 320mg。首剂 2 片；首剂后 6~8 小时、24 小时、32 小时各服 2 片。适用于恶性疟治疗，也可用于间日疟、卵形疟和三日疟治疗。

（7）复方青蒿素片：成人口服总剂量 4 片，其中，每片含青蒿素 62.5mg，哌喹 375mg。首剂 2 片，24 小时后服 2 片。适用于恶性疟治疗，也可用于间日疟、卵形疟和三日疟治疗。

此外，控制疟疾发作，杀灭红细胞内裂殖体的药物尚有本芴醇、磷酸萘酚喹等。

2. 杀灭红细胞内疟原虫配子体和迟发型子孢子的常用药物 主要应用磷酸伯氨喹，用于杀灭红细胞内疟原虫配子体和肝细胞内迟发型子孢子，防止疟疾的传播与复发。成人每日顿服磷酸伯氨喹 22.5mg，连服 8 天。对间日疟和卵形疟病人必须应用伯氨喹治疗，虽然恶性疟和三日疟无复发问题，但是为了杀灭其配子体，防止传播，需服用伯氨喹 2~4 天。由于伯氨喹可使红细胞内 6-磷酸葡萄糖脱氢酶（G-6PD）缺陷的病人发生急性血管内溶血，严重者可发生急性肾衰竭而致命，因此，应用前应进行 G-6PD 活性检测，确定无此缺陷后方给予服药治疗。

3. 耐氯喹疟原虫感染的治疗 甲氟喹、磷酸咯萘啶、青蒿素均适用于耐氯喹的疟原虫感染的治疗。但近年来，为了延缓疟原虫对抗疟药物抗性的产生或加剧，世界卫生组织推荐采用青蒿素类药物复方制剂或联合用药治疗疟疾，同时，联合治疗可较单药显著提高疗效，如青蒿琥酯片加阿莫地喹片、双氢青蒿素哌喹片剂、复方青蒿素片等。

4. 凶险疟疾的治疗

（1）青蒿琥酯：是目前国内治疗脑型疟疾最常应用的药物，成人用 60mg 加入 5% 碳酸氢钠 0.6ml，振摇 2 分钟至完全溶解，再加 5% 葡萄糖注射液 5.4ml，使最终为 10mg/ml 青蒿琥酯溶液，作缓慢静脉注射。或按 1.2mg/kg 体重计算每次用量。首剂注射后 4、24、48 小时分别再注射 1 次。

（2）磷酸咯萘啶：按 3~6mg/kg 体重计算，用生理盐水或 5% 葡萄糖注射液 250~500ml 稀释后作静脉滴注，12 小时后可重复应用。

（二）对症支持治疗

脑型疟出现脑水肿与昏迷，应及时给予脱水治疗。有抽搐者可用抗惊厥药。对超高热病人可应用肾上腺皮质激素，也可加服解热镇痛药，如乙酰氨基酚、布洛芬等，能加快退热速度。加用血管扩张剂己酮可可碱治疗，可提高脑型疟疾患者的疗效。注意及时发现和纠正低血糖。应用低分子右旋糖酐，对改善微血管堵塞有一定帮助。贫血严重者可输血。注意水、电解质平衡。发生脏器衰竭要给予积极的相应处理。

【预防】

（一）管理传染源

建立健全疫情监测报告制度，治愈疟疾现症病人及带疟原虫者。要注意抗复发治疗。

（二）切断传播途径

主要是灭蚊，包括杀虫剂滞留喷洒、杀虫剂浸泡蚊帐或杀虫剂长效蚊帐的使用和清除按蚊幼虫孳生场所等，控制蚊虫密度。也可开展生物防治法，如利用自然天敌和致病性的寄生虫控制蚊虫密度。

（三）保护易感人群

避免蚊虫叮咬，如使用驱蚊剂或蚊帐等方法；对疟疾高发区的健康人群或外来人群可选用疟疾预防药物预防，如成人常用氯喹，口服 0.5g，每周 1 次，但在耐氯喹疟疾流行区，可选用磷酸哌喹。

由于疟原虫抗原的多样性，对于子孢子、红细胞内裂殖子、配子抗原疫苗目前仍未能研制成功。

第七章
蠕虫感染

第一节 日本血吸虫病

寄生在哺乳类或鸟类动物的血吸虫种类繁多，已被人类认识的有86种，19种与人类疾病有关，其中曼氏血吸虫、埃及血吸虫、间插血吸虫、湄公血吸虫和日本血吸虫为常见的5种人类血吸虫病病原。我国只流行日本血吸虫病（schistosomiasis japonica），简称血吸虫病，是日本血吸虫（Schistosoma japonicum）寄生在人体门静脉系统所引起的寄生虫病，由皮肤接触有尾蚴的疫水而感染。急性期以发热、肝肿大伴压痛、白细胞计数和嗜酸性粒细胞显著增多及痢疾样大便为特征，晚期可有明显的肝纤维化，并伴门脉高压症如巨脾、腹水等主要表现。

【病原学】

日本血吸虫的成虫是雌雄异体，寄生在宿主的肠系膜下静脉内交配产卵，虫卵沿门静脉进入肝脏、结肠以及其他脏器引起相应病变。虫卵离开虫体后仍需约11天才能发育成熟，成熟的虫卵内毛蚴能分泌一种毒素，使肠壁坏死、溃烂形成溃疡，虫卵坠入肠腔，随粪便排出体外，进入水中，孵化出毛蚴。毛蚴在水中生活1~3天，钻入钉螺体内进行无性繁殖，1只毛蚴可产生数以万计的尾蚴。尾蚴可在水中生活3~6天，当遇到宿主的皮肤、黏膜时，依其头腺分泌物及其本身的活动能力，仅需数秒钟就能穿透皮肤或黏膜，脱尾形成童虫，经淋巴管或小静脉进入右心，到肺，再转入左心，随动脉血液可达全身任何部位，部分童虫在肝脏的门静脉系统中发育成熟，童虫需约21天才可发育成熟为成虫，移居于门静脉系统（主要为肠系膜下静脉）。

从尾蚴钻入宿主体内开始至宿主粪便中出现虫卵，需要36天左右。成虫一般能生活2~5年，长的可达40年。妇女妊娠期严重感染血吸虫病，童虫可以通过胎盘形成胎儿的胎内感染。日本血吸虫的成虫主要寄生在门静脉系统的血管内，虫卵在肝脏与肠壁组织内沉着。若成虫寄生或虫卵沉着在上述范围以外的组织和器官形成损害称异位血吸虫病。通常以脑、肺组织较多见，脑组织内尚未见成虫，仅见虫卵结节。在病理解剖时可以在肺组织内见成虫，在胃、十二指肠、胰、阑尾、皮肤、睾丸鞘膜、阴囊、膀胱、子宫颈黏膜等处仅见虫卵。

【流行病学】

（一）传染源

血吸虫的宿主有人、家畜（牛、羊、猪、狗、兔、猫等）和野生动物（野鼠、獐等）。

急性、慢性病人是主要传染源，家畜中牛是主要的传染源。

（二）传播途径

需要以下三个条件：

1. 含有血吸虫卵的人、畜粪便入水，虫卵内的毛蚴孵化后出卵壳，进入钉螺体内。

2. 钉螺的存在。钉螺是螺的一种，在有水草的沟、渠、湖边、河边等水线上下活动，冬季冬眠，夏秋季节钉螺阳性率（能逸出尾蚴的为阳性钉螺）高，有阳性钉螺的地方就可能有病人。

3. 宿主接触疫水。有尾蚴的水称疫水，人、畜由于生活、生产等方式接触疫水而被感染。

（三）人群的易感性

人对血吸虫病普遍易感，凡接触疫水者均可能被感染，但急性感染多为初次接触疫水者，慢性病例则为重复感染。

（四）流行特征

1. 流行地区　日本血吸虫病流行于我国、日本、菲律宾、印度尼西亚等东南亚地区。我国南方13个省（自治区、直辖市）流行血吸虫病，这13个省（自治区、直辖市）为湖南、湖北、江西、安徽、江苏、四川、重庆、云南、上海、浙江、福建、广东、广西。目前上海、福建、广东、广西、浙江、江苏6个省（自治区、直辖市）已经消灭或基本消灭血吸虫病。

2. 流行类型　平原水网型、山丘沟渠型、湖沼型。

3. 感染季节　一年四季均可感染，3～11月感染较多，5～8月为高峰，冬季感染机会较少。

4. 感染者年龄与性别　无明显差别。

【发病机制与病理】

（一）发病机制

血吸虫在宿主体内外的各发育阶段，如毛蚴、尾蚴、童虫、成虫、虫卵等都有不同的特异性抗原。尾蚴抗原能与早期血吸虫病患者血清抗体起尾蚴膜反应。童虫抗原在日本血吸虫病、肺吸虫病、华支睾吸虫病、旋毛虫病患者之间血清抗体有交叉反应者达30%～50%。成虫抗原较复杂，含70多种蛋白，正在研究中。感染人体后的血吸虫成虫表膜上与人红细胞膜有共同抗原，因而宿主产生的成虫抗体不能作用于成虫，而仅能作用于童虫，成虫表面抗原掩盖了虫体表膜，避免了虫体破坏而继续生存，这就是逃避免疫。因此，急性感染者多为初次严重感染者。

虫卵抗原也很复杂，研究较多的是可溶性虫卵抗原（SEA）。在有成熟虫卵的脏器组织内，都可以见到典型的虫卵结节，这是机体对虫卵抗原产生的迟发型变态反应的结果。虫卵内的毛蚴头腺的分泌液内含SEA，从卵壳的微孔排出壳外，使T淋巴细胞致敏，当致敏的T淋巴细胞与SEA接触时，可产生各种淋巴因子，包括巨噬细胞游走抑制因子、嗜酸性细胞促进因子等免疫活性物质，聚集在虫卵周围形成肉芽肿即虫卵结节。虫卵周围，有嗜酸性放射样棒状物，这是抗原、抗体等结合的免疫复合物，称 Hoeplli 现象。虫卵结节比虫卵大 10 倍，使脏器组织内血液流通障碍。虫卵内毛蚴死亡，虫卵结节转变为纤维瘢痕。肝内静脉周围纤维化产生门静脉阻塞，造成血窦前阻塞，是引起门静脉高压症原因之一。抗原抗体复合物沉着在肾小球血管基底膜，导致血吸虫病患者产生肾脏病变。血吸虫的成虫对机体损害是暂时的、局部的、轻微的，成熟的活虫卵才是致病因素，对机体损害是广泛的、严重的和持久的。

（二）病理

血吸虫病主要病变在肝脏、肠道、脾脏等。急性期肝脏肿大，表面光滑，见有黄色粟粒状颗粒。慢性期肝内门静脉系统因虫卵结节使肝脏纤维化。晚期由于肝内各汇管区增生的纤维组织相互连接形成大的纤维隔，压迫血管致循环障碍而出现肝细胞萎缩，肝表面形成大小不等的结节，一般不形成肝假小叶，称血吸虫性肝纤维化，进一步发展成为门静脉高压症，即脾脏充血性肿大，脾功能亢进，侧支循环形成，腹壁静脉、食管下段和胃底静脉曲张。有人认为血吸虫肝脏病变可能诱发肝癌。

肠道病变主要波及范围为直肠、乙状结肠、降结肠，其他部位亦可累及。肉眼所见病变，急性期为黏膜充血和水肿，黏膜下层有黄褐色由虫卵堆积而成的颗粒，溃破后成表浅溃疡，形成含有虫卵的脓血便。慢性期由于纤维组织增生，肠壁增厚，息肉样增生，有的继续发展为肉芽肿，导致肠腔狭窄，有人认为亦可能导致癌变。

血吸虫异位病变以肺、脑较多见，但人体各器官均可能有虫卵沉着。肺部病变为间质性肺炎，由虫卵结节所致，尸检患者肺动脉中曾发现雌雄合抱的成虫。脑部虫卵结节多见于顶叶、颞叶，可见似脑炎或脑膜炎、脑血管或脑占位性病变的改变，尸检与手术中在脑静脉中未见成虫，仅见虫卵结节。偶尔在手术后的病理检验时在胃、阑尾等部位发现虫卵。

【临床表现】

（一）急性血吸虫病

潜伏期平均 30 天（23～65 天）。主要表现：

1. 发热 热型多样，有低热、弛张热、稽留热等。严重病者可见持续高热达 40℃ 以上，或伴有神志障碍和抽搐。

2. 过敏性反应 皮肤出现荨麻疹，神经血管性水肿，淋巴结肿大，血液中嗜酸性粒细胞增加。

3. 肺部表现 轻度咳嗽，痰少，很少见痰中带血和痰中找到虫卵。体征不明显，可能在肺部闻及少许干性或湿性啰音。X 线检查可见肺纹增加，或见绒毛状或絮状浸润阴影。

4. 腹部表现 腹痛，腹泻，脓血便，肝脾肿大，肝脏肿大以左叶为主，少数病例可以出现腹水。

（二）慢性血吸虫病

1. 可无任何临床表现，在健康检查时发现肝脏左叶肿大或粪检阳性。

2. 有的病者出现食欲减退，全身乏力，腹痛，腹泻，大便每天 1～2 次，偶见带血性黏液，重者有脓血便，伴里急后重，肝脾肿大，肝肿大以左叶为主。

（三）晚期血吸虫病

肝脏病变已经肝纤维化，临床上表现以门静脉高压症为主，一般体质较差，出现消瘦、腹胀、腹泻、劳动能力减退等。临床分四型。

1. 巨脾型　左下腹包块，下缘可平脐，向内可超过中线，质硬，表面光滑，伴食管下段、胃底静脉曲张和脾功能亢进。

2. 腹水型　肝质地变硬，肝功能失代偿引起腹水。腹水形成的因素很复杂，主要是门静脉系统阻塞与高压、低蛋白血症、肝淋巴循环障碍、继发性醛固酮增多症引起水钠潴留等。临床表现为腹部隆起，严重者腹大如鼓，可见脐疝，常发展为上消化道出血、肝性脑病、肝肾综合征、原发性腹膜炎等病而死亡。

3. 侏儒型　在发育前期的儿童，严重反复地感染血吸虫，可使患儿肝脏分泌生长介素减少，影响其脑垂体、性腺等内分泌功能，使儿童发育停滞，待生长至 20～30 岁时，外貌与 10 岁的小孩相似。临床表现为身材矮小，面容苍老，性器官不发育，第二性征缺如，骨骼生长发育抑制等。

4. 结肠增殖型　血吸虫结肠肉芽肿，逐渐肿大形成结肠狭窄，腹部可扪及包块，可能发展为结肠癌。

以上四型有交叉存在的现象。

（四）异位血吸虫病

1. 肺血吸虫病　见于急性血吸虫病肺部表现。

2. 脑型血吸虫病　临床上分急性、慢性两型。急性见于急性血吸虫病，临床表现似脑膜炎或脑炎，如高热、脑膜刺激症状、颅内压增高症状、抽搐、神志障碍。慢性见于慢性血吸虫病，临床表现似脑瘤的颅内占位性病变，或偏瘫似脑血管病变，或癫痫发作。急性病者脑脊液可见蛋白及白细胞计数偏高，慢性病者脑脊液变化不明显。脑型血吸虫病抗血吸虫病的病原学治疗效果良好，特别要防止误诊误治。

3. 其他部位的异位血吸虫病　都是无意中在术后病理检查中发现标本中有血吸虫卵而确诊。

【并发症与预后】

（一）并发症

晚期血吸虫病常见的并发症有上消化道出血、原发性腹膜炎、肝性脑病及肝肾综合征等。

（二）预后

血吸虫病患者经及时的病原治疗可以痊愈，预后一般良好。下列因素与预后有关。

1. 感染轻重　轻度感染者，常无症状，预后好；屡次重复感染者，感染常深重，预后差。急性血吸虫病暴发型患者，短期内可有致死危险。

2. 病程早晚　早期诊断、早期治疗者预后良好。晚期血吸虫病伴顽固性腹水、营养不良、浮肿、全身衰竭者预后差。

3. 感染年龄与时间 童年严重感染者可形成血吸虫病性侏儒症，如未及时治疗，不易恢复。妇女妊娠感染者可致胎儿感染。

4. 并发症的有无 并发上消化道大出血者，常反复发生，危及生命，是本病主要死亡原因。并发肝性脑病、原发性腹膜炎者预后亦差。侏儒症与脑型患者如能尽早治疗，预后大都良好。

【实验室检查与其他检查】

（一）血象

急性血吸虫病患者白细胞总数明显增加，大多数可达（10～30）×10^9/L，嗜酸性粒细胞增加，比例可达 20%～40%，严重病例甚至达 80% 以上。慢性血吸虫病患者白细胞总数在正常范围内，嗜酸性粒细胞有增加或正常。晚期血吸虫病患者由于脾功能亢进，红细胞、白细胞、血小板可全部减少。

（二）粪检

可做粪便集卵和毛蚴孵化检查。粪检阳性是血吸虫病确诊依据。

（三）直肠黏膜活组织检查

应用乙状结肠镜或纤维结肠镜观察直肠、结肠黏膜，可见黄色颗粒、充血、水肿、溃疡、瘢痕、息肉等。取少许黏膜压片在显微镜下观察，如见血吸虫卵，还要鉴别虫卵的死活，如是死卵还要区别是近期变性还是远期变性。死虫卵在肠黏膜存在时间较长。本检查对无治疗史的血吸虫病患者有诊断意义，无疗效考核的作用。

（四）免疫学检查

免疫学检查是一种辅助性诊断方法，常用的方法有以下几种：

1. 皮内试验 可作为流行病学调查、初筛病人的简便方法。

2. 环卵沉淀试验 环沉率在 5% 以上为阳性，1%～4% 为可疑阳性。

3. 间接血凝试验 稀释倍数 1:10 阳性有参考意义，1:20 阳性有诊断意义。

4. 酶联免疫吸附试验 结果分阴性和阳性。

以上试验诊断血吸虫病阳性率在 80% 以上，对肺吸虫病、华支睾吸虫病、旋毛虫病等有交叉反应。治疗后 2 年内转阴性，具有疗效考核作用。

5. 斑点酶联吸附试验（Dot – ELISA） 本试验用来检测病人体内血吸虫循环抗原，阳性率不高。在重流行区应用，阳性率与粪检阳性率平行，治后具疗效考核作用。

（五）肝功能检查

了解胆红素代谢、蛋白质代谢、转氨酶的改变。

（六）B 型超声波检查

由于血吸虫性肝纤维化程度不同，肝实质图像呈现不同表现。肝实质光点增粗、增强，分布不均匀，且有树状和网状光带改变。

（七）CT 扫描

晚期血吸虫病患者肝包膜和门静脉区常见钙化现象，重度肝纤维化患者可呈龟背样图形。增强 CT 检查肝纤维化组织可强化，呈分离状钙化，肝癌则无，可助鉴别。脑血吸虫病患者颅脑 CT 平扫显示条片状、结节状或团块状的混合密度或等密度块状影。

【诊断与鉴别诊断】

（一）诊断

除流行病学史与临床症状外，诊断主要依赖实验室检查。

1. 寄生虫学诊断　①粪便涂片检查虽然简单易行，但除重感染有腹泻患者外，发现虫卵阳性率不高。粪便中虫卵计数可采用加藤集卵透明法，以 50mg 粪便中虫卵数 < 100 为轻度，100 ~ 400 为中度，> 400 为重度。②新鲜粪便沉淀后进行虫卵毛蚴孵化常用，多使用尼龙袋集卵后取沉渣孵化，可节省人力、时间与器材，并提高检出阳性率。③直肠黏膜活组织检查发现血吸虫卵的阳性率很高，用直肠镜自病变处取米粒大小的黏膜置于二玻片之间，在显微镜下检查。

2. 免疫学诊断　方法很多，包括皮内试验以及检测成虫、童虫、尾蚴与虫卵抗体的血清免疫学试验，如环卵沉淀试验、间接荧光抗体试验、ELISA 试验、尾蚴膜试验等。免疫学检查方法的敏感性与特异性较高，有采血微量与操作较简便的优点。但由于病人血清中抗体在治愈后持续时间很长，不能区别过去感染与现症病人，并有假阴性、假阳性及与其他吸虫病存在交叉反应的缺点。但其中环卵沉淀试验在病人治愈后阴转率较高，故对诊断与疗效考核有一定价值。近年来采用的单克隆抗体检测病人血中循环抗原的微量法有可能诊断活动性感染，并可作为考核疗效参考，是目前免疫学诊断发展的方向。

（二）鉴别诊断

急性血吸虫病应与伤寒、粟粒性肺结核、败血症等鉴别。慢性血吸虫病应与慢性病毒性肝炎鉴别。晚期血吸虫病应与肝炎肝硬化、原发性肝癌鉴别。

【治疗】

（一）病原学治疗

在我国治疗血吸虫病的历史中曾经使用过酒石酸锑钾等锑剂、呋喃丙胺、血防 846（六氯对二甲苯）、硝硫氰胺等药物，在当时血吸虫病治疗中起了一定的积极作用，由于上述药物副作用较重及疗效较低，均被弃用，现已被吡喹酮所取代。吡喹酮是一种高效、低毒的药物，具有口服方便、疗程短的优点，主要在肝脏内代谢，是治疗血吸虫病较理想的药物。

1. 吡喹酮治疗血吸虫病的适应证　①粪检阳性病者；②粪检阴性者，血清学检查 2 项以上阳性，疫水接触史明确，无其他原因可查者；③病原学治疗后 2 年以上，血清学检查仍有 2 项以上阳性，无其他原因可查者；④有明确疫水接触史，同伴者已确诊为血吸虫病，经多次检查粪便、血清均为阴性，但有明显症状、体征，无其他原因可查者。治疗前应该尽可能进行肝功能、心电图、B 型超声波等检查。如发现转氨酶升高、血清胆红素偏高或腹水等应加强对症治疗，待恢复正常稳定3个月后再进行病原学治疗，以防加重肝功能的损害。

2. 吡喹酮治疗血吸虫病的剂量与疗程 ①慢性血吸虫病，成人总剂量为60mg/kg，2天疗法，体重以60kg为限（以下相同），体重超过60kg者仍按60kg计。儿童体重＜30kg总剂量为70mg/kg。世界卫生组织（WHO）推荐40mg/kg顿服，每年1～2次，连续3年，对降低感染率起显著作用。②急性血吸虫病，成人总剂量120mg/kg，儿童为140mg/kg，4～6天疗法。③晚期血吸虫病，成人总剂量60mg/kg，2天疗法。根据病者体质不同，可适当降低剂量（40mg/kg）或延长疗程，因为晚期血吸虫病患者肝脏解毒能力降低，外周血液药物浓度上升，血清半衰期延长。

3. 吡喹酮治疗血吸虫病的疗效 慢性血吸虫病治后3个月粪检阴转率为92.3%，远期疗效粪检阴转率可达75.3%～88.2%；急性血吸虫病治后退热时间为（6.40±2.55）天，约有84.8%的患者出现退热后又发热等类赫氏反应，治疗后3个月粪检阴转率为96.6%。

4. 扩大化疗 粪检阳性为治疗对象，血清免疫学检查2项以上阳性而无其他疾病可查者是扩大化疗对象。要求以40mg/kg顿服，每年1次，连续3年。同时病牛与病人同步治疗，易感地带药物灭螺，疫情明显下降，感染率由15%下降到10%以下，随后就是巩固与发展疗效的问题。

5. 吡喹酮治疗血吸虫病的副作用 吡喹酮治疗血吸虫病副作用发生率较高（45.2%～74.2%），但反应的程度较轻，持续时间短暂，不需特殊处理，疗程完后可以消失。较多见的有恶心、呕吐、食减、腹痛、头痛、头昏、乏力、心律失常。原有严重肝脏或心脏疾病者应用吡喹酮时应该谨慎。

（二）对症及并发症的治疗

1. 急性血吸虫病 注意休息，供给充足水分，维持酸碱平衡。高热、抽搐、昏迷、中毒症状严重者可酌用肾上腺皮质激素。

2. 晚期血吸虫病 加强全身支持疗法，对腹水、原发性腹膜炎、上消化道出血、肝性脑病、肝肾综合征、侏儒症等加强内科对症治疗，可参照肝炎肝硬化并发症的治疗。巨脾、结肠增殖、上消化道出血可考虑外科治疗。

3. 抗肝纤维化治疗 病原学治疗后，仅能杀死成虫，但虫卵引起的肝纤维化，轻者可自行缓解，肝脾肿大明显者以及晚期病者可用中医药或西药抗肝纤维化治疗。

（三）中医药治疗

血吸虫病临床表现多样，可参照中医内科学相关病证治疗。急性、慢性血吸虫病经西药吡喹酮杀虫治疗能取得满意疗效。中医治疗重点是晚期血吸虫病患者，采用中药益气活血法或疏肝理气法抗纤维化可能获得一些疗效，在消除水肿和改善消化道症状方面中医辨证治疗也有一定的作用。此外，从植物中药中提取某些化学成分用于杀灭钉螺、涂于体表防止尾蚴感染有较好的应用前景。

【预防】

血吸虫病的防治对策是"综合治理，科学防治"，为了使现有的病情、螺情肃清，实现基本控制血吸虫病的目标，要全民齐动员，再次送"瘟神"。

（一）控制传染源

普查普治病人与病牛，特别强调同步治疗。

（二）切断传播途径

查螺灭螺，粪便管理，保护水源，安全用水。

（三）保护易感人群

尽可能避免健康人接触疫水，如工作需要必需接触疫水时，如防汛抢险等，可加强防护，如用布绑腿，穿胶鞋、塑料布裤等。皮肤涂皮避敌（由苯二甲酸二丁酯15份、苯甲酸苄酯10份、蓖麻油100份混合制成），4小时内有效，或用避蚴笔（12%氯硝柳胺），8小时内有效，对尾蚴有杀灭作用。人与家畜用预防疫苗正在研制中。

第二节　并殖吸虫病

世界上已知并殖吸虫（Paragonimus）超过50种，我国已发现并殖吸虫28种（包括同物异名的种），其中，致病性并殖吸虫寄生于人体可引起并殖吸虫病（paragonimiasis），又称肺吸虫病（lung fluke disease），属人畜共患寄生虫病，因吃不熟或生的溪蟹或蝲蛄而感染，可侵犯多种组织器官，以肺组织最为多见。我国主要流行卫氏并殖吸虫病和斯氏狸殖吸虫病，前者主要表现为咳嗽、咳铁锈色痰、咯血，后者主要表现为游走性皮下包块和渗出性胸膜炎。

【病原学】

我国卫氏并殖吸虫和斯氏狸殖吸虫分布较广泛，感染人数较多。并殖吸虫成虫雌雄同体，有口吸盘和腹吸盘各一个，睾丸与卵巢并列。并殖吸虫需要两个中间宿主。卫氏并殖吸虫常寄生在人或动物肺部，产出的虫卵随痰液排出或吞入消化道由粪便排出入水后，在25℃~30℃经15~20天发育孵出毛蚴。毛蚴可钻入第一中间宿主螺类体内，经胞蚴、母雷蚴的发育和无性增殖阶段，历经约12周发育为尾蚴从螺体内逸出。尾蚴在水中侵入第二中间宿主溪蟹，可在其胸肌、足肌等部位形成囊蚴（后尾蚴），囊蚴形成是并殖吸虫的感染期。

人如生食蟹，囊蚴到胃、十二指肠经胆汁和消化液作用，脱囊逸出后穿过肠壁进入腹腔，发育为童虫。童虫在腹腔脏器间及体内游动，然后穿过膈肌到胸腔，侵入肺，移行至细支气管附近，破坏肺组织，形成虫囊，虫体在囊内逐渐发育为成虫。从囊蚴经口感染至成虫产卵，约需60~90天。卫氏并殖吸虫主要寄生于终宿主肺组织，以宿主血液及组织液为食物，能存活6~20年。斯氏狸殖吸虫主要寄生在果子狸、犬、猫等哺乳动物，偶见成虫寄生于人肺。

【流行病学】

（一）传染源

病人、病兽、病畜等是其主要传染源。斯氏狸殖吸虫一般不能在人体内发育为成虫，故病人不是传染源。鼠类、野猪、兔等转续宿主（paratenic host）是并殖吸虫的不适宜宿主，体内携带童虫，也是重要的传染源。

（二）传播途径

主要因生食或半生食含并殖吸虫囊蚴的溪蟹或蝲蛄而感染。进食含活囊蚴的转续宿主动物肉，或饮用含囊蚴的生水也可感染。

（三）人群易感性

人群普遍易感，儿童与青少年感染率较高。流行区人群感染率平均约20%，其中30%为隐性感染者。

（四）流行特征

并殖吸虫病流行于世界各地，我国有24个省（自治区、直辖市）农村有病例报道，主要分布在直接捕食溪蟹的地方，夏秋季感染为主。浙江与东北各省以卫氏并殖吸虫病为主，四川、云南、江西等地以斯氏狸殖吸虫病较多。

【发病机制与病理】

并殖吸虫童虫游走或成虫定居均可造成机械性损伤，虫体代谢产物等抗原物质可造成机体的免疫病理反应。

1. 童虫所致的病变 人吞食含有活囊蚴的溪蟹或蝲蛄后，囊蚴经消化液的作用，囊蚴被溶化，后尾蚴逸出，借其强有力的肌肉收缩运动及其腺体所分泌的产物破坏人体组织，穿透肠壁进入腹腔，在腹腔内移行损害腹内脏器，产生广泛的炎症和粘连。多数童虫又穿过膈，游走于胸腔，刺激胸膜产生胸膜炎症。童虫进入肺可产生窦道，形成囊肿。斯氏狸殖吸虫的童虫在人体内移行过程中造成的损害较卫氏并殖吸虫显著，局部与全身反应均较为强烈。该虫不能在人体内发育成成虫，极少进入肺组织，因而以游走性皮下包块与渗出性胸膜炎为主要病变。

2. 成虫所致的病变 成虫多固定在人体内某一部位，也可在各疏松组织间游走窜扰，致使病变范围扩大，波及较多脏器。并殖吸虫病的基本病理过程可分为三期。

（1）组织破坏期：虫体移行穿破组织，可引起线状出血和坏死，因而使局部组织形成窟穴状病灶。

（2）囊肿形成期：虫体周围肉芽组织增生，可逐渐形成纤维状囊壁。囊肿常为多房性，相互间有隧道或空穴相通。囊内含有棕褐色黏稠液体，有时可找到虫体。镜检可见虫卵、夏科-雷登晶体、嗜酸性粒细胞等。

（3）纤维瘢痕期：当囊内虫体移行它处或死亡，囊内容物排出或被吸收后，周围肉芽组织和纤维组织不断增生向中心发展，使整个囊肿完全由纤维组织代替，形成瘢痕。

3. 虫卵所致的病变 由于虫卵在人体内不能发育，分泌的可溶性抗原引起的组织反应较轻微，仅有机械性或异物刺激作用，属于一种异物型肉芽肿反应。

【临床表现】

本病是一种全身性疾病，表现复杂多样，起病多缓慢。潜伏期可短至数日，或长达10年以上，多为3~6个月。大量感染并殖吸虫者可表现为急性并殖吸虫病。

（一）急性并殖吸虫病

起病急骤，全身症状较明显。病初表现为腹痛、腹泻，稀便或黏液脓血便，可有食欲减退，低热，部分为弛张热伴畏寒，可反复出现荨麻疹。稍后出现胸痛、胸闷、气短、咳嗽等呼吸道症状。

（二）慢性并殖吸虫病

多数患者早期症状不明显，发现时已进入慢性期。卫氏并殖吸虫病主要表现为咳嗽，胸痛，咳血，痰与血混合呈铁锈色或烂桃样，如侵犯脑、脊髓、肝脏和皮下即可出现肺外症状。斯氏狸殖吸虫病以游走性皮下结节为主要表现，如侵犯肝脏、心包、眼、脊髓，也可出现相应症状。按被侵及的主要器官可分为胸肺型、腹型、皮肤型、脑脊髓型等类型。

1. 胸肺型 肺部为卫氏并殖吸虫最常寄生的部位。主要症状有咳嗽、咳痰和咯血。先为干咳，痰量不多，随病程进展，痰量渐增并带有血液，痰血混合呈铁锈色或棕褐色，烂桃样血痰为本病最典型的症状，有时可有大量咯血，部分病人有胸痛、胸腔积液，胸水量一般不多，常呈草黄色或血性。斯氏狸殖吸虫病仅少数病人见痰带有血丝，无典型铁锈色，但胸腔积液较为多见。

2. 腹型 最常见者为腹痛、腹泻、恶心、呕吐及便血等。腹痛部位常不固定，以下腹或右下腹为最多见，呈阵痛或隐痛，但腹肌紧张不显著，偶可扪及结节和肿块。虫体在腹腔游走可引起腹膜广泛炎症，出现腹水或粘连。斯氏狸殖吸虫常侵及肝脏，在肝组织内形成嗜酸性脓肿或囊肿，导致肝肿大及肝功能异常。

3. 脑脊髓型 多见于儿童与青壮年的严重感染者，可分脑型及脊髓型两种，以前者为多见。脑型者的临床表现有以下几方面：①颅内压增高症状：如头痛、呕吐、反应迟钝、视盘水肿等，多见于早期病人；②脑组织破坏性症状：如瘫痪、失语、偏盲、共济失调等，多见于后期；③刺激性症状：如癫痫发作、视幻觉、肢体异常感觉等；④炎症性症状：如畏寒、发热、头痛、脑膜刺激征等，多见于早期。脊髓型病人较少见，主要症状为脊髓受压部位以下的运动感觉障碍，如下肢无力、行动困难、感觉缺损等，且多渐加重，最后发生截瘫。

4. 皮肤型 皮下结节或包块全身均可发生，以下腹部至大腿之间为最多，结节多在皮下深部肌肉内。结节内可发现虫体、虫卵或囊肿样病变。卫氏并殖吸虫病皮肤型占10%，一般不游走。斯氏狸殖吸虫病皮肤型占50%~80%，呈游走性，此起彼伏，局部皮肤隆起，有轻微压痛而无红肿及色素沉着，以胸、腹部较多。虫体离去后，可遗留小纤维块。

5. 其他类型 有的患者无明显临床症状，称亚临床型，有的可出现阴囊肿大疼痛。

【并发症与预后】

本病预后常因致病虫种、感染轻重及病变部位而异。一般病例预后较好，脑型可导致残疾或死于脑疝。斯氏狸殖吸虫病侵犯脑组织较卫氏并殖吸虫病为轻，较易恢复，后遗症少，预后较好。

【实验室检查与其他检查】

（一）一般检查

急性并殖吸虫病患者外周血白细胞总数增多，嗜酸性细胞比例明显增高，可达30%~40%；脑脊液、胸水、腹水及痰中嗜酸性粒细胞也可增高；血沉明显加快。

（二）病原检查

1. 痰液　卫氏并殖吸虫病患者清晨痰涂片或经10%氢氧化钾溶液消化浓集后镜检可见虫卵以及夏科－雷登晶体。

2. 粪便　15%~40%患者粪便中可查见并殖吸虫虫卵。

3. 体液　脑脊液、胸水、腹水等体液中可查见并殖吸虫虫卵，嗜酸性粒细胞增多，并可见夏科－雷登晶体。

4. 活组织检查　皮下结节或包块病理检查可查见并殖吸虫虫卵、童虫或成虫。斯氏狸殖吸虫引起的皮下包块病理检查可见典型的嗜酸性肉芽肿。

（三）免疫学检查

早期或轻度感染的亚临床型以及异位损害病例，常根据特异性免疫学方法诊断。

1. 皮内试验　以1:2000成虫抗原0.1ml注射于前臂皮内，20分钟后皮丘直径超过12mm、红晕直径超过20mm者为阳性反应，阳性率可达95%，常用于现场流行病学调查，简便易行，但与华支睾吸虫、血吸虫等多种吸虫有部分交叉反应而出现假阳性。

2. 后尾蚴膜试验　痰并殖吸虫卵阳性患者中试验阳性率高，有早期诊断价值，但与其他吸虫有部分交叉反应。

3. ELISA 检测　检测患者血清中抗原，阳性率95%以上，特异性较强，可作为判断疗效的指标。检测患者血清中抗体，阳性率可达90%~95%。

（四）影像学检查

X线胸片检查对胸肺型病例有重要参考价值，早期可见中下肺野大小不等、边缘不清的类圆形炎性浸润阴影，病程后期可见囊肿及胸腔积液，同时伴胸膜黏连或增厚。

胸部CT检查可见并殖吸虫病在不同的时期出现不同异常表现，浸润性和支气管周围炎样改变以及胸腔积液是感染的早期表现，囊肿出现是中期的表现，稳定后期表现为附壁结节空腔或胸膜增厚、钙化。附壁结节空腔内"瓜子"状附壁结节影，或在浸润灶中出现与支气管走形不一致的"隧道征"影，对并殖吸虫病有一定的提示诊断意义。

脑脊髓型患者头部CT或MRI检查可显示病变状态或阻塞部位。

【诊断与鉴别诊断】

（一）诊断

根据流行病学史、临床表现可作出初步判断，临床标本查见并殖吸虫虫卵即可确诊。

1. 流行病学资料　主要注意流行区分布或进入流行区的人群，有无生食或半生食溪蟹或饮用溪流生水史。

2. 临床表现　有流行病学史，而出现腹泻、腹痛、咳嗽、咯铁锈色痰、胸腔积液，或有游走性皮下结节或包块者，应考虑本病的可能性。

3. 实验室检查　在痰、粪及体液中查见并殖吸虫虫卵，或皮下结节中查到虫体，是确诊的依据。血清学、免疫学检查有辅助诊断意义。

（二）鉴别诊断

1. 结核病　胸肺型并殖吸虫病早期表现与肺结核相似，但结核病患者低热、盗汗等症状常较明显，结核菌素试验阳性，胸片可见空洞，痰中查抗酸杆菌等有助于鉴别。

2. 颅内肿瘤　脑型并殖吸虫病可有头痛、呕吐、颈强直等与颅内肿瘤相似。并殖吸虫感染史、发热、肺部病变、痰中查虫卵以及脑脊液嗜酸性粒细胞与免疫学检查等均有助于鉴别。

3. 原发性癫痫　脑型并殖吸虫病癫痫发作时与原发性癫痫表现相似，痰中查并殖吸虫虫卵、脑脊液免疫学检查阳性等是鉴别诊断的依据。

【治疗】

主要是针对病原治疗。

1. 吡喹酮　对卫氏并殖吸虫病和斯氏狸殖吸虫病均有良好疗效，副作用少，疗程短，服用方便，是目前治疗并殖吸虫病的首选药物。每日剂量为75mg/kg，分3次口服，2~3天为一疗程。脑型患者宜间隔1周后，再给予一疗程。

2. 三氯苯哒唑　为一种新的苯丙咪唑类衍生物，对并殖吸虫有明显杀虫作用，剂量为5mg/kg，每天1次，3天为一疗程。疗效与吡喹酮相似，副作用轻微。

3. 硫氯酚　现已少用，成人剂量每天3g，儿童每天50mg/kg，分3次口服，连续用10~15天，或间日服用，20~30天为一疗程，近期治愈率为84%~95%。脑脊髓型常需2~3个疗程。本品副作用为腹泻、恶心、呕吐等。个别病例可出现赫氏反应。孕妇慎用本品。

【预防】

宣传教育是预防本病最重要的措施，食用熟食，不生吃溪蟹，不饮用生水。

第三节　华支睾吸虫病

华支睾吸虫病（clonorchiasis sinensis）是华支睾吸虫（Clonorchis sinensis）寄生于人体

肝内胆管而引起的寄生虫病，亦称肝吸虫病。因进食淡水生鱼虾或未熟煮之鱼虾而感染，临床以肝肿大、上腹痛、腹泻、疲乏为特征。重度感染早期可突发寒战、高热，可导致胆囊炎、胆管炎，治疗不及时可致肝硬化等并发症。Mc Connel 1874 年首次在印度加尔各答一华侨尸体的肝胆管内查见华支睾吸虫，病名由此而来。两千三百多年前我国就有本病存在，1908 年首次发现此病患者。

【病原学】

华支睾吸虫虫体背腹扁平，半透明，前端狭长，后端钝圆，呈葵花子状，大小（10～25）mm×（3～5）mm，有两个吸盘，口吸盘略大于腹吸盘，雌雄同体，其产生的虫卵呈黄褐色，低倍镜下形状似芝麻粒，大小平均为 27.3μm×35.1μm，呈棕黄色，卵前端有小盖，卵壳与小盖相接处略厚，呈肩峰状，后端圆钝，并有一小突起，内含毛蚴。成虫寄生于肝内胆管，产生的虫卵随胆汁进入消化道经粪排入水中，被第一中间宿主淡水螺类吞食，在螺体内孵育出毛蚴，经胞蚴、雷蚴、无性增殖发育成许多尾蚴。尾蚴一般仅存活 1～2 天，如遇第二中间宿主淡水鱼虾即可侵入体内，30～40 天形成囊蚴，终宿主误食囊蚴而感染。囊蚴经十二指肠液消化脱囊逸出童虫，经胆管进入肝胆管内。从感染囊蚴到成虫排卵约需 1个月时间。成虫寿命在人类个体差异较大，2～30 年不等。

【流行病学】

本病主要分布于东南亚地区，我国除西北之外均有分布，各地感染率和感染程度颇不一致，以广东省珠江三角洲地区发病率为最高。有些地区淡水鱼的感染率较高，而人群的感染率却很低或仅有零星发现，如江苏、浙江、上海、北京等地。因此生活习惯决定感染率的高低。

（一）传染源

主要是感染华支睾吸虫的人和哺乳动物，动物以猫、狗多见。

（二）传播途径

因不良生活习惯，进食未煮熟之鱼虾、生食鱼虾或口叼鱼而感染。

（三）易感人群

人类对本病普遍易感，无性别、年龄、种族之分，只要进食含囊蚴之生鱼虾即可感染。

【发病机制与病理】

（一）发病机制

成虫寄生于肝内胆管，虫体数量不多时症状通常不典型，无明显肉眼病变。如果虫体数量较多或反复多次感染，虫体的分泌物、代谢产物导致的化学刺激以及虫体活动时的机械刺激均可引起组织病变，常由急性炎症反应向慢性增生性炎症反应发展，最后导致肝硬化、肝功能衰竭。左肝管与胆总管的连接较平直，幼虫易于上行，故肝左叶的病变较重。胆总管内的成虫可引起肝外梗阻，合并细菌感染则发生胆管炎、胆囊炎。虫体进入胰管可引起胰管炎或胰腺炎。虫卵在胆道沉积后，以其为核心可形成胆道结石。长期的慢性感染与胆管细胞癌的发生密切相关。关于免疫机制了解较少，引起免疫应答的抗原主要来源于代谢产物而不是虫卵，这点与血吸虫病不同。

（二）病理

肝肉眼观可见肝轻度肿大，尤以左叶为著，严重时在左叶被膜下即可见到因成虫机械阻塞而扩张的胆管分支。镜下可见管壁有不等量淋巴细胞、浆细胞和嗜酸性粒细胞浸润，胆管囊性扩张，胆管上皮细胞脱落和增生，管壁因结缔组织增生而增厚，并有大量腺体增生。邻近的肝细胞有脂肪变性、萎缩和坏死现象，这些变化可最后形成胆汁性肝硬化。华支睾吸虫感染还可诱发肝及胆囊内胆色素结石的形成，其中含有虫卵。成虫在胆囊内寄生，镜下可见胆囊壁有嗜酸性粒细胞及淋巴细胞浸润，而上皮细胞增生多不明显。成虫在胰腺导管内寄生，肉眼观可见胰管扩张、增厚，镜下可见胰管上皮增生，并伴有不同程度的鳞状化生。鳞状化生的程度往往与感染的虫数有关。胰腺实质一般无明显改变，但可诱发急性胰腺炎。

【临床表现】

本病潜伏期 1～2 个月。轻者无症状，仅粪便中发现虫卵，临床最为多见。感染较重者起病多缓慢，有倦怠、乏力、食欲减退、轻度腹痛、腹泻、肝区痛和肝肿大（常以左叶为主）等症状。若虫数较多，拥挤在狭小的胆管中，可使胆汁淤滞引起阻塞性黄疸。重度感染后的早期可突然发生寒战、高热，肝肿大，少数有脾肿大，嗜酸性粒细胞显著升高，数周后这些急性症状可逐渐消失，但肝肿大、乏力等症状可持续存在。这类病人常发生于对本病无免疫力者，如初次感染者。慢性重度感染的严重病例常有肝硬化、门静脉高压症，如腹水、脾肿大、腹壁静脉曲张，并伴有消瘦、贫血、浮肿等症状，最后可因体质极度衰弱、肝性脑病、胃肠道出血而死亡。慢性重复感染的儿童可出现生长发育迟缓，甚至引起侏儒症。

【并发症与预后】

（一）并发症

1. 胆囊炎、胆总管炎　由继发细菌感染和（或）虫体代谢产物和分泌物刺激所致。

2. 胆石症　由虫卵、死亡虫体和脱落的胆管上皮细胞构成结石的核心，或诱发肝内及胆囊内胆色素结石而形成。

3. 胆道梗阻　由成虫及其分泌物机械阻塞，或急慢性炎症管壁肿胀、增生性病变以及结石形成所致。

4. 胰腺炎　可见高血糖和糖尿，由胰管内虫体寄生所致。

5. 肝衰竭　晚期严重感染者，肝硬化失代偿，可出现肝性脑病、上消化道出血等。

（二）预后

轻症患者预后良好，重症病人已发展成肝硬化，经杀虫治疗和避免再次感染者，肝脏病变可获明显好转。病变晚期出现严重肝衰竭者预后不良。并发胆囊炎、胆结石者积极治疗预后亦较好。合并病毒性肝炎时，病程长，需积极抗病毒治疗。本病与原发性肝癌和胆管上皮癌的发生关系密切。

【实验室检查与其他检查】

（一）血象

一般有嗜酸性粒细胞升高，急性感染尤明显，严重感染可出现贫血。

（二）虫卵检查

直接涂片法检出率低，现多采用沉淀集卵法或氢氧化钠消化法。做十二指肠引流检查检出率较高。上述检查发现虫卵即可确诊。

（三）皮肤试验

常用成虫纯 C 抗原稀释成一定比例做皮内试验，检出率较高，可达 97.9%，特异性亦较高。

（四）特异性抗体检查

用间接血凝试验（IHA）或酶联免疫吸附试验（ELISA）检测患者血清中特异性抗体，此法已广泛应用于临床，但在鉴别现症感染和既往感染已治疗患者有其不足，因治疗后抗体效价下降较慢，故不能作为疗效考核指标。

（五）循环抗原检查

采用夹心酶法检测病人血清中的循环抗原，可用于诊断现症患者和作为疗效考核指标，与粪检阳性符合率达 95%。但少量慢性感染者不易查出。

（六）物理检查

B 超检查早期见不到明显改变，以后随病情加重出现光点增粗增强、肝内小胆管扩张以及特征性的小等号光带。胆管扩张大约在感染后 5 年出现，与感染程度有关。CT 和磁共振检查无特异性征象。

【诊断与鉴别诊断】

（一）诊断

1. 流行病学资料 有进食未煮熟之淡水鱼虾史。

2. 临床表现 以消化道症状与肝肿大（左叶肿大明显）为主，常伴有神经衰弱症或胆囊胆管炎、胆结石等症状。

3. 实验室检查 ①粪便或十二指肠引流液检查发现虫卵可确诊。②可见嗜酸性细胞增多，严重感染者可出现贫血。③ELISA 等免疫学方法检测血清特异性抗体，可辅助诊断。

（二）鉴别诊断

本病与乙型病毒性肝炎、其他原因引起的肝硬化、原发性肝癌、胆囊炎、胆结石鉴别不难。异型吸虫病与本病极为相似，临床反复杀虫治疗无效者进行十二指肠引流液检查，如无虫卵应考虑异型吸虫感染，通过查粪便找虫卵鉴别。肝片吸虫病亦与本病相似，但病情及梗阻性黄疸较严重，常并发胆道出血，粪检发现虫卵可确诊。

【治疗】

（一）支持与对症治疗

加强营养，保护肝脏，纠正贫血，以改善全身症状。合并胆道感染或阻塞者加用抗生素或外科治疗。外科治疗后应杀虫治疗。

（二）病原治疗

吡喹酮为治疗本病首选药，具有疗程短、疗效高、毒性低、反应轻以及在体内吸收、代谢、排泄快等优点。用法是 90 ~ 150mg/kg，分 2 天 6 次口服。治后 3 个月粪便虫卵阴转率达 90% 以上。使用本品的毒副作用参见"血吸虫病"节。此外阿苯达唑亦可选用。

（三）中医药治疗

关于本病，广州中医药大学邓铁涛老中医有"四季脾旺不受邪"之说，认为补脾为治疗本病之要领。感染早期偏实，采用健脾疏肝或清利肝胆湿热法治疗，到病程晚期气血两虚为主，使用健脾益气养血法治疗。

【预防】

做好卫生宣传，不食生鱼虾是根本措施。在重疫区对人畜进行普治，控制或消灭传染源。加强粪便管理，不随地大便，疫区应禁止用粪便喂鱼。

第四节　丝　虫　病

丝虫病（filariasis）是由丝虫寄生于人体淋巴系统所引起的寄生虫病，临床特征在早期主要为淋巴管炎与淋巴结炎，晚期为淋巴管阻塞及破裂产生的系列症状。丝虫病流行范围广，在我国流行于山东、河南、湖南等省。2006 年，已有 16 个丝虫病流行省（自治区、直辖市）达到全部消除丝虫病标准，彻底阻断了丝虫病的传播，但在原丝虫病流行区，目前仍有约 40 万慢性丝虫病患者。

【病原学】

已知寄生于人体的丝虫有八种，我国主要分布有班氏丝虫（Wuchereria bancrofti）及马来丝虫（Brugia malayi）。班氏和马来丝虫成虫形态相似，雌虫胎生幼虫称为微丝蚴，主要出现在外周血液。微丝蚴从淋巴系统进入血液循环后，白天多藏匿于肺的微血管内，夜间进入周围血液循环，有明显的夜现周期性，微丝蚴在人体内一般可存活 2 ~ 3 个月，长者可达数年。

丝虫的生活史包括在蚊虫（中间宿主）体内和在人（终宿主）体内。在蚊体内，含有微丝蚴的人血被蚊虫叮咬吸入蚊胃，微丝蚴穿过胃壁经腹腔进入胸肌，发育为寄生期幼虫，约 1~3 周后发育为感染期幼虫，离开胸肌，移行到蚊下唇，再叮咬人时，侵入人体。在人体内，感染期幼虫侵入人体后，部分幼虫在组织内移行和发育过程中死亡，部分幼虫到达淋巴管或淋巴结，发育为成虫。班氏丝虫主要寄生在浅表淋巴系统以及下肢、阴囊、精索、腹股沟等处深部淋巴系统；马来丝虫多寄生于上、下肢浅表淋巴系统。

【流行病学】

丝虫病呈世界性分布，班氏丝虫病分布极广，主要流行于亚洲、非洲、大洋洲及美洲的一些地区，马来丝虫病仅流行于亚洲。我国有 16 个省（自治区、直辖市）流行本病，除山东和台湾仅有班氏丝虫病流行外，其他省（自治区、直辖市）同时流行两种丝虫病。

（一）传染源

主要为血液中含微丝蚴的人。马来丝虫还可寄生在猫、犬、猴等哺乳动物内，这些动物可作为其主要的储存宿主并成为本病可能的传染源。

（二）传播途径

通过蚊虫叮咬传播。班氏丝虫病的传播媒介主要是淡色库蚊、致乏库蚊，其次是中华按蚊，马来丝虫病以中华按蚊为主要传播媒介。

（三）易感人群

人群普遍易感。男女发病率无显著差异，病后可产生一定免疫力，但不能阻止再次感染。

（四）流行特征

在蚊虫孳生季节（5~10 月份）本病发病率较高，此时的气候最有利于微丝蚴在虫体内发育。

【发病机制与病理】

丝虫病的发病与病变主要由成虫引起，微丝蚴的作用有限。自幼虫钻入人体皮肤至发育为成虫阶段，幼虫与成虫所产生的代谢产物，能引起全身性过敏反应及局部淋巴系统的组织反应，表现为周期发作的淋巴管炎、淋巴结炎及丝虫热等，可能由 I 型或 III 型变态反应所致。后期表现为淋巴管阻塞性病变及继发感染，与 IV 型变态反应相关。

丝虫病的病理变化主要在淋巴管和淋巴结。在早期，主要表现以渗出性炎症为主，淋巴结充血，淋巴管壁水肿，并有嗜酸粒细胞浸润、纤维蛋白的沉积等。晚期主要是大量纤维组织增生，虫体钙化，淋巴结变硬，淋巴管纤维化，甚至形成实心的纤维索，即为闭塞性淋巴管内膜炎。

当淋巴系统发生阻塞时，可造成远端淋巴管内压力增高，形成淋巴管曲张甚至破裂，如下肢淋巴肿、阴囊淋巴肿、淋巴尿、淋巴腹水等。如果淋巴管破裂则导致乳糜尿、乳糜腹水等。淋巴液长期滞留在组织内，由于其蛋白质含量较高，不断刺激纤维组织大量增生，使皮下组织增生、变粗、变硬而形成象皮肿。由于局部血液循环障碍，皮肤抵抗力降低，易引起继发性细菌感染，使象皮肿加重及恶化，甚至形成局部溃疡。

【临床表现】

（一）潜伏期

潜伏期4个月～1年不等。感染后有半数不出现症状而血中有微丝蚴，成为"无症状"感染者。

（二）急性期（淋巴组织炎性病变期）

1. 急性淋巴结炎和淋巴管炎 大多发生于下肢，常呈周期性发作，每月或数月发作一次，每次发作多在劳累之后，以夏秋季多见。发作时伴有发热（38℃～39℃），腹股沟或股部淋巴结肿痛，然后沿大腿内侧淋巴管有一红线自上向下蔓延发展，即所谓"逆行性淋巴管炎"。当炎症波及皮内毛细淋巴管时，局部皮肤出现一片弥漫性红肿，发亮，有压痛及灼热感，称"丹毒样皮炎"，俗称"流火"。一般持续2～3天即自行消退，如继发细菌感染，可形成脓肿。

2. 丝虫热 周期性突然发生寒战、高热，2～3天后自退，有些仅有低热无寒战。丝虫热班氏丝虫病多见。

3. 精索炎、附睾炎和睾丸炎 表现为发热和一侧自腹股沟向下蔓延的阴囊疼痛，并放射至大腿内侧。局部检查可发现睾丸和附睾肿大，有压痛，精索上有一个或多个结节性肿块，压痛明显，持续数天后自行消退，肿块变小而较硬。若反复发作常使肿块逐渐增大。

4. 肺嗜酸性粒细胞浸润综合征 又名"丝虫性嗜酸性粒细胞增多症"，表现为畏寒、发热、咳嗽、哮喘及淋巴结肿大等。X线胸片可见肺部广泛斑点状浸润阴影，痰中可找到嗜酸性细胞和夏科－雷登晶体。周围血象嗜酸性细胞直接计数及占白细胞比例明显升高。周围血中较难找到微丝蚴，但有高滴度抗丝虫抗体及IgE增高。

（三）慢性期（淋巴系统增生、阻塞期）

慢性期炎症仍反复出现，多数病例炎症和阻塞性病变常交叉重叠出现。

1. 淋巴结肿大和淋巴管曲张 肿大的淋巴结和其周围向心性淋巴管曲张常于腹股沟处形成肿块，触诊似海绵样包囊，中有硬核感觉，穿刺可得淋巴液，有时可找到微丝蚴。

2. 鞘膜腔积液 轻者常无症状，积液较多时阴囊体积增大，皱褶消失，有下坠感而无疼痛，透光试验阳性。积液可以是草黄色的淋巴液，也可是乳白色的乳糜液。积液沉淀中可找到微丝蚴。

3. 乳糜尿 常骤然出现，发作前可无症状，亦可有畏寒、发热，腰部、盆腔及腹股沟等处疼痛，继则出现乳糜尿，可因高脂饮食而加重。尿呈乳白色，若混有血液时可呈粉红色，静置后可分为三层：上层为脂肪，中层为较清的液体，下层为粉红色沉淀。沉淀中有淋巴细胞和红、白细胞，有时可找到微丝蚴。乳糜尿是班氏丝虫病晚期的主要临床表现之一。

4. 象皮肿 常在感染后10年左右发生。绝大多数发生于下肢，但亦有少数见于阴囊、阴茎、阴唇、上肢、乳房等。早期表现为皮肤增厚，继而不断变粗变硬，皮肤粗糙，出现折沟、疣状结节。由于局部循环障碍，抵抗力降低，易招致细菌感染，形成慢性溃疡。

5. 其他 可见淋巴腹水、乳糜腹水、乳糜腹泻等。

【并发症与预后】

丝虫病一般不会导致患者死亡，但并发症可使病人丧失劳动力，主要是继发细菌感染。长期应用免疫抑制剂者患丝虫病后，极易继发细菌感染，出现寒战、高热、毒血症状。

【实验室检查】

（一）白细胞总数和分类

白细胞总数在（10~20）×10⁹/L 之间，嗜酸性粒细胞显著增高，占白细胞总数的20%以上，如继发感染，中性粒细胞亦显著增高。

（二）微丝蚴检查

微丝蚴检查是确诊丝虫病主要依据。一般在晚10时至次日晨2时检出率较高。

1. 涂片法 取耳垂血3滴置于洁净玻片上，用另一张玻片涂成约2cm×3cm血膜，干后在清水中溶血5~10分钟，染色镜检。

2. 浓集法 取抗凝静脉血2ml，加蒸馏水8~10ml，溶血后离心，取沉淀镜检寻找微丝蚴，此法阳性率高。

3. 微孔膜过滤法 取抗凝静脉血，经孔径为3μm微孔膜过滤器过滤，微丝蚴留于薄膜上，用热的苏木精染色后镜检。此法检出率高于涂片法和浓集法。

另外，鞘膜积液、乳糜尿、淋巴液、乳糜腹水、心包积液等体液中可检出微丝蚴。

（三）活组织检查

皮下结节、浅表淋巴结、附睾结节等处均可进行活组织检查，查找成虫并观察相应的病理变化。

（四）免疫学检查

包括皮内试验、间接免疫荧光抗体检查、补体结合试验、酶联免疫吸附试验等，特异性不高。

（五）分子生物学检查

DNA杂交试验及PCR等技术可用于丝虫病的诊断。

【诊断与鉴别诊断】

（一）诊断

1. 流行病学与临床资料 有蚊虫叮咬史，结合典型的周期性发热、离心性淋巴管炎、淋巴结肿痛、乳糜尿、精索炎、象皮肿等症状和体征，应考虑为丝虫病。

2. 实验室检查 外周血中找到微丝蚴即可确诊。

3. 治疗性诊断 对于疑似丝虫病而血中找不到微丝蚴者，可试服乙胺嗪，药物作用于丝虫成虫，部分患者可在2~14天后出现淋巴系统反应和淋巴结结节，有助于丝虫病的诊断。

（二）鉴别诊断

丝虫病所致的淋巴管炎及淋巴结炎应与细菌感染相鉴别；丝虫性附睾炎、鞘膜积液应与结核病相鉴别；丝虫病晚期出现的腹股沟肿块要与腹股沟疝相鉴别；丝虫性乳糜尿需与结核、肿瘤等引起者鉴别。

【治疗】

积极开展普查普治，及时发现病人，及时治疗病人。

（一）病原治疗

1. 乙胺嗪（diethylcarbamazine） 又名海群生，对微丝蚴和成虫均有杀灭作用，为目前治疗丝虫病的首选药物，对马来丝虫病疗效好而迅速。①短程疗法：适用于马来丝虫病患者。成人 1.5g，一次顿服，或 0.75g，每天 2 次，连服 2 天。②中程疗法：常用于班氏丝虫病，每天 0.6g，分为 2~3 次口服，疗程为 7 天。③间歇疗法：成人每次 0.5g，每周 1 次，连服 7 周。

2. 伊维霉素（ivermectin） 对微丝蚴与乙胺嗪有相同的效果，但不良反应更轻，成人 100~200μg/kg，单剂或连服 2 天。

3. 呋喃嘧酮（furapyrimidone） 对班氏丝虫成虫和微丝蚴均有杀灭作用。每日 20mg/kg，分 2~3 次，连服 7 天。

（二）对症治疗

1. 淋巴管炎及淋巴结炎 可口服泼尼松、保泰松、阿司匹林，疗程 2~3 天。有细菌感染者加用抗菌药物。

2. 乳糜尿 卧床休息时加腹带。抬高骨盆部，多饮开水，清淡饮食，限制脂肪及高蛋白饮食。必要时可用 1% 硝酸银或 12.5% 碘化钠溶液作肾盂冲洗，或采用外科手术治疗。对乳糜血尿者，可酌情用止血药。

3. 象皮肿 保持患肢皮肤清洁，避免挤压摩擦，可采用辐射热或微波热疗法。下肢严重的象皮肿可施行皮肤移植术，阴囊象皮肿可施行整形术。

【预防】

在流行地区大力整治卫生环境，消灭蚊虫孳生地，药物灭蚊；对人群采取普查普治，全民食用乙胺嗪药盐；加强个人防护，部队官兵夜间执勤涂擦防蚊药，睡觉用蚊帐等。

第五节　钩 虫 病

钩虫病（ancylostomiasis, hookworm disease）是由十二指肠钩虫（Ancylostoma duodenale）和美洲钩虫（Necator americanus）寄生于人体小肠所致的疾病。临床主要表现为贫血、营养不良、胃肠功能失调、异食癖、劳动能力下降。感染轻者可无任何症状，严重时可致发育障碍或心功能不全，甚至危及生命。钩虫病在民间俗称"懒黄病"、"黄肿病"等。

【病原学】

钩虫成虫雌虫较雄虫大，雄虫尾端有交合囊。十二指肠钩虫雌虫长 10～14mm、宽 0.4～0.7mm，雄虫长 8～11mm、宽 0.3～0.5mm，虫体略弯曲，口腔有牙齿 2 对，雄虫交合囊呈折扇形。美洲钩虫较十二指肠钩虫小，头部向后弯曲，口腔无牙齿而有一对角质切板，雄虫交合囊呈蒲扇形。两种钩虫形态相似，长圆形，两端较宽，无色透明，卵壳薄。

钩虫幼虫通称钩蚴，包括杆状蚴和丝状蚴，后者为感染期幼虫。两种钩虫杆状蚴相似，但丝状蚴有明显差别。

钩虫成虫寄生于小肠上端，雌虫产卵，其中，十二指肠钩虫平均每条日产卵 1 万～3 万个，美洲钩虫每条日产卵 5 千～1 万个。卵随宿主粪便排出体外，在温暖、潮湿、荫蔽、含有充足氧气的环境中，虫卵在 24 小时内孵化出幼虫，称为第一期杆状蚴；在 48 小时内第一期杆状蚴蜕皮发育成第二期杆状蚴，经 5～6 天再次蜕皮发育为具有感染性的丝状蚴。与人体皮肤或黏膜接触时，丝状蚴借机械性活动和酶的作用通过毛囊、汗腺或皮损处皮肤钻入体内。虫体从微血管随血流经右心至肺，穿破肺微血管进入肺泡，借支气管壁上皮细胞纤毛运动向上移行到咽部，随宿主的吞咽动作经食管、胃到达小肠。在小肠内进行第三次蜕皮并形成口囊，再经 3～4 周进行第四次蜕皮发育为成虫。自丝状蚴侵入到发育成熟交配产卵，一般需 5～7 周。钩虫成虫可存活 5～7 年，但 70% 左右成虫在感染后成活不到 1 年。

【流行病学】

（一）传染源

钩虫感染者与钩虫病病人是此病的传染源。

（二）传播途径

本病以皮肤接触传播为主，手指间和脚趾间的皮肤是钩蚴最常见的侵入部位，也可由生食含钩蚴的蔬菜、瓜果等经口腔黏膜侵入体内。住宅附近地面被钩蚴污染，是儿童感染的主要途径；此外，感染钩蚴的孕妇可通过胎盘和母乳使胎儿或婴儿受到感染。

（三）易感人群

人对钩虫普遍易感。一般以青壮年为多，尤其菜农、桑农、茶农、棉农、矿工和砖瓦工感染率较高，其中，男性患者居多。夏秋季为感染高峰，可重复感染。

（四）流行特征

钩虫病呈世界性分布，目前全球约有 13 亿以上人感染钩虫，尤以热带和亚热带地区更普遍。我国是钩虫病高度流行区，以四川、浙江、湖南、福建、广东、广西等地较重，其中，北方以十二指肠钩虫为多，南方则以美洲钩虫为主。

【发病机制与病理】

钩蚴通过皮肤侵入人体，可引起皮肤红色丘疹及炎症反应。蚴虫到达肺泡时，引起肺间质和肺泡点状出血及炎症，也可引起支气管炎、支气管哮喘和支气管肺炎。成虫在小肠借其口囊咬附于小肠黏膜上皮，以摄取黏膜上皮和血液为食，且不断变换吸附部位，同时分泌抗凝物质，致咬伤部位不断渗血，出现散在分布粟粒大小出血点或片状出血瘀斑，表面糜烂，周围黏膜有水肿及炎性细胞浸润。严重者黏膜下层也可出现大片出血性瘀斑，甚至引起消化道大出血。宿主长期慢性失血，铁和蛋白质不断耗损，导致贫血。长期慢性失血及营养障碍，可致低蛋白血症，出现水肿。严重贫血可引起心肌脂肪变性，心脏扩大，致贫血性心脏病。钩虫病人的异嗜症可能与神经精神系统功能紊乱和缺铁有关。儿童严重感染可出现生长发育障碍。

【临床表现】

钩虫病的临床症状轻重不一，绝大多数属于无症状的钩虫感染者。

（一）幼虫引起的临床表现

1. 钩蚴性皮炎 是钩虫感染者最常见的早期临床症状。多发生于手指和足趾间、掌缘、手脚背部、踝部等部位。钩蚴侵入皮肤后数分钟，皮肤可出现烧灼、针刺样或奇痒等感觉，继而出现小出血点、丘疹或小疱疹，称钩蚴性皮炎，俗称"粪毒"、"粪疙瘩"等。一般数日内可消失，若搔抓可继发细菌感染，形成脓疱。

2. 呼吸系统症状 感染后 3 ~ 7 天病人可出现咳嗽、咳痰、咽部发痒等症状，重者呈剧烈干咳和哮喘发作，有时有畏寒发热，痰中带血。呼吸系统症状可持续数日至 1 个月后消失。

（二）成虫所致的临床表现

1. 消化系统症状 初期病人先有食欲亢进，好食易饿，劳动力反而下降，故有"懒黄病"之称。后期则有食欲减退、恶心、呕吐、腹泻等消化道功能失调的症状。重度感染者常有异嗜症，如食生米、生果、泥土、瓦片等。

2. 贫血及相关症状 属于钩虫病的主要症状。患者均在感染后 10 ~ 20 周出现贫血，临床上表现为不同程度的头昏、耳鸣、心悸、气促、乏力和劳动力降低等症状。

【并发症与预后】

（一）并发症

儿童长期患钩虫病，可见生长发育障碍、智力减退、性发育不全、侏儒症等表现。成人则常并发闭经、阳痿、性欲减退、不育等，还可引起贫血性心脏病，甚至出现心力衰竭等。

孕妇钩虫病易并发妊娠高血压综合征，钩虫病贫血严重能引起流产、早产、死胎等，新生儿死亡率亦增加。

（二）预后

本病若能及时诊断，及时驱虫和纠正贫血，预后一般良好。

【实验室检查与其他检查】

（一）血常规

红细胞、血红蛋白及血细胞比容降低，呈小细胞低色素性贫血。嗜酸性粒细胞及白细胞总数初期增加，后期贫血显著时，嗜酸性粒细胞及白细胞总数却逐渐减少，血浆白蛋白及血清含铁量降低。

（二）骨髓象

骨髓呈增生象，以中幼红细胞增生为主。骨髓游离含铁血黄素与铁粒细胞减少或消失。

（三）粪便检查

隐血试验常呈阳性反应。用直接涂片法、盐水漂浮法和钩蚴培养法等方法可从粪便中检出钩虫卵或孵出钩蚴。

（四）内镜检查

常可在十二指肠、盲肠等肠壁发现活的虫体。

（五）免疫学检查

常用 ELISA 法检测患者血清中的相应抗体。

【诊断与鉴别诊断】

（一）诊断

在流行地区，有接触污染钩蚴的土壤或生食污染钩蚴的蔬菜史者，出现钩蚴性皮炎、咳嗽、哮喘、贫血、异嗜症、消化功能失调和劳动能力减弱等症状，或婴幼儿发育迟缓、营养不良，应怀疑钩虫病，并及时进行粪便检查查找虫卵以便确诊。

（二）鉴别诊断

钩虫病引起的症状应与其他原因引起的皮炎、缺铁性贫血、溃疡病、慢性胃炎等鉴别。

【治疗】

钩虫病病人如无严重贫血或营养不良，可进行驱虫治疗。如果贫血严重，应首先纠正贫血，然后进行驱虫治疗。

（一）纠正贫血

首先，饮食应富有铁质、蛋白质和维生素。其次，要注意补充铁剂，其中，无机铁以硫酸亚铁为主，有机铁包括右旋糖酐铁、葡萄糖酸亚铁等。孕妇和婴幼儿钩虫病贫血严重者应给予小量输血，滴速宜慢，以免发生心力衰竭与肺水肿。

（二）驱虫治疗

常用的驱虫药物主要有下述几种：

1. 阿苯达唑 为广谱驱肠道线虫药，主要影响虫体多种生化代谢途径导致虫体死亡，具有杀死成虫和虫卵的作用。剂量为每次 400mg，每日 2 次，疗程 1 周。孕妇、哺乳期及 2 岁以下儿童禁用。2～12 岁儿童用量减半。

2. 甲苯达唑　作用与阿苯达唑相似。剂量为每次 200mg，每日 2 次，连服 3 日，2～4 岁儿童用量减半，4 岁以上儿童应用成人剂量。药物不良反应轻而短暂，仅少数病人有头昏、腹痛、恶心等症状。

3. 复方甲苯达唑　每片含甲苯达唑 100mg，盐酸左旋咪唑 25mg。成人每日 2 片，连服 2 天。4 岁以下儿童的剂量减半。孕妇禁用。

4. 复方阿苯达唑　每片含阿苯达唑 67mg，噻嘧啶 250mg。成人和 7 岁以上儿童 2 片，顿服。孕妇及 2 岁以下儿童禁用。

治疗 2 周后均要注意复查粪便中的钩虫卵，感染较重者需多次反复治疗。

（三）钩蚴性皮炎的治疗

1. 左旋咪唑涂肤剂（左旋咪唑 750mg，硼酸 1.3g，薄荷 1.3g，加 50% 酒精溶液至 100ml）涂于患处，每天 3 次。

2. 15% 阿苯达唑软膏外涂，每天 2～3 次，重者连续 2 天。

3. 皮炎广泛者，可口服阿苯达唑。

【预防】

（一）管理传染源

对流行地区居民宣传钩虫病防治的相关知识，提高自我防护意识。根据感染率高低，采取普遍治疗或选择性重点人群治疗，如对中小学学生，用复方甲苯达唑或阿苯达唑每年进行驱虫，有利于阻断钩虫病的传播。

（二）切断传播途径

加强粪便管理，如修建无害化厕所和粪池，粪中可加入生石灰、氨水、尿素等杀灭钩虫虫卵，改变传统的施肥和耕作方式。

（三）保护易感人群

在易感季节下地施肥、耕地时尤应注意防护，尽量穿鞋下地或在赤足下地前涂搽防护膏，防止钩蚴侵入皮肤。不吃不卫生蔬菜，防止钩蚴经口感染。

第六节　蛔虫病

蛔虫病（ascariasis）是似蚓蛔线虫（Ascaris lumbricoides）寄生于人体小肠或其他器官所引起的常见寄生虫病。可有呼吸道炎症与过敏症状以及肠道功能紊乱的表现，但大多数为无症状感染，少数患者发生胆道蛔虫病等严重并发症。

【病原学】

蛔虫是寄生于人体的最大线虫之一，不需要中间宿主。成虫乳白色或淡红色，雄虫长15～31cm，尾部卷曲；雌虫长20～35cm，尾部垂直，体内子宫中含虫卵多至2 000余万枚。虫卵随粪便排出，其中未受精卵不能发育，亦无感染致病能力；受精卵细胞在适宜的温度和湿度环境下发育为第一期幼虫，再经1周，在卵内第一次蜕皮后发育为感染期虫卵，后者被人吞入后，在小肠内孵出幼虫。幼虫侵入肠壁小静脉或淋巴管，经肝、右心至肺，穿过毛细血管到达肺泡，进行第二次和第三次蜕皮后再沿支气管、气管移行至咽，被宿主吞咽，经食管、胃抵达小肠，进行第四次蜕皮后发育为童虫和成虫。从人摄食感染期虫卵至成虫产卵共需10～11周，有时长达15周。蛔虫在小肠寄生期限为9～12个月，很少超过15个月。

【流行病学】

（一）传染源
人是蛔虫的唯一终宿主。患者和带虫者是本病的主要传染源。

（二）传播途径
蛔虫卵在外界的抵抗力较强，易污染蔬菜、食品和日常用具等，主要经手入口，亦可随灰尘飞扬而被吸入咽部吞下而感染。

（三）人群易感性
人对蛔虫普遍易感。

（四）流行特征
1. 流行地区　蛔虫的地理分布呈世界性，尤其在温带、亚热带和热带，经济不发达、温暖、潮湿和卫生条件差的国家和地区尤为常见。我国各省（自治区、直辖市）均有蛔虫流行，发病率农村高于城市。

2. 感染季节　感染期虫卵的出现率大多以7、8月为最高。

3. 感染者年龄与性别　儿童感染率最高。男女无显著差别。

【发病机制与病理】

（一）蛔虫幼虫引起的病变
在小肠黏膜和肝实质内蛔虫幼虫可由嗜酸性粒细胞、巨噬细胞和组织细胞形成的肉芽肿所包围，形成轻微炎症病灶。当移行至肺时，幼虫损伤肺毛细血管可引起出血、水肿和炎性肉芽肿反应；肺泡内有浆液性渗出物，支气管黏液分泌增加，嗜酸性粒细胞浸润，进而出现支气管痉挛。严重感染时幼虫可进入人体循环，侵入多种组织引起异位病变。

（二）蛔虫成虫引起的病变
蛔虫成虫寄生于小肠内，由于虫体唇齿的机械性刺激作用及分泌的消化物质引起小肠尤其是空肠黏膜上皮细胞脱落和轻度炎症反应，皱襞变粗，局部出现痉挛性收缩和缺血，进而引起消化吸收障碍、营养不良和异性蛋白反应。偶可引起机械性肠梗阻，并发肠坏死、肠扭转或肠套叠。

蛔虫有钻孔习性，当受刺激时可钻入生理性狭窄部位，引起各种肠道外损害，如钻入胆道引起胆道蛔虫病、胆管炎，钻入胰腺则引起出血性坏死性胰腺炎，钻入阑尾则引起急性阑尾炎甚至阑尾穿孔，甚至钻入气管引起窒息。

（三）蛔虫虫卵引起的病变

雌虫有时穿破肠壁在胰腺、肝脏、网膜、肠系膜和腹膜等处产卵，引起嗜酸性粒细胞、巨噬细胞、类上皮细胞和虫卵组成的肉芽肿病变。

【临床表现】

人体感染蛔虫后，症状的有无、病情的轻重差别很大。

（一）蛔虫幼虫移行症

主要见于短期内吞食了大量蛔虫卵的患者，潜伏期为 7~8 天。大量幼虫经过肺部时，常有蛔虫性哮喘，以及由于继发细菌感染引起的支气管炎甚至肺炎。临床上出现咽部异物感，阵发性咳嗽，常呈哮喘样发作。肺部听诊有哮鸣音和啰音。胸部 X 线检查可见边界模糊的点絮状阴影。病程持续 1~2 周。

（二）肠蛔虫病

大多数病例无明显症状。肠道症状多见不定时反复发作的脐周疼痛，不伴有腹肌紧张与压痛，可有异食癖、食欲减退与恶心、呕吐、腹泻或便秘，有时可以吐出或便出蛔虫。儿童可出现精神不宁、惊厥、夜惊、磨牙等。严重感染者可引起营养不良、发育迟缓等。部分病人可出现过敏反应，如荨麻疹、皮肤瘙痒、血管神经性水肿及结膜炎等。

【并发症与预后】

（一）并发症

本病最常见的并发症是胆道蛔虫病，中度感染时可形成蛔虫性肠梗阻甚至肠穿孔、肠坏死与肠扭转，还可并发弥漫性腹膜炎、阑尾炎、胰腺炎、蛔虫性肉芽肿等。

（二）预后

蛔虫病一般预后良好。重度感染伴并发症者预后较差。

【实验室检查与其他检查】

（一）血象

白细胞总数和嗜酸性粒细胞可增高。

（二）粪便检查

生理盐水直接涂片法容易查到虫卵，饱和盐水漂浮法能提高虫卵检出率。

（三）B 超检查

胆道蛔虫病患者腹部 B 超检查有时可见蛔虫活动，但阳性率不高。

（四）内镜逆行胆胰管造影术

内镜检查可发现十二指肠内蛔虫。逆行胆胰管造影可显示胆管内虫体，并可对胆管阻塞进行减压与引流。

【诊断与鉴别诊断】

（一）诊断

1. 蛔虫幼虫移行症　根据流行病学资料、呼吸道症状尤其伴有哮喘、短暂游走性肺部浸润以及血中嗜酸性粒细胞增多者应疑及本病。蛔虫性哮喘常以暴发形式出现。

2. 肠蛔虫病　脐周疼痛，按之无明显压痛，应考虑蛔虫病的可能。如有呕吐或便出蛔虫史，或粪检涂片检出虫卵，即可诊断。

3. 胆道蛔虫病　①青年或儿童突发剑突下绞痛；②疼痛异常剧烈，但局部肌痉挛及反跳痛并不明显；③既往有便虫、吐虫史或大便查到大量蛔虫卵；④除外其他急腹症、急性胃炎、消化性溃疡等。有条件者行急症十二指肠镜检查可确诊。胆汁检查发现虫卵可作为佐证。

（二）鉴别诊断

需与慢性胃炎、功能性消化不良、贫血相鉴别。有并发症者需与其他原因所致的肠梗阻、胆石症、急性胆囊炎、急性胰腺炎等急腹症相鉴别。

【治疗】

（一）驱虫治疗

1. 噻嘧啶　儿童 10mg/kg，成人 500mg，顿服。

2. 阿苯达唑　适用于多种肠线虫单独或混合感染者，400mg，顿服。2 岁以下儿童，孕妇，哺乳期妇女，严重肝、肾、心功能不全，及活动性溃疡者不宜使用。

3. 左旋咪唑　可防止胆道蛔虫病。成人 150mg，儿童 2.5mg/kg，睡前一次顿服或分早晚两次分服。

4. 甲苯达唑　4 岁以上 200mg 顿服，或每次 100mg，每天 2 次，连服 3 天。服药后有呕吐蛔虫现象。复方甲苯达唑（肠虫净）每片含甲苯达唑 100mg、左旋咪唑 25mg，每次 1~2 片，连服 1~2 天。用量小，疗效优于单独使用甲苯达唑和左旋咪唑，无呕吐蛔虫现象。

5. 氟苯达唑　驱虫作用优于甲苯达唑。每次 100mg，每天 2 次，连服 2~3 天。

6. 哌嗪枸橼酸盐　为低毒高效驱虫药，无需加用泻剂。成人每次 3~3.5g，睡前顿服，连服 2 天。小儿按每天 75~150mg/kg 计，一日量不超过 3g，睡前顿服，连服 2 天。

（二）并发症治疗

1. 胆道蛔虫病　治疗原则包括解痉镇痛、早期驱虫、控制感染及纠正水、电解质失调。

镇痛解痉可用阿托品加异丙嗪肌肉注射。有发热等症状采用抗生素控制感染。少数病人需手术治疗，其指征为：严重肝胆系统感染、穿孔，尤其并发化脓性梗阻性胆管炎、中毒性休克或经胆道造影证明蛔虫已经完全钻入胆道而死虫长期不能排除者。

2. 蛔虫性肠梗阻　不完全性肠梗阻者先采用内科治疗，包括禁食、镇静、解痉止痛、胃肠减压、纠正失水与酸中毒，待腹痛缓解后再进行驱虫。服用豆油或花生油 80～150ml（儿童 60ml）或用氧气疗法均可使蛔虫团松解，缓解症状，症状消失后 1～2 天再驱虫。如蛔虫性肠梗阻并发肠坏死、穿孔或腹膜炎者，则应及时手术治疗。

（三）中医药治疗

中医治疗蛔虫病以安蛔、驱蛔、健运脾胃为原则，可用乌梅丸安蛔定痛，化虫丸加减或使君子散驱蛔除因，最后用香砂六君子汤调理脾胃。

【预防】

（一）切断传播途径

搞好粪便管理，对粪便进行无害化处理，防止粪便污染环境。

（二）控制传染源

对病人和带虫者进行驱虫治疗。

（三）健康宣教

加强宣传教育，普及卫生知识，养成良好的个人卫生习惯，做到饭前便后洗手，勤剪指甲，不随地大便。不生食不洁的蔬菜、瓜果，不饮生水，儿童不要吮吸指头，防止虫卵入口。

第七节　蛲　虫　病

蛲虫病（enterobiasis）是感染蛲虫（Enterobius vermicularis）引起肛门周围、会阴部瘙痒为特点的一种肠道寄生虫病。该病在世界各地广泛流行，儿童多见，成人亦可发病。病情虽不严重，但常影响学习和生活，对健康不利。

【病原学】

蛲虫属尖尾科蛲虫属，成虫细小，乳白色线状。体前端两侧的角皮膨大形成头翼，角皮上有横纹。口囊不明显，口孔周围有三唇瓣，咽管末端呈球形。雄虫长 2～5mm，宽 0.1～0.2mm，尾部向腹部卷曲，生殖器官为管形；雌虫长 8～13mm，宽 0.3～0.5mm，尾端长而尖细，生殖器官为双管形。

虫卵为椭圆形，无色透明，长 50～60μm，宽 20～30μm，两侧不对称，一侧扁平，一侧稍凸。卵壳厚而透明，由最内层的脂层及两层壳质层组成，壳质层有一光滑的蛋白质膜。刚排出的虫卵内常有一个蝌蚪形胚胎，在适宜环境下发育为含幼虫的虫卵，具有感染性。成熟的虫卵被吞食后，虫卵在十二指肠内孵化，幼虫沿小肠下行至结肠发育为成虫。自吞食虫卵到发育为成虫，需要 15～28 天。成虫寄生在人体回盲部，头部附着在肠黏膜吸取营养。雌雄虫交配后，雄虫即死亡随粪便排出，妊娠的雌虫一般不在肠内产卵，当患者熟睡时爬出肛门，受到空气的刺激开始大量排卵，一条雌虫产卵数万个。排卵后的雌虫大都死亡，少数可再回肛门内，甚至进入尿道、阴道。黏附在肛门周围的虫卵，在适宜的条件下经 6 小时左右即可发育成感染期的成虫，可污染手指、衣被等，进入人体肠道并发育为成虫，这种自身感染是蛲虫病需多次治疗的原因。少数经肛门进入肠道发育为成虫的感染方式为逆行感染。

蛲虫对外界环境的抵抗力强，在室内阴凉、潮湿环境中可存活 2～3 周，煮沸、10% 甲酚、5% 苯酚可杀灭虫卵。

【流行病学】

蛲虫病为世界性疾病，尤以居住拥挤、卫生条件差的国家和地区多见，以儿童感染多见。

（一）传染源

人是蛲虫唯一的传染源。

（二）传播途径

1. 自身感染 由于蛲虫的生活史不需要中间宿主，虫体不需经过人体之外的环境发育，因此吸吮手指或用不洁的手取食物时，均可将虫卵带入口中，造成反复感染。

2. 接触感染 据调查，患者的衣裤、被褥、玩具、室内家具和地面上均可查到蛲虫卵；其他人接触到虫卵而被感染，因此，接触传染是集体机构和家庭传播本病的重要方式。

3. 吸入感染 散布在外界的蛲虫卵因比重小，可被动飘散到空气中，或附着在飞扬的尘土中，随着人的呼吸将虫卵吸进体内，使人感染。

4. 逆行感染 蛲虫卵在肛门周围因温度、湿度适宜而孵化，逸出的幼虫可再钻入肛门到达肠内发育为成虫，引起逆行感染。

传播途径以前两种多见。

（三）易感人群

各年龄、性别的人群普遍易感，尤以儿童感染率为高。有集体聚集性和家族聚集性。

【发病机制与病理】

虫体在肠内不同的发育阶段，可刺激肠壁及神经末梢，造成胃肠神经功能失调。成虫附着于肠黏膜引起局部炎症，穿入深层肠黏膜寄生后可引起溃疡、出血、黏膜下脓肿，偶尔亦可侵入肠壁及肠外组织，引起以虫体（或虫卵）为中心的肉芽肿。蛲虫的异位损害侵袭部位非常广泛，最常见的是阴道、子宫、输卵管等，肺及前列腺的损害亦有报道。雌虫在肛门周围爬行、产卵导致瘙痒，搔抓可致局部皮肤破损、感染。

蛲虫肉芽肿为白色中心微黄的小结节。组织切片显示外层为胶原纤维的被膜，内层为一肉芽组织包绕着的中心坏死区，坏死区内有虫体或虫卵。

【临床表现】

（一）肛门周围或会阴部瘙痒

夜间尤甚，影响睡眠，小儿哭闹不安，或有磨牙。由于奇痒抓破后造成肛门周围皮肤充血、破溃、疼痛，甚而诱发感染。

（二）消化道症状

蛲虫钻入肠黏膜，以及在胃肠道内机械或化学性刺激，可引起食欲减退、恶心、呕吐、腹痛、腹泻等症状。

（三）精神症状

长期睡眠不足导致白天精神萎靡，好咬指甲，性情怪异等。有的出现异嗜症状，如嗜食土块、煤渣、食盐等。

（四）其他症状

由蛲虫的异位寄生所引起，如阴道炎、输卵管炎、子宫内膜炎、阑尾炎等，有的甚至发生腹膜炎。

【预后】

该病预后较好，无后遗症。

【实验室检查与其他检查】

（一）成虫检查

患儿入睡后 1~3 小时检视肛门，发现蛲虫成虫即可确诊，如需进一步确认，可用镊子夹住放入有酒精的小瓶中送检鉴定。

（二）虫卵检查

由于蛲虫一般不在肠内产卵，粪便中虫卵检出的阳性率在 5% 以下。肛门拭子检查阳性率高，连续检查 3~5 次，检出率可接近 100%。

1. 棉拭子法　①擦拭法：将棉拭子先置于消毒生理盐水中，挤干后擦拭肛门周围，在滴有 50% 甘油溶液的载玻片上混匀后进行镜检。也可应用牙签的扁头插入有 50% 甘油或 1% 氢氧化钠溶液中浸润，然后用其刮拭肛门周围皱褶，将刮拭材料用盖玻片刮下，涂在载玻片上滴 50% 甘油或 1% 氢氧化钾 1 滴镜检。②漂浮法：用棉拭子置于生理盐水中，挤干，擦拭肛门周围，然后将棉拭子放入有饱和盐水的试管中，充分振荡，使虫卵洗入盐水内，再集漂浮卵进行镜检。

2. 透明胶纸粘拭法　早晨排便前用透明胶纸粘拭肛门周围皮肤，在显微镜低倍镜下查找虫卵，该法检出率高，操作简单。

【诊断与鉴别诊断】

（一）诊断

如肛门周围或会阴部经常奇痒，患儿夜间烦躁不安时，应注意有蛲虫病的可能，若能查到虫体、虫卵即可确诊。

（二）鉴别诊断

本病的局部症状应与会阴部的真菌或其他感染相鉴别；神经精神症状应与其他原因引起的过敏症、神经衰弱相鉴别；消化道症状应与其他消化道疾病、肠寄生虫病鉴别；异位损害应与其他原因引起的相应疾病鉴别。所有上述病症均无肛周找到成虫或虫卵的情况。

【治疗】

由于蛲虫病极易自身感染，以及具有儿童集体聚集性和家庭聚集性的特点，因此应集体服药治疗，且应隔 2~3 周后再治一次，以达根治目的。

（一）西医口服药物

1. 肠虫清片（主要成分阿苯达唑） 除杀死成虫及幼虫外，并使虫卵不能孵化。2 岁以上儿童及成人顿服 2 片（400mg），1~2 岁者服 1 片，几乎可全部治愈。1 岁以下及孕妇不宜服用。

2. 甲苯达唑 是近年来临床广泛应用的广谱驱虫药之一，每次 1 片（100mg），每天 2 次或 1 次，连服 3 天，治愈率 90% 以上。孕妇尽量避免使用。

3. 复方甲苯达唑 每片含甲苯达唑 100mg、左旋咪唑 25mg。成人 2 片顿服，1 周后虫卵阴转率达 98.5%。

4. 噻嘧啶 为广谱驱蛲虫药物，对肠道寄生虫具有神经肌肉阻滞作用，引起虫体痉挛性麻痹，随粪便排出体外，剂量每天 5~10mg/kg，睡前顿服，连服 1 周。

5. 恩波吡维铵（扑蛲灵） 通过干扰虫体的呼吸酶系统，抑制需氧呼吸，阻碍其吸收葡萄糖而起作用。剂量 5mg/kg，睡前一次顿服，如有复发，可间隔 2~3 周再服一次。

（二）西药局部用药

1. 用 2% 白降汞软膏或 10% 氧化锌油膏涂抹肛门，既可止痒，又可减少自身重复感染。

2. 用 0.2% 甲紫和 3% 百部药膏挤入肛门内少许，连续应用数天。

（三）中医药治疗

1. 追虫煎 槟榔、雷丸、苦楝根皮各 15g，鹤虱、使君子各 12g，大黄 6g。水煎服。

2. 百部使君散 百部、使君子仁各 30g，共研为细末，每次 3g，空腹冲服。

3. 中药灌肠 生百部 30g，乌梅 15g，加水 300ml，煎至 100ml，用 50~100ml 保留灌肠，每晚 1 次，5~10 次为一疗程。

4. 外治法 大蒜 20g，凡士林 20g，共捣成泥，睡前取 10g 涂于肛门周围，每日 1 次。食醋适量，睡前涂于肛门周围，连续 1 周。蛲虫药膏，每晚睡前用温水将肛门洗净，先挤出药膏少许，再轻轻插入肛门中，挤出适量药膏后拔出。

【预防】

（一）控制传染源

发现家庭内或集体性感染者，应进行蛲虫感染普查和治疗，1~2周后再重复检查，阳性者再治疗一次。

（二）切断传播途径

加强卫生宣传，加强饮水消毒和食品管理，处理好粪便，消灭苍蝇，教育儿童养成良好卫生习惯，饭前洗手，勤剪指甲，不吸吮手指等。勤换洗内裤、被褥，集体单位儿童床位间有一定的距离，衣服、玩具、食器定期消毒。

第八节 旋毛虫病

旋毛虫病（trichinosis）是由旋毛线虫（Trichinella spiralis）寄生于人体骨骼肌所引起的人畜共患寄生虫病。因生食或半生食含有旋毛虫幼虫包囊的猪肉或其他动物肉类而感染。急性期临床表现以发热、眼睑浮肿等过敏反应为主，继以肌肉剧烈疼痛、乏力为主要症状。

【病原学】

旋毛虫雌虫长3~4mm，雄虫长1.5mm，寄生在十二指肠及空肠上段肠壁，交配后雄虫死亡，雌虫进入黏膜或到达肠系膜淋巴结，5~7天后胎生幼虫，约4周后少量幼虫从粪便排出，大部分幼虫经淋巴管或血管经肝及肺进入循环系统遍及全身，但仅到达横纹肌者能继续生存，以膈肌、腓肠肌、颊肌、三角肌、二头肌、腰肌最易受累。感染后5周，幼虫在纤维间形成梭状包囊，称囊虫期幼虫，6个月至2年内钙化，钙化包囊幼虫大多死亡，但少数可有活数年，有记载在人体内幼虫最长可存活31年。成熟包囊被吞食后，幼虫在小肠上段自包囊内逸出，钻入肠黏膜，经蜕变为成虫，感染1周内开始排出幼虫。成虫与幼虫寄生于同一宿主体内。

【流行病学】

（一）传染源

主要是猪、猫、狗、鼠等，其他如野猪、熊、狐、狼等哺乳动物亦可作为传染源。其中以猪、鼠为重要，猪食动物肉屑或鼠尸肉，人再进食带虫的猪肉而感染。亦有报告羊等草食动物亦可作为传染源，并经检验证实。

（二）传播途径

人类食生或不熟的猪或其他动物肉而感染。

（三）易感人群

人群普遍易感，与年龄、性别、职业、地域、季节无关，而主要与生食的饮食习惯有关。人被感染后既可产生体液免疫又可产生细胞免疫，对再感染具一定免疫力。感染后第 2 周，IgM、IgG 抗体滴度升高，抗成虫抗体在感染后 15 天出现，对长期感染有部分免疫。抗幼虫抗体出现在感染后 30 天，对长期感染无保护作用。

（四）流行情况

旋毛虫病广泛分布于世界各地，欧美地区发病率较高。我国在云南、河南、西藏、广东、广西、湖北、黑龙江、吉林、辽宁等地有发生或流行。

【发病机制与病理】

旋毛虫病发病机制与机械性作用、过敏反应及中毒性损伤三方面因素有关。成虫寄生于肠道引起消化道症状，幼虫移行造成血管组织、脏器损害。幼虫及其分泌物、排泄物导致过敏或中毒性病变。旋毛虫寄生部位的肠黏膜充血、水肿、出血或浅表溃疡。心肌呈充血、水肿改变，有淋巴细胞、嗜酸性粒细胞浸润，并可见心肌纤维断裂和灶性坏死。骨骼肌以舌肌、咽肌、胸大肌、腹肌、肋间肌、腓肠肌受累最明显，表现为间质性肌炎、纤维变性及炎性细胞浸润等，久之则可发生肌纤维萎缩。此外，在肝、肾可见脂肪变形或浊肿改变。如侵及其他脏器则可造成相应的损害。

【临床表现】

潜伏期 2 ~ 45 天，多为 10 ~ 15 天，潜伏期长短与病情轻重呈负相关。临床症状轻重则与感染虫量呈正相关。

（一）小肠入侵期

属早期，自感染开始至幼虫在小肠内发育为成虫。幼虫或成虫钻入肠黏膜，造成肠黏膜充血、水肿、出血和浅溃疡，可表现有恶心、呕吐、腹痛、腹泻等，通常轻而短暂。

（二）急性期

幼虫移行时期，属急性期，多急性起病。主要表现有发热、水肿、皮疹、肌痛等。发热多伴畏寒，以弛张热或不规则热为常见，多在 38℃ ~ 40℃ 之间，持续 2 周，重者最长可达 8 周。发热同时，约 80% 病人出现水肿，主要发生在眼睑、颜面、眼结膜，重者可有下肢或全身水肿，进展迅速为其特点。皮疹多与发热同时出现，好发于背、胸、四肢等部位。疹形可为斑丘疹、猩红热样疹或出血疹等。全身肌肉疼痛甚剧，多于发热同时或继发热、水肿之后出现，以腓肠肌为甚，皮肤呈肿胀硬结感。重症患者常感咀嚼、吞咽、呼吸、眼球活动时疼痛。此外，累及咽喉可有吞咽困难和声音嘶哑；累及心肌可出现心音低钝、心律失常、奔马律和心功能不全等；侵及中枢神经系统常表现为头痛、脑膜刺激征，甚而抽搐、昏迷、瘫痪等；肺部病变可导致咳嗽和肺部啰音；眼部症状常有失明、视力模糊和复视等。

（三）包囊形成期

病程第 3 ~ 4 周，急性期症状渐退，而乏力、肌痛、消瘦等症状可持续较长时间。最终因包囊钙化及幼虫死亡而症状完全消失。

【并发症与预后】

（一）并发症

并发心肌炎可见血压下降甚至休克、心音减弱、心动过速、S－T 段和 T 波改变、心律失常等；并发脑膜脑炎可见头痛、脑膜刺激征、谵妄、定向障碍、昏迷、抽搐等；肺部并发症见有咳嗽、肺部啰音、呼吸困难、X 片见肺门阴影增大和肺实质浸润性病变。

（二）预后

及时治疗者预后好，大多于 1～2 个月内恢复，少数重度感染者合并心肌炎和脑膜脑炎者预后不良。

【实验室检查与其他检查】

（一）血象及生化检查

白细胞总数升高，多在（10～20）×10^9/L 之间。嗜酸性粒细胞常占 20% 以上，最高可达 90%。血肌酸磷酸激酶（CKP）明显增高。

（二）病原学检查

常用的取吃剩的残余肉检查包囊，或以胃蛋白酶消化处理后离心取沉渣，亚甲蓝染色镜检查找幼虫，亦可喂饲大鼠，2～3 天后检查肠道内的幼虫。对病人，在发病 10 天后取腓肠肌或三角肌活检标本，压片镜检查包囊和活动的幼虫，是简便、检虫率高的方法，亦可用前述蛋白酶消化法提高检出率。患者的血液、脑脊液经离心亦可查到幼虫。

（三）免疫学检查

采用酶联免疫吸附试验（ELISA）或间接免疫荧光抗体试验（IFA）等方法，以已知的抗原检测患者血清中特异性抗体，是较为敏感、特异、实用的方法。在急性期结合临床表现，诊断意义很大。但由于病愈后其抗体可存在较长时间，故单凭该检查结果，不足以区分是现症患者还是既往感染者。而采用单抗与多抗双抗体夹心 ELISA 法检测病人血清循环抗原，可用于确定体内有否活虫寄生，并可考核疗效。

【诊断与鉴别诊断】

（一）诊断

根据进食未熟肉食的流行病学史及典型的临床表现，不难诊断本病，再结合病原学检查或免疫学检查结果，确定诊断并无困难。

（二）鉴别诊断

本病应与食物中毒、肠炎、伤寒、钩端螺旋体病、血管神经性水肿及皮肌炎等鉴别。

【治疗】

(一) 病原治疗

阿苯达唑（亦称丙硫咪唑）为首选病原治疗药物，对各期旋毛虫均有较好的杀虫作用，且副作用少而轻。剂量每次 400~500mg，每天 2~3 次，儿童每天按 20mg/kg 计算，疗程 5 天。副作用仅有头昏、食欲减退等。其他如噻苯达唑、甲苯达唑等或因毒性大或因疗效不如阿苯达唑而废用。在病原治疗时应注意赫氏反应发生，可从小量药物开始应用或给予肾上腺皮质激素。

(二) 一般及对症治疗

急性期应卧床休息，应用镇静剂、肾上腺皮质激素等以改善症状。

【预防】

进行卫生教育，提倡熟食，不生食或半生食猪肉或其他哺乳动物肉及制品，切肉、切菜的刀、砧板要生熟分开；提倡生猪圈养，饲料最好经加热处理；加强肉类检疫。

第九节 肠绦虫病

肠绦虫病（intestinal cestodiasis）是寄生于人体肠道的绦虫引起的一类疾病。在我国寄生人体的绦虫有四大类，即带绦虫、膜壳绦虫、棘球绦虫和裂头绦虫。常见的绦虫病是由带绦虫中的肥胖带绦虫（Taenia saginata，又称牛带绦虫、牛肉绦虫、无钩绦虫）和链状带绦虫（Taenia solium，又称猪带绦虫、猪肉绦虫、有钩绦虫）引起的。此外，长膜壳绦虫、阔节裂头绦虫、狗复孔绦虫引起的也有个别病例报道。

【病原学】

猪肉绦虫和牛肉绦虫，成虫分别长 2~4m 和 4~8m，乳白色，扁长如带状，雌雄同体。全虫可分头节、颈节、体节三部分。头节为其吸附器，猪肉绦虫顶端有顶突、小钩及吸盘，牛肉绦虫有吸盘，可吸附在人体小肠壁上。颈节为其生长部分，每天能长 7~8 个节片。体节可分为未成熟、成熟和妊娠三种节片。成熟的妊娠节片每一孕节中含有虫卵多达数万个，常单节或数节脱落排出体外。绦虫卵的抵抗力较强，在外界存活时间较长。4℃左右能存活 1 年，-30℃也能活 3~4 个月，37℃时只能活 7 天左右，在土壤中可生存数周之久。

成熟的虫卵内含六钩蚴，被中间宿主牛或猪吞食后，六钩蚴在十二指肠内脱出并穿过肠壁，随血与淋巴循环到达全身各处，经 60~72 天发育成为囊尾蚴，导致牛或猪的囊虫病，俗称"米猪肉"。猪常吞食粪便中的妊娠节片，故其感染常甚严重。牛仅吞食污染牧草的虫卵，故其感染一般不严重。人进食生的或未煮熟的含有囊尾蚴的牛肉或猪肉，囊尾蚴在人的小肠内受胆汁刺激，头节外伸吸附于肠壁，颈节逐渐分裂形成连串的体节，经 2~3 个月发育为成虫。成虫虫体脱节，从肛门排出体外，故可在内裤和粪便中发现白色的虫体节片。猪肉绦虫和牛肉绦虫成虫寿命分别为 25 年和 30～35 年。人体不但是猪肉绦虫的终宿主，也可成为中间宿主，发生囊尾蚴病（囊虫病）。

【流行病学】

（一）传染源

人是猪肉绦虫和牛肉绦虫的唯一终末宿主，牛和猪为中间宿主。从粪便排出的绦虫卵，分别使猪或牛感染而患囊尾蚴病，后者是绦虫病的直接传染源。

（二）传播途径

人因进食生或未熟的含有囊尾蚴的猪肉或牛肉而感染。亦可因污染的炊具感染。

（三）人群易感性

人群普遍易感。可反复感染。

（四）流行特征

1. 流行地区　猪肉绦虫病和牛肉绦虫病在国内大多为散发性，多见于东北、华北、河南、江苏、云南、广西、贵州、青海、西藏等地，少数民族地区尤多。本病的流行与饮食习惯、烹调方法及猪、牛饲养方法不当有密切关系。如烹调时未煮透；切生、熟菜同用一砧板，污染熟食；某些加工方法如风干、盐腌、烟熏的猪肉和牛肉不能使肉内囊尾蚴全部死亡；在篝火上烤食生的大块牛肉等食肉习惯都可造成感染；饲养时人的粪便污染猪圈和牛棚、牧场、饲料及水源而使猪、牛受染。

2. 感染者年龄与性别　以青壮年发病为多，男性多于女性。

【发病机制与病理】

寄生于肠内的绦虫一般不引起明显的病理变化，仅由于成虫的小钩、吸盘吸附在小肠黏膜上引起局部轻度损伤及炎症。成虫寄生人体常为 1 条，重度感染也可有多条寄生，干扰小肠运动，引起腹部不适、腹胀、腹泻及腹痛等，甚至虫体扭转成团导致肠痉挛及肠梗阻。极少数并发阑尾炎、肠穿孔等病变。虫体靠体表绒毛大量吸取宿主肠内营养成分，寄生长久后可造成病人消化吸收障碍致营养不良。虫体的代谢产物也可对宿主有一定的毒性作用。宿主机体细胞免疫和体液免疫均参与其免疫病理过程。

【临床表现】

从吞食囊尾蚴至粪便中发现虫体节片或虫卵为潜伏期，一般为 2～3 个月。临床症状与感染虫数和种类有关，大多为单虫感染，症状轻微。牛肉绦虫节片常自动由肛门排出，引起轻微肛门瘙痒，甚至有直肠内绦虫蠕动的感觉。由于虫体吸取人体养料并刺激肠壁及其代谢产物的毒性作用，部分病人出现腹痛、腹胀、腹泻、恶心、乏力、食欲亢进、体重减轻等症状，少数病人有头痛、乏力、便秘、头晕、神经过敏等。腹痛多呈隐痛，一般限于上腹部或脐周，进食以后，疼痛多数能缓解。

【并发症与预后】

（一）并发症

囊尾蚴死亡时，可造成玻璃体混浊、视网膜脱离、视神经萎缩，并发白内障，继发青光眼等，终致眼球萎缩而失明。牛肉绦虫患者可并发阑尾炎；猪肉绦虫患者可并发囊尾蚴病（囊虫病）。

（二）预后

预后多良好。猪肉绦虫病并发脑囊虫病者预后较差。

【实验室检查与其他检查】

（一）血象

病程早期血嗜酸性粒细胞可轻度增加。

（二）粪便检查

肛拭子检查、粪便直接涂片或集卵法查出虫卵可确诊为绦虫病，采用压片法检查妊娠节片，可进一步区分猪肉绦虫和牛肉绦虫妊娠节片。

（二）免疫学诊断检查

常用的方法有皮内试验（以不同虫体匀浆或虫体蛋白质作抗原做皮试）、环卵沉淀试验、补体结合试验、乳胶凝集试验等，阳性率可达73%~99%，但可呈假阳性反应（7%~20%）。对流免疫电泳和间接荧光抗体试验可提高阳性检出率，降低假阳性率。用ELISA法检测粪便中特异性抗原，其敏感性可达100%。

【诊断与鉴别诊断】

（一）诊断

1. 流行病学资料有生食或半生食牛肉或猪肉史。
2. 粪便中有白色带状虫体节片排出，可做出诊断。
3. 粪便与肛拭子检查找到虫卵时即可确诊。

（二）鉴别诊断

应与其他蠕虫病相鉴别。出现肠梗阻时，应与肿瘤、肠套叠等疾病相鉴别。

【治疗】

（一）病原治疗

1. 吡喹酮 是治疗绦虫病的首选药物。剂量为10~25mg/kg，空腹顿服，并给予缓泻药，促使虫体迅速排出。服药后偶有头昏、眩晕、乏力等不适，但数日内可自行消失。

2. 苯咪唑类药物 ①甲苯达唑：成人与儿童剂量均为300mg，每天2次，疗程3天。

---

②阿苯达唑：剂量为每天8mg/kg，连服3天。此类药物孕妇忌服。

3. 氯硝柳胺（灭绦灵） 成人剂量为2g，儿童剂量为1g，清晨空腹顿服，连服2天。

（二）中医药治疗

我国学者首先倡用槟榔及南瓜子联合治疗，成人空腹口服50~90g南瓜子仁粉（或带皮南瓜子80~125g），2小时后服槟榔煎剂（槟榔80g，加水500ml，水煎取液150~200ml），再过半小时后服50%硫酸镁50ml。一般在3小时内即有完整而活动的虫体排出，少数患者可能于下午或次日排出虫体。

（三）注意事项

1. 驱虫后均应留取24小时全部粪便，淘洗检查头节以确定疗效。

2. 治疗猪肉绦虫病时，应尽量预防呕吐反应，以免虫卵反流入胃而导致囊虫病，故服药前宜给止吐剂。

3. 治疗牛肉绦虫病时，服药后则给泻剂，以利肠腔内体节完全排出。

4. 治疗后观察3个月，对又排节片或虫卵者则应复治。

【预防】

1. 普查普治，及时彻底治疗患者。

2. 大力开展卫生宣教。不吃"米猪肉"，不吃不熟的猪肉和牛肉；切生、熟菜的刀和砧板应严格分开，避免污染；坚持饭前便后洗手；加强牛、猪的管理，控制人畜互相感染。

3. 加强肉类检查和处理。对受染的肉类通常采用冰冻或煮熟的方法有效地杀死囊尾蚴，猪肉囊尾蚴在54℃经5分钟或-12℃~-13℃经12小时可全部被杀死。严禁"米猪肉"上市。

附 囊尾蚴病

囊尾蚴病（cysticercosis）是猪肉绦虫的幼虫囊尾蚴寄生人体各组织所引起的疾病。囊尾蚴可侵犯人体各种脏器，引起相应症状，其中以侵犯脑部最为严重。人体为猪肉绦虫的中间宿主。牛肉绦虫的囊尾蚴不在人体寄生，感染后不会引起囊虫病。

【病原学】

猪囊尾蚴又称猪囊虫，囊泡状，黄豆大小，乳白色，微透明。囊内含囊液，囊壁薄，内面有一个米粒大小的白点，即为翻转蜷缩的头节。其寿命甚长，一般为3~10年，个别可长达20年。

成熟的猪肉绦虫虫卵内含六钩蚴，被中间宿主人或猪吞食后，卵壳在十二指肠内被解聚，24~72小时后六钩蚴脱出，穿过肠壁，随血与淋巴循环到达全身各处，此时六钩蚴中央形成空腔，变成充满液体的囊泡，经60~72天囊壁上形成头节，发育成为囊尾蚴，导致囊虫病。

【流行病学】

（一）传染源

猪肉绦虫病患者是囊虫病的唯一传染源。病人粪便中排出的虫卵或孕节对本人及其周围人群均有传染性。

（二）传播途径

人体囊虫病的感染方式有三种：①内源性自身感染，即猪肉绦虫病患者由于呕吐使妊娠节片或虫卵反流入胃而感染；②外源性自身感染，即患者手指污染上自己粪便中的虫卵，再经口感染；③异体感染，因食入污染猪肉绦虫虫卵的食物而感染。

（三）易感人群

人群普遍易感。

（四）流行特征

1. 流行地区 本病分布广泛，多见于欧洲、中南美、非洲、东南亚等国家。国内以东北、华北、西北、西南等地发病率较高，是我国北方主要的人畜共患的寄生虫病。

2. 感染者年龄与性别 青壮年和男性多见。

【发病机制与病理】

六钩蚴侵入组织后部分发育为囊尾蚴，由于虫体的机械性刺激和毒素的作用引起相应的病变，可分为三个阶段：①引起病灶中性粒细胞、嗜酸性粒细胞、浆细胞、淋巴细胞和巨噬细胞浸润；②破坏局部组织，压迫周围器官，继之被纤维被膜所包围而形成包囊；③最终钙化。整个过程需 3~5 年。其具体病理变化的程度视囊虫寄生的部位、数量和局部组织反应而不同。

猪囊尾蚴可寄生于人体任何部位，以肌肉、皮下、脑和眼多见。囊尾蚴寄生于脑时周围组织在急性期有水肿、坏死，镜下有炎症细胞浸润；慢性期有萎缩、异物反应和机化。囊尾蚴寄生于皮下组织及肌肉产生皮下囊虫结节，囊尾蚴死亡后常有钙盐沉积。位于眼部的囊尾蚴常寄生于视网膜、玻璃体、眼肌、眼结膜下等处，引起相应部位病变和功能异常。

囊尾蚴抗原还可诱发机体产生体液和细胞免疫反应。

【临床表现】

潜伏期自吞食虫卵至囊尾蚴形成需 3 个月左右。囊虫病的危害性远较绦虫成虫大，症状及严重程度因囊尾蚴数目和寄生部位及人体反应而不同。

（一）脑囊虫病

临床症状极为复杂多样，从无症状至引起猝死不等，以癫痫发作最为常见。可分为下列几型，各型间可相互交叉或转化。

1. **癫痫型** 囊尾蚴多寄生于大脑皮层运动区，导致反复发作的各种类型癫痫。

2. **脑膜炎型** 囊尾蚴多寄生于软脑膜，引起长期持续或反复发作的脑膜炎。

3. **高颅压型** 以急性起病或进行性加重的颅内压增高为特征。

4. **精神障碍型** 囊尾蚴寄生于中枢神经系统，导致进行性加剧的精神异常。

5. **脊髓型** 囊虫侵入椎管压迫脊髓，产生脊髓受压征，表现为截瘫，感觉障碍，大、小便潴留等。

（二）皮下组织和肌肉的囊虫病

皮下结节直径 0.5 ~ 1.5cm，坚实而有弹性，与周围组织无粘连，无压痛及色素沉着。其数目可自一个至数百、数千个不等，主要分布于头部、躯干部，可逐渐自行消失。

（三）眼囊虫病

囊尾蚴在眼内可存活 1 ~ 15 年，多为单眼受累。多寄生于玻璃体，其次为视网膜。当眼内囊尾蚴存活时病人尚可耐受，虫体死亡后因虫体分解产物刺激，引起葡萄膜炎、视网膜脉络膜炎或化脓性全眼炎等，或并发白内障、青光眼，终致失明。

（四）其他

还可发生于椎管、心、肝、肺及肾等，但生前不易诊断。

【预后】

弥漫性脑囊虫病伴痴呆者预后不良。脑囊虫病伴流行性乙型脑炎者死亡率很高。眼囊虫病如能及时手术摘除，则预后良好。视网膜囊虫病如经久不治可致失明。

【实验室检查与其他检查】

（一）血象

可有外周血嗜酸性粒细胞轻度增多。

（二）脑脊液检查

脑囊虫病患者，脑脊液可呈炎症改变，压力增高，细胞数（10 ~ 100）$\times 10^6$/L，以淋巴细胞为主；蛋白量增高；糖、氯化物多正常。

（三）粪便检查

可做粪便直接涂片或集卵法，查获虫卵有诊断意义。

（四）囊尾蚴检查

皮下结节活检，见到囊尾蚴头节可确诊。眼底检查或眼睑处活检、X 线、CT、MRI 检查均可协助诊断。

（五）免疫学检查

用猪囊尾蚴液纯化后作为抗原，皮内试验阳性者可辅助诊断。用间接血凝试验（IHA）、间接荧光抗体试验、酶联免疫吸附试验、酶联免疫电转移印迹试验、斑点 ELISA、斑点印迹试验、乳胶凝集试验和胶体金试验等检测患者血清或脑脊液中的循环抗体或循环抗原时，均有较高的敏感性和特异性。

【诊断与鉴别诊断】

（一）诊断

1. 流行病学资料 在流行区有生食或半生食猪肉史，病人有肠绦虫病史，或粪便中发现绦虫卵或妊娠节片，可作为诊断本病的重要依据。

2. 临床表现 凡具有癫痫发作、颅内压增高、精神障碍者应考虑脑囊虫病的可能，详细检查有无皮下结节。

3. 实验室检查与其他检查 皮下结节或眼底、眼睑活检可确诊；免疫学检查有重要的诊断价值；病期较长的囊尾蚴病者（一般在 5 年以上）在 X 线平片上可见有钙化影；颅脑 CT 与 MRI 在脑囊虫病的诊断中具重要价值；血象和脑脊液检查有参考价值。

（二）鉴别诊断

脑囊虫病须与颅内肿瘤、结核性或隐球菌性脑膜炎、原发性癫痫病以及血吸虫病、肺吸虫病等所致的癫痫相鉴别；皮下结节应与皮脂囊肿、多发性神经纤维瘤、风湿结节及肺吸虫皮下结节相鉴别；眼囊虫病应与眼内肿瘤、异物、葡萄膜炎及视网膜炎相鉴别。

【治疗】

（一）病原治疗

1. 阿苯达唑 是目前治疗囊虫病的首选药物。治疗脑型囊虫病每天 18～20mg/kg，皮肤肌肉型每天 150mg/kg，分 2 次口服，10 天为一疗程。间隔 2～3 周，重复 2～3 个疗程。

2. 吡喹酮 对各型囊虫病均具有很好的疗效。治疗皮肤肌肉型囊虫病剂量为 120 mg／kg，3～4 天内分次口服。脑囊虫病和眼囊虫病者及有精神障碍与痴呆表现者均不宜使用。

3. 槟榔和南瓜子 参见绦虫病中医药治疗。

（二）手术治疗

眼囊虫病应及早手术摘除，术后如需要可进行病原治疗；颅内单个囊虫也可行手术治疗。

（三）注意事项

1. 脑囊虫病患者须住院治疗，根据病情需要同时采用降颅内压、抗癫痫等对症疗法。

2. 脑囊虫病癫痫症状持续存在，若临床和影像学检查显示病原学治愈时，则停用抗虫药，仅采用抗癫痫治疗。

3. 囊虫病合并猪肉绦虫病者，通常应先治绦虫病。

【预防】

加强饮食卫生，不吃未煮熟的食品。对猪肉绦虫病患者应早期、彻底治疗。

第十节 棘球蚴病

棘球蚴病（echinococcosis）又名包虫病（hydatid disease），是由人体感染了棘球绦虫的幼虫所致疾病的总称，其中以肝内棘球蚴寄生引起的囊性病变最为多见。我国流行细粒棘球蚴病（echinococcosis granulosus）和多房棘球蚴病（echinococcosis alveolaris），以前者为主。新疆维吾尔自治区人民医院40年收治棘球蚴病患者11 253例，其中细粒棘球蚴病占97.75%，多房棘球蚴病（亦称泡型棘球蚴病）仅占2.25%。肝棘球蚴病占总棘球蚴病的70%~80%。我国本病流行区域主要在北方牧区，受感染人口近100万。棘球蚴病是制约流行区经济发展的重要因素之一。

I 细粒棘球蚴病

【病原学】

细粒棘球绦虫是一种小绦虫，大小为（2~7）mm×（0.5~0.6）mm，由头节、颈部、幼节、成节和孕节组成。头节有顶突和4个吸盘，顶突有顶突腺，成节有雌雄两套生殖器，孕节最长，约占全虫体长的1/2，子宫向两侧形成不规则膨大（称为侧囊），内含虫卵约200~800个。其幼虫称棘球蚴，呈大小不等的圆形或椭圆形囊肿，因寄生部位、寄生时间和宿主不同，大小可由不足1cm至数十厘米，囊壁分两层，外层为1mm厚的角皮层，乳白色，无细胞结构，为生发膜细胞的分泌物组成，内层为生发膜。囊内充满棘球蚴液，比重1.01~1.02，pH 6.7~6.8，内含蛋白、肌醇、卵磷脂、尿素、少量糖、无机盐和酶等。母囊内可生出子囊，子囊可长出孙囊，出现囊套囊现象。子囊内可生出几个头节，即原头蚴。原头蚴破囊入囊液称囊砂。

中间宿主内的棘球蚴如被终末宿主狗等吞食，幼虫在小肠内寄生，经7~10周发育成成虫，成虫寿命5~6个月，其产生的虫卵或脱落的孕节随粪便排出体外。虫卵对外界抵抗力强，室温水中存活7~16天，干燥环境中存活11~12天。人接触狗，或处理狗、狼、狐皮时误食虫卵而感染。虫卵在人的胃、十二指肠内孵化，释出六钩蚴，侵入肠壁，循门静脉至肝，引起肝棘球蚴病（约占70%）。有时幼虫通过肝脏，可达肺（约占20%）、脑、骨髓、肾等（约占10%）而致病。羊、牛及其他家畜是中间宿主，人亦可成为中间宿主。

【流行病学】

细粒棘球蚴病亦称囊性包虫病，呈世界性分布，我国主要在牧区流行。狗是适宜的终宿主和主要传染源，虫卵可污染狗的皮毛，人与狗密切接触经口而感染。人群普遍易感，以牧民和青壮年农民为多。大多在儿童时感染，青壮年发病。

【发病机制与病理】

棘球蚴在人体内生长速度不一，该病的进程很慢，大多感染后10年才出现症状。对人体的危害主要是随着囊肿的增大所产生的压迫症状以及囊液外流引起的过敏反应。棘球蚴囊的生发层向囊内长出原头节和育囊，原头节可以脱落，原头节和育囊可发展成子囊，母囊的生发层还可直接形成子囊，子囊又以同样的方式形成孙囊，这样囊肿逐渐长大产生压迫症状。随着棘球蚴的生长，囊肿周围出现炎细胞浸润，启动纤维化过程形成纤维性外囊，其厚度不等，随时间延长而生长，有的可达1cm。增大的囊肿压迫引起机械损伤，如肝细胞多见萎缩坏死。本病多年无临床症状，仅在无意中或体检发现。

【临床表现】

（一）肝细粒棘球蚴病

最为常见，右叶多见。早期无症状，当囊肿逐渐增大时，病人可有饱胀牵拽感，或肝区坠痛或钝痛；若蚴囊位于肝门附近向下生长，可压迫胆管和门静脉引起黄疸、皮肤瘙痒和门静脉高压症；如肝内囊肿靠近肝脏表面，则见右上腹部渐渐隆起一肿块，形圆而光滑，坚韧而有弹性，并可触及液波感及震颤感（因子囊相互撞击而形成）。如棘球蚴囊肿因外力而致破裂，可有剧烈腹痛、休克、发热、荨麻疹等急性过敏性休克以及急腹症表现，病情严重者可致死亡。囊液破入腹腔或胸腔，头节片可发生移植，形成其他部位继发棘球蚴病。

（二）肺细粒棘球蚴病

早期囊肿小，一般无自觉症状，常在体检做X线透视时发现，随囊肿增大可引起胸痛、咳喘、咳痰、咳血等症状。胸痛为持续性隐痛，痰中带血常见。棘球蚴囊肿破裂可见大咯血，有的患者棘球蚴囊肿穿破至支气管引起呛咳，呼吸困难，偶尔大量囊液溢出可致窒息。

（三）脑型细粒棘球蚴病

发病率低，多见于儿童。主要表现常与脑肿瘤相似，如有癫痫发作、头痛、视盘水肿等颅内高压症状，病情缓慢进展，并随着脑内囊肿的增大而逐渐加重。

（四）其他部位棘球蚴病

其他部位的棘球蚴囊肿主要是压迫引起的器官组织损伤和功能障碍，几乎都与肝棘球蚴病或肺棘球蚴病伴见。

【并发症与预后】

（一）并发症

1. 囊肿合并感染 常为细菌感染，类似肝脓肿，见发热、肝区痛、肝肿大、中性粒细胞增多等。

2. 囊肿破裂 因囊内压升高破裂或诊断穿刺引起，大量囊液流入胸腹腔可引起过敏性休克或因囊液中头节播散引起多发性囊肿，或破入胆道引起胆管炎、胆囊炎。

3. 门静脉高压 体内囊肿压迫门静脉引起脾肿大、食道下段静脉曲张或腹水，但少见。

4. 肝衰竭 肝棘球蚴病到晚期，肝脏严重受损，可出现腹水、黄疸、低蛋白血症、出血倾向等。

（二）预后

本病早期进行有效杀虫治疗、手术治疗均有较好的疗效，治疗得当甚至可根治，但到了晚期，出现多种并发症，器官组织结构被破坏，预后差。

【实验室检查与其他检查】

（一）病原检查

从囊液中可获棘球蚴或碎片，镜下观察到原头节可确诊。

（二）免疫学检查

1. 皮内试验 用人或羊棘球蚴囊液作抗原进行皮内试验，15 分钟后观察结果，敏感性可达 70% ~95%，但与结核病、并殖吸虫病、猪囊尾蚴病等有交叉反应，特异性不高。

2. 血清免疫学试验 包括琼脂扩散、对流免疫电泳、间接血凝与酶联免疫吸附试验（ELISA）等，其中 ELISA 法灵敏度和特异性较高。但免疫学检查对单个囊肿、未破裂的囊肿以及无合并其他脏器囊肿的患者检出率较低。

（三）影像检查

X 线对本病的诊断定位有帮助；CT 扫描对内脏棘球蚴病诊断有重要意义；B 超具有简便、快速等优点，可见囊肿内液性暗区，是基层应用最多的诊断方法。

【诊断与鉴别诊断】

（一）诊断

在流行区与狗有密切接触史，肝、肺等脏器占位性病变，应高度怀疑本病。皮内试验与血清免疫学试验阳性者提示有棘球蚴感染，B 超、CT 发现囊肿有助诊断。肺棘球蚴囊液破入支气管，患者咯出粉皮样物质，显微镜下查到粉皮样膜状物、头节或小钩可确定诊断。

（二）鉴别诊断

本病主要应与肝脏非寄生虫性良性囊肿、肝脓肿、肠系膜脓肿、肺脓肿、肺结核、肝癌等鉴别。

【治疗】

（一）手术治疗

手术治疗对囊性棘球蚴病较为合适，术中用 0.1% 西替溴铵（cetrimide）对棘球蚴头节和子囊处理复发率低，处理要彻底，要防止囊液外流。加强围术期处理对降低并发症、提高治愈率有重要意义。术前检查对手术有重要指导价值。

（二）药物治疗

阿苯达唑（丙硫咪唑），每天 12 ~15mg/kg，分 2 次口服，4 周为一个疗程，间隔 2 周后重复 6 ~10 个疗程，必要时疗程可延长到 2 年。乳剂优于片剂，有效率可达 80%。本药毒副作用较轻，但有胚胎毒和致畸作用，孕妇慎用。除阿苯达唑外，吡喹酮、甲苯达唑亦临床应用过，但疗效不理想。

（三）中医药治疗

中医治疗本病，早期多从肝胃辨治，后期腹内结快，腹大如鼓，可参照中医内科学"积证"、"鼓胀"治疗。

【预防】

广泛宣传养狗的危害性，野狗应捕杀，牧羊狗和警犬应定期检疫，流行区的狗定期用吡喹酮治疗；讲究个人卫生，不喝生水，不吃生菜，严防病从口入；加强屠宰场管理，病羊、病狗内脏应清理；猎狐剥取狐皮时应做好个人防护。

Ⅱ 多房棘球蚴病

【病原学】

多房棘球绦虫比细粒棘球绦虫略小，结构较相似，亦由头节、颈部、幼节、成节和孕节组成。成节中睾丸数 15 ~ 30 个，比细粒棘球绦虫少，其孕节子宫有 12 ~ 15 个分支。幼虫称多房棘球蚴，由外面角皮层与内面的单细胞生发膜组成。其生发膜具有向外芽生增殖的特性，在肝内呈浸润性生长，形成海绵或蜂窝状无数小囊泡，内含胶冻样物质。多房棘球蚴同时也可向内芽生，呈隔膜性增殖。成虫寄生于终末宿主狗、猫等食肉动物小肠上段，孕节或虫卵随宿主粪便排出，污染水源、牧场及周围环境，当中间宿主田鼠等啮齿动物吞食了虫卵或孕节后，在肠内经消化液作用而孵出六钩蚴，然后钻进肠壁血管，随血液循环到达全身各处。大多数六钩蚴停留在肝脏，少数可到达肺及其他组织，约 5 个月后发育成棘球蚴。含棘球蚴的动物内脏被狗、狼吞食后经 8 周发育成成虫，一个原头蚴发育成一个成虫。狗肠内寄生的成虫一般数百条至数千条，重者达万条。大多数成虫寿命 5 ~ 6 个月。人若误食虫卵亦可在体内发育成棘球蚴病。

【流行病学】

多房棘球蚴病主要分布于北半球高纬度地带寒冷山区。我国西北地区、黑龙江、西藏及四川甘孜州有分布，是一种自然疫源性人兽共患疾病，人因误食被其虫卵污染的食物或水，或接触狗、狐误食虫卵而感染，以农牧民、狩猎人员为多，男多于女，青壮年为主。

【发病机制与病理】

多房棘球蚴生发膜具有向外芽生的特性，在肝内浸润性生长，破坏肝脏基本结构，较细粒棘球蚴病肝损害更明显。肝脏病变为单个大块或几个坚硬肿块，边界不清，极似原发性肝癌。切片可见坏死组织和空腔，光镜可见不规则串珠状小囊泡，周边有纤维组织增生。向外生长扩散可侵犯门静脉、胆总管、下腔静脉。其脱落入血的生发膜可转移至肺和脑。

【临床表现】

多房棘球蚴在体内生长极为缓慢，潜伏期可达 10～30 年。

肝多房棘球蚴病临床可见肝区痛，腹胀，消瘦，肝脏显著肿大、质硬、表面有结节。病变波及肝门与胆总管亦可引起黄疸和门静脉高压症。肝功能衰竭和脑转移是患者死亡的主要原因。

肺多房棘球蚴病以两肺中下部粟粒或结节形病灶为多，可出现咯血、咳嗽等症状。

脑多房棘球蚴病临床表现同脑细粒棘球蚴病。

【并发症与预后】

并发症参见细粒棘球蚴病。本病早期发现采取手术并化学药物杀虫治疗有较好的疗效，但到了晚期肝结构被破坏，预后差。

【实验室检查与其他检查】

（一）一般检查

可有轻度贫血，嗜酸性粒细胞轻度增高，约 1/3 的患者有肝功能损伤。

（二）免疫学检查

用粗制多房棘球蚴囊液作抗原进行皮试阳性率高，但不能区分细粒棘球蚴病和多房棘球蚴病。采用重组 Em2（角质层抗原成分之一）做 ELISA 检测，敏感性为 90.4%，特异性为 100%。

（三）影像学检查

B 超、CT 见肝内边缘不清晰肿块，中央坏死可见液性暗区，难与肝癌鉴别。

【诊断与鉴别诊断】

（一）诊断

1. 来自流行区或有流行区居住史。

2. 皮内试验或血清免疫学试验阳性。

3. 肝显著肿大，质硬，表面有时可扪及结节。

4. 肝 B 超与 CT 扫描可见大块占位性实质性肿块，边缘不规则，无明显界限，内部结构不均质。

（二）鉴别诊断

本病主要应与肝癌、结节性肝硬化鉴别。

【治疗】

早期诊断、早期手术切除效果好。但肝组织广泛受累可采用阿苯达唑，每天 10mg/kg，分 2 次服，疗程不少于 2 年。

中医治疗可采用健脾益气、疏肝活血法。

【预防】

加强健康教育，广泛宣传养狗的危害性，流行区的狗定期用吡喹酮治疗。

第八章

朊毒体病

朊毒体病 (prion diseases) 是一组可发生于人和动物的以慢性、进行性、退化性病变为特征的致死性中枢神经系统疾病，又称为传染性海绵状脑病 (TSE)，可呈传染性、散发性或遗传性发生。动物朊毒体病有羊瘙痒病、鹿慢性消瘦症 (CWD)、牛海绵状脑病 (BSE) 即疯牛病、水貂传染性脑病 (TME)、猫海绵状脑病 (FSE) 等。人类朊毒体病有克-雅病 (CJD)、格斯特曼-斯召斯列综合征 (GSS)、致死性家族性失眠症 (FFI)、库鲁病 (Kuru disease)。克-雅病 (CJD) 又分散发性克-雅病 (sCJD)、变异型克-雅病 (vCJD)、医源性克-雅病 (iCJD) 和家庭性克-雅病 (fCJD) 四种。其中，变异型克-雅病、医源性克-雅病、库鲁病是因感染致病。

【病原学】

1982 年，美国加利福尼亚大学教授斯坦利·普鲁西纳提出克-雅病的病原体是一种"蛋白质性质的感染颗粒"，并用 prion（普利昂）一词表示这种因子，中文以前译作朊病毒、蛋白质感染因子、蛋白侵染子、朊蛋白等。这种粒子缺乏核酸，不能叫做病毒，故改称朊毒体。

（一）结构

朊毒体是一种缺乏核酸、不需核酸复制而能自行增殖的蛋白质感染性粒子，它不是细菌，也不同于一般的病毒，主要是由蛋白质组成的。朊蛋白 (prion protein; prp) 有两种异构体，即 prp^c 和 prp^{sc}。prp^c 对蛋白酶敏感，存在于正常组织，不致病；prp^{sc} 抗蛋白酶，有致病性。prp^c 是信号转导因子，在细胞水平上调控神经元功能。prp^{sc} 则是人和动物 TSE 的病原体。所有哺乳动物都携带有表达朊蛋白的基因，prp^c 是表达于体内大部分细胞表面的膜蛋白，prp^{sc} 与 prp^c 有几乎相同的基因结构，编码的氨基酸也近似，但它们的蛋白质空间结构有所不同：prp^c 含有 4 个 α 螺旋，prp^{sc} 则为 prp^c 的 2 个 α 螺旋变构为 4 个 β 折叠。

（二）抵抗力

朊毒体对蛋白质强变性剂如苯酚、尿酸等不耐受，但却耐高温和抗蛋白酶，不同于一般蛋白质，能使核酸失活的方法均对其无影响。对甲醛溶液、电离辐射、紫外线抵抗力强。

【流行病学】

早在 1732 年，英国就发现了羊瘙痒病。19 世纪初叶，西欧一些国家也相继发现本病。直至 1960 年，才有人将羊瘙痒病的脑组织制成匀浆，接种在实验鼠脑内，并获得成功。为了增加奶牛的产奶量，英国曾应用患有羊疫的羊内脏作为动物蛋白饲料，而于 1986 年 11 月发现第 1 例牛海绵状脑病,即疯牛病。巴布亚新几内亚东部高原 Fore 部落的土著人,由于参加同类相食的宗教仪式,一年内竟有 200 人以上死于震颤和失调性步行,称此为库鲁病。

(一)传染源

感染朊毒体病的动物和人是本病的传染源。

(二)传播途径

本病的传播途径尚不十分清楚,但已证明的途径有:

1. 消化道传播 进食朊毒体感染的宿主或加工物可感染本病。如库鲁病就是由于巴布亚新几内亚东部高原的土著部落食用已故亲人的脏器以示怀念的习俗致该病传播,而牛海绵状脑病,是因使用加工不当的动物内脏作饲料而致该病在动物中传播。

2. 医源性传播 器官移植、注射尸体来源的人体激素等已被证明可引起克 – 雅病。

(三)人群的易感性

人对本病普遍易感,目前尚未发现保护性免疫抗体的产生。

(四)流行特征

克 – 雅病在世界范围流行。库鲁病起病于巴布亚新几内亚高原土著人,禁食人脑后已基本消失。牛海绵状脑病主要在欧洲,特别是英国流行。

【发病机制与病理】

(一)发病机制

朊毒体病的发病机制尚不十分清楚。目前认为朊毒体首先自体外进入或因遗传变异自发产生,对于传染性朊毒体而言,经一定传播途径(如口、注射或外科手术)侵入机体并进入脑组织,其后沉积于神经元溶酶体内,导致脑细胞变性坏死,此后 prp^{SC} 在溶酶体中沉积。在脑细胞中充满 prp^{SC} 及伴随的杆状淀粉样颗粒的溶酶体,会突然口破裂并损害细胞。当宿主的神经细胞死亡后,释出的 prp^{SC} 会侵犯另外的脑细胞,使病变不断发展。病变的神经细胞死亡后,脑组织中留下大量小孔呈海绵状,随之出现相应的临床症状。

(二)病理

病理损伤可出现在大脑皮层、豆状核、尾状核、丘脑、海马、脑干和脊髓等多个部位,表现为弥漫性神经细胞丢失,反应性胶质细胞增生,淀粉样斑块形成和神经细胞空泡形成,脑组织病理切片呈海绵状改变。无炎症反应和免疫学应答,病变区域无淋巴细胞和炎症细胞浸润,表明朊毒体感染不激发宿主的体液和细胞免疫应答。

【临床表现】

(一)临床特点

1. 潜伏期长,可达数月至数十年。

2. 一旦发病,呈慢性进行性发展,为不可逆性,最终导致死亡。

3. 患者以痴呆、共济失调、震颤等为主要临床表现。

（二）人及动物主要因感染而发的朊毒体病

1. 羊瘙痒病 是最先被发现的传染性海绵状脑病，发生于绵羊和山羊。病羊以消瘦、步态不稳、脱毛、麻痹等为临床特征，并因瘙痒常在围栏上摩擦身体而得此病名。

2. 疯牛病 1986 年首先在英国发现。目前疯牛病已蔓延到其他欧洲国家，加拿大、美国、日本等国也有个别病例报道。该病潜伏期长，一般为 4~5 年，发病初期以体重减轻、产奶量下降、体质差为主要症状，随后出现明显的运动失调、震颤等神经系统症状。因常出现恐惧狂躁，故称疯牛病。

3. 库鲁病 此病发生于大洋洲巴布亚新几内亚高原 Fore 部落的土著人中，是美国国立卫生研究院于 20 世纪 50 年代发现的，患者多为妇女和儿童，成人男子很少患病。潜伏期一般为数年，最长可达 30 年。病程一般为 3~6 个月，很少超过 1 年。早期以共济失调、颤抖等神经系统症状为主，晚期表现为痴呆、四肢瘫痪，最后多因继发感染而死亡。

4. 克-雅病（CJD） 此病是人类最常见的海绵状脑病，呈世界性分布，好发年龄为 50~75 岁，平均发病年龄为 65 岁。该病常为散发性（传播途径不明），其次为家族性或医源性传播。家族性患者约占 15%；医源性传播主要与外科手术特别是神经外科手术时器械消毒灭菌不彻底、角膜或硬脑膜等移植或注射从人尸体脑垂体提取制备的生长激素与促性腺激素等因素有关。该病潜伏期 1.5~10 年，甚至长达 40 年以上。典型临床表现为进行性发展的痴呆、肌痉挛、小脑共济失调、运动性失语，迅速发展为半瘫、癫痫甚至昏迷。患者最终在 1 年内死于感染或中枢神经系统衰竭。

变异型克-雅病（vCJD）为 1996 年 3 月 20 日由英国克-雅病监视中心首先报道的一种新发现的人类传染性海绵状脑病。该病多发生于 18~40 岁的年轻人，临床症状以精神异常为主，表现为焦虑、孤僻、萎靡及其他异常行为；晚期出现痴呆、锥体束与锥体外束综合征。vCJD 与典型 CJD 在易感年龄、临床症状与病程、脑电图、影像学及病理学改变等方面有区别，故将该病称为 CJD 的变异型。

【预后】

极差，均为致死性。

【实验室检查与其他检查】

1. 组织病理学检查 病变脑组织可见海绵状空泡、淀粉样斑块、神经细胞丢失伴胶质细胞增生，极少有白细胞浸润等炎症反应。

2. 免疫学检查 多种免疫学方法，如免疫组织化学、免疫印迹、酶联免疫吸附试验等，用于检测组织中的 prp^{sc}。取材包括脑、脊髓、扁桃体、脾、淋巴结、视网膜、眼结膜及胸腺等多种组织。

3. 动物接种试验 将可疑组织接种于动物（老鼠、羊等），观察被接种动物的发病情况，发病后取脑组织活检具有朊毒体病的特征性病理改变。此法敏感性受种属间屏障限制，且需时间较长。

4. 物理检查　脑电图检查可有特征性的周期性同步二或三相尖锐复合波，具辅助诊断价值。计算机断层扫描（CT）及磁共振成像（MRI）的脑影像学检查，可资鉴别朊毒体病变与其他中枢神经系统疾病。

5. 分子生物学检查　从患者外围血白细胞提取 DNA，对人类编码 prp 的基因（PRNP）进行 PCR 扩增及序列测定，可发现家族遗传性朊毒体病的 PRNP 突变。

【诊断与鉴别诊断】

（一）诊断

朊毒体病的确诊需依赖脑组织的病理学检查，因此生前诊断较为困难，大脑组织活检是诊断的"金标准"。

1. 流行病学资料　进食过可疑动物来源的食品，接受过来自可能感染朊毒体供体的器官移植或可能被朊毒体污染的电极植入手术，使用过器官来源的人体激素，或有朊毒体病家族史，均有助于本病诊断。

2. 临床表现　虽然朊毒体病大多表现为渐进性痴呆、共济失调及肌阵挛等，但不同的朊毒体病有各自的特点。散发性克－雅病发病年龄较大，多先有痴呆后有共济失调，而变异型克－雅病发病年龄较轻；库鲁病震颤显著，多先有共济失调后出现痴呆；格斯特曼－斯召斯列综合征多仅有共济失调等小脑受损表现，少见痴呆；致死性家族性失眠症以进行性加重的顽固失眠为特征。

3. 实验室检查　脑组织的海绵样病理改变及 prp^{SC} 阳性的免疫学检测对确诊本病有重要意义；脑脊液中的脑蛋白及脑电图周期性同步二或三相尖锐复合波具有辅助诊断价值；PRNP 序列碱基突变的遗传学分析则有助于家族性朊毒体病的诊断。

（二）鉴别诊断

与其他神经系统疾病鉴别，关键是脑组织是否有海绵状改变和检测出朊毒体。

【治疗】

至今尚无有效治疗。有报道认为刚果红、二甲基亚砜、酚噻嗪、氯丙嗪、分支多胺、磷脂酶 C、金刚烷胺、阿糖腺苷、异丙肌苷、抗朊毒体抗体及寡肽等可能改善病情，但疗效有待进一步证实。

【预防】

（一）控制传染源

屠宰朊毒体病畜及可疑病畜，并对动物尸体妥善处理，有效的杀灭朊毒体方法包括焚化、高压消毒（132℃持续 1 小时）、5% 次氯酸或 1mol/L 氢氧化钠 60 分钟浸泡等；限制或禁止在疫区从事血制品以及动物材料来源的医用品的生产；朊毒体病及任何神经系统退行性疾病患者、曾接受器官提取人体激素治疗者、有朊毒体病家族史者和在疫区居住过一定时间者，均不可作为器官、组织及体液的供体；对遗传性朊毒体家族进行监测。

（二）切断传播途径

革除食用人体组织的陋习；禁止食用朊毒体病动物肉类及制品；停止使用含有动物来源蛋白，特别是从英国等西欧国家进口的饲料喂养动物；医疗操作严格遵守消毒程序，提倡使用一次性神经外科器械。

第九章

消毒、隔离与医院感染

第一节　消　毒

一、消毒的概念

消毒（disinfection）是指用物理、化学、生物的方法清除或杀灭体外环境中的病原微生物，使其达到无害化程度的过程。如病人使用过的各种检查或治疗器械和各种被污染的物品，用物理和化学方法进行处理，杀死或灭活病原体，避免再感染和交叉感染。用于消毒的药物称为消毒剂，部分消毒剂不仅能杀死细菌繁殖体还能杀死细菌芽孢达到灭菌效果。灭菌是一个绝对的概念，是指用物理或化学方法除去或杀灭全部微生物的过程，包括致病微生物和非致病微生物，也包括细菌芽孢和真菌孢子，灭菌后的物品必须是完全无菌的。达到灭菌效果的消毒方法是完全彻底的消毒法。

二、消毒的目的

在医疗过程中常可遇到各种类型传染病病人，其中包括未明确诊断的传染病病人。某些传染病病原体极易从患者体内排出而进行传播，如肺结核病人的痰液，伤寒和细菌性痢疾病人的大便等。一些病原体（如甲型肝炎病毒、流感病毒等）可通过与病人直接接触而传播。此外，被病原体污染的用品、食品等是传播病原体的媒介。为了控制传染病的传播，防止交叉感染的发生，保障病人及医护等人员的身体健康，必须严格执行消毒制度。其目的是杀灭由传染源排到外界环境中的病原体，防止传染病的发生和蔓延。

三、消毒的种类

（一）预防性消毒

预防性消毒指未发现传染源，对可能受病原体污染的场所、物品和人体所进行的消毒措施。如日常卫生消毒、饮水消毒、餐具消毒、粪便垃圾无害化处理、医护人员手的消毒等。预防性消毒能控制或减少未被发现或未被管理的传染源污染环境所引起的疾病。

（二）疫源地消毒

疫源地消毒指对目前存在或曾经存在传染源的地区进行消毒。其又可分为终末消毒与随时消毒。

1. 终末消毒　指感染源离开疫源地（如转送、痊愈出院或死亡后），对其曾经产生的含有病原体的排泄物、分泌物以及排泄物、分泌物所污染的物品进行的最后一次消毒。终末消毒包括病人的终末处理和病室单位的终末处理。

（1）病人的终末处理：病人转科或出院前应进行沐浴，更换清洁衣服，个人用品须消毒后方能带离隔离区；死亡病人应用消毒液浸湿的棉球塞住口、鼻、肛门及阴道。尸体用消毒液浸湿的尸单包裹，放入有"传染"标记字样的不透水袋子内送火葬。

（2）病室单位的终末处理：被服放入污物袋，消毒后再清洗；将棉被展开，床垫、枕芯竖放，打开抽屉、柜门，紧闭门窗，然后用紫外线灯或消毒剂熏蒸消毒。消毒后开门窗通风，用消毒液擦拭家具、墙面及地面。

终末消毒的目的是完全杀灭和清除病人所播散的病原微生物。终末消毒在病人离开后应尽快进行，越早越彻底越好。需要进行终末消毒的传染病主要有：①肠道传染病：霍乱、伤寒、副伤寒、痢疾、脊髓灰质炎、病毒性肝炎等；②呼吸道传染病：肺鼠疫、白喉、肺结核等；③动物源性传染病：炭疽、鼠疫等。

2. 随时消毒 指在感染源仍然存在的疫源地内，对感染源的排泄物、分泌物及其所污染的物品进行的及时性消毒处理。如病人住院时的卫生处理（沐浴、更衣等）；对病人呕吐物、痰液、尿液、粪便及污染敷料的消毒处理；对病室空气、地面、家具的消毒和接触病人或其污染物品后用消毒水洗手等。不同的传染病，由于病原体的排出途径不同，随时消毒的范围、对象与采用的方法也不同。如肠道传染病应及时对排出的粪便消毒，还要定时对可能被粪便或被手污染的衣服、床单、日用品、门把手、家具等消毒。随时消毒是防止交叉感染的重要措施之一。

四、消毒方法

（一）消毒方法的分类

根据消毒杀灭微生物的种类和强弱，将各种物理和化学消毒方法分为灭菌法和高、中、低效消毒法四大类。

1. 灭菌法 可以杀灭一切微生物，包括细菌芽孢。该类消毒方法有热力、电离辐射、微波等物理方法和甲醛、戊二醛、过氧乙酸、环氧乙烷等化学灭菌剂。

2. 高效消毒法 能杀灭一切细菌繁殖体（包括分枝杆菌）、病毒、真菌及其孢子，并对细菌芽孢有显著杀灭作用。主要有紫外线消毒法和臭氧、含氯消毒剂、过氧化氢等。

3. 中效消毒法 能杀灭除细菌芽孢以外的多种微生物。主要有超声波消毒法和中效消毒剂如乙醇、碘消毒剂等。

4. 低效消毒法 只能杀灭细菌繁殖体、部分真菌和亲脂性病毒。物理低效消毒方法有通风换气、冲洗物品和手等；化学低效消毒剂有氯己定（洗必泰）、苯扎溴铵（新洁尔灭）等。

（二）常用物理消毒法

物理消毒法是利用物理因素作用于病原微生物，将之清除或杀灭。常用的有热力、光照、微波、辐射、过滤除菌等方法。

1. 热力消毒法 利用热力破坏微生物的蛋白质、核酸、细胞壁和细胞膜，从而导致其死亡，是应用最早、效果可靠、使用最广泛的方法。分干热法和湿热法两类。前者由空气导热，传热较慢；后者由空气和水蒸气导热，传热快，穿透力强。

(1) 干热消毒灭菌法

1) 燃烧法：是一种简单、迅速、彻底的灭菌方法。常用于污染的废弃物、病理标本、带脓性分泌物的敷料和纸张。

2) 干烤法：利用特制的烤箱进行灭菌。适用于在高温下不变质、不损坏、不蒸发、不耐湿的物品，如油剂、粉剂、玻璃器皿和金属制品等的灭菌。干热空气传导性差，热容量小，穿透力弱，物体受热缓慢，因而消毒时间要长，一般170℃ 2小时，或者180℃ 30分钟。此法易使物品炭化。

(2) 湿热消毒灭菌

1) 煮沸消毒法：把水煮沸100℃，保持10～15分钟。适用于耐湿、耐高温的物品，如金属、搪瓷、玻璃和橡胶类等。此法能杀死细菌繁殖体、结核杆菌、真菌和病毒，但不能杀死细菌芽孢，故不能作为外科器械的灭菌，多用于餐具、一般金属器械、棉织品和结核病人的痰液消毒。加入碳酸氢钠配制成1%～2%浓度，可提高水的沸点，增强杀菌作用，又可去污和防锈。

2) 压力蒸汽灭菌法：常用于耐高温、耐高压、耐潮湿的物品，如各种器械、敷料、搪瓷、玻璃制品等。是可靠、有效而又安全的灭菌方法。根据排放冷空气的方式和程度分为：①下排气式压力蒸汽灭菌法：利用重力置换原理，使热蒸汽在灭菌器中从上而下，将冷空气由下排气孔排出，利用蒸汽释放的潜热使物品达到灭菌。其工作系数为：温度121℃～126℃，压力102.97～137.30kPa，时间15～20分钟。②预真空型压力蒸汽灭菌法：先机械抽为真空，使灭菌器内形成2.0～2.7kPa的负压，再导入蒸汽，蒸汽得以迅速穿透物品内部进行灭菌。其工作系数为：压力205.8kPa，温度132℃，时间5～10分钟。

3) 巴氏消毒法：亦称低温消毒法（温度一般为65℃～75℃，保持10～15分钟），是一种利用较低的温度既可杀死病菌又能保持物品中营养物质风味不变的消毒法。方法有二：一种利用热水灭菌，一种利用蒸汽消毒。常用于食品消毒。

4) 流动蒸汽消毒法：在一个大气压下利用100℃的水蒸气进行消毒。15～30分钟可杀灭细菌繁殖体，但不保证杀灭芽孢。消毒物品的包装不宜过大、过紧以利于蒸汽穿透。常用于食具、便器的消毒。

2. 光照消毒法 又称辐射消毒，主要利用紫外线的杀菌作用，使菌体蛋白质发生光解、变性而致细菌死亡。此法穿透力差，对真菌孢子、细菌芽孢效果差，对HBV、HIV无效，可以造成对人体的损伤如皮肤红斑、紫外线眼炎和臭氧中毒等。

(1) 日光暴晒法：常用于床垫、毛毯、衣服、书籍等物品的消毒。

(2) 紫外线灯管消毒法：主要用于空气消毒和物品消毒。

(3) 臭氧灭菌灯消毒法：主要用于空气消毒、医院污水和诊疗用水的消毒、物品表面消毒。

3. 电离辐射灭菌法 利用放射性核素^{60}Co发射高能γ射线或电子加速器产生的高能电子束进行辐射灭菌。适用于不耐热的物品灭菌。其设备昂贵，对人及物品有一定的损害。

4. 微波消毒灭菌法 靠微波产热灭菌。常用于食物及餐具的消毒、医疗药品及耐热非金属材料器械的消毒灭菌。

5. 过滤除菌 医院内常用过滤除菌来清除空气及液体中的微生物。如空气过滤是通过三级空气过滤器，选用合理的气流方式，除掉空气中 $0.5 \sim 5\mu m$ 的尘埃，达到洁净空气的目的。

（三）常用化学消毒法

化学消毒法是采用各种化学消毒剂清除或杀灭微生物的方法。化学消毒剂种类繁多，分为灭菌剂和高、中、低效消毒剂（参见前述消毒方法的分类），下面重点介绍一些常用的化学消毒剂。

1. 醇类消毒剂 主要有 75% 乙醇及异丙醇。乙醇可迅速杀灭细菌繁殖体，但对乙肝病毒及芽孢作用较差。异丙醇杀菌作用大于乙醇，但毒性也大。

2. 含碘化合物 常用的有碘酊和碘伏。主要用于皮肤、伤口、黏膜表面消毒。其中碘伏具有杀菌谱广、毒性低、对皮肤黏膜无刺激、储存稳定、无腐蚀性等优点，目前使用广泛。

3. 含氯化合物 主要有漂白粉（氯石灰）、次氯酸钠、84 消毒液、健之素片剂等。这些物质在水中产生次氯酸，具有杀菌谱广、杀菌力强、作用快的特点，且使用方便，价格低廉，但易受有机物（酸碱度）的影响，有效氯易丧失。适用于餐具、水、环境、疫源地消毒。

4. 醛类 属于灭菌消毒剂，常用甲醛与戊二醛。戊二醛是一种比甲醛更好的消毒剂，它杀毒谱广、作用快、毒性低，对被消毒物品几乎无损害，水溶液较稳定，受有机物影响小，使用也比较方便。主要用于医疗器械、麻醉吸入装置、医学精密仪器的消毒。1973 年被世界卫生组织病毒性肝炎科学小组推荐用于病毒性肝炎的消毒。

5. 杂环类气体消毒剂 其中常用的是环氧乙烷、环氧丙烷。具有广谱、高效、穿透力强、对消毒物品损害轻微的优点，故大多数不能用一般方法消毒的物品可用环氧乙烷消毒，如用于医疗器械、各种化纤或棉织品、塑料制品、毛皮制品等的消毒。但由于该消毒剂易燃、易爆，对人体有一定毒性，并要求一定的设备条件，应用有所限制。

6. 过氧化物类 常用的过氧乙酸是一种强氧化剂，具有广谱、高效、速效、使用浓度低、毒性低、使用方便、合成工艺简单、价格便宜、便于推广使用等优点。其缺点是不稳定，有难闻的刺激性醋味，对金属和棉织品具有一定腐蚀性，穿透力差，主要用于耐腐蚀物品、环境及皮肤等消毒与灭菌。浸泡消毒常用浓度 0.2% ~1.0%，适用于餐具、药杯、毛巾、鞋子、玩具等消毒，浸泡时间为 10 ~20 分钟。环境消毒用 0.2% ~0.4% 溶液，作用时间 30 ~60 分钟。洗手用 0.2% 溶液浸泡 1 分钟。擦拭消毒常用 0.2% ~0.3% 溶液，盛于塑料盆中，浸泡抹布 1 ~2 分钟，拿出稍拧干，反复擦拭被消毒的物品（家具、门窗）表面。

7. 其他消毒剂 有酚类（石炭酸、来苏等）、季胺盐类（新洁尔灭、消毒净等）和洗必泰等，可用于手、皮肤、医疗器械等消毒。这类消毒剂均不能杀灭细菌芽孢，属于低效消毒剂。

五、各种物品的消毒

医院消毒是预防和控制医院感染和传染病传播的主要措施，对各种物品的消毒方法必须遵照卫生部颁发的《医院消毒技术规范》执行。

（一）医院用品的危险性分类及消毒原则

按物品污染后对人体危害程度分为高、中、低度危险性物品三大类，根据危害程度的不同采取的消毒方法亦不同。

1. 高度危险性物品　指穿过皮肤或黏膜进入无菌组织或器官内部的器材，或与破损的皮肤、黏膜直接接触的器材和用品，如手术器械和用品、穿刺针、输液器材、注射的药物和液体、血液及血制品、导尿管、膀胱镜、腹腔镜、脏器移植物、活检钳等。此类物品只能采用灭菌法消毒。

2. 中度危险性物品　指仅接触皮肤、黏膜而不进入无菌组织的物品。如体温表、喉镜、胃肠镜、呼吸机管道、压舌板、口罩、餐具、牙具、便器等。此类物品选用中、高效消毒法，但内镜、体温表必须选用高效消毒法。

3. 低危险性物品　指虽有微生物污染，但一般情况下无害，只有当受到一定量致病菌污染时才引起危害的物品。这类物品仅直接或间接地接触健康无损的皮肤或黏膜。如生活卫生用品、病人与医护人员生活和工作环境中的物品（毛巾、痰盂、口杯、墙地面、桌面、床面、被子等）、一般诊疗用品（听诊器、血压计等）等。此类物品选用低效消毒法即可，或只做一般的清洁处理，仅在特殊情况下（如传染病病原体污染）才进行针对性消毒处理。

（二）各种物品常用消毒方法

物品的具体消毒方法除根据上述危险性等级选择消毒方法外，还要考虑污染微生物的种类、数量以及物品的形状和材质，既要达到消毒的目的又要尽量减少消毒过程中对消毒物品的损伤。贵重物品、不耐热、易受酸碱度影响的物品消毒时应特别谨慎，选择正确的消毒方法。

各种物品常用消毒方法详见本书附录Ⅲ。

六、医务人员手的清洁与消毒

手上皮肤微生物可分两大类，即常居菌和暂居菌。常居菌可在皮肤上生长繁殖，并可重复分离，一般方法不易杀灭。暂居菌是在工作中临时污染的微生物，很少在皮肤上繁殖。暂居菌的组成往往与从事的工作有关，与医院感染关系密切，一般来源于环境。工作人员的手是医院感染传播的重要媒介，因此，采用正确规范的洗手技术和消毒方法非常重要。

（一）洗手

1. 洗手指征　洗手是防止病原体传染的最简单、最重要手段之一。有下列情形之一者应洗手。

（1）接触感染病人以后。

（2）接触病人排泄物、分泌物或其他体内物质之后。

（3）在进行任何损伤性操作、接触伤口或护理高度易感者之前。

（4）在接触可能被具有流行病学意义的微生物污染的物品之后，如量杯、标本容器等。

（5）在监护病房、新生儿室、烧伤等高危病房中，接触不同病人之前或离开隔离病房，或做任何无菌操作前后。

2. 洗手方法 用流动水、肥皂洗手一般搓洗可将手上 60%～90% 微生物除去，若结合刷洗，微生物清除率可达 90%～98%，使手上细菌数量减少到感染剂量以下。现多用"七步洗手法"。

（1）洗手掌：流水湿润双手，涂抹肥皂（或洗手液），掌心相对，手指并拢相互摩擦（20～30 秒）；

（2）洗背侧指缝：手心对手背沿指缝相互搓擦，双手交换进行（20～30 秒）；

（3）洗掌侧指缝：掌心相对，双手交叉沿指缝相互摩擦（20～30 秒）；

（4）洗拇指：一手握另一手大拇指旋转搓擦，双手交换进行（20～30 秒）；

（5）洗指背：弯曲各手指关节，半握拳，把指背放在另一手掌心旋转搓擦，双手交换进行（20～30 秒）；

（6）洗指尖：弯曲各手指关节，把指尖合拢在另一手掌心旋转搓擦，双手交换进行（20～30 秒）；

（7）洗手腕、手臂：搓洗手腕、手臂，达肘上 6cm（非手术前洗手者达腕关节上 5cm 即可），双手交换进行（60 秒）。

最后用流水冲净手上的清洁剂，用干燥的无菌擦手巾擦干双手。

3. 洗手注意事项

（1）用流水冲洗，不用脸盆浸泡。

（2）水龙头用脚踏式或感应式开关，勿用纱布或其他材料的"接管"，可用防溅龙头。

（3）洗手用的肥皂、刷子要保持干燥。

（4）洗手后可待其自然干燥，或用个人专用手巾、一次性消毒纸巾擦干。

（二）手消毒

1. 手消毒指征

（1）进入和离开隔离病房、穿脱隔离衣前后。

（2）接触血液、体液和被污染的物品后。

（3）接触特殊感染病病原体后。

2. 常用的手消毒液 一般应在流动水、肥皂洗手后进行消毒。常用 75% 乙醇或 0.5% 碘伏擦手，或 0.1% 洗必泰溶液、0.2% 过氧乙酸溶液、含氯消毒液（含有效氯 500mg/1000ml）等浸泡双手。

3. 消毒液使用注意事项

（1）用消毒液擦手时，应涂擦均匀，注意指尖、指缝等不易擦到的部位，擦手后待其自然干燥。

（2）用消毒液泡手至少 1 分钟以上（新洁尔灭浸泡必须 3 分钟以上）。

（3）消毒液应按规定浓度配制，每日或半日更换，浸泡盆应预先洗净。

（4）用消毒液洗手前应先将手上肥皂冲洗干净，等手干燥后，再使用消毒剂。

4. 接触传染病病人后手的消毒

（1）医务人员为特殊传染病人检查、治疗、护理之前，要戴好一次性手套或无菌乳胶手套，每接触一个病人应更换一副手套，操作结束后进行流水洗手，注意手的消毒。

（2）若双手直接为传染病病人检查、治疗、护理或处理传染病人污物之后，应将污染的双手浸泡于消毒液内2分钟，再用肥皂、流动水洗手。

（3）连续进行检查、治疗和护理病人时，每接触一个病人后都应用肥皂、流动水洗手，或用快速手抗菌消毒剂搓擦2分钟。

（4）接触污染物品、微生物检查实验操作后手的消毒：医护人员接触污染源之前，应戴好一次性手套或乳胶手套，然后进行操作，操作后脱手套用肥皂、流动水洗净。如手直接接触污物者，操作后应将污染的双手使用含醇或碘手消毒剂搓擦2分钟，再用肥皂、流动水洗净。

七、消毒方法的监测

消毒方法的好坏主要看消毒效果。消毒效果是评价其消毒方法是否合理、是否可靠的最重要指标。

（一）消毒效果检查方法

1. 物理测试法　通过仪表来测试消毒时的温度、压力及强度等。

2. 化学指示剂测试法　其颜色变化能指示灭菌时所达到的温度。

3. 生物指示剂测试法　利用非致病菌芽孢作为指示菌以测定灭菌效果。

4. 自然菌采样测定法　用于表面消毒效果检测。

5. 无菌检查法　检测样品中的需氧菌、厌氧菌和真菌，除阳性对照外，其他各管不得有菌生长。

（二）消毒效果的监测

1. 医疗用品消毒效果监测　进入人体无菌组织、器官或接触破损皮肤、黏膜的医疗用品必须无菌，不得检出任何微生物；接触黏膜的医疗用品细菌菌落总数应≤20Cfu/g 或≤20Cfu/100cm^2，致病性微生物不得检出；接触皮肤的医疗用品细菌菌落总数应≤200Cfu/g 或≤200Cfu/100cm^2，致病性微生物不得检出。

2. 消毒液的监测　定期测定消毒液中的有效成分，符合规定的含量。使用中的消毒液含菌量≤100Cfu/ml，致病性微生物不得检出。但这种消毒液不能用于灭菌处理或浸泡、保存灭菌器械，也不能用于空气喷洒。

3. 压力蒸汽灭菌效果的监测　主要有化学和生物监测法两种。化学监测法是利用化学指示卡或化学指示胶带在121℃ 20分钟或130℃ 4分钟后的颜色或性状改变来判定灭菌是否合格；生物监测法主要是利用对热耐受较强的非致病性嗜热脂肪杆菌芽孢作为指示剂，制成每片含10^{6}个嗜热脂肪杆菌芽孢的菌纸片，使用时将10片菌片分别放于灭菌器四角及中心，待灭菌完毕，用无菌镊取出放入溴甲酚紫葡萄糖蛋白胨水培养基内，在56℃温箱中培养48

小时至 1 周，如全部菌片均无细菌生长则表明灭菌合格。

4. 紫外线消毒效果的监测　紫外线肉眼不可见，其照射强度和杀菌效能主要用物理、化学、微生物方法测定。将紫外线强度计置于所测紫外线灯管的正中垂直 1 米处，开灯照射 5 分钟后判断结果：普通 30W 新灯辐照强度 ≥90μW/cm 为合格；使用中紫外线灯管辐照强度 ≥70μW/cm 为合格。应用紫外线强度与消毒计量指示卡来测定紫外线灯管是否合格，并可判断对水、空气、物体表面消毒的效果，测定消毒所需照射剂量。应用标准菌片，在紫外线消毒后计算杀菌率来评价紫外线消毒效果。

5. 餐具消毒效果的监测　采用灭菌滤纸片于消毒后、使用前进行检测，如细菌总数 ≤5Cfu/cm^2，大肠杆菌未检出，HBsAg 阴性，并且未检出致病菌，为消毒合格。

6. 卫生洁具消毒效果监测　未检出致病菌、HBsAg 阴性为消毒合格。

7. 洗衣房衣物、医用污物消毒效果监测　未检出致病菌为消毒合格。

（三）各类环境空气、物体表面、医务人员手的消毒卫生标准

消毒卫生标准见表 9－1。除表 9－1 要求外，不得检出乙型溶血性链球菌、金黄色葡萄球菌及其他致病性微生物。母婴同室、早产儿室、婴儿室、新生儿室及儿科病房的物体表面和医务人员的手上不得检出沙门菌。

表 9－1　环境空气、物体表面、医务人员手细菌菌落总数（Cfu）卫生标准

环境类别	范围	标准		
		空气（Cfu/cm^3）	物体表面（Cfu/cm^2）	医务人员手（Cfu/cm^2）
Ⅰ类	层流洁净手术室、层流洁净病房	≤10	≤5	≤5
Ⅱ类	普通手术室、产房、婴儿室、早产儿室、普通保护性隔离室、供应室无菌区、烧伤病房、重症监护病房	≤200	≤5	≤5
Ⅲ类	儿科病房、妇产科检查室、注射室、换药室、供应室清洁区、急诊室、化验室、各类普通病房和诊室	≤500	≤10	≤10
Ⅳ类	传染病科及病房	—	≤15	≤15

第二节　隔　离

一、隔离的概念

隔离（isolation）是将传染病病人或传染病原携带者置于不传染的条件下，暂时避免与周围人群接触，防止病原体扩散，便于管理和消毒，同时也使患者得到及时的治疗，早日康复，起到控制和消除传染源的作用。对于不明原因的突发传染病，有效的隔离措施对控制其播散往往起决定性作用。根据不同的传染病病原学和流行病学特点，采取的隔离措施和隔离

检疫期限也有所不同。

二、隔离的种类

隔离的种类按传播途径不同分为以下几种：

（一）严密隔离（strict isolation）

1. 适用病种　经飞沫、分泌物、排泄物直接或间接传播的烈性传染病，如鼠疫（肺鼠疫）、肺型炭疽、传染性非典型肺炎、霍乱等。凡传染性强、死亡率高的传染病均需采取严密隔离。

2. 要求　①单间隔离，关闭房门（病原体相同者可同住一室）。②入隔离室者应穿隔离衣，戴口鼻罩及手套。③接触病人及可能污染的物品后以及接触另一病人前应洗手。④污染物品装双层污染袋，标记，并经消毒后方可送出销毁。⑤病室必须进行严格的空气消毒和物体表面消毒，每天1次。⑥病人禁止外出，家属禁止探视和陪伴。⑦病人转送后，对其所用物品，包括病室（救护车车厢）墙壁、地面、室内桌椅、家具等进行严格消毒。

（二）呼吸道隔离（respiratory isolation）

1. 适应病种　适用于通过空气中的飞沫传播的传染性疾病，如肺结核、流脑、百日咳、麻疹、腮腺炎等。

2. 要求　①单人隔离。同种病原体感染可同室隔离。②接触病人须戴口鼻罩、帽子，穿隔离衣，必要时戴护目镜。③接触病人及污染物后洗手。④污染物装入污物袋，标记，送出销毁或洗消处理。⑤病室每天应用紫外线消毒2次，每日通风不少于3次，地面要用消毒剂擦拭，拖把专用。⑥病人一般不得外出，必须外出时要戴口罩。

（三）肠道隔离（enteric precaution）

1. 适应病种　适用于粪－口传播感染的疾病，如伤寒、细菌性痢疾、甲型和戊型肝炎、肠道病毒感染（如脑炎、脑膜炎、心肌炎、脊髓灰质炎等）、感染性腹泻或胃肠炎（大肠杆菌、沙门菌、空肠弯曲菌、阿米巴原虫、耶尔森菌、轮状病毒等）等。通过隔离可切断粪－口传播途径。

2. 要求　①接触传染性物品时戴手套，不必戴口鼻罩，必要时穿隔离衣。②接触患者或污染物后，必须洗手消毒。③病人的餐具和便器，应严格分开使用（消毒后方可给他人使用），诊疗器具、排泄物、呕吐物和剩余食物均须消毒后处置。④保持室内无蝇、无蟑螂。

（四）接触隔离（contact isolation）

1. 适应病种　适用于经体表或伤口直接或间接接触而感染的疾病，如破伤风、气性坏疽、金黄色葡萄球菌感染、A群链球菌肺炎、狂犬病等。

2. 要求　①同病原菌感染者可同住一室。②接触病人时戴口鼻罩，必要时穿隔离衣。③接触传染性物品时戴手套。④接触病人及污染物后洗手。⑤污染物装入污物袋，标记，送出销毁或洗消处理。⑥凡病人接触过的一切污染物品应严格灭菌后才可清洁处理，病人出院或死亡后要进行终末消毒。

（五）血液－体液隔离（blood bodyfluid precaution）

1. 适应病种　主要用于预防直接或间接接触传染性血液或体液的传染性疾病，如乙型肝炎、丙型肝炎、艾滋病、弓形体感染、梅毒、疟疾、钩体病、回归热、登革热、黑热病等。

2. 要求　①隔离病人最好住单间。②接触血液、体液时戴手套，特别注意避免刺伤皮肤，最好戴口鼻罩，必要时穿隔离衣。③手被血液、体液污染时应立即用消毒液洗手。④用过的针夹、注射器浸入消毒液或煮沸后方能送入中心供应室，或装入特别标记的耐刺容器内送消毒处理。⑤污染的血液、体液用品应装入有标记的污物袋，送出洗消或销毁。⑥血液污染室内物品表面时，应立即用次氯酸钠消毒。

（六）虫媒隔离（arthropods isolation）

1. 适应病种　适用于以昆虫为媒介而传播的疾病，如乙型脑炎、肾综合征出血热、疟疾、斑疹伤寒、回归热等。

2. 要求　①有防蚊虫设施，纱门、纱窗要完好。②每日定时喷洒杀虫灭蚊药物，做好灭蝇、灭鼠及灭蟑螂工作。③由虱子传播的传染病病人入院时要做好灭虱和卫生管理工作。

（七）保护性隔离（protection isolation）

1. 适应病种　适用于抵抗力低或极易感染的病人，如严重烧伤、早产儿、白血病、脏器移植及免疫缺陷病人等。

2. 要求　①接触此类病人时，医务人员须先清洗双手，戴好口罩、帽子，穿好隔离衣（接触病人面为清洁面）。②每天进行病室空气消毒 1~2 次，每次 30 分钟，每日用消毒液擦拭桌椅、担架床等用物。

上述隔离预防是按疾病分类隔离，还有一种按病隔离预防（disease specific isolation precaution）系统，所采取的措施根据疾病选择。其优点是因病而异，减少不必要的隔离措施，减少了费用。但对医护人员有较高的要求。

三、隔离的期限

隔离期主要根据传染病的最长传染期确定，同时根据临床表现和化验结果决定是否可以解除隔离。

常见传染病的隔离及检疫期见附录Ⅰ。

四、穿脱隔离衣

（一）穿隔离衣

1. 工作服、帽子穿戴整齐，取下手表，洗手，戴好口罩，卷袖过肘。

2. 手持衣领取下隔离衣，清洁面朝自己；将衣领两端向外折齐，对齐肩缝，露出袖子内口。

3. 右手持衣领，左手伸入袖内，右手将衣领向上拉，使左手套入后露出。

4. 换左手持衣领，右手伸入袖内，举双手将袖抖上，注意勿触及面部。

5. 两手持衣领，由领子中央顺着边缘向后将领扣扣好，再扎好袖口（此时手已污染），松腰带活结。

6. 将隔离衣一边约在腰下 5cm 处渐向前拉，直到见边缘，则捏住，同法捏住另一侧边缘，注意手勿触及衣内面。然后双手在背后将边缘对齐，向一侧折叠，一手按住折叠处，另一手将腰带拉至背后压住折叠处，将腰带在背后交叉，回到前面系好。

（二）脱隔离衣

1. 解开腰带，在前面打一活结。

2. 解开两袖口，在肘部将部分袖子套塞入工作服衣袖下，便于消毒双手。

3. 消毒（刷手或泡手 1～2 分钟）清洗双手后，擦干，解开领扣，右手食、中指伸入左手腕部套袖内，拉下袖子过手；用遮盖着的左手握住右手隔离衣袖子的外面，将右侧袖子拉下，双手转换渐从袖管中退出。

4. 用左手自衣内握住双肩肩缝撤右手，再用右手握住衣领外面反折，脱出左手。

5. 左手握住领子，右手将隔离衣两边对齐（若挂在半污染区，隔离衣的清洁面向外，挂在污染区，则污染面朝外），挂在衣钩上。需更换的隔离衣脱下清洁面向外，卷好投入污染袋中。

清洁隔离衣只使用一次时，穿隔离衣方法与一般方法相同，无特殊要求。脱隔离衣时应使清洁面朝外，衣领及衣边卷至中央，弃衣后消毒双手。

（三）注意事项

1. 隔离衣长短应合适，须全部覆盖工作衣，有破洞或潮湿时，应更换。

2. 保持隔离衣里面及领部清洁，系领带（或领扣）时勿使衣袖触及面部、衣领和工作帽等。

3. 穿隔离衣时避免接触清洁物。穿隔离衣后，只限在规定区域内进行工作，不允许进入清洁区及走廊。

4. 隔离衣应每天更换一次。接触不同病种病人时应更换隔离衣。

第三节　医院感染

医院感染（nosocomial infections）曾称医院获得性感染和院内感染，2001 年我国卫生部统一定名为医院感染。医院感染的发病率各国报道不完全相同，3%～17% 不等。我国医院感染的发病率估计为 10% 左右。医院感染对社会、经济、医疗都带来了很大影响，在美国，每年约 200 万人发生医院感染，其中有 8 万人因此死亡，而处理医院感染所需成本为 45 亿～57 亿美元；英国则是每年至少会有 10 万个医院感染的个案，所需成本约 10 亿英镑。在医院感染中细菌感染占 95% 以上，其中 60%～65% 为革兰阴性杆菌，主要为大肠杆菌、肺炎杆菌、变形杆菌等肠杆菌科细菌及绿脓杆菌和不动杆菌属。引起医院感染的病原菌常对多种抗菌药物耐药，耐药菌对感染病患者的生命构成了重大威胁。因此对预防医院感染应予高度重视，加强管理，严格执行医院消毒隔离制度，合理使用抗菌药物，减少医院感染的发生率。

一、医院感染的概念

（一）定义与诊断

医院感染有广义和狭义之分，广义是指任何人员在医院活动期间遭受病原体侵袭而引起的感染。狭义是指住院病人在入院时感染不存在，也非潜伏期感染，而在住院期间受到病原体侵袭引起的感染。在医院内受感染者不管在医院期间还是出院以后出现感染病症状，都属医院感染。诊断医院感染时需注意以下几点：①住院前获得的感染，于住院后发病者不能作为医院感染。但感染时间不明确，自入院时起超过平均潜伏期后发病的感染视为医院感染。②新生儿通过产道时发生的感染，如 B 组链球菌感染，为医院感染，但经胎盘传播的胎儿感染，如先天性梅毒、弓形体病、风疹、巨细胞病毒感染、单纯疱疹等则属院外感染。③住院时已存在的感染在住院期间有所扩展或发生并发症者不能视为医院感染，除非其病原体有所变更。由于诊疗措施激活的潜在性感染，如疱疹病毒、结核杆菌感染应视为医院感染。④住院时已有的感染，根据流行病学资料说明此感染与以前的住院有关者应视作医院感染。⑤无明显潜伏期疾病，住院 48 小时后发生的感染，视为医院感染，除非流行病学和临床资料能说明此感染系在院外获得者。

（二）分类

1. 按病原体的来源分为外源性医院感染和内源性医院感染。外源性医院感染的传染源为携带病原体的医院内病人、工作人员及探望者。此外医院环境中病原体的侵袭或寄殖也属于外源性医院感染。内源性医院感染为病人皮肤、口腔、咽部和胃肠道寄殖的正常微生物和住院期内新的寄殖微生物所致的感染，如长时间应用广谱抗生素所致的真菌感染等。

2. 按感染传播途径分为交叉感染、自身感染和母婴感染。①交叉感染为病人之间发生的相互感染，工作人员带菌的手在病人间传播感染起着重要作用，与医院、病室的消毒隔离制度、病房管理制度执行不严等密切相关。交叉感染途径主要有空气、飞沫、接触、注射、输液等。流感、急性胃肠炎、细菌性痢疾、尿路感染、乙型肝炎、败血症等疾病较易发生交叉感染。食物、药物、静脉补液、血浆及输血污染后可造成某一病原体在医院内流行。②自身感染的发生主要由于宿主免疫功能低下所致。如长期应用肾上腺皮质激素的病人、放化疗肿瘤病人和器官移植病人可发生自身寄殖的微生物感染（如巨细胞病毒感染、真菌感染等）。但在某些病例是手术或操作的原因将体内病原体自无病理变化的场所转移至另一可造成感染的部位，如结肠手术使肠道内细菌进入腹腔形成腹膜炎等。③母亲子宫颈或阴道的病原菌在临产时传给新生儿的现象属母婴感染，如新生儿的 B 组链球菌、淋球菌、沙门菌属、沙眼衣原体等的感染皆为临产时母婴传播的结果。

3. 按感染的部位分为呼吸道感染、泌尿道感染、消化道感染、切口感染和全身感染等。

4. 按感染病原体的种类分为细菌感染、病毒感染、立克次体感染、真菌感染等。

二、医院感染的防护原则

为保障医疗安全，提高医疗质量，各级各类医院都必须成立医院感染管理委员会，由医院感染管理办公室、医务部门、护理部、临床相关科室、辅助科室、后勤部门等科室的主要负责人和抗感染临床专家组成，在院长或业务副院长的指导下开展工作，从而将医院感染管理纳入医院管理工作，有效预防与控制医院感染。

（一）建立三级监控体系

在医院感染管理委员会的领导下，建立由专职医生、护士为主体的医院感染管理科及层次分明的三级管理体系（一级管理：病区护士长和兼职监控护士；二级管理：专科护士长；三级管理：护理部主任兼医院感染管理委员会的副主任），负责评估医院感染发生的危险性，及时发现，及时汇报，及时处理。

（二）健全各项规章制度

医院感染管理制度的健全必须依照国家有关卫生行政部门的法律、法规实施。与医院感染管理相关的制度有清洁卫生制度、消毒灭菌制度、隔离制度、消毒灭菌效果监测制度、各重点科室（如手术室、供应室、换药室、导管室、监护室等）的感染管理制度、医务人员医院感染知识培训制度以及感染管理报告制度。

（三）认真落实医院感染管理措施

预防与控制医院感染必须切实做到控制感染源、切断传播途径、保护易感人群。应做到以下几点：

1. 医院环境布局合理，有利于消毒隔离。
2. 医院环境、科室、病室以及污物与污水的清洁、消毒与灭菌。
3. 手术室与其诊疗措施的无菌技术，工作人员的洗手技术，对病者及其分泌排泄物的隔离技术。
4. 中心供应室的消毒灭菌效果的监测。
5. 医院污物如垃圾的规范化处理、消毒和运输。
6. 合理使用抗生素。

（四）加强感染学教育，明确医务人员在医院感染管理中的职责

对全体医务人员应加强医院感染学的教育，提高其理论技术水平，增加预防与控制医院感染的自觉性，在各个环节上把好关，并履行在医院感染管理中的职责。

医务人员在医院感染中应履行以下职责：

1. 严格执行技术操作规程等医院感染管理的各项规章制度。
2. 掌握抗生素等抗感染药物的临床应用原则，做到合理使用。
3. 掌握医院感染诊断标准。
4. 发现医院感染病例，及时送病原学检验及药敏试验，查找感染源、感染途径，控制蔓延，积极治疗病人，如实填表报告；发现有医院感染流行趋势时，及时报告感染管理科，并协助调查；发现法定传染病，按传染病防治法的规定报告。

5. 参加预防与控制医院感染的知识培训。

6. 掌握自我防护知识，正确进行各项技术操作，预防锐器刺伤。

（五）常见医院感染及有局部暴发感染的控制措施

1. 流行病学调查、分析，制定预防措施。

2. 隔离病者　用不同颜色放置在护理办公室和病者床头示意不同隔离措施，现用颜色有黄色（严格隔离）、橙色（接触隔离）、蓝色（呼吸隔离）、灰色（抗酸杆菌隔离）、棕色（肠道隔离）、绿色（引流/分泌物隔离）、粉红色（血液、体液隔离）7种。在肠道隔离时已不强调穿隔离衣和戴手套。

3. 加强消毒与灭菌工作。

4. 对医院感染病者进行及时诊断和合理治疗。

附　录

Ⅰ　传染病的潜伏期、隔离期与接触者观察期

病名		潜伏期		隔离期	接触者观察期及管理办法
		最短～最长	常见		
病毒性肝炎	甲型	15～45 天	3～4 周	发病后 3 周	密切接触者检疫 45 天，接触后 2 周内注射丙种球蛋白，每周查 ALT 一次
	乙型	30～180 天	60～90 天	急性期应隔离到 HBsAg 阴转，恢复期仍不阴转者按 HBsAg 携带者处理	作 HBsAg、抗 HBs 检测均阴性者接种乙肝疫苗，接触者一般不隔离
	丙型	15～180 天	40 天左右	急性期隔离至病情稳定，慢性病例按病原携带者处理	接触者一般不隔离
	丁型		4～20 周	同乙型肝炎	同乙型肝炎
	戊型	10～75 天	40 天左右	同甲型肝炎	医学观察 60 天，注射丙种球蛋白无效
传染性非典型肺炎		1～14 天	2～10 天	隔离期 3～4 周	接触者隔离 3 周
流行性感冒		数小时～4 天	1～3 天	退热后 2 天	在大流行时，集体单位应进行检疫，出现发热等症状者，应早期隔离
麻疹		6～18 天	10～11 天	隔离至出疹后 5 天	医学观察 21 天，接受过被动免疫者应延至 28 天
水痘		10～24 天	14～16 天	隔离至脱痂为止，但不得少于发病后 14 天	医学观察 21 天，免疫力低者可用丙种球蛋白
流行性腮腺炎		8～30 天	14～21 天	从发病起至腮腺肿大完全消退（约 3 周）	成人一般不检疫，托幼机构儿童检疫 21 天

病名	潜伏期		隔离期	接触者观察期及管理办法
	最短~最长	常见		
流行性乙型脑炎	4~21天	10~14天	隔离至体温正常为止	不检疫
脊髓灰质炎	3~35天	5~14天	隔离期不少于病后40天	医学观察20天，可用活疫苗快速免疫
登革热	3~15天	5~8天	起病后7天	不检疫
肾综合征出血热	4~46天	7~14天	隔离期10天	不检疫
艾滋病	9天~10年以上	15~60天	隔离至HIV或p24从血液中消失。禁止献血	密切接触者和性伙伴应医学观察2年
狂犬病	5天~10年或更长	30~60天	住院隔离治疗	被狗咬伤者应进行医学观察，并注射免疫血清和狂犬疫苗
流行性斑疹伤寒	5~24天	10~14天	彻底灭虱后隔离至体温正常后12天	密切接触者灭虱后检疫15天
地方性斑疹伤寒	4~18天	7~14天	隔离至症状消失	不检疫
恙虫病	4~21天	10~14天	不需隔离	不检疫
腺鼠疫	1~8天	2~5天	腺鼠疫隔离至淋巴结完全痊愈	医学观察9天，同时接种鼠疫菌苗
肺鼠疫	数小时~3天	1~3天	肺鼠疫应在临床症状消失后，痰连续培养6次阴性方能出院	同上
炭疽病	12小时~12天	1~5天	皮肤炭疽隔离至创伤口痊愈、痂皮脱落为止，其他类型患者在症状消失后分泌物和排泄物培养2次阴性后取消隔离	医学观察12天，与患者接触之物品应进行消毒。接触者可用青霉素、四环素、氧氟沙星预防
流行性脑脊髓膜炎	1~10天	2~3天	临床症状消失后3天，但不少于病后7天	医学观察7天，可服利福平或磺胺预防发病
细菌性痢疾	数小时~7天	1~3天	临床症状消失后，连续2次粪检阴性或大便正常后1周可解除隔离	医学观察7天，饮食行业从业人员观察期间应送粪便培养1次，阴性者方可复工
霍乱	数小时~7天	1~3天	临床症状消失后，隔日大便培养，连续3次阴性后解除隔离	检疫5天，并连续做粪便培养3次，阴性者解除隔离

续表

病名	潜伏期		隔离期	接触者观察期及管理办法
	最短~最长	常见		
伤寒	2~30天	8~14天	热退后5天起间歇做3次大便培养，阴性者可解除隔离。无培养条件，体温正常后15天可解除隔离	医学观察23天，饮食行业从业人员观察期间应送大便培养一次，阴性者方可工作
副伤寒甲、乙	2~15天	6~10天	同上	医学观察15天
副伤寒丙		1~3天	同上	同上
百日咳	2~20天	7~10天	发病起40天或自痉咳后30天	医学观察21天，观察期间幼儿可用红霉素预防
白喉	1~7天	2~4天	症状消失后鼻咽分泌物2次（间隔2天）培养阴性	医学观察7天
猩红热	1~12天	2~5天	发病后6天	儿童接触者做咽拭培养，可疑者隔离治疗
布鲁菌病	7天~1年以上	14天	临床症状消失后解除隔离	不检疫
钩端螺旋体病	2~28天	7~13天	隔离至症状消失	不检疫，但疫水接触者应医学观察2周，可用青霉素作预防治疗
间日疟	2天~12月	13~15天	病愈后疟原虫检查阴性解除隔离	不检疫，病室应防蚊、灭蚊。
三日疟	10~45天	21~30天	同上	同上
恶性疟	7~12天	7~15天	同上	同上
阿米巴痢疾	4天~12月	7~14天	隔离至症状消失，大便连续3次检查滋养体及包囊阴性解除隔离	接触者不隔离。对饮食行业从业人员进行包囊检查，阳性者停止工作进行治疗
内脏利什曼病	10天~9年	3~5月	隔离至症状消失，原虫检查阴性	不检疫
班氏丝虫病		约1年	不需隔离，但需防蚊灭蚊	不检疫
马来丝虫病		约3个月	不需隔离，但需防蚊灭蚊	不检疫

Ⅱ　预防接种

疫苗	性质	接种对象	剂量与方法	免疫期与复种	保存与有效期
麻疹活疫苗	活/自/病毒	主要为8个月以上的易感儿童	三角肌附着处皮下注射0.2ml。注射丙种球蛋白后，至少1～3个月才能注射	免疫期4～6年，7岁加强1次	2℃～10℃暗处保存，冻干疫苗有效期1年，液体疫苗2个月，开封后1小时内用完
脊髓灰质炎糖丸活疫苗	活/自/病毒	3个月～4岁	生后3个月始口服三联混合疫苗，连服3次，间隔1个月，冬春季服疫苗，温开水送服	免疫期3～5年，4岁加强1次	-20℃保存有效期2年，2℃～10℃保存5个月，20℃～22℃保存12天，30℃～32℃保存2天
甲型肝炎减毒活疫苗	活/自/病毒	1岁以上儿童/成人	上臂皮下注射，一次1ml，注射过丙种球蛋白者，需8周后注射		2℃～8℃暗处保存有效期3个月，-20℃以下有效期1年
乙型肝炎疫苗	自/抗原	新生儿及易感者	全程免疫：10～30μg按0、1、6个月各肌肉注射1次，新生儿首次在生后24小时内注射，部位以三角肌为宜。HBsAg、HBeAg均阳性母亲的新生儿首次须30μg，并可先注射HBIG2～4周后再开始按0、1、6方案注射	全程免疫后抗体生成不好者，可再加强免疫1次30μg，免疫期5年，每5年加强注射1次	2℃～8℃暗处保存有效期2年，严防冻结
甲型流感疫苗	活/自/病毒	主要为健康成人	疫苗按1：5生理盐水稀释后，每侧鼻孔喷入0.25ml，稀释后4小时内用完	免疫期6～10个月	2℃～10℃暗处保存，有效期1年，液体疫苗3个月
流行性乙型脑炎疫苗	死/自/病毒	6个月～10岁	皮下注射2次，间隔7～10天，6～12月龄每次0.25ml，1～6岁每次0.5ml，7～15岁每次1.0ml，16岁以上每次2.0ml	免疫期1年，以后每年加强注射1次	2℃～10℃暗处保存，液体疫苗有效期3个月，冻干疫苗1年

续表

疫苗	性质	接种对象	剂量与方法	免疫期与复种	保存与有效期
人用狂犬病疫苗(地鼠肾组织培养人用疫苗)	死/自/病毒	被狂犬或其他患狂犬病动物咬、抓伤及被患者唾液污染伤口者	先处理伤口，于咬伤当天和3、7、14、30、90天各注射2.0ml，5岁以下1.0ml，2岁以下0.5ml，严重咬伤者可在注射疫苗前先注射抗狂犬病血清	免疫期3个月，全程免疫后3～6个月再咬伤需加强2针，间隔1周。6个月以后再次咬伤全程注射	2℃～10℃暗处保存，有效期液体疫苗6个月，冻干疫苗1年
森林脑炎疫苗	死/自/病毒	流行区人群及来自非流行区人员	间隔7～10天皮下注射2次，2～6岁、7～9岁、10～15岁、16岁以上分别为0.5ml、1.0ml、1.5ml、2.0ml	免疫期1年，以后每年加强注射1次，剂量如初种	2℃～10℃暗处保存有效期9个月，25℃以下1个月
流行性斑疹伤寒疫苗	死/自/立克次体	流行地区的人群	皮下注射3次，每次间隔5～10天，14岁以下分别为0.3～0.4ml、0.6～0.8ml、0.6～0.8ml，15岁以上分别为0.5ml、1.0ml、1.0ml	免疫期1年，以后每年加强免疫1次，剂量同第三针	2℃～10℃暗处保存有效期1年，不得冻结
卡介苗	活/自/细菌	初生儿及结核菌素试验阴性的儿童	初种于出生后24～48小时内皮注射0.1ml	免疫期5～10年，城市7岁、农村7岁、12岁加强注射	2℃～10℃有效期液体疫苗6个月，冻干疫苗1年
霍乱菌苗	死/自/细菌	水陆口岸、环境卫生、饮食业、医务、防疫人员及水上居民	皮下注射2次，间隔7～10天，6岁以下0.2ml，7～14岁0.3ml，15岁以上0.5ml，第二针分别为初次的倍量，应在流行前1个月完成	免疫期3～6个月，以后每年加强注射1次，剂量同第二针	2℃～10℃暗处保存有效期3年

续表

疫苗	性质	接种对象	剂量与方法	免疫期与复种	保存与有效期
伤寒、副伤寒甲、乙三联菌苗	死/自/细菌	重点用于水陆口岸及沿线的人员及部队、环境卫生、饮食服务人员	皮下注射 3 次，间隔 7～10 天，1～6 岁 0.2ml、0.3ml、0.3ml，7～14 岁 0.3ml、0.5ml、0.5ml，15 岁以上 0.5ml、1.0ml、1.0ml	免疫期 1 年，以后每年加强注射 1 次，剂量同第三针	2℃～10℃暗处保存有效期 1 年
霍乱、伤寒、副伤寒甲、乙四联苗	死/自/细菌	同上	同上	同上	同上
流脑 A 群多糖菌苗	死/自/细菌	15 岁以下儿童及少年，流行区成人	皮下注射 1 次 25～50μg	免疫期 0.5～1 年	2℃～10℃保存有效期 1 年
鼠疫菌苗	活/自/细菌	重点用于流行区人群，非流行区人群接种 10 天后才可进疫区	划痕法：15 岁以上 3 滴，7～14 岁 2 滴，6 岁以下 1 滴，在每滴处各划一个"井"字，两滴之间相隔 2～3cm。	免疫期 1 年，每年复种	同上
炭疽菌苗	活/自/细菌	牧民、屠宰、兽医和皮毛加工人员	皮肤划痕法：滴 2 滴菌苗于上臂外侧，间距 3～4cm，于其上划"井"字，痕长 1～1.5cm，严禁注射	同上	2℃～10℃暗处保存有效期 2 年，25℃以下有效期 1 年
吸附精制破伤风血清	自/类毒素	发生创伤机会较多的人群	全程免疫：第 1 年间隔 4～8 周肌肉注射 2 次，第 2 年 1 次，剂量均为 0.5ml	免疫期 5～10 年，每 10 年加强注射 1 次 0.5ml	25℃以下暗处保存，有效期 3 年半，不可冻结

疫苗	性质	接种对象	剂量与方法	免疫期与复种	保存与有效期
吸附精制白喉类毒素	自/类毒素	6 个月 ~ 12 岁	皮下注射 2 次，每次 0.5ml，间隔 4 ~ 8 周	免疫期 3 ~ 5 年，第二年加强注射 1 次，以后每 3 ~ 5 年加强注射 1 次	25℃ 以下暗处保存有效期 3 年，不可冻结
百日咳菌苗、白喉、破伤风类毒素(百白破)	死/自/细菌和毒素	3 个月 ~ 7 岁	全程免疫：第一年 0.25ml、0.5ml、0.5ml，皮下注射 3 次．间隔 4 ~ 6 周，第二年 1 次 0.5ml	免疫期同单价制品，全程免疫后不再用百日咳混合制剂，加强免疫用白破或百白二联制剂	2℃ ~ 10℃ 保存有效期 1.5 年
精制白喉抗毒素	被/抗毒素	白喉患者，密切接触又未接受过白喉类毒素免疫者	治疗：依病情决定，3 万 ~ 10 万 U 肌肉或静脉（滴）注射。预防：皮下或肌肉注射 1 次 1000 ~ 2000U，亦可同时与白喉类毒素 0.5ml 分两处注射	免疫期 3 周	2℃ ~ 10℃ 保存，液状制品有效期 2 ~ 3 年，冻干制品 3 ~ 5 年
精制破伤风抗毒素	被/抗毒素	破伤风患者及创伤后有患破伤风危险的人	治疗：新生儿 24 小时内 1 次或分次肌注 2 万 ~ 10 万 U，其他人均为 5 万 ~ 20 万 U，肌肉或静脉注射，以后视病情决定追加用量及间隔时间。预防：不分年龄，均为 1500 ~ 3000U，1 次皮下或肌肉注射，伤势严重者量加倍	免疫期 3 周	2℃ ~ 10℃ 暗处保存，液状制品有效期 3 ~ 4 年，冻干制品 5 年
多价精制气性坏疽抗毒素	被/抗毒素	受伤后有发生气性坏疽可能及气性坏疽者	预防：皮下或肌肉注射 1 次 1 万 U。治疗：3 万 ~ 5 万 U 静脉注射，同时适量注于伤口周围内，以后依病情而定	免疫期 3 周	同上

续表

疫苗	性质	接种对象	剂量与方法	免疫期与复种	保存与有效期
精制肉毒抗毒素	被/抗毒素	肉毒中毒或可疑有肉毒中毒者	治疗：1万～2万U肌肉或静脉注射，以后视病情决定。预防：1000～2000U皮下或肌肉注射1次	免疫期3周	同上
精制抗狂犬病血清	被/抗毒素	被患狂犬病的动物咬伤者	成人0.5～1ml/kg，儿童0.5～1.5ml/kg半量肌注，半量伤口部注射，越早越好	免疫期3周	同上
乙型肝炎免疫球蛋白(H-BIG)	被/免疫球蛋白	HBV DNA阳性母亲所产新生儿，乙肝病毒血污染者	新生儿生后24小时内和2个月龄各肌注1次，每次1ml（100U）；医源性污染后立即肌注5ml	免疫期2个月	2℃～10℃有效期2年
人丙种球蛋白	被/球蛋白	丙种球蛋白缺乏症患者，麻疹或甲型肝炎密切接触者	治疗丙种球蛋白缺乏症，每次肌注0.15ml/kg。预防麻疹：0.05～0.15ml/kg 1次肌注（不超过6ml）。预防甲型肝炎：儿童0.05～0.1ml/kg 1次肌注，成人为3ml	免疫期3周	同上

注1：活：活疫（菌）苗；死：死疫（菌）苗；自：自动免疫；被：被动免疫。

注2：有以下疾病或情况时不宜接种：发热、急性传染病、心血管系统疾病（包括高血压、心脏病）、肝肾疾病、活动性肺结核、糖尿病、恶性肿瘤、癫痫、免疫缺陷、孕妇（孕3个月内或6个月以上者）、月经期。有湿疹、化脓性皮肤病者禁种牛痘。接种前应检查制剂，凡过期、变色、发霉、有摇不散凝块或异物、标签不清、安瓿破损者，一律不得使用。安瓿开后不能放置过久，活菌（疫）苗不超过半小时，灭活菌（疫）苗不超过1小时。

注3：预防接种的反应及处理：生物制品接种后，少数人可出现局部或全身反应。局部反应一般在接种后24小时出现，多为注射部位红肿疼痛，严重时附近淋巴结可以肿大，有压痛。全身反应主要表现为发热、头痛、恶心、呕吐等，1～2天即消失。用抗毒素血清治疗，有时会发生过敏性休克，所以必须先做皮肤试验。出现过敏反应时，应立即使患者平卧，保持安静，并皮下注射1:1000肾上腺素0.5～1.0ml后进行抢救。

儿童计划免疫程序

初种年龄	疫苗种类	复种年龄	疫苗种类
出生 24 小时内	乙型肝炎疫苗第一针	1 周岁	流行性脑脊髓膜炎菌苗
出生 24 ~ 48 小时内	卡介苗	2 周岁	百白破菌苗
1 个月	乙型肝炎疫苗第二针		
3 个月	脊髓灰质炎三型混合疫苗 百白破菌苗第一针	2 周岁、4 周岁	流行性脑脊髓膜炎菌苗
4 个月	脊髓灰质炎三型混合疫苗 百白破菌苗第二针	4 周岁	脊髓灰质炎三型混合疫苗
5 个月	脊髓灰质炎三型混合疫苗 百白破菌苗第三针	2 周岁、4 周岁 小学一、三年级	流行性乙型脑炎菌苗
6 个月	流行性乙型脑炎疫苗（非计划，城市儿童普遍接种）乙型肝炎疫苗第三针	小学一年级	百白破菌苗 麻疹疫苗 卡介苗
8 个月	麻疹疫苗	乡村中学一年级	卡介苗

Ⅲ　各种物品常用消毒方法

消毒对象名称	消毒剂	消毒方法		时间	备注
		剂型与浓度	用量		
棉织品	煮沸	加（或加）0.5% ~ 1% 碱或肥皂	15L/kg	30 min	芽孢 1 小时或以上
	高压蒸汽	压力 1 ~ 1.2kg/cm^2		15 ~ 30 min	
	甲酚皂	1% ~ 3% 浸泡		30 ~ 60min	
	过氧乙酸	1% ~ 3% 浸泡	熏蒸，1g/m^3	1h	
丝织品及皮毛	环氧乙烷	蒸发	0.5 ~ 0.7L/m^3	24 ~ 48 min	排气时应通风
	过氧乙酸	1% ~ 3% 浸泡	熏蒸，1g/m^3	1h	

消毒对象名称	消毒剂	消毒方法		时间	备注
		剂型与浓度	用量		
食具	煮沸	加（或不加）1% ~ 2% 的碱	完全淹没消毒物品	10min	金属食具不用漂白粉，玻璃及塑料食具不宜蒸煮
	漂白粉	0.2% ~ 1% 澄清液	同上	30 min	
	高压消毒	压力15磅，121℃			
	过氧乙酸	0.5%浸泡	完全淹没消毒物品	30 ~ 60min	
	84 消毒液	1%	完全淹没消毒物品	30 min	
	碘伏	有效碘含量 2 ~ 8mg/L	同上	10 ~ 20 min	
医用橡胶、手术器械、敷料、玻璃类	高压蒸汽	压力 1 ~ 1.2 kg/cm²		15 ~ 30 min	
胃镜、膀胱镜、纤支镜	戊二醛	2%	完全淹没消毒物品	4 ~ 20min	确诊或可疑分枝杆菌感染，60min
体温计、压舌板、开口器等	乙醇	70%	同上	10min	
	过氧乙酸	0.5%浸泡	同上	15 min	

续表

消毒对象名称	消毒剂	消毒方法		时间	备注
		剂型与浓度	用量		
家具	漂白粉	0.2% ~ 1%澄清液	200ml/m³ 喷洒或湿抹	1h	金属或油漆家具不用漂白粉、过氧乙酸，肝炎病房或患者家里消毒可用戊二醛，水果、鸡蛋亦可用过氧乙酸消毒
	来苏	3% ~5%	200ml/m³ 喷洒或湿抹	1h	
	氯胺	0.2% ~0.5%	200ml/m³ 喷洒或湿抹	1h	
	戊二醛	2%	200ml/m³ 喷洒或湿抹	1h	
塑料制品	过氧乙酸	0.5%	浸泡，完全淹没消毒物品	15min	
书籍	甲醛	加热蒸发	12.5~50ml/m³	10~24h	
	环氧乙烷	蒸发	0.5~0.7kg/m³	24~48h	
地面墙壁	漂白粉及氯胺等	与家具同	与家具同	1h	
空气	紫外线	270nm 左右		30min	
	乳酸	熏蒸	2~4ml/100m³	30min	
粪便	漂白粉	干粉	200g/L	2h	充分搅匀，成形便可用20%漂白粉乳剂
	氯胺等	3%	完全淹没粪便	2h	
	石灰	20% 乳剂	完全淹没粪便	2h	
尿	漂白粉	干粉	2g/L	2h	
痰或脓	漂白粉	干粉	5g/L，200g/L	2h, 15 min	
便盆尿壶等搪瓷、木器	漂白粉	0.2% ~ 0.5%澄清液	浸泡	30min	
	氯胺等	0.2% ~0.5%	浸泡	30min	
残余食物	漂白粉	10% ~ 20% 乳剂	完全淹没食物	30min	亦可煮沸

消毒对象名称	消毒剂	消毒方法		时间	备注
		剂型与浓度	用量		
皮肤：手或其他污染部位	洗必泰	0.2‰~0.5‰	浸泡洗手	5~10min	
	新洁尔灭	0.1%	浸泡洗手	5~10min	
	来苏	3%~5%	浸泡	5~10min	
	过氧乙酸	0.5‰~1‰	浸泡	5~10min	
皮毛：可疑污染的生皮毛	盐酸加食盐	2.5%盐酸加热至25℃~30℃加15%食盐	500~1000 ml/m² 喷洒，浸泡	40h	
	环氧乙烷	蒸发	0.5~0.7kg/m²	24~43h	
垃圾	漂白粉	1%~3%喷雾	垃圾表面均应喷到		
	甲酚皂	3%~5%喷雾	垃圾表面均应喷到		
	焚烧	焚烧			

Ⅳ　抗微生物药物的临床应用

　　自 1940 年青霉素应用于临床以来已有近 70 年历史，合理使用抗生素对治疗感染性疾病、保证健康起了巨大作用。随着医学科学的发展，各种抗生素的不断开发，新的抗生素不断问世，临床选择抗生素有了较多的余地。但对抗生素过分的依赖和滥用导致了细菌耐药的快速上升。特别是第三世界国家如印度和我国的滥用现象，引起了世界卫生组织的高度关注。目前耐药菌的出现和流行已成为治疗感染病的一大难题。国内细菌耐药监测资料表明：产诱导性 β–内酰胺酶细菌的耐药率近年来进行性上升。由于三代头孢菌素滥用，在肺炎克雷伯菌和大肠埃希菌及部分肠杆菌属中发现质粒传导的超广谱 β–内酰胺酶和诱导性 β–内酰胺酶，其发生率提高迅速。产诱导性β-内酰胺酶的多重耐药菌株对β-内酰胺抗生素/酶抑制复合剂也出现了耐药。目前临床上对超广谱β-内酰胺酶只能选用碳青霉烯类药物，对诱导性β-内酰胺酶除选择碳青霉烯类外，还可选用第四代头孢菌素。但是，耐碳青霉烯类和头孢四代抗菌药物菌株已有了较多报道。对于临床医生而言多重耐药和二重感染是一个十分头痛的问题。本世纪人类仍将面临耐药菌感染的巨大挑战，继续开发和研究新的抗微生物药物仍然是一项艰巨的任务，合理使用抗生素仍将是一个日常性的话题。

一、抗菌药物的药代动力学

（一）吸收过程

不同的抗菌药物的吸收程度和速率是不同的，一般口服后1~2小时、肌注后0.5~1小时药物吸收入血，血药浓度达高峰。口服吸收完全的抗微生物药物有氯霉素、克林霉素、头孢拉定、阿莫西林、利福平、强力霉素、磺胺类、甲硝唑等，口服后一般可吸收给药量的80%~90%；青霉素类易被胃酸破坏；氨基糖苷类、头孢菌素类的大多数品种、多粘菌素类、万古霉素、两性霉素B等口服后均吸收甚少，吸收量约为给药量的0.5%~3%。在治疗轻、中度感染时，可选用病原菌敏感的抗菌药物口服制剂，较重的感染宜采用静脉给药。

（二）分布

抗菌药物进入血液后部分与血浆蛋白结合，结合率一般很低。结合的药物无抗菌活性，也不易透过各种屏障，但结合松弛可逆，当血浓度下降时可释出。血液中呈游离状态的抗菌药分子小，可迅速分布至各组织和体液中，到达感染部位。一般血供丰富的组织如肝、肾、肺等药物浓度较高，而脑、脑脊液、骨、前列腺等药物浓度较低。不同的抗菌药物其分布特点亦不同：①骨组织中可达较高浓度的药物有克林霉素、林可霉素、磷霉素和氟喹诺酮类的多数品种。②前列腺组织中抗菌药物浓度大多较低，在前列腺和前列腺液中可达有效浓度的药物有红霉素、磺胺甲基异噁唑、甲氧苄啶、四环素、氟喹诺酮类。③脑脊液中浓度较高的药物有氯霉素、磺胺类、异烟肼、氟胞嘧啶、甲硝唑等，而苯唑西林、红霉素、林可霉素、氨基糖苷类、两性霉素B、酮康唑等对血脑屏障的穿透性较差，不能达到抑菌水平，应用时需加用鞘内给药。当脑膜发生炎症时血脑屏障对青霉素G、氨卡西林、头孢曲松、头孢他啶、头孢噻肟、头孢呋辛、环丙沙星、培氟沙松、万古霉素等的通透性增高，脑脊液中药物浓度可达抑菌或杀菌水平。④浆膜腔和关节腔中药物浓度可达血浓度的50%~100%，除个别情况，一般不需局部腔内注药。⑤可穿透血-胎盘屏障较多地进入胎儿体内的抗菌药物有氨苄西林、羧苄西林、氯霉素、呋喃妥因、青霉素G、磺胺类、四环素类、庆大霉素、卡那霉素、链霉素等，这些药物的胎儿血液浓度相当于母体血浓度的50%~100%，头孢菌素、多粘菌素B、苯唑西林为10%~15%，红霉素则在10%以下。妊娠期应用氨基糖苷类抗生素时，可损及胎儿第八对颅神经发生先天性耳聋，四环素类可致乳齿及骨骼发育受损，因此妊娠期要避免应用有损胎儿的抗菌药物。

抗菌药物在组织、体液中的浓度低于血浓度，仅为血药浓度的10%~50%，因此为保证感染部位的组织和体液中药物浓度达到有效水平，血药浓度应达到病原菌最低抑菌浓度

（MIC）的 2 ~ 10 倍。按常规剂量使用后，大多组织和体液内可达有效浓度。但肝肾功能受损或细菌对药物敏感性差或耐药时，应做药浓度测定，根据测定结果调整治疗方案，使药物浓度保持在适当范围内，保证用药安全和疗效。

（三）排泄

抗菌药物经尿液、胆汁、粪便和人工透析排出，根据药物不同排泄途径特点对合理选用抗菌药物有重要意义。①大多数抗菌药物从肾脏排泄，尿药浓度可达血药浓度的十至数百倍，甚至更高。因此，凡未累及肾实质的下尿路感染，多种抗菌药物均可应用，即使主要不经肾排泄的大环内酯类、林可霉素和利福平等也可在尿中达到有效药物浓度。应用时应首选毒性小、使用方便、价格低廉的磺胺类、呋喃类和喹诺酮类。肾功能减退时，抗菌药物的半衰期延长，尿排泄减少，血药浓度升高，应调整用药剂量。②经胆汁排泄量较大的药物有大环内酯类、林可霉素、利福平、头孢唑酮、头孢曲松等，胆汁浓度可达血浓度的数倍或数十倍。氨基糖苷类和广谱青霉素类如氨苄西林、哌拉西林等在胆汁中亦可达到有效浓度。但氯霉素、多粘菌素和万古霉素的胆汁浓度低，不宜作为胆系感染的首选药物。③在粪中浓度较高的药物有经肝肠循环的大环内酯类、四环素类、利福平和口服很少吸收的氨基糖苷类、万古霉素等。但这些药物因毒副反应较多在肠道感染时很少应用，而多使用喹诺酮类和头孢菌素类抗生素。④经血透或腹膜透析排出的有头孢菌素类、氨基糖苷类等。血透或腹膜透析时抗菌药大部分被消除，故抗生素一般在透析后使用。

（四）代谢

部分抗菌药物可在体内代谢，代谢物可保持原有抗菌活性，也可减弱或消失。如氯霉素在肝内与葡萄糖醛酸结合失去抗菌活性。头孢噻肟在体内代谢生成去乙酰头孢噻肟与药物原形共同存在于体内，去乙酰头孢噻肟亦具抗菌活性，但较原药低。

二、细菌对抗菌药物的耐药性

人类为了生存可以改变自己去适应环境，也可以去改造环境。细菌也是生命体，它们也会想办法抵抗外来侵害，细菌对抗菌药物的耐药性就是为了生存的一种自我保护形式，如产生水解酶把抗生素水解掉，或者用隔离的办法让抗生素进入不了细菌内等。因此抗生素应用过程中产生耐药是必然的，人类与病原微生物的斗争也是永无止境的，但会取得一个又一个的胜利。

（一）突变耐药性

突变耐药性是指染色体遗传基因介导的耐药性。可由物理或化学因素诱发和 DNA 自发突变所致，以后者为主。每个基因的突变率很低，细菌分裂上万次后才出现一次，这种突变仅对 1 ~ 2 种类似的药物形成耐药，且较稳定。耐药菌也可以出现回复突变，耐药消失。这些与药物无关。突变耐药性临床上一般不会带来严重后果。

（二）质粒介导的耐药性

质粒为染色体外的 DNA。在各种细菌中广泛存在耐药质粒，其通过不同的方式在细菌中传递，导致耐药的发生。临床上质粒介导的耐药性最为多见。耐药质粒的传播方式有以下四种：

1. 转化　耐药菌溶解后释出的耐药基因（DNA 分子）进入敏感菌并与敏感菌中的同种基因重新组合，使之成为耐药菌。这种传递方式只革兰阳性细菌存在。

2. 传导　由噬菌体将耐药基因转移给敏感菌。噬菌体具有特异性，只在同种细菌中传播，而且所带 DNA 量少，临床意义有限。但噬菌体传导是金黄色葡萄球菌耐药性转移的唯一方式。

3. 接合　耐药菌和敏感菌直接接触而发生耐药基因转移。接合方式一次可完成多种耐药基因转移，不管在同种属还是不同种属细菌中均能进行。主要发生在革兰阴性细菌，特别是肠道细菌。在自然界接合转移频率不高。

4. 易位或转座　耐药基因可从一个质粒转座到另一个质粒、从质粒到染色体或从染色体到噬菌体等。耐药质粒插入后的碱基顺序重新组合使耐药基因扩大，从而提高细菌的耐药水平，是造成多重耐药的原因。

（三）耐药性的发生机制

1. 灭活酶或钝化酶的产生　抗生素进入菌体之前或之后，细菌产生特殊的钝化酶使抗生素失活或结构发生改变，导致耐药。目前已分离出的钝化酶有：①β-内酰胺酶：种类繁多。过去分为青霉素酶、头孢菌素酶和广谱酶，后出现能灭活第三代头孢菌素的酶称为超广谱酶，近年又有更多的酶发现。临床不被克拉维酸抑制的 β-内酰胺酶已较多见，能水解碳青霉烯类的含金属的 β-内酰胺酶亦不鲜见。②氯霉素乙酰转移酶：使氯霉素转化为无抗菌活性的代谢物。如某些金黄色葡萄球菌、表皮葡萄球菌、D 组链球菌和革兰阴性杆菌可产生此酶。③氨基糖苷类钝化酶：多由质粒所控制，包括乙酰转移酶、核苷转移酶和磷酸转移酶。基本由革兰阴性菌产生。产生灭活酶是引起细菌耐药性的最重要机制。

2. 细胞膜发生改变，屏障作用增强　胞膜通透性改变和胞壁构成的障碍，致抗生素无法进入细胞内靶位发挥抗菌作用。革兰阴性菌在黏肽层和胞浆膜之间有一层外膜，它使疏水药物和大分子物质不能通过而起屏障作用。外膜的屏障作用与细菌固有耐药性关系密切。但细菌通过多次接触抗菌药物后，会降低膜上微孔蛋白的通透性或减少微孔蛋白的表达，产生获得性耐药性。有些细菌还能将抗生素主动排出体外，形成外排泵性耐药机制。

3. 靶位蛋白的改变　靶位蛋白本身发生突变或被修饰，使之与抗生素的结合不紧密或亲和力下降形成耐药。如耐甲氧西林的金黄色葡萄球菌除了 5 个青霉素结合蛋白（PBP）之外，还多了一个 PBP-2'（与 β-内酰胺类抗生素亲和力低），当 5 个 PBP 全部与青霉素结合后，细菌可通过 PBP-2'继续存活。

4. 其他　细菌代谢状态的改变、营养缺陷和外界环境变化等都可使细菌耐药性增加。在正常情况下，由染色体介导的耐药性，耐药菌往往有一定缺陷，但质粒介导产生的耐药菌则与敏感菌相同，迅速生长繁殖，并可引起感染。染色体或质粒介导的耐药性一般只发生在少数细菌中，难以与压倒优势的敏感菌竞争，其危害性不大。只有当敏感菌在抗菌药物的选择性作用下被大量杀灭后，耐药菌才得以大量繁殖成为优势菌，并导致各种感染的发生，因此细菌耐药性的发生与发展是抗菌药物的广泛应用和无指征滥用的结果。

（四）细菌耐药性的预防

建立细菌耐药性监测网，掌握重要致病菌对抗菌药物敏感性的准确资料，供临床选用抗菌药作参考。医院中严格执行消毒隔离制度，防止耐药菌的交叉感染。与病人接触较多的医护人员应定期做带菌情况检查，必要时暂时调离以免传播医院感染。医务人员必须严格掌握抗菌药物的应用指征，避免如下四种情况的发生：①把抗生素当作退烧药，随意使用。发热的原因有很多，如病毒引起的发热就不应使用抗生素。②认为抗生素越新越贵疗效越好。抗生素都有各自的特点，应对症下药。例如第一代头孢菌素对球菌的抗菌作用明显优于第三代，且价格便宜。③出于谨慎，随意应用抗生素预防感染。如仅皮肤外伤、小的无菌手术，都一律应用抗生素预防感染。④未明确感染菌株，盲目使用抗生素。如疗效不佳时再换新的，采用车轮战术，给患者耽误治疗，增加费用。

三、抗菌药物的临床应用原则

（一）抗菌药的使用与更换

对于感染性疾病首先须明确病原学诊断，然后合理选用抗生素。使用抗菌药之前必须做好细菌培养标本的采集，在得不到病原阳性或实验诊断依据不足的情况下，病情需要时可以根据流行病学资料和临床表现分析，估计病原体性质，凭经验用药，并观察疗效，决定抗菌药治疗。治疗过程中应根据药敏结果结合治疗反应决定继续还是更换抗菌药治疗。在不能肯定病原时，则主要根据治疗反应来决定。一般抗感染治疗观察疗效在开始用药后48～72小时，如果体温不降，症状加重或无好转，说明疗效不好。但对一些细胞内感染的疾病如结核、伤寒、布氏菌病等应把观察时间延长至7天左右。如果无科学依据频繁换药，会造成混乱，延误治疗。

选择抗菌药品种要科学合理，应从以下三方面考虑：①抗菌活性：该病原对所用抗生素敏感是先决条件。②药物动力学：病原主要作用部位的药物浓度一般要求相当MIC 5倍以上才可控制病原，其次要了解该药在作用部位能否产生活性。③毒副反应：不少抗菌药对致病微生物有很好的作用，但因其对人体也产生毒性反应而不宜使用。有时要权衡利弊酌情使用，掌握好既可抗菌又不明显损害机体的较适合的给药剂量、方法和时间。

选择适合的抗微生物药物治疗感染性疾病是重要的原则，但并非所有的感染都需要使用抗菌药。如：①病毒感染性疾病，除非合并细菌感染或必要的预防，一般对疾病本身不应使用抗菌药。②发热原因不明的疾病，除个别情况如病原诊断找不到依据，为及时控制病情可作短期试验治疗外，不应盲目反复使用抗生素。③产毒性大肠杆菌感染或沙门菌胃肠炎型感染，只需补充电解质溶液，不必使用抗生素。④新生儿、婴儿单纯鼠伤寒、沙门菌肠道带菌无肠道或肠外感染征象者，不宜长时间反复使用抗菌药物，应以酌情隔离、调整肠道菌群、维持肠道生态平衡为主。⑤体外局部感染，一般不作局部抗感染治疗，以免增加致病菌耐药机会。呼吸道抗生素作吸入性治疗或预防也容易增加细菌耐药，不主张使用。

（二）联合用药

联合用药的目的在于获得协同或累加作用。联合用药指征为：①病原未明的严重感染；

②单一抗菌药物不能控制的严重感染和混合感染，如感染性心内膜炎和败血症；③需较长时间用药而细菌可能产生耐药性者，如结核病；④用以减少药物毒性反应，如两性霉素 B 和氟胞嘧啶合用治疗深部真菌病，前者的用量可减少，从而减轻毒性反应。如果联合用药不恰当可出现"无关"和"拮抗"，造成浪费和减低疗效。

（三）抗菌药在某些特殊情况下的应用

1. 老年人　老年人代谢机能相对低下，有的器官机能处于衰退过程，有些药物消除半衰期延长，故首先要掌握好剂量。如氨基糖苷类一般剂量要偏小，以防止血药浓度升高损伤肾脏功能和加速老年耳聋。

2. 新生儿、幼儿　新生儿、幼儿肝肾功能发育不全，药物代谢能力低，要以日龄或周龄计算用药，否则如氯霉素可引起灰婴综合征（婴儿血药浓度过高致循环衰竭引起），氨基糖苷类可致聋哑，四环素和喹诺酮类对儿童生长发育不利，均不宜使用。

儿童与老年人免疫功能相对低下，病原多样，患病后病情发展较迅速，因此及时选用广谱、高效、低毒的杀菌剂治疗感染尤为重要。

3. 妊娠妇女　某些易透过胎盘的抗菌药可能影响胎儿发育。如氯霉素、四环素及磺胺，胎儿血药浓度可达母血 50% 以上，影响发育。

（四）药物的互相干扰作用

药物间的互相干扰主要在肠道吸收时的干扰和体内代谢过程的干扰。如氟喹诺酮类药与铝、镁制剂同时使用时在肠内螯合使前者吸收明显减少，故二者必须错开 3 小时分别口服，以避免干扰；茶碱、咖啡因及非激素抗炎药与喹诺酮类药在肝内代谢竞争而使前者降解减慢，血药浓度升高，二药合用时，临床见到茶碱浓度过高引起惊厥等神经系统征象，必须避免。

（五）过敏反应

抗生素药物引起机体的过敏反应以皮疹、皮炎、药物热较多见，一般给予抗过敏药并密切注意观察，必要时应停药并作相应治疗。最重要的是青霉素为主的 I 型变态反应，可迅速发生休克、死亡。故应强调使用前做皮试，观察 15 分钟，注射时应随时备用肾上腺素等抢救药物，注意询问是否曾有过敏史。此外，头孢菌素类、喹诺酮类、氨基糖苷类等也时有过敏反应发生。

四、常用抗菌药物的合理选用

（一）β-内酰胺类抗生素

是化学结构中具有内酰胺环的一大类抗生素，包括青霉素类、头孢菌素类和碳青霉烯类。此类抗生素影响细胞壁的合成，为杀菌剂，具有抗菌活性强、毒性低、临床疗效好等优点。

1. 青霉素类　青霉素是第一个应用于临床的抗生素，包括青霉素、苯氧青霉素、耐酶青霉素、广谱青霉素和主要作用于革兰阴性菌的青霉素。

青霉素主要应用于革兰阳性球菌和杆菌感染，如肺炎链球菌、草绿色链球菌和溶血性链球菌感染。但最近已出现了耐青霉素的肺炎链球菌，葡萄球菌95%以上对青霉素耐药，而脑膜炎球菌对青霉素仍然敏感。不良反应有过敏性休克、皮疹、血清病样反应。大剂量应用尤其是失水、老人、肾功能减退患者可见"青霉素脑病"，表现为惊厥、抽搐和震颤。

苯氧青霉素代表药物为青霉素V，能口服，抗菌谱与青霉素相似，但抗菌活性要弱，除应用于敏感菌引起的轻度感染之外，还可作为感染性心内膜炎和风湿热的预防用药，也可以用于治疗莱姆病。

耐酶青霉素因活性不强，疗效不满意，不良反应多，临床很少应用。如甲氧西林国内已停止生产。异噁唑类青霉素如苯唑西林、氯唑西林限用于产酶金黄色葡萄球菌和凝固酶阴性葡萄球菌感染。

广谱青霉素代表药物有氨苄西林（同类药阿莫西林）及哌拉西林。前者适应于各种链球菌、肠球菌感染，因不耐青霉素酶和其他β-内酰胺酶，故少用于治疗葡萄球菌感染。还可用于流感杆菌、伤寒杆菌和沙门菌属感染，但多数肠杆菌科的细菌和绿脓杆菌对本品耐药。不良反应与青霉素相似，皮疹发生率可高达20%。哌拉西林抗菌谱广，抗菌作用强，适用于肠杆菌科的绿脓杆菌所致的各种感染，本品对肠球菌亦有一定作用。其不良反应可见皮疹和药物热，大剂量可致白细胞减少。

2. 头孢菌素类 按其开发时间的先后和抗菌活性的不同分为四代头孢菌素。

（1）第一代头孢菌素：常用的口服品种有头孢氨苄、头孢拉定、头孢羟氨苄，注射品种有头孢唑啉、头孢噻吩、头孢拉定等。口服品种的抗菌活性较注射品种弱。本类药物主要用于敏感葡萄球菌和其他革兰阳性球菌所致的感染，但对肠球菌和革兰阴性菌的作用较差。某些品种有一定肾毒性，半衰期大多较短，不易进入脑脊液。

（2）第二代头孢菌素：对革兰阳性菌的作用与第一代相似，对革兰阴性杆菌的抗菌谱要广，作用也要强。但脆弱类杆菌、绿脓杆菌、不动杆菌基本耐药，对β-内酰胺酶稳定且无明显肾毒性。常用品种有头孢呋辛、头孢孟多、头孢替安。

（3）第三代头孢菌素：其特点是对细菌产生的多数β-内酰胺酶稳定，对多数肠道革兰阴性杆菌具有强大作用，但对肠球菌无作用，对葡萄球菌的作用弱于第一代和第二代。常用品种有头孢噻肟、头孢曲松、头孢哌酮、头孢他啶。后二者对绿脓杆菌亦有强大抗菌作用。第三代头孢菌素主要适用于革兰阴性杆菌和绿脓杆菌等导致的严重感染及医院内感染，本类药物除头孢哌酮外通常在脑脊液中可达有效浓度，亦可用于上述细菌所致中枢神经系统感染。肝肾毒性较第一、二代头孢菌素弱。头孢哌酮与第二代头孢菌素中的头孢孟多、头孢替安均含有甲硫四氮唑环的侧链，可减低凝血酶原功能，延长凝血酶原时间，因此严重肝病患者使用时应合并使用维生素K。

（4）第四代头孢菌素：与第三代头孢菌素比较，第四代头孢菌素抗菌谱要广，对革兰阴性菌的作用相似，但对肠杆菌科的革兰阴性菌作用更优，对革兰阳性菌的作用明显增强，对β-内酰胺酶的稳定性更强。常用品种有头孢吡肟和头孢匹罗。

3. 其他β-内酰胺类

（1）头孢霉素类：有头孢西丁、头孢美唑、头孢替坦。对β-内酰胺酶高度稳定，对革兰阴性菌和厌氧菌包括脆弱类杆菌有显著抗菌作用，对革兰阳性菌的作用与头孢氨苄基本相似。本类药肾功能衰退时应酌情减量应用。

（2）单环类：代表药物有氨曲南，仅对革兰阴性杆菌和绿脓杆菌作用较强，对革兰阳性菌和厌氧菌基本无作用。

（3）碳青霉烯类和青霉烯类：碳青霉烯类品种有甲砜霉素、亚胺培南、美罗培南、帕尼培南和厄他培南等，具有超广谱、高效能抗菌活性。对各种革兰阳性和阴性细菌均具有强大抗菌作用，耐药菌株极少，对肠球菌和厌氧菌亦有良好作用。对产超广谱 β-内酰胺酶的细菌感染目前只能选用碳青霉烯类抗生素。亚胺培南在近端肾小管细胞中易被肾去氢肽酶-1破坏，需与肾去氢肽酶-1抑制剂西司他丁合用，而美罗培南对该酶稳定，不需合用西司他丁；帕尼培南对金黄色葡萄球菌效果更好；厄他培南对铜绿假单胞菌无效；甲砜霉素稳定性差，不能用于临床。青霉烯类药 Fropenem 系日本生产，具有广谱抗菌活性、安全性高、肾毒性及中枢神经毒性低的特点，但在体内代谢产生低分子硫化物，有恶臭，故难以临床推广。

（二）氨基糖苷类

链霉素是最早用于临床的氨基糖苷类药，目前链霉素用于结核病、某些草绿色链球菌心内膜炎、鼠疫、布氏菌病等，多数情况下本品需与其他抗菌药联用。卡那霉素由于较强的耳、肾毒性和耐药菌株增多，现已弃用。新霉素口服用于肝性脑病和肠道术前准备，仅作为肠道"口服消毒剂"使用。庆大霉素、妥布霉素、奈替米星、阿米卡星等对肠杆菌科细菌、绿脓杆菌及金黄色葡萄球菌等均有抗菌活性，用于上述细菌所致的感染，但近年耐药菌不断增多，且品种间有较高程度的交叉耐药性。阿米卡星对各种氨基糖苷类钝化酶最稳定，因此对庆大霉素等耐药的菌株阿米卡星仍多数敏感。小诺米星对 AAC（6′）钝化酶稳定，该酶能使庆大霉素、妥布霉素、奈替米星、阿米卡星等钝化失活，小诺米星仍具有抗菌活性。妥布霉素对铜绿假单胞菌抗菌活性强。大观霉素则主要应用于耐青霉素和青霉素过敏的淋球菌感染，用于治疗无并发症的淋病。

本类药物共有的毒副作用有耳毒性（第八对脑神经受损出现的永久性耳聋和共济失调）、肾毒性和神经肌肉接头阻滞作用。卡那霉素和阿米卡星对听力影响较大，链霉素、庆大霉素、妥布霉素和奈替米星则主要影响前庭功能。因耐药和毒副反应的原因，氨基糖苷类药临床选用已减少。

（三）四环素类

近年来临床常见病原菌对四环素、土霉素等的耐药率增高显著，疗效降低，且口服制剂的生物利用度低，不良反应较多，故本类药物的临床应用已受到很大限制。目前本类药物主要应用于衣原体、肺炎支原体、立克次体感染，常作为首选药，亦用于霍乱、回归热等，还与其他抗菌药联合用于鼠疫、布氏菌病。常用品种有四环素、土霉素、米诺环素、多西环素。后两者为半合成四环素，耐药菌株相对要少，半衰期长，口服吸收要好，毒副反应要轻，目前基本取代了四环素和土霉素。本类药物主要毒副反应有胃肠道反应、肝肾毒性、变态反应、影响骨骼发育、二重感染和致畸等。

（四）氯霉素类

有广谱抗菌作用。对各种需氧菌、厌氧菌、革兰阳性及阴性菌、立克次体、衣原体、螺旋体等均有良好作用。本品胃肠吸收好，在脑脊液中浓度较高，可用于脑膜炎球菌等所致化脓性脑膜炎和脑脓肿。甲砜霉素的抗菌活性和临床适应证与氯霉素相似，但临床上较少应用。氯霉素主要毒副反应有骨髓抑制、再生障碍性贫血以及灰婴综合征。神经系统毒性反应有末梢神经炎、视神经炎和视力障碍，病情发展可致视神经萎缩而失明。

（五）大环内酯类

对革兰阳性球菌和杆菌如各种链球菌、肺炎球菌、白喉杆菌及部分厌氧菌有良好作用，但近年来葡萄球菌的耐药率增高。本类药以红霉素为代表，适用于各种革兰阳性球菌感染、军团病、支原体肺炎、螺杆菌感染和白喉带菌者。品种除红霉素外有麦迪霉素、乙酰螺旋霉素、交沙霉素和吉他霉素等。最近开发的新大环内酯类如罗红霉素、阿奇霉素等抗菌谱和抗菌作用与红霉素相近，其优点是半衰期延长，趋组织性强，在口服吸收程度及减少不良反应方面有所改进。本类药物主要不良反应为胃肠道反应，肝病患者及严重肾功能不全者应减量应用或用其他抗生素治疗。

（六）喹诺酮类

本类药物的特点：①抗菌谱广，抗菌作用强，对革兰阴性菌有强大杀菌作用，对葡萄球菌、分枝杆菌、衣原体、支原体等亦有较好作用；②组织和细胞内浓度高；③半衰期较长（3~7小时），多数仅每日给药2次；④口服吸收好，多数品种可口服给药，亦可静脉给药；⑤与其他抗菌药物无交叉耐药；⑥主要经肾排泄，尿中浓度高。已用于临床的药物有诺氟沙星、氧氟沙星、环丙沙星、伊诺沙星、洛美沙星和培氟沙星等。本类药物适用于上述病原尤其是革兰阴性杆菌包括绿脓杆菌所致各种感染。新近研制的品种有加替沙星、司帕沙星、莫西沙星等，其抗革兰阳性菌、厌氧菌及细胞内感染能力增强。主要应用于敏感菌所致各种感染和细胞内病原体感染。本类药可引起骨骼发育不良，故孕妇及儿童不宜使用。

（七）林可霉素类

对革兰阳性菌和各种厌氧菌有强大抗菌作用，但对肠球菌耐药。本类药物有林可霉素和克林霉素，后者抗菌活性更强，口服吸收更完全。主要经胆汁和粪便排泄，骨与骨髓浓度高。适应证为敏感革兰阳性球菌和厌氧菌感染、骨髓炎等疾病。毒副反应主要是胃肠道反应，腹泻发生率为10%~15%，可能是药物的直接刺激作用或肠道菌群失调所致，少数是难辨梭菌大量繁殖引起的假膜性肠炎。林可霉素大剂量可致神经肌肉接头传导阻滞引起呼吸心跳停止。此外孕妇及新生儿不宜使用本类药物。

（八）利福霉素类

临床常用品种有利福平、利福喷汀和利福定。抗结核作用最为突出，主要用于结核病或其他分枝杆菌感染，为结核病联合治疗方案中的主要药物之一，少数情况下可用于治疗严重葡萄球菌感染的联合疗法之一。单用时细菌易产生耐药性，应与其他抗菌药物联合应用。此类药毒性一般较低，患者易于耐受。临床常见不良反应有消化道反应和肝毒性，采用间歇疗法时多见发热、头痛、嗜睡、肌肉痛等反应。

（九）抗真菌药

治疗真菌感染的药物主要有多烯类和吡咯类，后者包括咪唑类和三唑类药。

1. 多烯类　①两性霉素 B：该药除对癣菌、放线菌和部分曲菌作用较差外，几乎对所有真菌均有较强抗菌作用，为目前治疗深部真菌病的最有效药物。对新型隐球菌、皮炎芽生菌、念珠菌属、孢子丝菌属、组织胞浆菌属、球孢子菌属和部分曲菌属所致深部真菌病都有很好的疗效。本品毒性大，严重不良反应多见，故应自小剂量开始逐渐递增。疗程中注意观察肝肾功能，如出现损害时应作相应调整。常见不良反应有寒战、高热、头痛、肝肾毒性、血栓性静脉炎等。②氟胞嘧啶：仅对隐球菌、念珠菌、部分曲菌有抗菌作用。本品不良反应较少，适用于念珠菌病、隐球菌病和其他敏感真菌感染。单用本品时真菌易产生耐药性，故治疗严重感染或疗程延长时均宜与两性霉素 B 等抗真菌药联合应用。③制霉菌素：为广谱抗真菌药，对念珠菌属作用最强，但口服不易吸收，注射用药毒性大。适用于消化道和阴道念珠菌感染，多作外用制剂。④克念菌素：主要供局部用药，应用于阴道、尿路真菌感染。

2. 吡咯类　本类药物具有广谱抗真菌作用，对深部、浅部真菌病的致病菌均有抗菌活性。其作用机制为直接损伤真菌的细胞膜，使膜的通透性改变，影响细胞重要物质的摄取或漏失而死亡。低浓度时具有抑菌作用，高浓度时起杀菌作用。常用产品有：①克霉唑：为第一个用于临床的吡咯类药。由于口服吸收差、血药浓度低、疗效差、不良反应多，现仅限于局部应用治疗皮肤黏膜念珠菌等感染，也可用于皮肤癣病的治疗。②酮康唑：对深部真菌和毛发癣菌均具有抗菌活性，适用于皮肤念珠菌、皮炎芽生菌、组织胞浆菌、类球孢子菌病等的治疗。本品在脑脊液中浓度低，不宜单独用于真菌性脑膜炎的治疗。③氟康唑：为广谱抗真菌药，但体外抗菌活性明显低于酮康唑。本品口服吸收完全，血和组织内药物浓度高，并易通过血脑屏障，脑脊液内浓度可达同时期血浓度的 50% ~ 70%。主要适用于念珠菌病、隐球菌病和球孢子菌病。不良反应有轻度消化道症状、头痛及皮疹等，偶有血清转氨酶和血肌酐值一过性增高。④伊曲康唑：属广谱抗真菌药，在胃酸低 pH 值时呈离子化，餐后立即服用吸收率高，所以现多用混悬口服液。该药组织分布水平高于血浆水平，主要应用于轻中度组织胞浆菌病、芽生菌病。⑤伏立康唑：抗真菌谱广，抗菌活性较强，口服或静脉用药均可，组织分布广，可透过血脑屏障，安全性能好，对曲菌的抗菌活性优于伊曲康唑和两性霉素 B。

最近临床应用的新一类抗真菌药卡泊芬净，与吡咯类和多烯类药物无交叉耐药性，疗效确切，安全性好，适用于其他抗真菌药无效或不能耐受的念珠菌和曲菌感染，尤其是重症感染患者。本药口服不吸收，不能通过血脑屏障。

（十）抗结核药

异烟肼能杀灭细胞内外的结核杆菌，口服吸收好，体内分布广，可透过血脑屏障和胎盘屏障，对肝脏和周围神经有损伤。对氨水杨酸（PAS）抗菌活性不如异烟肼和链霉素，只对细胞外结核菌有抑菌作用，且单用易耐药。乙胺丁醇安全有效，与其他抗结核药物联用效果更为显著，且患者易于接受，现已取代 PAS 成为抗结核治疗的一线药物。吡嗪酰胺（PZA）

曾是二线用药，用于复治患者，易产生耐药性，开展短程治疗后，成为联合治疗主药之一。链霉素、利福平、利福喷汀和利福定是治疗结核的常用药，临床应用分别参见氨基糖苷类和利福霉素类。此外氧氟沙星、环丙沙星和左氧氟沙星对结核杆菌有作用，主要联合其他药物治疗多重耐药的结核菌感染，确切疗效有待进一步研究作出评价。

（十一）其他

1. 甲硝唑与替硝唑　近来对其抗厌氧菌感染评价较高，临床应用较普遍，但使用时恶心、呕吐症状发生率高，无其他毒副反应，且价格低廉。

2. 万古霉素与去甲万古霉素　主要适用于葡萄球菌、肠球菌等革兰阳性菌引起的严重感染，特别是耐甲氧西林金黄色葡萄球菌（MRSA）、耐甲氧西林表皮葡萄球菌（MRSE）感染。口服用于难辨梭菌所致伪膜性肠炎。替考拉宁（壁霉素）比万古霉素抗菌活性强 2～4倍，不良反应轻，可作为万古霉素的替代用药。

3. 多粘菌素　包括多粘菌素 B 和 E，前者抗菌活性要强。除变形杆菌和沙雷菌属外，对肠杆菌科细菌和铜绿假单胞菌高度敏感。本品对肾脏和神经系统有明显毒性作用，现已少用。

4. 磷霉素　抗菌谱广，毒性低，不良反应少，与其他药物无交叉耐药，可通过炎性脑膜，但抗菌作用较弱。口服可用于肠道感染，静脉给药与其他抗菌药物联合使用有协同作用。

Ⅴ　中华人民共和国传染病防治法

（1989 年 2 月 21 日第七届全国人民代表大会常务委员会第六次会议通过
2004 年 8 月 28 日第十届全国人民代表大会第十一次会议修订）

第一章　总　则

第一条　为了预防、控制和消除传染病的发生与流行，保障人体健康和公共卫生，制定本法。

第二条　国家对传染病防治实行预防为主的方针，防治结合，分类管理，依靠科学，依靠群众。

第三条　本法规定的传染病分为甲类、乙类和丙类。

甲类传染病是指：鼠疫、霍乱。

乙类传染病是指：传染性非典型肺炎、艾滋病、病毒性肝炎、脊髓灰质炎、人感染高致病性禽流感、麻疹、流行性出血热、狂犬病、流行性乙型脑炎、登革热、炭疽、细菌性和阿米巴性痢疾、肺结核、伤寒和副伤寒、流行性脑脊髓膜炎、百日咳、白喉、新生儿破伤风、猩红热、布鲁氏菌病、淋病、梅毒、钩端螺旋体病、血吸虫病、疟疾。

丙类传染病是指：流行性感冒、流行性腮腺炎、风疹、急性出血性结膜炎、麻风病、流行性和地方性斑疹伤寒、黑热病、包虫病、丝虫病，除霍乱、细菌性和阿米巴性痢疾、伤寒和副伤寒以外的感染性腹泻病。

上述规定以外的其他传染病，根据其暴发、流行情况和危害程度，需要列入乙类、丙类传染病的，由国务院卫生行政部门决定并予以公布。

第四条　对乙类传染病中传染性非典型肺炎、炭疽中的肺炭疽和人感染高致病性禽流感，采取本法所称甲类传染病的预防、控制措施。其他乙类传染病和突发原因不明的传染病需要采取本法所称甲类传染病的预防、控制措施的，由国务院卫生行政部门及时报经国务院批准后予以公布、实施。

省、自治区、直辖市人民政府对本行政区域内常见、多发的其他地方性传染病，可以根据情况决定按照乙类或者丙类传染病管理并予以公布，报国务院卫生行政部门备案。

第五条　各级人民政府领导传染病防治工作。

县级以上人民政府制定传染病防治规划并组织实施，建立健全传染病防治的疾病预防控制、医疗救治和监督管理体系。

第六条　国务院卫生行政部门主管全国传染病防治及其监督管理工作。县级以上地方人民政府卫生行政部门负责本行政区域内的传染病防治及其监督管理工作。

县级以上人民政府其他部门在各自的职责范围内负责传染病防治工作。

军队的传染病防治工作，依照本法和国家有关规定办理，由中国人民解放军卫生主管部门实施监督管理。

第七条　各级疾病预防控制机构承担传染病监测、预测、流行病学调查、疫情报告以及其他预防、控制工作。

医疗机构承担与医疗救治有关的传染病防治工作和责任区域内的传染病预防工作。城市社区和农村基层医疗机构在疾病预防控制机构的指导下，承担城市社区、农村基层相应的传染病防治工作。

第八条　国家发展现代医学和中医药等传统医学，支持和鼓励开展传染病防治的科学研究，提高传染病防治的科学技术水平。

国家支持和鼓励开展传染病防治的国际合作。

第九条　国家支持和鼓励单位和个人参与传染病防治工作。各级人民政府应当完善有关制度，方便单位和个人参与防治传染病的宣传教育、疫情报告、志愿服务和捐赠活动。

居民委员会、村民委员会应当组织居民、村民参与社区、农村的传染病预防与控制活动。

第十条　国家开展预防传染病的健康教育。新闻媒体应当无偿开展传染病防治和公共卫生教育的公益宣传。

各级各类学校应当对学生进行健康知识和传染病预防知识的教育。

医学院校应当加强预防医学教育和科学研究，对在校学生以及其他与传染病防治相关人员进行预防医学教育和培训，为传染病防治工作提供技术支持。

疾病预防控制机构、医疗机构应当定期对其工作人员进行传染病防治知识、技能的培训。

第十一条　对在传染病防治工作中做出显著成绩和贡献的单位和个人，给予表彰和奖励。

对因参与传染病防治工作致病、致残、死亡的人员，按照有关规定给予补助、抚恤。

第十二条　在中华人民共和国领域内的一切单位和个人，必须接受疾病预防控制机构、医疗机构有关传染病的调查、检验、采集样本、隔离治疗等预防、控制措施，如实提供有关情况。疾病预防控制机构、医疗机构不得泄露涉及个人隐私的有关信息、资料。

卫生行政部门以及其他有关部门、疾病预防控制机构和医疗机构因违法实施行政管理或者预防、控制措施，侵犯单位和个人合法权益的，有关单位和个人可以依法申请行政复议或者提起诉讼。

第二章　传染病预防

第十三条　各级人民政府组织开展群众性卫生活动，进行预防传染病的健康教育，倡导文明健康的生活方式，提高公众对传染病的防治意识和应对能力，加强环境卫生建设，消除鼠害和蚊、蝇等病媒生物的危害。

各级人民政府农业、水利、林业行政部门按照职责分工负责指导和组织消除农田、湖区、河流、牧场、林区的鼠害与血吸虫危害，以及其他传播传染病的动物和病媒生物的危害。

铁路、交通、民用航空行政部门负责组织消除交通工具以及相关场所的鼠害和蚊、蝇等病媒生物的危害。

第十四条　地方各级人民政府应当有计划地建设和改造公共卫生设施，改善饮用水卫生条件，对污水、污物、粪便进行无害化处置。

第十五条　国家实行有计划的预防接种制度。国务院卫生行政部门和省、自治区、直辖市人民政府卫生行政部门，根据传染病预防、控制的需要，制定传染病预防接种规划并组织实施。用于预防接种的疫苗必须符合国家质量标准。

国家对儿童实行预防接种证制度。国家免疫规划项目的预防接种实行免费。医疗机构、疾病预防控制机构与儿童的监护人应当相互配合，保证儿童及时接受预防接种。具体办法由国务院制定。

第十六条　国家和社会应当关心、帮助传染病病人、病原携带者和疑似传染病病人，使其得到及时救治。任何单位和个人不得歧视传染病病人、病原携带者和疑似传染病病人。

传染病病人、病原携带者和疑似传染病病人，在治愈前或者在排除传染病嫌疑前，不得从事法律、行政法规和国务院卫生行政部门规定禁止从事的易使该传染病扩散的工作。

第十七条　国家建立传染病监测制度。

国务院卫生行政部门制定国家传染病监测规划和方案。省、自治区、直辖市人民政府卫生行政部门根据国家传染病监测规划和方案，制定本行政区域的传染病监测计划和工作方案。

各级疾病预防控制机构对传染病的发生、流行以及影响其发生、流行的因素，进行监测；对国外发生、国内尚未发生的传染病或者国内新发生的传染病，进行监测。

第十八条　各级疾病预防控制机构在传染病预防控制中履行下列职责：

（一）实施传染病预防控制规划、计划和方案；

（二）收集、分析和报告传染病监测信息，预测传染病的发生、流行趋势；

（三）开展对传染病疫情和突发公共卫生事件的流行病学调查、现场处理及其效果评价；

（四）开展传染病实验室检测、诊断、病原学鉴定；

（五）实施免疫规划，负责预防性生物制品的使用管理；

（六）开展健康教育、咨询，普及传染病防治知识；

（七）指导、培训下级疾病预防控制机构及其工作人员开展传染病监测工作；

（八）开展传染病防治应用性研究和卫生评价，提供技术咨询。

国家、省级疾病预防控制机构负责对传染病发生、流行以及分布进行监测，对重大传染病流行趋势进行预测，提出预防控制对策，参与并指导对暴发的疫情进行调查处理，开展传染病病原学鉴定，建立检测质量控制体系，开展应用性研究和卫生评价。

设区的市和县级疾病预防控制机构负责传染病预防控制规划、方案的落实，组织实施免疫、消毒、控制病媒生物的危害，普及传染病防治知识，负责本地区疫情和突发公共卫生事件监测、报告，开展流行病学调查和常见病原微生物检测。

第十九条　国家建立传染病预警制度。

国务院卫生行政部门和省、自治区、直辖市人民政府根据传染病发生、流行趋势的预测，及时发出传染病预警，根据情况予以公布。

第二十条　县级以上地方人民政府应当制定传染病预防、控制预案，报上一级人民政府备案。

传染病预防、控制预案应当包括以下主要内容：

（一）传染病预防控制指挥部的组成和相关部门的职责；

（二）传染病的监测、信息收集、分析、报告、通报制度；

（三）疾病预防控制机构、医疗机构在发生传染病疫情时的任务与职责；

（四）传染病暴发、流行情况的分级以及相应的应急工作方案；

（五）传染病预防、疫点疫区现场控制，应急设施、设备、救治药品和医疗器械以及其他物资和技术的储备与调用。

地方人民政府和疾病预防控制机构接到国务院卫生行政部门或者省、自治区、直辖市人民政府发出的传染病预警后，应当按照传染病预防、控制预案，采取相应的预防、控制措施。

第二十一条　医疗机构必须严格执行国务院卫生行政部门规定的管理制度、操作规范，防止传染病的医源性感染和医院感染。

医疗机构应当确定专门的部门或者人员，承担传染病疫情报告、本单位的传染病预防、控制以及责任区域内的传染病预防工作；承担医疗活动中与医院感染有关的危险因素监测、安全防护、消毒、隔离和医疗废物处置工作。

疾病预防控制机构应当指定专门人员负责对医疗机构内传染病预防工作进行指导、考核，开展流行病学调查。

第二十二条 疾病预防控制机构、医疗机构的实验室和从事病原微生物实验的单位，应当符合国家规定的条件和技术标准，建立严格的监督管理制度，对传染病病原体样本按照规定的措施实行严格监督管理，严防传染病病原体的实验室感染和病原微生物的扩散。

第二十三条 采供血机构、生物制品生产单位必须严格执行国家有关规定，保证血液、血液制品的质量。禁止非法采集血液或者组织他人出卖血液。

疾病预防控制机构、医疗机构使用血液和血液制品，必须遵守国家有关规定，防止因输入血液、使用血液制品引起经血液传播疾病的发生。

第二十四条 各级人民政府应当加强艾滋病的防治工作，采取预防、控制措施，防止艾滋病的传播。具体办法由国务院制定。

第二十五条 县级以上人民政府农业、林业行政部门以及其他有关部门，依据各自的职责负责与人畜共患传染病有关的动物传染病的防治管理工作。

与人畜共患传染病有关的野生动物、家畜家禽，经检疫合格后，方可出售、运输。

第二十六条 国家建立传染病菌种、毒种库。

对传染病菌种、毒种和传染病检测样本的采集、保藏、携带、运输和使用实行分类管理，建立健全严格的管理制度。

对可能导致甲类传染病传播的以及国务院卫生行政部门规定的菌种、毒种和传染病检测样本，确需采集、保藏、携带、运输和使用的，须经省级以上人民政府卫生行政部门批准。具体办法由国务院制定。

第二十七条 对被传染病病原体污染的污水、污物、场所和物品，有关单位和个人必须在疾病预防控制机构的指导下或者按照其提出的卫生要求，进行严格消毒处理；拒绝消毒处理的，由当地卫生行政部门或者疾病预防控制机构进行强制消毒处理。

第二十八条 在国家确认的自然疫源地计划兴建水利、交通、旅游、能源等大型建设项目的，应当事先由省级以上疾病预防控制机构对施工环境进行卫生调查。建设单位应当根据疾病预防控制机构的意见，采取必要的传染病预防、控制措施。施工期间，建设单位应当设专人负责工地上的卫生防疫工作。工程竣工后，疾病预防控制机构应当对可能发生的传染病进行监测。

第二十九条 用于传染病防治的消毒产品、饮用水供水单位供应的饮用水和涉及饮用水卫生安全的产品，应当符合国家卫生标准和卫生规范。

饮用水供水单位从事生产或者供应活动，应当依法取得卫生许可证。

生产用于传染病防治的消毒产品的单位和生产用于传染病防治的消毒产品，应当经省级以上人民政府卫生行政部门审批。具体办法由国务院制定。

第三章 疫情报告、通报和公布

第三十条 疾病预防控制机构、医疗机构和采供血机构及其执行职务的人员发现本法规定的传染病疫情或者发现其他传染病暴发、流行以及突发原因不明的传染病时，应当遵循疫情报告属地管理原则，按照国务院规定的或者国务院卫生行政部门规定的内容、程序、方式和时限报告。

军队医疗机构向社会公众提供医疗服务，发现前款规定的传染病疫情时，应当按照国务院卫生行政部门的规定报告。

第三十一条 任何单位和个人发现传染病病人或者疑似传染病病人时，应当及时向附近的疾病预防控制机构或者医疗机构报告。

第三十二条 港口、机场、铁路疾病预防控制机构以及国境卫生检疫机关发现甲类传染病病人、病原携带者、疑似传染病病人时，应当按照国家有关规定立即向国境口岸所在地的疾病预防控制机构或者所在地县级以上地方人民政府卫生行政部门报告并互相通报。

第三十三条 疾病预防控制机构应当主动收集、分析、调查、核实传染病疫情信息。接到甲类、乙类传染病疫情报告或者发现传染病暴发、流行时，应当立即报告当地卫生行政部门，由当地卫生行政部门立即报告当地人民政府，同时报告上级卫生行政部门和国务院卫生行政部门。

疾病预防控制机构应当设立或者指定专门的部门、人员负责传染病疫情信息管理工作，及时对疫情报告进行核实、分析。

第三十四条 县级以上地方人民政府卫生行政部门应当及时向本行政区域内的疾病预防控制机构和医疗机构通报传染病疫情以及监测、预警的相关信息。接到通报的疾病预防控制机构和医疗机构应当及时告知本单位的有关人员。

第三十五条 国务院卫生行政部门应当及时向国务院其他有关部门和各省、自治区、直辖市人民政府卫生行政部门通报全国传染病疫情以及监测、预警的相关信息。

毗邻的以及相关的地方人民政府卫生行政部门，应当及时互相通报本行政区域的传染病疫情以及监测、预警的相关信息。

县级以上人民政府有关部门发现传染病疫情时，应当及时向同级人民政府卫生行政部门通报。

中国人民解放军卫生主管部门发现传染病疫情时，应当向国务院卫生行政部门通报。

第三十六条 动物防疫机构和疾病预防控制机构，应当及时互相通报动物间和人间发生的人畜共患传染病疫情以及相关信息。

第三十七条 依照本法的规定负有传染病疫情报告职责的人民政府有关部门、疾病预防控制机构、医疗机构、采供血机构及其工作人员，不得隐瞒、谎报、缓报传染病疫情。

第三十八条 国家建立传染病疫情信息公布制度。

国务院卫生行政部门定期公布全国传染病疫情信息。省、自治区、直辖市人民政府卫生行政部门定期公布本行政区域的传染病疫情信息。

传染病暴发、流行时，国务院卫生行政部门负责向社会公布传染病疫情信息，并可以授权省、自治区、直辖市人民政府卫生行政部门向社会公布本行政区域的传染病疫情信息。

公布传染病疫情信息应当及时、准确。

第四章 疫情控制

第三十九条 医疗机构发现甲类传染病时，应当及时采取下列措施：

（一）对病人、病原携带者，予以隔离治疗，隔离期限根据医学检查结果确定；

（二）对疑似病人，确诊前在指定场所单独隔离治疗；

（三）对医疗机构内的病人、病原携带者、疑似病人的密切接触者，在指定场所进行医学观察和采取其他必要的预防措施。

拒绝隔离治疗或者隔离期未满擅自脱离隔离治疗的，可以由公安机关协助医疗机构采取强制隔离治疗措施。

医疗机构发现乙类或者丙类传染病病人，应当根据病情采取必要的治疗和控制传播措施。

医疗机构对本单位内被传染病病原体污染的场所、物品以及医疗废物，必须依照法律、法规的规定实施消毒和无害化处置。

第四十条 疾病预防控制机构发现传染病疫情或者接到传染病疫情报告时，应当及时采取下列措施：

（一）对传染病疫情进行流行病学调查，根据调查情况提出划定疫点、疫区的建议，对被污染的场所进行卫生处理，对密切接触者，在指定场所进行医学观察和采取其他必要的预防措施，并向卫生行政部门提出疫情控制方案；

（二）传染病暴发、流行时，对疫点、疫区进行卫生处理，向卫生行政部门提出疫情控制方案，并按照卫生行政部门的要求采取措施；

（三）指导下级疾病预防控制机构实施传染病预防、控制措施，组织、指导有关单位对传染病疫情的处理。

第四十一条 对已经发生甲类传染病病例的场所或者该场所内的特定区域的人员，所在地的县级以上地方人民政府可以实施隔离措施，并同时向上一级人民政府报告；接到报告的上级人民政府应当即时作出是否批准的决定。上级人民政府作出不予批准决定的，实施隔离措施的人民政府应当立即解除隔离措施。

在隔离期间，实施隔离措施的人民政府应当对被隔离人员提供生活保障；被隔离人员有工作单位的，所在单位不得停止支付其隔离期间的工作报酬。

隔离措施的解除，由原决定机关决定并宣布。

第四十二条 传染病暴发、流行时，县级以上地方人民政府应当立即组织力量，按照预防、控制预案进行防治，切断传染病的传播途径，必要时，报经上一级人民政府决定，可以采取下列紧急措施并予以公告：

（一）限制或者停止集市、影剧院演出或者其他人群聚集的活动；

（二）停工、停业、停课；

（三）封闭或者封存被传染病病原体污染的公共饮用水源、食品以及相关物品；

（四）控制或者扑杀染疫野生动物、家畜家禽；

（五）封闭可能造成传染病扩散的场所。

上级人民政府接到下级人民政府关于采取前款所列紧急措施的报告时，应当即时作出决定。

紧急措施的解除，由原决定机关决定并宣布。

第四十三条 甲类、乙类传染病暴发、流行时，县级以上地方人民政府报经上一级人民政府决定，可以宣布本行政区域部分或者全部为疫区；国务院可以决定并宣布跨省、自治区、直辖市的疫区。县级以上地方人民政府可以在疫区内采取本法第四十二条规定的紧急措施，并可以对出入疫区的人员、物资和交通工具实施卫生检疫。

省、自治区、直辖市人民政府可以决定对本行政区域内的甲类传染病疫区实施封锁；但是，封锁大、中城市的疫区或者封锁跨省、自治区、直辖市的疫区，以及封锁疫区导致中断干线交通或者封锁国境的，由国务院决定。

疫区封锁的解除，由原决定机关决定并宣布。

第四十四条 发生甲类传染病时，为了防止该传染病通过交通工具及其乘运的人员、物资传播，可以实施交通卫生检疫。具体办法由国务院制定。

第四十五条 传染病暴发、流行时，根据传染病疫情控制的需要，国务院有权在全国范围或者跨省、自治区、直辖市范围内，县级以上地方人民政府有权在本行政区域内紧急调集人员或者调用储备物资，临时征用房屋、交通工具以及相关设施、设备。

紧急调集人员的，应当按照规定给予合理报酬。临时征用房屋、交通工具以及相关设施、设备的，应当依法给予补偿；能返还的，应当及时返还。

第四十六条 患甲类传染病、炭疽死亡的，应当将尸体立即进行卫生处理，就近火化。患其他传染病死亡的，必要时，应当将尸体进行卫生处理后火化或者按照规定深埋。

为了查找传染病病因，医疗机构在必要时可以按照国务院卫生行政部门的规定，对传染病病人尸体或者疑似传染病病人尸体进行解剖查验，并应当告知死者家属。

第四十七条 疫区中被传染病病原体污染或者可能被传染病病原体污染的物品，经消毒可以使用的，应当在当地疾病预防控制机构的指导下，进行消毒处理后，方可使用、出售和运输。

第四十八条 发生传染病疫情时，疾病预防控制机构和省级以上人民政府卫生行政部门指派的其他与传染病有关的专业技术机构，可以进入传染病疫点、疫区进行调查、采集样本、技术分析和检验。

第四十九条 传染病暴发、流行时，药品和医疗器械生产、供应单位应当及时生产、供应防治传染病的药品和医疗器械。铁路、交通、民用航空经营单位必须优先运送处理传染病疫情的人员以及防治传染病的药品和医疗器械。县级以上人民政府有关部门应当做好组织协调工作。

第五章 医疗救治

第五十条 县级以上人民政府应当加强和完善传染病医疗救治服务网络的建设，指定具备传染病救治条件和能力的医疗机构承担传染病救治任务，或者根据传染病救治需要设置传染病医院。

第五十一条 医疗机构的基本标准、建筑设计和服务流程，应当符合预防传染病医院感染的要求。

医疗机构应当按照规定对使用的医疗器械进行消毒；对按照规定一次使用的医疗器具，

应当在使用后予以销毁。

医疗机构应当按照国务院卫生行政部门规定的传染病诊断标准和治疗要求，采取相应措施，提高传染病医疗救治能力。

第五十二条 医疗机构应当对传染病病人或者疑似传染病病人提供医疗救护、现场救援和接诊治疗，书写病历记录以及其他有关资料，并妥善保管。

医疗机构应当实行传染病预检、分诊制度；对传染病病人、疑似传染病病人，应当引导至相对隔离的分诊点进行初诊。医疗机构不具备相应救治能力的，应当将患者及其病历记录复印件一并转至具备相应救治能力的医疗机构。具体办法由国务院卫生行政部门规定。

第六章　监督管理

第五十三条 县级以上人民政府卫生行政部门对传染病防治工作履行下列监督检查职责：

（一）对下级人民政府卫生行政部门履行本法规定的传染病防治职责进行监督检查；

（二）对疾病预防控制机构、医疗机构的传染病防治工作进行监督检查；

（三）对采供血机构的采供血活动进行监督检查；

（四）对用于传染病防治的消毒产品及其生产单位进行监督检查，并对饮用水供水单位从事生产或者供应活动以及涉及饮用水卫生安全的产品进行监督检查；

（五）对传染病菌种、毒种和传染病检测样本的采集、保藏、携带、运输、使用进行监督检查；

（六）对公共场所和有关单位的卫生条件和传染病预防、控制措施进行监督检查。

省级以上人民政府卫生行政部门负责组织对传染病防治重大事项的处理。

第五十四条 县级以上人民政府卫生行政部门在履行监督检查职责时，有权进入被检查单位和传染病疫情发生现场调查取证，查阅或者复制有关的资料和采集样本。被检查单位应当予以配合，不得拒绝、阻挠。

第五十五条 县级以上地方人民政府卫生行政部门在履行监督检查职责时，发现被传染病病原体污染的公共饮用水源、食品以及相关物品，如不及时采取控制措施可能导致传染病传播、流行的，可以采取封闭公共饮用水源、封存食品以及相关物品或者暂停销售的临时控制措施，并予以检验或者进行消毒。经检验，属于被污染的食品，应当予以销毁；对未被污染的食品或者经消毒后可以使用的物品，应当解除控制措施。

第五十六条 卫生行政部门工作人员依法执行职务时，应当不少于两人，并出示执法证件，填写卫生执法文书。

卫生执法文书经核对无误后，应当由卫生执法人员和当事人签名。当事人拒绝签名的，卫生执法人员应当注明情况。

第五十七条 卫生行政部门应当依法建立健全内部监督制度，对其工作人员依据法定职权和程序履行职责的情况进行监督。

上级卫生行政部门发现下级卫生行政部门不及时处理职责范围内的事项或者不履行职责的，应当责令纠正或者直接予以处理。

第五十八条　卫生行政部门及其工作人员履行职责，应当自觉接受社会和公民的监督。单位和个人有权向上级人民政府及其卫生行政部门举报违反本法的行为。接到举报的有关人民政府或者其卫生行政部门，应当及时调查处理。

第七章　保障措施

第五十九条　国家将传染病防治工作纳入国民经济和社会发展计划，县级以上地方人民政府将传染病防治工作纳入本行政区域的国民经济和社会发展计划。

第六十条　县级以上地方人民政府按照本级政府职责负责本行政区域内传染病预防、控制、监督工作的日常经费。

国务院卫生行政部门会同国务院有关部门，根据传染病流行趋势，确定全国传染病预防、控制、救治、监测、预测、预警、监督检查等项目。中央财政对困难地区实施重大传染病防治项目给予补助。

省、自治区、直辖市人民政府根据本行政区域内传染病流行趋势，在国务院卫生行政部门确定的项目范围内，确定传染病预防、控制、监督等项目，并保障项目的实施经费。

第六十一条　国家加强基层传染病防治体系建设，扶持贫困地区和少数民族地区的传染病防治工作。

地方各级人民政府应当保障城市社区、农村基层传染病预防工作的经费。

第六十二条　国家对患有特定传染病的困难人群实行医疗救助，减免医疗费用。具体办法由国务院卫生行政部门会同国务院财政部门等部门制定。

第六十三条　县级以上人民政府负责储备防治传染病的药品、医疗器械和其他物资，以备调用。

第六十四条　对从事传染病预防、医疗、科研、教学、现场处理疫情的人员，以及在生产、工作中接触传染病病原体的其他人员，有关单位应当按照国家规定，采取有效的卫生防护措施和医疗保健措施，并给予适当的津贴。

第八章　法律责任

第六十五条　地方各级人民政府未依照本法的规定履行报告职责，或者隐瞒、谎报、缓报传染病疫情，或者在传染病暴发、流行时，未及时组织救治、采取控制措施的，由上级人民政府责令改正，通报批评；造成传染病传播、流行或者其他严重后果的，对负有责任的主管人员，依法给予行政处分；构成犯罪的，依法追究刑事责任。

第六十六条　县级以上人民政府卫生行政部门违反本法规定，有下列情形之一的，由本级人民政府、上级人民政府卫生行政部门责令改正，通报批评；造成传染病传播、流行或者其他严重后果的，对负有责任的主管人员和其他直接责任人员，依法给予行政处分；构成犯罪的，依法追究刑事责任：

（一）未依法履行传染病疫情通报、报告或者公布职责，或者隐瞒、谎报、缓报传染病疫情的；

（二）发生或者可能发生传染病传播时未及时采取预防、控制措施的；

（三）未依法履行监督检查职责，或者发现违法行为不及时查处的；

（四）未及时调查、处理单位和个人对下级卫生行政部门不履行传染病防治职责的举报的；

（五）违反本法的其他失职、渎职行为。

第六十七条 县级以上人民政府有关部门未依照本法的规定履行传染病防治和保障职责的，由本级人民政府或者上级人民政府有关部门责令改正，通报批评；造成传染病传播、流行或者其他严重后果的，对负有责任的主管人员和其他直接责任人员，依法给予行政处分；构成犯罪的，依法追究刑事责任。

第六十八条 疾病预防控制机构违反本法规定，有下列情形之一的，由县级以上人民政府卫生行政部门责令限期改正，通报批评，给予警告；对负有责任的主管人员和其他直接责任人员，依法给予降级、撤职、开除的处分，并可以依法吊销有关责任人员的执业证书；构成犯罪的，依法追究刑事责任：

（一）未依法履行传染病监测职责的；

（二）未依法履行传染病疫情报告、通报职责，或者隐瞒、谎报、缓报传染病疫情的；

（三）未主动收集传染病疫情信息，或者对传染病疫情信息和疫情报告未及时进行分析、调查、核实的；

（四）发现传染病疫情时，未依据职责及时采取本法规定的措施的；

（五）故意泄露传染病病人、病原携带者、疑似传染病病人、密切接触者涉及个人隐私的有关信息、资料的。

第六十九条 医疗机构违反本法规定，有下列情形之一的，由县级以上人民政府卫生行政部门责令改正，通报批评，给予警告；造成传染病传播、流行或者其他严重后果的，对负有责任的主管人员和其他直接责任人员，依法给予降级、撤职、开除的处分，并可以依法吊销有关责任人员的执业证书；构成犯罪的，依法追究刑事责任：

（一）未按照规定承担本单位的传染病预防、控制工作、医院感染控制任务和责任区域内的传染病预防工作的；

（二）未按照规定报告传染病疫情，或者隐瞒、谎报、缓报传染病疫情的；

（三）发现传染病疫情时，未按照规定对传染病病人、疑似传染病病人提供医疗救护、现场救援、接诊、转诊的，或者拒绝接受转诊的；

（四）未按照规定对本单位内被传染病病原体污染的场所、物品以及医疗废物实施消毒或者无害化处置的；

（五）未按照规定对医疗器械进行消毒，或者对按照规定一次使用的医疗器具未予销毁，再次使用的；

（六）在医疗救治过程中未按照规定保管医学记录资料的；

（七）故意泄露传染病病人、病原携带者、疑似传染病病人、密切接触者涉及个人隐私的有关信息、资料的。

第七十条 采供血机构未按照规定报告传染病疫情，或者隐瞒、谎报、缓报传染病疫情，或者未执行国家有关规定，导致因输入血液引起经血液传播疾病发生的，由县级以上人民政府卫生行政部门责令改正，通报批评，给予警告；造成传染病传播、流行或者其他严重后果的，对负有责任的主管人员和其他直接责任人员，依法给予降级、撤职、开除的处分，并可以依法吊销采供血机构的执业许可证；构成犯罪的，依法追究刑事责任。

非法采集血液或者组织他人出卖血液的，由县级以上人民政府卫生行政部门予以取缔，没收违法所得，可以并处十万元以下的罚款；构成犯罪的，依法追究刑事责任。

第七十一条　国境卫生检疫机关、动物防疫机构未依法履行传染病疫情通报职责的，由有关部门在各自职责范围内责令改正，通报批评；造成传染病传播、流行或者其他严重后果的，对负有责任的主管人员和其他直接责任人员，依法给予降级、撤职、开除的处分；构成犯罪的，依法追究刑事责任。

第七十二条　铁路、交通、民用航空经营单位未依照本法的规定优先运送处理传染病疫情的人员以及防治传染病的药品和医疗器械的，由有关部门责令限期改正，给予警告；造成严重后果的，对负有责任的主管人员和其他直接责任人员，依法给予降级、撤职、开除的处分。

第七十三条　违反本法规定，有下列情形之一，导致或者可能导致传染病传播、流行的，由县级以上人民政府卫生行政部门责令限期改正，没收违法所得，可以并处五万元以下的罚款；已取得许可证的，原发证部门可以依法暂扣或者吊销许可证；构成犯罪的，依法追究刑事责任：

（一）饮用水供水单位供应的饮用水不符合国家卫生标准和卫生规范的；

（二）涉及饮用水卫生安全的产品不符合国家卫生标准和卫生规范的；

（三）用于传染病防治的消毒产品不符合国家卫生标准和卫生规范的；

（四）出售、运输疫区中被传染病病原体污染或者可能被传染病病原体污染的物品，未进行消毒处理的；

（五）生物制品生产单位生产的血液制品不符合国家质量标准的。

第七十四条　违反本法规定，有下列情形之一的，由县级以上地方人民政府卫生行政部门责令改正，通报批评，给予警告，已取得许可证的，可以依法暂扣或者吊销许可证；造成传染病传播、流行以及其他严重后果的，对负有责任的主管人员和其他直接责任人员，依法给予降级、撤职、开除的处分，并可以依法吊销有关责任人员的执业证书；构成犯罪的，依法追究刑事责任：

（一）疾病预防控制机构、医疗机构和从事病原微生物实验的单位，不符合国家规定的条件和技术标准，对传染病病原体样本未按照规定进行严格管理，造成实验室感染和病原微生物扩散的；

（二）违反国家有关规定，采集、保藏、携带、运输和使用传染病菌种、毒种和传染病检测样本的；

（三）疾病预防控制机构、医疗机构未执行国家有关规定，导致因输入血液、使用血液制品引起经血液传播疾病发生的。

第七十五条　未经检疫出售、运输与人畜共患传染病有关的野生动物、家畜家禽的，由县级以上地方人民政府畜牧兽医行政部门责令停止违法行为，并依法给予行政处罚。

第七十六条 在国家确认的自然疫源地兴建水利、交通、旅游、能源等大型建设项目，未经卫生调查进行施工的，或者未按照疾病预防控制机构的意见采取必要的传染病预防、控制措施的，由县级以上人民政府卫生行政部门责令限期改正，给予警告，处五千元以上三万元以下的罚款；逾期不改正的，处三万元以上十万元以下的罚款，并可以提请有关人民政府依据职责权限，责令停建、关闭。

第七十七条 单位和个人违反本法规定，导致传染病传播、流行，给他人人身、财产造成损害的，应当依法承担民事责任。

第九章 附 则

第七十八条 本法中下列用语的含义：

（一）传染病病人、疑似传染病病人：指根据国务院卫生行政部门发布的《中华人民共和国传染病防治法规定管理的传染病诊断标准》，符合传染病病人和疑似传染病病人诊断标准的人。

（二）病原携带者：指感染病原体无临床症状但能排出病原体的人。

（三）流行病学调查：指对人群中疾病或者健康状况的分布及其决定因素进行调查研究，提出疾病预防控制措施及保健对策。

（四）疫点：指病原体从传染源向周围播散的范围较小或者单个疫源地。

（五）疫区：指传染病在人群中暴发、流行，其病原体向周围播散时所能波及的地区。

（六）人畜共患传染病：指人与脊椎动物共同罹患的传染病，如鼠疫、狂犬病、血吸虫病等。

（七）自然疫源地：指某些可引起人类传染病的病原体在自然界的野生动物中长期存在和循环的地区。

（八）病媒生物：指能够将病原体从人或者其他动物传播给人的生物，如蚊、蝇、蚤类等。

（九）医源性感染：指在医学服务中，因病原体传播引起的感染。

（十）医院感染：指住院病人在医院内获得的感染，包括在住院期间发生的感染和在医院内获得出院后发生的感染，但不包括入院前已开始或者入院时已处于潜伏期的感染。医院工作人员在医院内获得的感染也属医院感染。

（十一）实验室感染：指从事实验室工作时，因接触病原体所致的感染。

（十二）菌种、毒种：指可能引起本法规定的传染病发生的细菌菌种、病毒毒种。

（十三）消毒：指用化学、物理、生物的方法杀灭或者消除环境中的病原微生物。

（十四）疾病预防控制机构：指从事疾病预防控制活动的疾病预防控制中心以及与上述机构业务活动相同的单位。

（十五）医疗机构：指按照《医疗机构管理条例》取得医疗机构执业许可证，从事疾病诊断、治疗活动的机构。

第七十九条 传染病防治中有关食品、药品、血液、水、医疗废物和病原微生物的管理以及动物防疫和国境卫生检疫，本法未规定的，分别适用其他有关法律、行政法规的规定。

第八十条　本法自 2004 年 12 月 1 日起施行。

附：刑法有关条文

第一百一十五条　违反爆炸性、易燃性、放射性、毒害性、腐蚀性物品的管理规定，在生产、储存、运输、使用中发生重大事故，造成严重后果的，处三年以下有期徒刑或者拘役；后果特别严重的，处三年以上七年以下有期徒刑。

第一百七十八条　违反国境卫生检疫规定，引起检疫传染病的传播，或者有引起检疫传染病传播严重危险的，处三年以下有期徒刑或者拘役，可以并处或者单处罚金。

第一百八十七条　国家工作人员由于玩忽职守，致使公共财产、国家和人民利益遭受重大损失的，处五年以下有期徒刑或者拘役。

主要参考文献

1. 斯崇文，田庚善．现代传染病治疗学．合肥：安徽科学技术出版社．1998.

2. 杨培明，夏瑾瑜，朱起贵，等．中西医结合传染病学．武汉：湖北科学技术出版社．1999.

3. 田庚善，傅希贤．现代传染病学诊疗手册．第 2 版．北京：北京医科大学出版社．1998.

4. 杨进．温病学．北京：人民卫生出版社．2003.

5. 杨绍基，任红．传染病学．第 7 版．北京：人民卫生出版社．2008.

6. Wilson WR, Sande MA. 现代感染性疾病诊断与治疗．北京：人民卫生出版社．2001.

7. 中华医学会、中华中医药学会．传染性非典型肺炎（SARS）诊疗方案（2004 版）．

8. 林瑞炮，林冰影．人畜（兽）共患性疾病．杭州：浙江大学出版社．2007

9. 马亦林，翁心华．传染病学．第 4 版．上海：上海科学技术出版社．2005.

10. 彭文伟．传染病学．第 6 版．北京：人民卫生出版社．2004.

11. 李荣辉．儿童病毒性疾病．北京：中国医药科技出版社．2003.

12. 李梦东，王宇明．实用传染病学．北京：人民卫生出版社．2005.

13. 翁心华，张婴元．传染病学．上海：复旦大学出版社．2003.

14. 北京协和医院．感染性疾病诊疗常规．北京：人民卫生出版社．2004.

15. Powderly W G et al. Manual of HIV Therapeutics. 天津：天津科技翻译出版公司．2003.

16. 中国疾病预防控制中心．艾滋病临床治疗与护理培训教材．北京：北京大学医学出版社．2003.

17. 张福杰，王爱霞．国家免费艾滋病抗病毒药物治疗手册．第 2 版．北京：人民卫生出版社．2007.

18. 翁心华，潘孝彰，王岱明．现代感染病学．上海：上海医科大学出版社．1998.

19. 斯崇文，贾辅忠，李家泰．感染病学．北京：人民卫生出版社．2004.

20. 陈灏珠．实用内科学．第 12 版．北京：人民卫生出版社．2005.

21. 宋干．流行性出血热防治手册．第 2 版．北京：人民卫生出版社．1998.

22. 林永焕．流行性出血热诊疗学．北京：中国医药科技出版社．2005.

23. 徐蓉娟．内科学．第 2 版．北京：中国中医药出版社．2007.

24. 杨支寅．内科危重病．第 2 版．北京：人民卫生出版社．2006.

25. 魏镜龙，宋佩辉．传染病诊疗指南．第 2 版．北京：科学出版社．2005.

26. 中华医学会．临床诊疗指南·传染病学分册．北京：人民卫生出版社．2006.

27. 李兰娟．传染病学．北京：高等教育出版社．2005.

28. 马建．温病学．上海：上海科学技术出版社．2008.

29. 中华人民共和国卫生部疾病控制司．疟疾防治技术方案（试行）．北京：人民卫生出版社．2007.

30. 中华人民共和国卫生部疾病控制司．血吸虫病防治手册．第3版．上海：上海科学技术出版社．2000.

31. 李岳生．血吸虫病诊断与治疗．北京：人民卫生出版社．2006.

32. 赵蔚先．人体寄生虫学．第2版．北京：人民卫生出版社．1994.

33. 陆志檬，诸葛传德．感染疾病诊断学．上海：上海科学技术出版社．2007.

34. 陈兴保，吴观陵．现代寄生虫病学．北京：人民军医出版社．2002.

35. 温浩，徐明谦．实用包虫病学．北京：科学出版社．2007.

36. 任南．实用医院感染监测方法与技术．长沙：湖南科学技术出版社．2007.

37. 戴自英，刘裕昆，汪复．实用抗菌药物学．第2版．上海：上海科学技术出版社．1998.

38. 顾觉奋．抗生素的合理应用．上海：上海科学技术出版社．2004.

教材与教学配套用书

新世纪全国高等中医药院校规划教材

注：凡标○号者为"普通高等教育'十五'国家级规划教材"；凡标★号者为"普通高等教育'十一五'国家级规划教材"

（一）中医学类专业

1　中国医学史（常存库主编）○★
2　医古文（段逸山主编）○★
3　中医各家学说（严世芸主编）○★
4　中医基础理论（孙广仁主编）○★
5　中医诊断学（朱文锋主编）○★
6　内经选读（王庆其主编）★○
7　伤寒学（熊曼琪主编）○★
8　金匮要略（范永升主编）★
9　温病学（林培政主编）○★
10　中药学（高学敏主编）○★
11　方剂学（邓中甲主编）○★
12　中医内科学（周仲瑛主编）○★
13　中医外科学（李曰庆主编）★
14　中医妇科学（张玉珍主编）○★
15　中医儿科学（汪受传主编）○★
16　中医骨伤科学（王和鸣主编）○★
17　中医耳鼻咽喉科学（王士贞主编）○★
18　中医眼科学（曾庆华主编）○★
19　中医急诊学（姜良铎主编）○★
20　针灸学（石学敏主编）○★
21　推拿学（严隽陶主编）○★
22　正常人体解剖学（严振国　杨茂有主编）★
23　组织学与胚胎学（蔡玉文主编）○★
24　生理学（施雪筠主编）○★
　　生理学实验指导（施雪筠主编）
25　病理学（黄玉芳主编）○★
　　病理学实验指导（黄玉芳主编）
26　药理学（吕圭源主编）
27　生物化学（王继峰主编）○★
28　免疫学基础与病原生物学（杨黎青主编）○★
　　免疫学基础与病原生物学实验指导（杨黎青主编）
29　诊断学基础（戴万亨主编）★
　　诊断学基础实习指导（戴万亨主编）
30　西医外科学（李乃卿主编）★
31　内科学（徐蓉娟主编）○

（二）针灸推拿学专业（与中医学专业相同的课程未列）

1　经络腧穴学（沈雪勇主编）○★
2　刺法灸法学（陆寿康主编）★
3　针灸治疗学（王启才主编）
4　实验针灸学（李忠仁主编）○★
5　推拿手法学（王国才主编）○★
6　针灸医籍选读（吴富东主编）★
7　推拿治疗学（王国才）

（三）中药学类专业

1　药用植物学（姚振生主编）○★
　　药用植物学实验指导（姚振生主编）
2　中医学基础（张登本主编）
3　中药药理学（侯家玉　方泰惠主编）○★
4　中药化学（匡海学主编）○★
5　中药炮制学（龚千锋主编）○★
　　中药炮制学实验（龚千锋主编）
6　中药鉴定学（康廷国主编）★
　　中药鉴定学实验指导（吴德康主编）
7　中药药剂学（张兆旺主编）○★
　　中药药剂学实验
8　中药制剂分析（梁生旺主编）○

9 中药制药工程原理与设备（刘落宪主编）★
10 高等数学（周 喆主编）
11 中医药统计学（周仁郁主编）
12 物理学（余国建主编）
13 无机化学（铁步荣 贾桂芝主编）★
　　无机化学实验（铁步荣 贾桂芝主编）
14 有机化学（洪筱坤主编）★
　　有机化学实验（彭松 林辉主编）
15 物理化学（刘幸平主编）
16 分析化学（黄世德 梁生旺主编）
　　分析化学实验（黄世德 梁生旺主编）
17 医用物理学（余国建主编）

（四）中西医结合专业

1 中外医学史（张大庆 和中浚主编）
2 中西医结合医学导论（陈士奎主编）★
3 中西医结合内科学（蔡光先 赵玉庸主编）★
4 中西医结合外科学（李乃卿主编）★
5 中西医结合儿科学（王雪峰主编）★
6 中西医结合耳鼻咽喉科学（田道法主编）★
7 中西医结合口腔科学（李元聪主编）★
8 中西医结合眼科学（段俊国主编）★
9 中西医结合传染病学（刘金星主编）
10 中西医结合肿瘤病学（刘亚娴主编）
11 中西医结合皮肤性病学（陈德宇主编）
12 中西医结合精神病学（张宏耕主编）★
13 中西医结合妇科学（尤昭玲主编）★
14 中西医结合骨伤科学（石印玉主编）★
15 中西医结合危重病学（熊旭东主编）★
16 中西医结合肛肠病学（陆金根主编）★
17 免疫学与病原生物学（刘燕明主编）
18 中医诊断学（陈家旭主编）
19 局部解剖学（聂绪发主编）
20 诊断学（戴万亨主编）
21 组织学与胚胎学（刘黎青主编）
22 病理生理学（张立克主编）
23 系统解剖学（杨茂有主编）
24 生物化学（温进坤主编）
25 病理学（唐建武主编）
26 医学生物学（王望九主编）
27 药理学（苏云明主编）
28 中医基础理论（王键主编）
29 中药学（陈蔚文主编）
30 方剂学（谢鸣主编）
31 针灸推拿学（梁繁荣主编）
32 中医经典选读（周安方主编）
33 生理学（张志雄主编）
34 中西医结合思路与方法（何清湖主编）（改革教材）

（五）药学类专业

1 分子生物学（唐炳华主编）
2 工业药剂学（胡容峰主编）
3 生物药剂学与药物动力学（林宁主编）
4 生药学（王喜军主编）
5 天然药物化学（董小萍主编）
6 物理药剂学（王玉蓉主编）
7 药剂学（李范珠主编）
8 药物分析（甄汉深 贾济宇主编）
9 药物合成（吉卯祉主编）
10 药学文献检索（章新友主编）
11 药学专业英语（都晓伟主编）
12 制药工艺学（王沛主编）
13 中成药学（张的凤主编）

（六）管理专业

1 医院管理学（黄明安 袁红霞主编）
2 医药企业管理学（朱文涛主编）
3 卫生统计学（崔相学主编）
4 卫生管理学（景琳主编）★
5 药事管理学（孟锐主编）
6 卫生信息管理（王宇主编）
7 医院财务管理（程薇主编）
8 卫生经济学（黎东生主编）
9 卫生法学（佟子林主编）
10 公共关系学（关晓光主编）
11 医药人力资源管理学（王悦主编）
12 管理学基础（段利忠主编）
13 管理心理学（刘鲁蓉主编）
14 医院管理案例（赵丽娟主编）

（七）护理专业

1　护理学导论（韩丽沙　吴　瑛主编）★	12　外科护理学（张燕生　路　潜主编）
2　护理学基础（吕淑琴　尚少梅主编）★	13　妇产科护理学（郑修霞　李京枝主编）
3　中医护理学基础（刘　虹主编）★	14　儿科护理学（汪受传　洪黛玲主编）★
4　健康评估（吕探云　王　琦主编）★	15　骨伤科护理学（陆静波主编）
5　护理科研（肖顺贞　申杰主编）	16　五官科护理学（丁淑华　席淑新主编）★
6　护理心理学（胡永年　刘晓虹主编）	17　急救护理学（牛德群主编）
7　护理管理学（关永杰　宫玉花主编）	18　养生康复学（马烈光　李英华主编）★
8　护理教育（孙宏玉　简福爱主编）	19　社区护理学（冯正仪　王　珏主编）
9　护理美学（林俊华　刘　宇主编）★	20　营养与食疗学（吴翠珍主编）★
10　内科护理学（徐桂华主编）上册★	21　护理专业英语（黄嘉陵主编）
11　内科护理学（姚景鹏主编）下册★	22　护理伦理学（马家忠　张晨主编）★

（八）七年制

1　中医儿科学（汪受传主编）★	10　中医养生康复学（王旭东主编）★
2　临床中药学（张廷模主编）○★	11　中医哲学基础（张其成主编）★
3　中医诊断学（王忆勤主编）○★	12　中医古汉语基础（邵冠勇主编）★
4　内经学（王洪图主编）○★	13　针灸学（梁繁荣主编）○★
5　中医妇科学（马宝璋主编）○★	14　中医骨伤科学（施　杞主编）○★
6　温病学（杨　进主编）★	15　中医医家学说及学术思想史（严世芸主编）○★
7　金匮要略（张家礼主编）○★	16　中医外科学（陈红风主编）○★
8　中医基础理论（曹洪欣主编）○★	17　中医内科学（田德禄主编）○★
9　伤寒论（姜建国主编）★	18　方剂学（李　冀主编）○★

（九）中医临床技能实训教材（丛书总主编　张伯礼）

1　诊断学基础（蒋梅先主编）★	6　经络腧穴学（面向针灸学专业）（路玫主编）★
2　中医诊断学（含病例书写）（陆小左主编）★	7　刺法灸法学（面向针灸学专业）（冯淑兰主编）★
3　中医推拿学（金宏柱主编）★	
4　中医骨伤科学（褚立希主编）★	8　临床中药学（于虹主编）★
5　针灸学（面向中医学专业）（周桂桐主编）★	

（十）计算机教材

1　SAS统计软件（周仁郁主编）	7　计算机技术在医疗仪器中的应用（潘礼庆主编）
2　医院信息系统教程（施诚主编）	8　计算机网络基础与应用（鲍剑洋主编）
3　多媒体技术与应用（蔡逸仪主编）	9　计算机医学信息检索（李永强主编）
4　计算机基础教程（陈素主编）	10　计算机应用教程（李玲娟主编）
5　网页制作（李书珍主编）	11　医学数据仓库与数据挖掘（张承江主编）
6　SPSS统计软件（刘仁权主编）	12　医学图形图像处理（章新友主编）

（十一）中医、中西医结合执业医师、专业资格考试相关教材

1　医学心理学（邱鸿钟主编）	3　卫生法规（田侃主编）
2　传染病学（陈盛铎主编）	4　医学伦理学（樊民胜　张金钟主编）

新世纪全国高等中医药院校创新（教改）教材

1　病原生物学（伍参荣主编）
2　病原生物学实验指导（伍参荣主编）
3　杵针学（钟枢才主编）
4　茶学概论（周巨根主编）
5　大学生职业生涯规划与就业指导（王宇主编）
6　方剂学（顿宝生主编）
7　分子生药学（黄璐琦　肖培根主编）
8　妇产科实验动物学（尤昭玲主编）
9　国际传统药和天然药物（贾梅如主编）
10　公共营养学（蔡美琴主编）
11　各家针灸学说（魏稼　高希言主编）
12　解剖生理学（严振国　施雪筠主编）
13　局部解剖学（严振国主编）
14　经络美容学（傅杰英主编）
15　金匮辩证法与临床（张家礼主编）
16　临床技能学（蔡建辉　王柳行主编）
17　临床中药炮制学（张振凌主编）
18　临床免疫学（罗晶　袁嘉丽主编）
19　临床医学概论（潘涛、张永涛主编）
20　美容应用技术（丁慧主编）
21　美容皮肤科学（王海棠主编）
22　人体形态学（李伊为主编）
23　人体形态学实验指导（曾鼎昌主编）
24　人体机能学（张克纯主编）
25　人体机能学实验指导（李斌主编）
26　神经解剖学（白丽敏主编）
27　神经系统疾病定位诊断学（五年制、七年制用）（高玲主编）
28　生命科学基础（王蔓莹主编）
29　生命科学基础实验指导（洪振丰主编）
30　伤寒论思维与辨析（张国俊主编）
31　伤寒论学用指要（翟慕东主编）
32　实用美容技术（王海棠主编）
33　实用免疫接种培训教程（王鸣主编）
34　实验中医学（郑小伟、刘涛主编）
35　实验针灸学（郭义主编）
36　推拿学（吕明主编）
37　卫生法学概论（郭进玉主编）
38　卫生管理学（景琳主编）★
39　瘟疫学新编（张之文主编）
40　外感病误治分析（张国骏主编）
41　细胞生物学（赵宗江主编）★
42　组织细胞分子学实验原理与方法（赵宗江主编）
43　西医诊疗学基础（凌锡森主编）
44　线性代数（周仁郁主编）
45　现代中医心理学（王米渠主编）
46　现代临床医学概论（张明雪主编）
47　性医学（毕焕洲主编）
48　医学免疫学与微生物学（顾立刚主编）
49　医用日语阅读与翻译（刘群主编）
50　药事管理学（江海燕主编）
51　药理实验教程（洪缨　张恩户主编）
52　应用药理学（田育望主编）
53　医学分子生物学（唐炳华　王继峰主编）★
54　药用植物生态学（王德群主编）
55　药用植物学野外实习纲要（万德光主编）
56　药用植物组织培养（钱子刚主编）
57　医学遗传学（王望九主编）
58　医学英语（魏凯峰主编）
59　药用植物栽培学（徐良）
60　医学免疫学（刘文泰主编）
61　医学美学教程（李红阳主编）
62　药用辅料学（傅超美）
63　中药炮制学（蔡宝昌主编）★
64　中医基础学科实验教程（谭德福主编）
65　中医医院管理学（赵丽娟主编）（北京市精品教材）
66　中医药膳学（谭兴贵主编）
67　中医文献学（严季澜　顾植山主编）★
68　中医内科急症学（周仲瑛　金妙文主编）★
69　中医统计诊断（张启明　李可建主编）★
70　中医临床护理学（谢华民　杨少雄主编）
71　中医食疗学（倪世美　金国梁主编）
72　中药药效质量学（张秋菊主编）
73　中西医结合康复医学（高根德主编）
74　中药调剂与养护学（杨梓懋主编）
75　中药材鉴定学（李成义）
76　中药材加工学（龙全江主编）★
77　中药成分分析（郭玫主编）
78　中药养护学（张西玲主编）
79　中药拉丁语（刘春生主编）
80　中医临床概论（金国梁主编）
81　中医美容学（王海棠主编）

82	中药化妆品学（刘华钢主编）	103	针刀医学（吴绪平主编）
83	中医美容学（刘宁主编）	104	中医临床基础学（熊曼琪主编）
84	中医药数学模型（周仁郁主编）	105	中医运气学（苏颖主编）★
85	中医药统计学与软件应用（刘明芝 周仁郁主编）	106	中医行为医学（江泳主编）
		107	中医方剂化学（裴妙荣主编）
86	中医四诊技能训练规范（张新渝主编）	108	中医外科特色制剂（艾儒棣主编）
87	中药材 CAP 与栽培学（李敏 卫莹芳主编）	109	中药性状鉴定实训教材（王满恩 裴慧荣主编）
88	中医误诊学（李灿东主编）		
89	诊断学基础实习指导（戴万亨主编）	110	中医康复学（刘昭纯 郭海英主编）
90	中医药基础理论实验教程（金沈锐主编）	111	中医哲学概论（苏培庆 战文翔主编）（供高职高专用）
91	针刀医学（上、下）（朱汉章主编）		
92	针灸处方学（李志道主编）	112	中药材概论（阎玉凝 刘春生主编）
93	中医诊断学（袁肇凯）主编（研究生用）	113	中医诊断临床模拟训练（李灿东主编）
94	针刀刀法手法学（朱汉章主编）	114	中医各家学说（秦玉龙主编）
95	针刀医学诊断学（石现主编）	115	中国民族医药学概论（李峰 马淑然主编）
96	针刀医学护理学（吴绪平主编）	116	人体解剖学（英文）（严振国主编）（七年制）★
97	针刀医学基础理论（朱汉章主编）		
98	正常人体解剖学（严振国主编）		
99	针刀治疗学（吴绪平主编）	117	中医内科学（英文教材）（高天舒主编）
100	中医药论文写作（丛林主编）	118	中药学（英文教材）（赵爱秋主编）
101	中医气功学（吕明主编）	119	中医诊断学（英文教材）（张庆红主编）
102	中医护理学（孙秋华 李建美主编）	120	方剂学（英文教材）（都广礼主编）
		121	中医基础理论（英文教材）（张庆荣主编）

新世纪全国高等中医药院校规划教材配套教学用书

（一）习题集

1	医古文习题集（许敬生主编）	19	中医急诊学习题集（姜良铎主编）
2	中医基础理论习题集（孙广仁主编）	20	正常人体解剖习题集（严振国主编）
3	中医诊断学习题集（朱文锋主编）	21	组织学与胚胎学习题集（蔡玉文主编）
4	中药学习题集（高学敏主编）	22	生理学习题集（施雪筠主编）
5	中医外科学习题集（李曰庆主编）	23	病理学习题集（黄玉芳主编）
6	中医妇科学习题集（张玉珍主编）	24	药理学习题集（吕圭源主编）
7	中医儿科学习题集（汪受传主编）	25	生物化学习题集（王继峰主编）
8	中医骨伤科学习题集（王和鸣主编）	26	免疫学基础与病原生物学习题集（杨黎青主编）
9	针灸学习题集（石学敏主编）		
10	方剂学习题集（邓中甲主编）	27	诊断学基础习题集（戴万亨主编）
11	中医内科学习题集（周仲瑛主编）	28	内科学习题集（徐蓉娟主编）
12	中国医学史习题集（常存库主编）	29	西医外科学习题集（李乃卿主编）
13	内经选读习题集（王庆其主编）	30	中医各家学说习题集（严世芸主编）
14	伤寒学习题集（熊曼琪主编）	31	中药药理学习题集（黄国钧主编）
15	金匮要略选读习题集（范永升主编）	32	药用植物学习题集（姚振生主编）
16	温病学习题集（林培政主编）	33	中药炮制学习题集（龚千锋主编）
17	中医耳鼻咽喉科学习题集（王士贞主编）	34	中药药剂学习题集（张兆旺主编）
18	中医眼科学习题集（曾庆华主编）	35	中药制剂分析习题集（梁生旺主编）
		36	中药化学习题集（匡海学主编）

（二）易学助考口袋丛书

中医执业医师资格考试用书